U0111625

中振話錮目

——走出書齋探本草——

趙中振 著

II

萬里機構

目錄

第3章 各部專論 /4

草部（續）

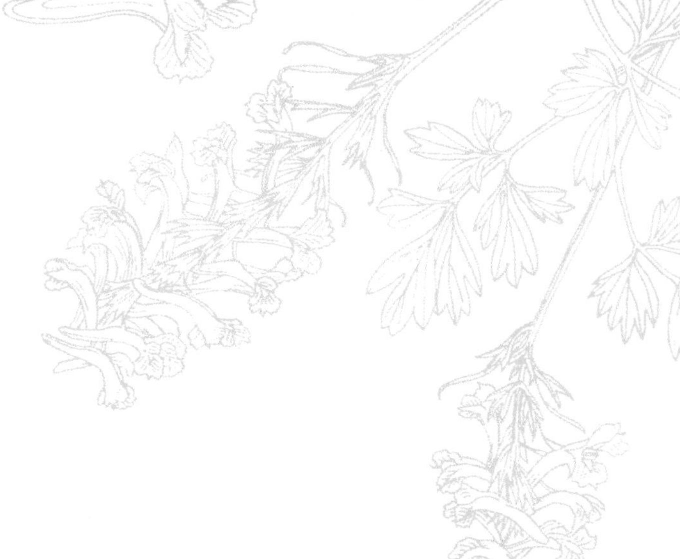

第 4 章

各部專論 /272

穀部

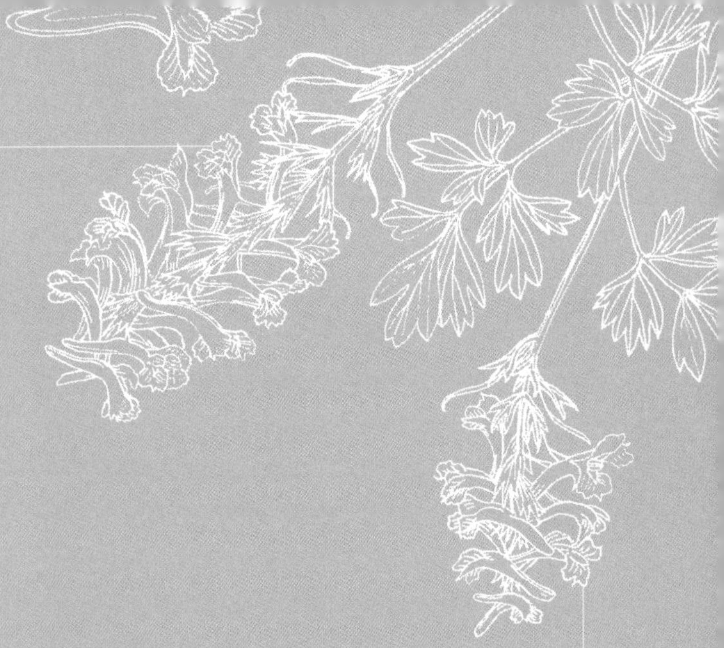

第3章 各部專論

草部（續）

51

外來香草

悅人身心體自香

/ 好一朵美麗的茉莉花 /

《本草綱目》當中收錄了不少外來的芳香植物，如茉莉花、迷迭香等，這些藥物背後還引出了一種療法、一個學科——芳香療法。

有一首家喻戶曉的江南民歌《好一朵美麗的茉莉花》，歌曲輕鬆甜蜜，朗朗上口，已經成為中國最有代表性的歌曲之一。

不過，歌中唱的茉莉花並非中國原產植物。茉莉花來自木犀科植物 *Jasminum sambac* (L.) Aiton，原產於印度等地。李時珍是第一位將茉莉花載入本草典籍中的醫家。茉莉比較怕冷，引入中國後先被種植在江南地區，後逐漸擴大範圍，但仍以南方多見，現在福州市把茉莉花定為市花。

茉莉花茶非常有名，但這不是茉莉花泡的茶，而是用茉莉花窨（xūn）製的、茉莉花味的茶。

北京人愛喝茶，尤其常喝茉莉花茶。從前北京的井水苦的多，茶香能遮苦味。雖然北京不產茶葉，但北京也有茶莊老字型

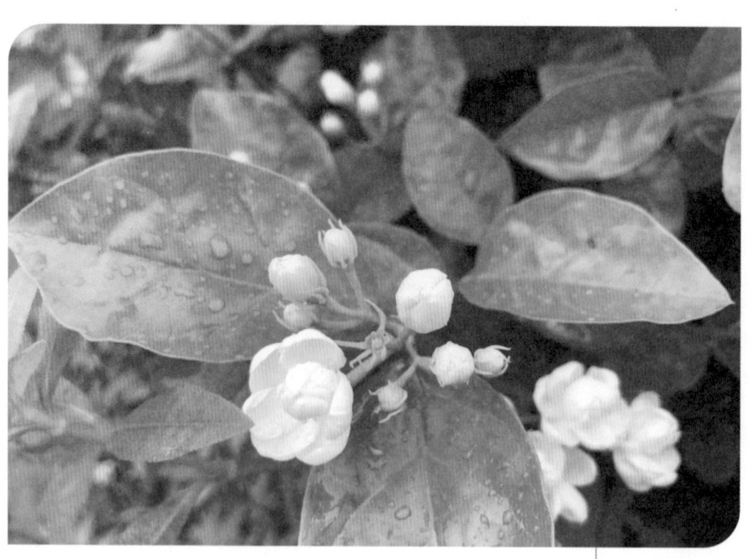

茉莉花原植物

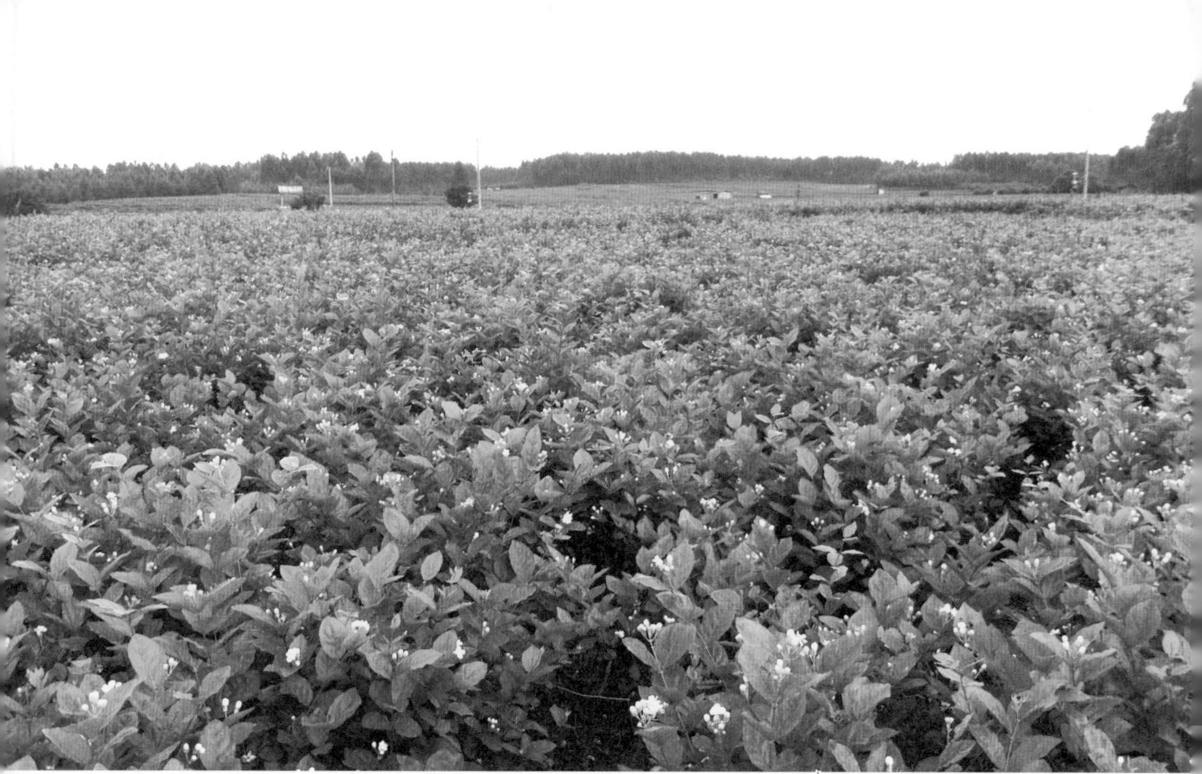

廣西橫州茉莉花基地

大小以茉莉花茶聞名。茉莉花茶，簡稱花茶，南方叫香片，製茶時在綠茶的製作過程中加入鮮茉莉花窨製的步驟。茉莉花清香、淡雅，享有「天下第一香」的美譽，與綠茶搭配，香氣繚繞。

但茉莉花中的精油含油量並不高，只有約 0.2%，採集 500 朵茉莉花蕾，才能提煉出一滴純茉莉精油。這令高純度的茉莉精油有了「液體黃金」之稱。

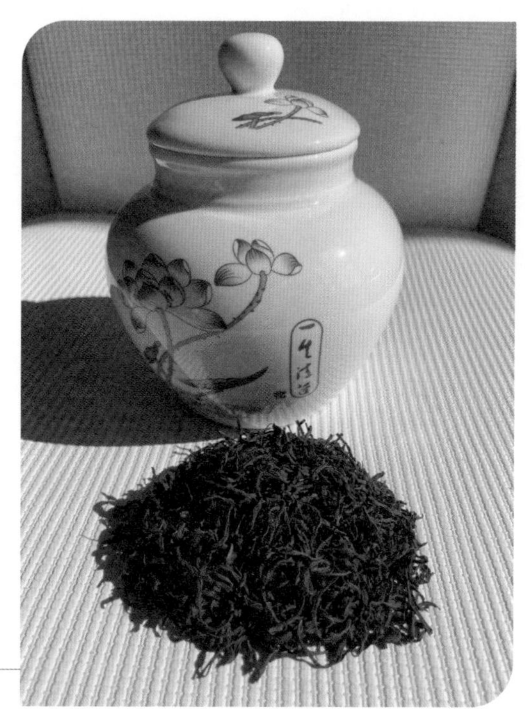

茉莉花茶

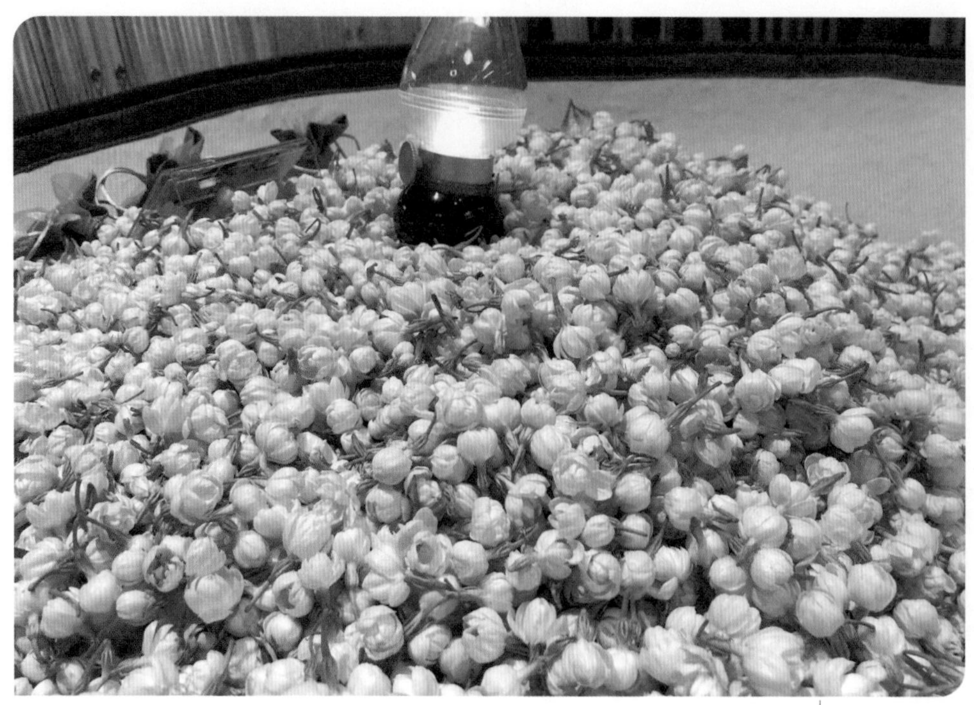

正在加工茉莉花茶

/ 古埃及與芳香療法 /

茉莉花令人賞心悦目，其實也悦心。《本草綱目》中記載，茉莉花可以平肝解鬱，理氣止痛。與芳香藥物相關的有一種療法——芳香療法。

芳香療法（Aromatherapy），是一種將植物精油運用在「香熏」、「按摩」和「沐浴」當中，通過調整心理和生理，達到保健和治病效果的方法。現在盛行於全球，其起源可以追溯到古埃及。

早在 5,000 多年前，古埃及人就掌握了提取芳香精油的方法，已經製作出香油、香膏等用品。古埃及有這樣一種傳説，埃及艷后克利奧派特拉七世喜歡在沐浴時加入精油，浴後還把精油塗在身上，並斥鉅資興建了一座「香膏花園」。

古埃及早期的「芳香療法」流傳到了古希臘、古羅馬和後來的阿拉伯國家，精油也被廣泛用於治病、抗菌和驅魔。

早期人們對精油的認識，還停留在經驗的層面。直到 20 世紀初，法國化學家蓋特佛賽（Rene Maurice Gattefosse），在一次實驗事故中燒傷了手，意外發現了薰衣草精油對燒傷的療效。在第一次世界大戰期間，他使用不同的精油治療戰場上士兵的傷口，取得了很好的效果。接着他撰寫了《芳香療法》一書，正式提出了「芳香療法」（Aromatherapy）的專業術語。

Aromatherapy 一詞由 Aroma 和 Therapy 兩部分組成。其中，Aroma 源自希臘文，意為芬芳、香氣；Therapy 即是治療法。

進行芳香療法時用到的精油（Essential Oil）和揮發油的概念稍有不同。揮發油是通過水蒸氣蒸餾獲得的揮發性油類。精油更注重精華，製備方法包括萃取、壓榨或蒸餾等幾種方法。現在最常見到的精油有迷迭香精油、玫瑰精油、薰衣草精油和尤加利精油等。

在芳香療法中，也常把不同品種的精油按一定的比例進行混合，可用來防病、治病，這點與中藥的複方配伍類似。

回眸一顧七千年年，置身芳香浸潤的古老文明，在埃及金字塔前打坐

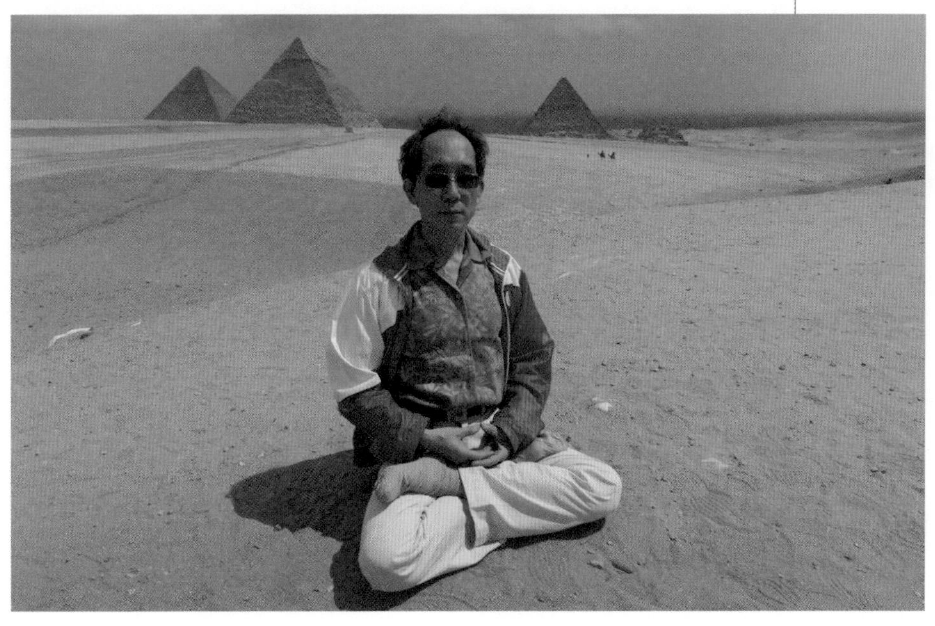

香料是古埃及重要的貿易物品之一，亞歷山大港能夠聞名於世，得益於香料貿易，後來那裏逐漸成為世界香料貿易中心。芳香療法在埃及有物質基礎和廣泛的民眾基礎，所以能夠發展起來。

埃及的精油店很多，這些店也是遊客經常光顧的地方。我在當地的一家精油店裏見到了數十種精油產品，都裝在精美的小玻璃瓶裏，以古色古香的風格展示着芳香療法的作用，令人留戀不捨。玻璃瓶與精油相互借勢，打開了市場，流行至今。

/ 精油與玻璃 /

成語買櫝還珠的故事，說的是春秋戰國時期，有個楚國人在鄭國買珍珠，裝珍珠的匣子製作得非常精美。這位不識貨的楚國人，買下盛放珍珠的匣子，卻把匣子裏的珍珠還給了賣主。反觀現在，很多商品內容品質如何雖未可知，但外面的玻璃瓶都做得像一件件藝術品。

古埃及是玻璃製作工藝的發祥地，古埃及人在燒火取暖時意外地發現，被融化的砂石冷卻以後可變成一粒粒具有明亮光澤的玻璃珠，於是，最早的玻璃就這樣出現了。在西元前後，羅馬人已經能夠燒製玻璃花瓶、水杯，並且製造出含有銅鐵等金屬的彩色玻璃。現代人們知道，玻璃原料的主要化學成分是二氧化矽。

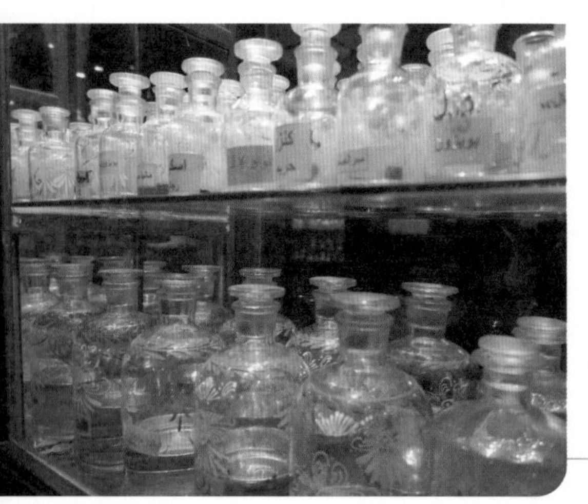

琳琅滿目的精油產品

現代藥學家朱晟在他所著的《中藥簡史》當中，對玻璃的歷史進行過詳細的研究。他客觀地指出，雖然玻璃很早已在我國出現，但玻璃的製造技術逐漸落後於歐洲。

李時珍在《本草綱目》金石部中也收載了玻璃。書中記載，玻璃本作頗黎，出南番，稱為水玉，「其瑩如水，其堅如玉」。

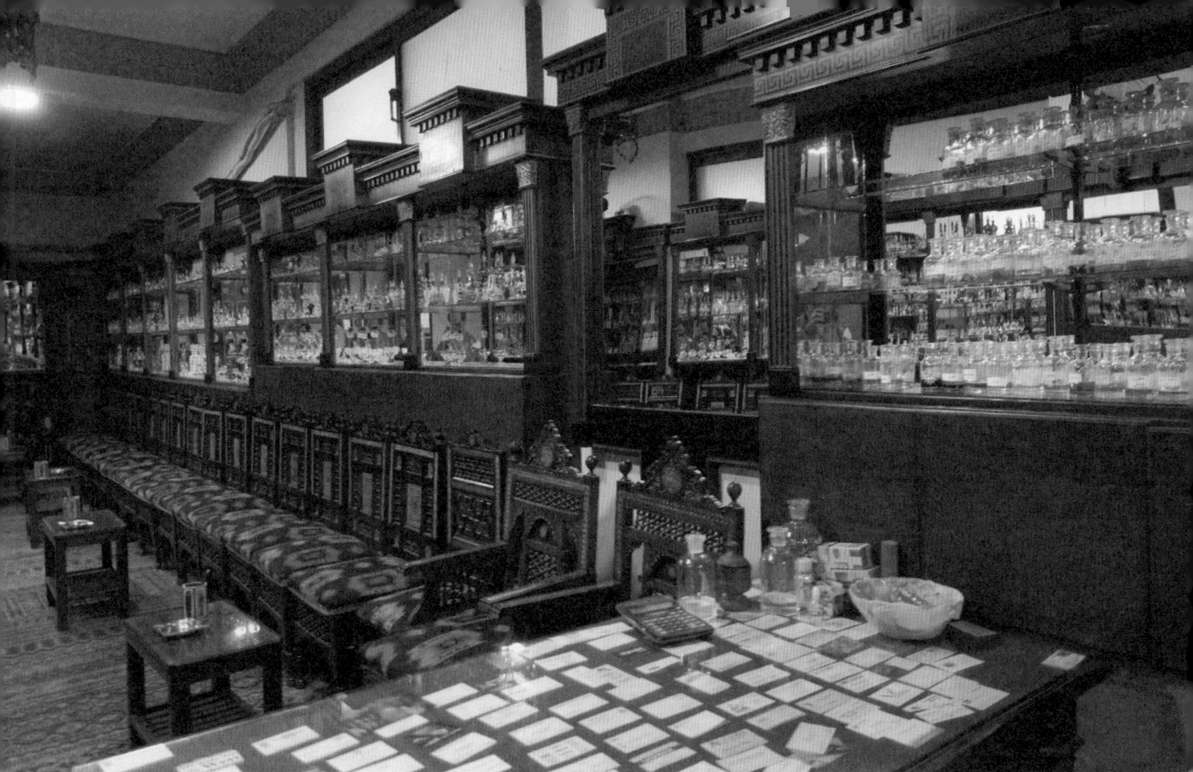

埃及香料香精店舖中精美的玻璃器皿與香料

物以稀為貴，直至清朝，玻璃製品在中國還是昂貴的奢侈品，且大多來自海外，只有達官貴人才裝飾得起。

《紅樓夢》中就出現了幾幕由玻璃製品引發的故事。劉姥姥一進大觀園，在玻璃穿衣鏡前鬧出了笑話。寧國府裏賈珍要請一位貴客，為了裝飾門面，讓賈蓉向王熙鳳借玻璃炕屏。這些文字都説明了玻璃製品在當時的中國是稀有和珍貴的。

直到民國時期，北京的四合院中，大部分窗戶還是木頭窗戶棱貼窗戶紙，有的人家只在一扇窗中間一格安上一小塊玻璃，好似一個觀察窗。凡是 20 世紀五六十年代過來的人，都有過糊窗戶的經歷。

製造玻璃的砂岩原料熔點很高，加熱到 2,000℃以上才能融化，燒製玻璃時需要反覆地燒。在現代的玻璃工廠，已經能夠製造出各種玻璃工藝品了，無論平面的、鋼化的、有色的、透明的、各種形狀的，都有了更先進的製作方法。玻璃，從生活用品到高大建築，已經無處不在了。

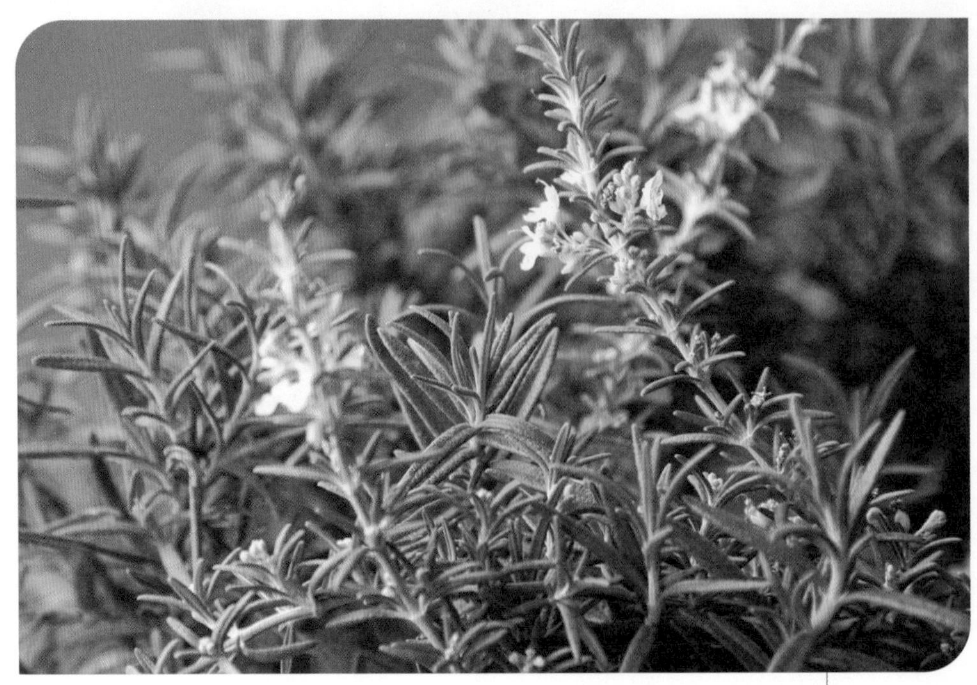

迷迭香原植物

/ 迷迭香 /

《本草綱目》記載的外來香草還有許多，迷迭香是其中一種。迷迭香來自唇形科迷迭香屬植物 *Rosmarinus officinalis* L.，原產於地中海沿岸地區。

李時珍著書時參考 800 餘家典籍資料，其中不僅有醫藥書，也有中醫藥行外的書。《本草綱目》記載，迷迭香自三國時期從西域傳入中原，得到了魏文帝曹丕的青睞，栽種在宮苑裏。

曹丕與曹植之間「煮豆燃豆萁」骨肉相殘的慘劇，為人熟知。但是他們也曾因對迷迭香共同的喜愛，聚在一起吟詩作賦。曹丕作《迷迭香賦》讚賞來自西域的迷迭香：「播西都之麗草兮，應青春而凝暉。」在春天裏熠熠生輝，取其鮮嫩葉，裝入香囊袋，佩戴在身上，芳香迷人，這也被收錄在《本草綱目》中。

每年一到夏天，日曬天熱惹人煩躁。其實比烈日當頭更可怕的是夏天的蚊蠅，讓人恨得要死、怕得要命。用蚊香驅蚊古已有之。李時珍在《本草綱目》中記載了迷迭香和羌活一起做成丸藥，點燃後驅蚊的方法。

迷迭香作為辛香料食材，更是出現在各國餐桌上。西餐經常把迷迭香、羅勒等香料的粉末撒在主要食材上，既可調味又是裝點。迷迭香烤肉、迷迭香燉菜、迷迭香做的麵食等不勝枚舉。

/ 外來羅勒 /

羅勒現在比較常見，羅勒的名字是外語的音譯，昭示着它是外來的。很多外來藥的名字中有勒字，比如，訶子原叫「訶黎勒」，餘甘子原叫「庵摩勒」，絲瓜原叫「天羅勒」。

羅勒 *Ocimum basilicum* L. 為唇形科羅勒屬植物。統稱的羅勒是一大類，品種很多，比較常見的有甜羅勒（Sweet Basil）、紫羅勒（Purple Basil）和檸檬羅勒（Lemon Basil）等。在這一大組香草當中，九層塔也是羅勒中的一種。

九層塔名稱的由來，主要由於它的花序重重疊疊，如同寶塔。潮州菜、客家菜經常用到九層塔。潮州人稱九層塔為「金不換」，客家人稱九層塔為「滿園香」。現在安徽等地也流行配菜放入九層塔，九層塔作為涼拌菜也變得越來越普遍。

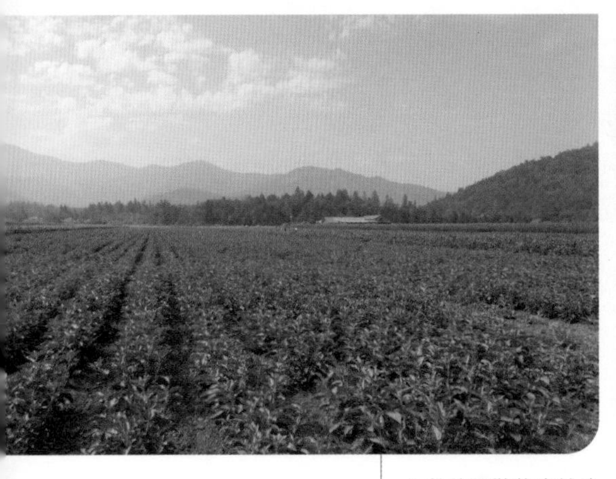

北美的羅勒栽培基地

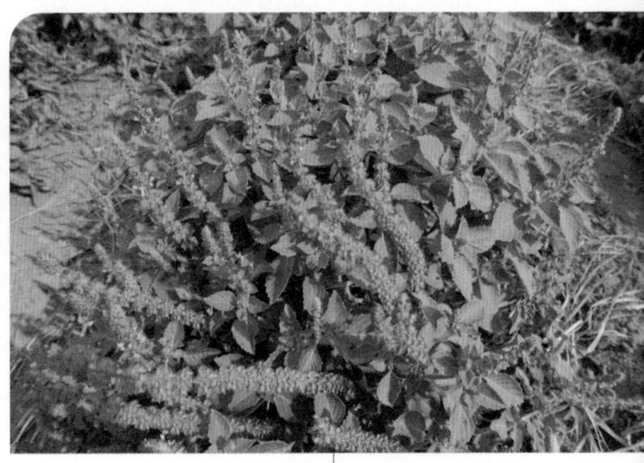

羅勒原植物

芳香療法也是世界傳統醫學當中的一個重要分支。人有五覺：視覺、聽覺、嗅覺、觸覺、味覺，將五官的功能一起調動起來，有助於達到防病、治病的目的。只要是對人類健康有用的方法與材料，我們都可採用、吸收，博採眾家，無論中西。

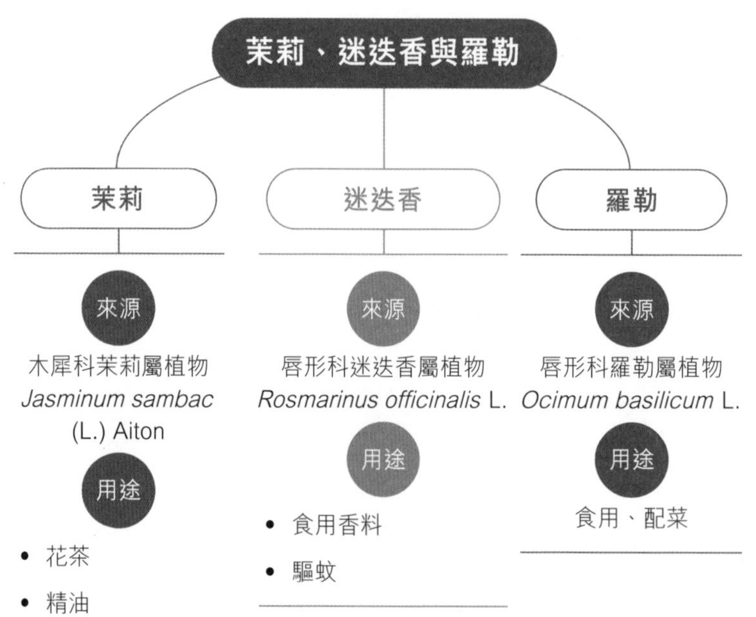

52 鬱金香和鬱金

荷蘭歸來說鬱金

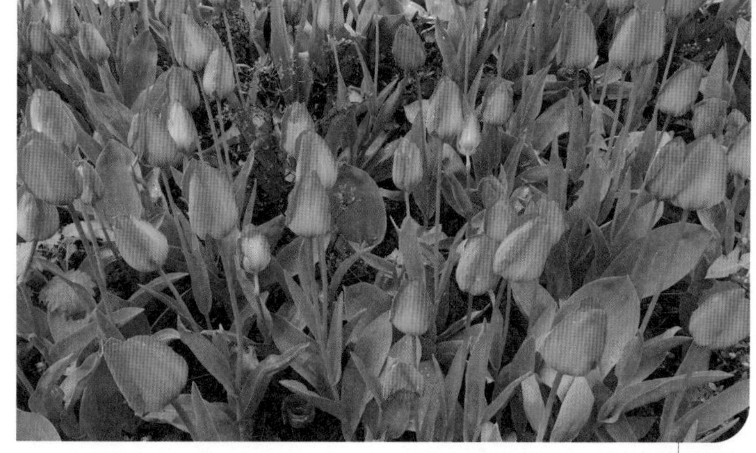
鬱金香

此鬱金非彼鬱金

李白《客中行》中云：「蘭陵美酒鬱金香，玉碗盛來琥珀光。」詩中提到的鬱金香，並非今天的觀賞花卉鬱金香。觀賞花卉鬱金香是百合科植物，原產於外國，後引種到中國。詩中的蘭陵在今天的山東，詩為李白抵達山東飲蘭陵酒後所作。蘭陵酒是用香氣馥郁的草藥泡製的一種美酒，含有大量的揮發油，故泡出來的酒氣味濃香，而且會呈現金黃色，即詩人所稱的「琥珀光」，而「鬱金香」是指濃郁的酒之香。

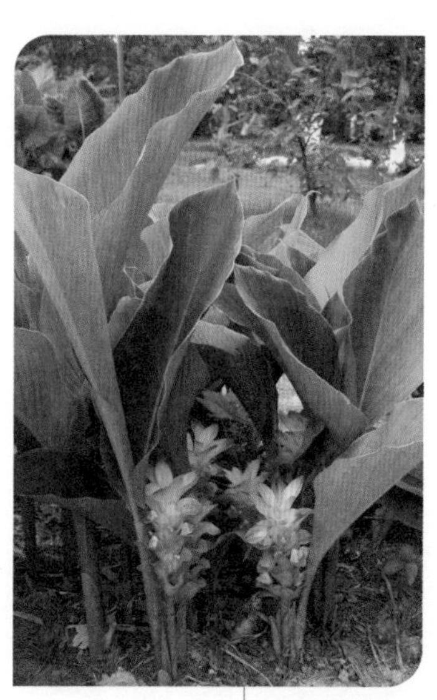
溫鬱金原植物

中國的鬱金香花來自何方，還要從 1977 年說起。1977 年 5 月，時為荷蘭公主的貝婭特麗克絲訪華，隨後她委託荷蘭駐華使館向中國贈送了 4 箱不同品種的鬱金香鱗莖，由外交部轉交給了中山公園進行栽培。在那之前，北京沒有鬱金香，經過園丁們的精心照料，鬱金香在北京落了戶、扎了根、開了花。中山公園鬱金香花展的大幕慢慢地拉開了，當年的《北京晚報》《花卉報》都陸續報道了這一異域來的花種。

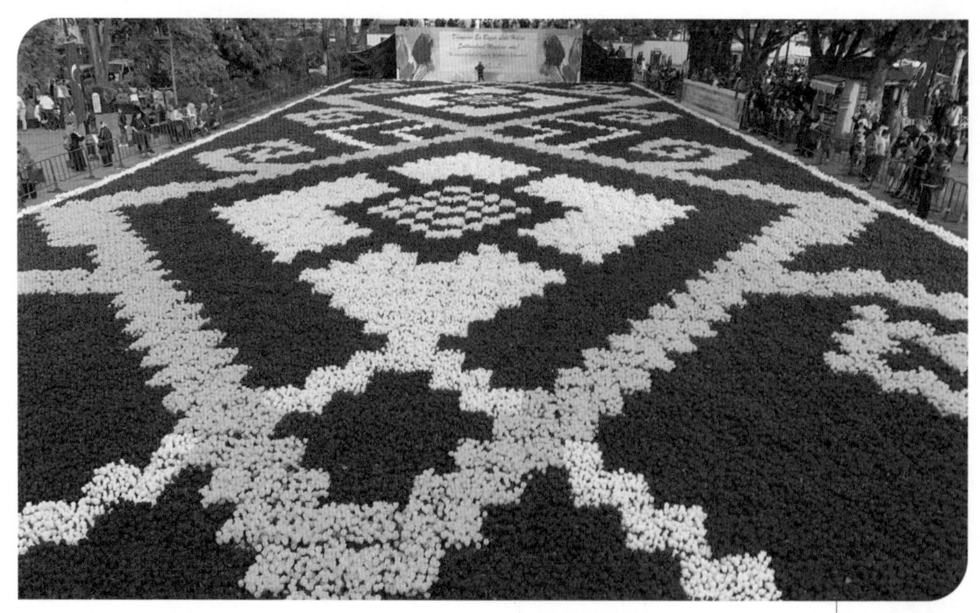

土耳其伊斯坦布爾市內鬱金香組成的大花毯

20 世紀 80 年代初，改革開放以後，很多國外的電影開始在國內放映，法國影星阿蘭·德龍主演的《黑鬱金香》和《佐羅》更是風靡全國。我那時剛上大學，大家都爭相去看《黑鬱金香》這部電影、去看鬱金香花展。

因為鬱金香的花朵形似酒盅，又被稱為金盅花、金杯花。鬱金香的葉子是卵狀披針形，比較肥厚。花是鬱金香最艷麗的部分，花單朵頂生，一枝獨秀，沒有苞片，有紅色、黃色、白色、雜色等。現在北京中山公園每年春季都會舉辦鬱金香花展。尤其是在經歷了一個蕭瑟的嚴冬後，鬱金香在春天的陽光下格外耀眼。

/ 本草中的鬱金香 /

中國人自古喜歡奇花異草，翻看本草書籍，鬱金香在唐代陳藏器的《本草拾遺》中有記載：「生大秦國，二月、三月有花，狀如紅藍，四月、五月採花，即香也。」大秦是我國古代對羅馬帝國或近東地區的泛稱。

宋代的《開寶本草》也正式記載了「鬱金香」的名字。後世不同古籍中還記載了鬱金香的別名，有鬱金、紅藍花、草麝香等。這些所謂的「鬱金香」究竟指的是哪種植物，卻都不明確。

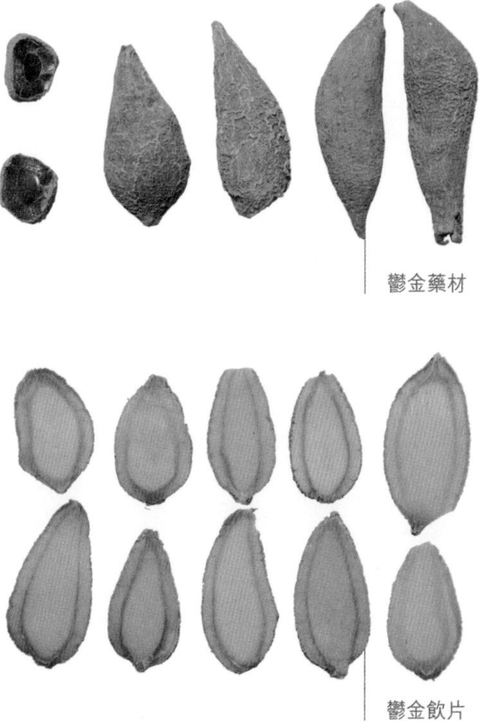

鬱金藥材

鬱金飲片

明代官修《本草品彙精要》中，鬱金香的文字與圖畫看起來明顯更像是一種蓼科植物。同時期《補遺雷公炮製便覽》裏的繪圖也是宮廷畫師的作品，那裏畫的居然是喬木，更不符合百合科鬱金香的特徵。

《本草綱目》也收錄了鬱金香，屬草部香草類，還引用了《唐書》的記載。唐太宗時，伽毗國，傳説中釋迦牟尼的故鄉，今印度尼泊爾一帶，曾經向中國進獻過鬱金香。其中有關於鬱金香外觀的記載，葉似麥門冬，九月開花，狀似芙蓉，其色紫碧，香聞數十步，花而不實，欲種者取根。

從《本草綱目》的描述和圖片的描繪中可以看出，所載鬱金香葉子線形，並不是真正鬱金香的葉子，觀賞的鬱金香應有卵狀披針形肥厚的葉片。李時珍大概沒見過鬱金香，或者他見到的不是現代人所指的鬱金香。

從種種記載中看，明朝時，鬱金香並沒有為中國人所熟知。

凡是《本草綱目》中提到的品種，李時珍一定會記錄它的功效。李時珍在鬱金香項下，提到味苦、溫，無毒，入諸香藥用。但直至現在，中醫在臨床歷史上鮮以鬱金香入藥。引種鬱金香以來，這種美麗的花卉只作觀賞用。

我曾經接到一家雜誌社的邀請，審閱一篇投稿論文，題目是薑科植物鬱金的研究。可我審閱時發現其中對鬱金原植物的描述存在謬誤。原來作者把描述鬱金香的文字——花杯狀、鱗莖似百合，原封不動地照搬到了鬱金身上。一字之差，鬧了一個專業上的大笑話。鬱金香（Tulip）是百合科的植物，鬱金是薑科植物，一為觀賞植物，一為活血中藥，不可混作一談。

/ 鬱金香風雲錄 /

鬱金香是歐洲國家荷蘭的國花，但鬱金香的故鄉並不是荷蘭。

野生的鬱金香原產於中亞地區，人工栽培的鬱金香源自土耳其，後發揚於荷蘭。

2019 年，我去荷蘭考察，第一站就去了萊頓大學的植物園。萊頓大學植物園是荷蘭最初研究鬱金香栽培的地方。到了那裏我才了解到，原來荷蘭的鬱金香也是引種過來的。萊頓植物園是歐洲建立較早的植物園之一，比世界上最著名的英國皇家植物園還早 200 年。萊頓植物園建立於 1590 年，也是《本草綱目》成書的年代。植物園的第一任園長是一位法國人，名叫卡洛斯．克盧修斯（Carolus Clusius）。

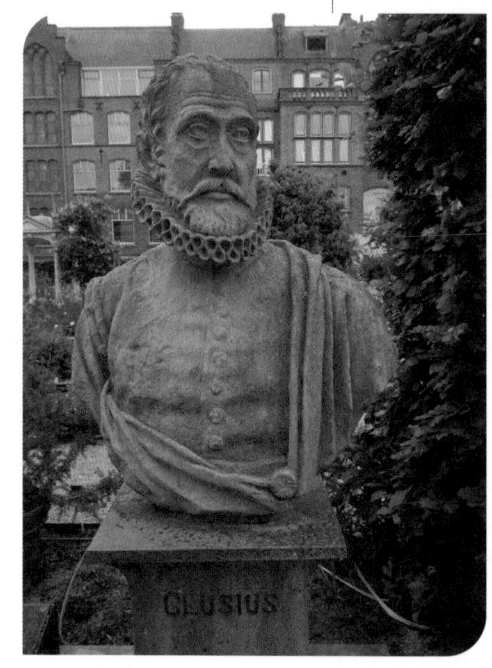

鬱金香之父，引進鬱金香第一人——卡洛斯．克盧修斯

這位園長從奧斯曼帝國引進了鬱金香，他堪稱「荷蘭鬱金香之父」。起初無人料到外形像小葱頭一樣不起眼的植物鱗莖，能成為日後風靡一時的經濟作物。卡洛斯園長在萊頓植物園裏種植鬱金香，同時對鬱金香進行培育，不同顏色和花紋的品種越來越豐富。隨着鬱金香的不斷培育和迅速推廣，荷蘭成為鬱金香之國。

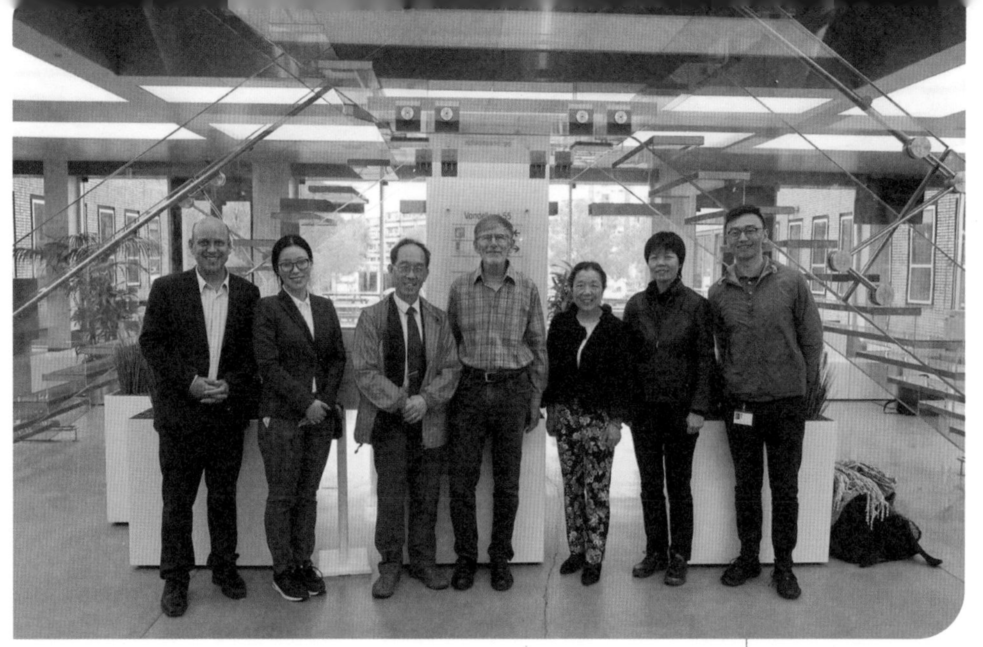

考察小組（左起：Eric Brand、齊加力、筆者、Raymond W. J. M. van der Ham、王梅、張志傑、賈宇聲）在荷蘭

物以稀為貴，最初鬱金香量少價高，被上層階級視為財富的象徵，誰有鬱金香就可以把鬱金香當作資本炫耀一番。在商品社會中，有需求就有市場。在 17 世紀的荷蘭，鬱金香最貴的時候比金子還要值錢，3 個鬱金香的球莖價格等同於一棟房子。而且這顆「金蛋」還可以蛋生蛋。民眾紛紛追捧，致使鬱金香鱗莖的價格不斷飛漲。善於做生意的荷蘭人把鬱金香市場演變成原始的證券交易市場，在荷蘭成立了第一家股份制公司。

在鬱金香栽培技術成熟後，隨着產量越來越大，原本稀有的鬱金香不再稀有了。1637 年 2 月 4 日，異常繁榮的鬱金香市場突然崩潰，鬱金香價格一落千丈，一發不可收拾。不到兩個月，鬱金香的價格下跌了 90%。一夜之間，無數人傾家蕩產，巨大的鬱金香泡沫終於破滅了。這是人類史上第一次有記載的鬱金香泡沫經濟。鬱金香熱對世界經濟產生了重大影響。

這件事不由得讓我想到了 20 世紀 80 年代發生在中國的君子蘭事件。那時一棵君子蘭可賣到幾萬元甚至十幾萬元。而那時候中國工薪階層家庭的月收入只不過幾十元，收入高的一般也不會超過 100 元。瘋狂炒作的套路差不多，總能一而再、再而三地重演。前事不忘後事之師，只有冷靜、理性、客觀地吸取教訓，才能避免泡沫災難的發生，中藥材市場也是一樣。

/ 荷蘭博物館尋寶 /

荷蘭曾是大航海時代的列強之一，有「海上馬車夫」之稱，在海上貿易方面曾經獨佔鰲頭。荷蘭收藏的大航海時代的帆船、建築、家具、油畫、瓷器等藏品，不計其數，如果細心留意的話，還能發現在這一時期流通到歐洲的中藥材。

我在阿姆斯特丹的荷蘭國家博物館裏，看到過一個精美的硬木壁櫃，簡直是個「立體的博物誌」。博物館的工作人員將櫃子逐層打開，讓我們看到了內部原樣收納的藏品。各種香料和常用藥材，裝在大小不一的藥瓶中，有麝香、牛黃、肉桂、花椒、乳香、沒藥等。

館內還保存着幾批珍貴的古代中藥材標本，多數原產自中國，由海運經過印度尼西亞來到荷蘭。赴荷考察同行的有王梅博士和她指導的小賈博士。考察後，我們合作完成了一篇研究論文。論文介紹了該批館藏中藥標本共 395 種，多數為經過炮製加工的飲片，包括植物藥及少量動物藥和礦物藥。

筆者和研究團隊發表在世界傳統藥物學雜誌（*Journal of Ethnopharmacology*）上的論文

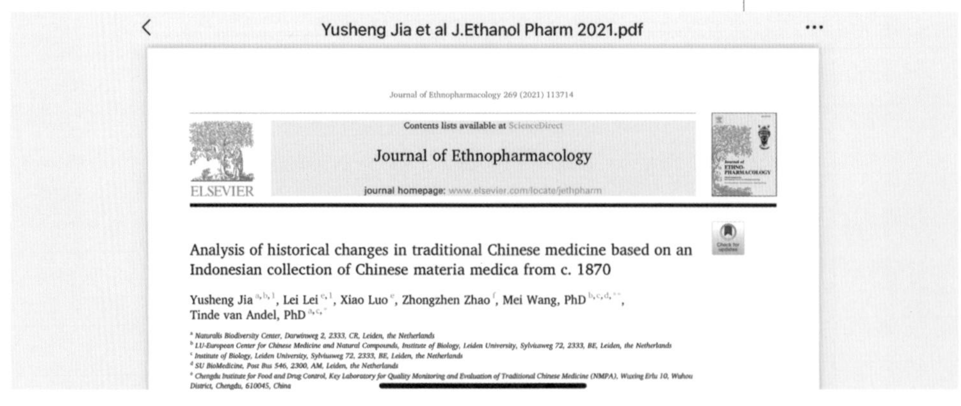
Yusheng Jia et al J.Ethanol Pharm 2021.pdf

Journal of Ethnopharmacology 269 (2021) 113714

Contents lists available at ScienceDirect

Journal of Ethnopharmacology

ELSEVIER

journal homepage: www.elsevier.com/locate/jethpharm

Analysis of historical changes in traditional Chinese medicine based on an Indonesian collection of Chinese materia medica from c. 1870

Yusheng Jia[a,b,1], Lei Lei[e,1], Xiao Luo[e], Zhongzhen Zhao[f], Mei Wang, PhD[b,c,d,*], Tinde van Andel, PhD[a,c,*]

[a] Naturalis Biodiversity Center, Darwinweg 2, 2333, CR, Leiden, the Netherlands
[b] LU-European Center for Chinese Medicine and Natural Compounds, Institute of Biology, Leiden University, Sylviusweg 72, 2333, BE, Leiden, the Netherlands
[c] Institute of Biology, Leiden University, Sylviusweg 72, 2333, BE, Leiden, the Netherlands
[d] SU BioMedicine, Post Bus 546, 2300, AM, Leiden, the Netherlands
[e] Chengdu Institute for Food and Drug Control, Key Laboratory for Quality Monitoring and Evaluation of Traditional Chinese Medicine (NMPA), Wuxing Erlu 10, Wuhou District, Chengdu, 610045, China

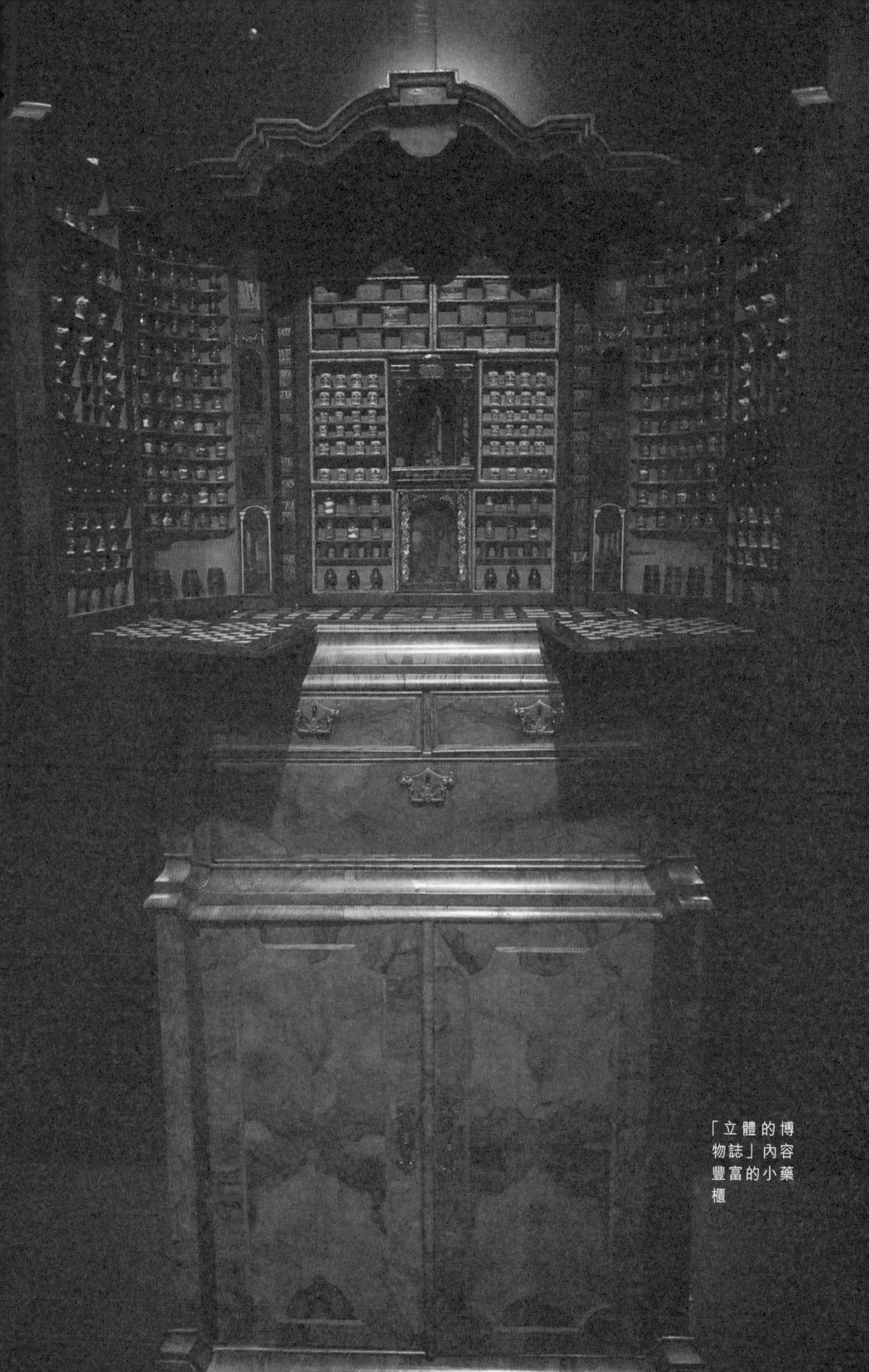

「立體的博物誌」內容豐富的小藥櫃

短暫的考察結束了，這篇研究論文也發表於世界傳統藥物學雜誌（*Journal of Ethnopharmacology*），這也是此次到荷蘭學習探訪的一個意外收穫。沉睡在荷蘭的這批珍貴藥物標本，對於我們了解歷史上中藥品種、中藥炮製規格的延續與變遷，提供了最好的憑證，也將引發出更多頗有新意的研究課題。

鬱金香與鬱金

鬱金香

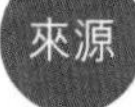

百合科鬱金香屬的植物

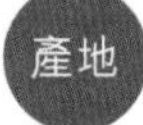

- 原產於中亞地區，荷蘭引進發展
- 世界各地已有栽培

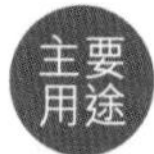

觀賞

百合科

鬱金

來源

薑科植物溫鬱金 *Curcuma wenyujin* Y. H. Chen et C. Ling、薑黃 *C. longa* L.、廣西莪朮 *C. kwangsiensis* S. G. Lee et C. F. Liang 或蓬莪朮 *C. phaeocaulis* Val. 的乾燥塊根

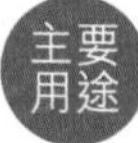

藥用：活血止痛，行氣解鬱

薑科

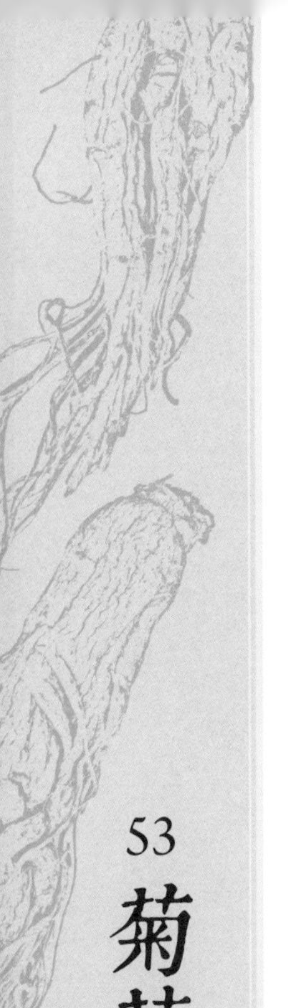

53
菊花
重陽秋高對花飲

/ 重陽賞菊 /

中國自古便有重陽節賞菊和飲菊花酒的習俗，從唐代開始就有相互贈送茱萸、菊花的禮節。菊花被稱為「延壽客」，有延年益壽的寓意。重陽節本身也有尊老、敬老、愛老的傳統。

九九重陽節在古代曾被稱為「菊花節」。「九九」是「久久」的諧音，與「酒」也同音，因此派生出重陽節要喝菊花酒的說法。

菊花酒是在釀造過程中加入菊花汁液，與糯米、酒麴等共同釀造而成的。

民間菊花酒的配方有很多，沒有統一的標準。有一個相對簡單的菊花酒配方。原料包括菊花、生地黃、枸杞子、當歸，將此4味藥水煎2次，取濃汁備用。取糯米、酒麴適量，加入藥汁中拌勻，裝入瓦罎中發酵，如常法釀酒，釀成後去渣即可，具有養肝明目，滋陰清熱的功效。

但是，家庭自製發酵食物及飲料存在食品安全風險，沒有專業指導和經驗還是不要輕易嘗試。

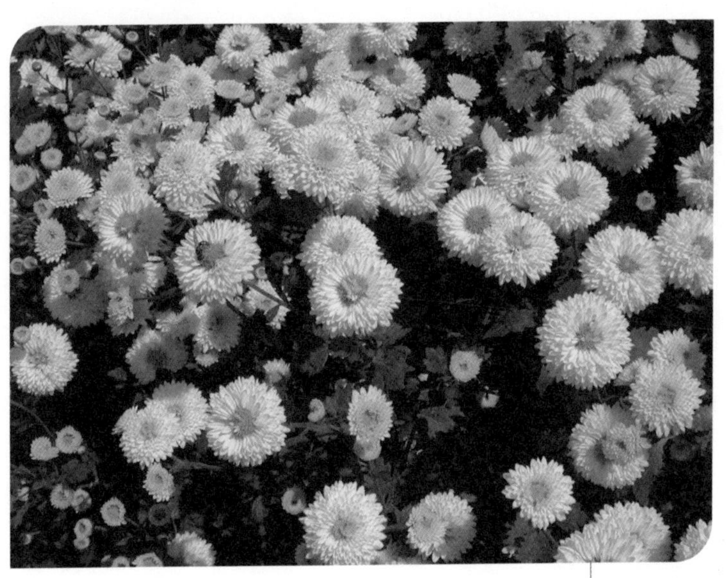

菊花原植物

/ 菊花鑑別 /

植物界的高等植物大概有 300 個科。菊科像個「老大哥」，是被子植物第一大科，有 25,000 種到 30,000 種之多。我給菊科編了一個順口溜：被子植物 300 科，兄弟姐妹特別多，菊科聚眾 3 萬種，當之無愧做大哥。

菊科植物大多種類適應能力極強，可在海拔 5,000 米以上地帶生存，還有適合沙漠環境生存的種類。

常見的藥用植物中很多來自菊科，如紅花、大薊、小薊、牛蒡子、青蒿、艾葉、蒼朮、白朮等。

《周禮》記載：「后服鞠衣，其色黃也。」鞠衣是古代皇后的六服之一，鞠即指菊，金黃色後來成為皇家的專屬。不過，金黃色不是菊花唯一的花色。菊花有觀賞菊，也有藥用菊。觀賞菊並不是不能作藥用，只是沒人捨得拿它入藥。有些觀賞類菊花直徑可以達到 20 厘米，品種變化多樣，形態豐富。

觀賞菊

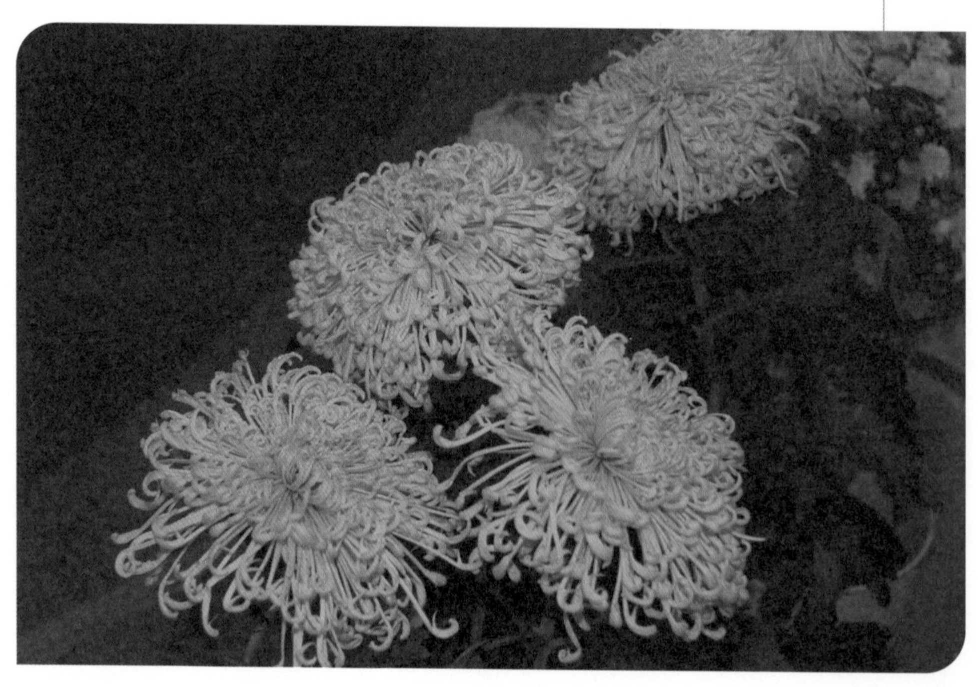

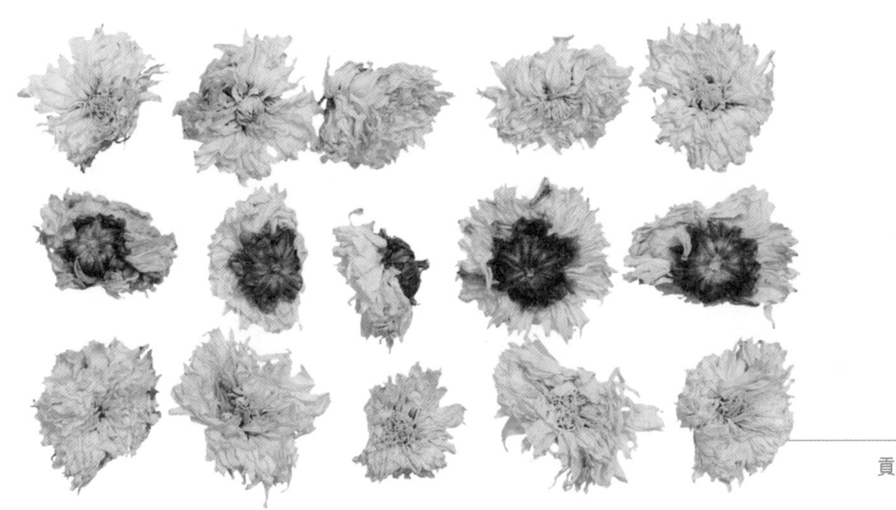

貢菊藥材

關於菊花，《本草綱目》中就記載：「菊之品凡百種，宿根自生，莖葉花色，品品不同。」中國有 3,000 多個菊花栽培的品種，數不勝數，但基原植物只有一種，即菊科的植物菊。

無論菊花長得高也好、矮也好，花開得大也好、小也好，都有一個共同的特徵，那就是都有頭狀花序和總苞片。

菊花花瓣是肉質的，不易乾燥，加工時需要技巧。藥用菊花產地不同，加工方法不同，形成不同的商品規格。

全國很多地方出產藥用的菊花，《中國藥典》列舉的菊花有 5 種。亳菊產於安徽亳州；滁菊產自安徽滁州；貢菊產自安徽黃山；杭菊產於浙江嘉興桐鄉、海寧；懷菊產於河南溫縣一帶（古時為懷慶府）。

杭菊的加工與其他菊花不同，需要經過蒸製，壓扁呈碟形或扁球形。市售的杭菊往往呈現出頭狀花序大，碟形，常數個粘連成片。

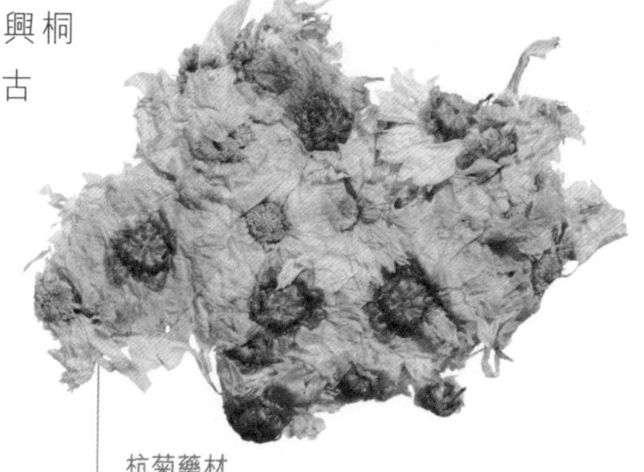

杭菊藥材

懷菊為四大懷藥之一，呈不規則球形或扁球形，花基部小苞片多，管狀花顯得比較少。

現在菊花商品的新品種又增加了很多，比如胎菊，用的是菊花未開時的花蕾。胎菊的加工採用微波殺青後乾燥的方法，很受市場歡迎。

/ 菊花和野菊花 /

市場上可見到菊花和野菊花兩種藥材，它們是一小一大的兩兄弟。「小兄弟」野菊花用的是菊科植物野菊花的花蕾，又叫苦薏。李時珍在《本草綱目》裏解釋道：「薏乃蓮子之心，此物味苦似之，故與之同名。」可見，野菊花味比菊花還要苦。野菊花在中國各地均有野生，生命力非常頑強，花小，藥效可不弱。

菊花與野菊花的區別，不僅在於菊花以栽培為主，野菊花以野生為主，而且二者基原植物本就不同，植物 DNA、性狀、功效都不同，《中國藥典》明確地將它們收錄為兩種藥材。

野菊花原植物

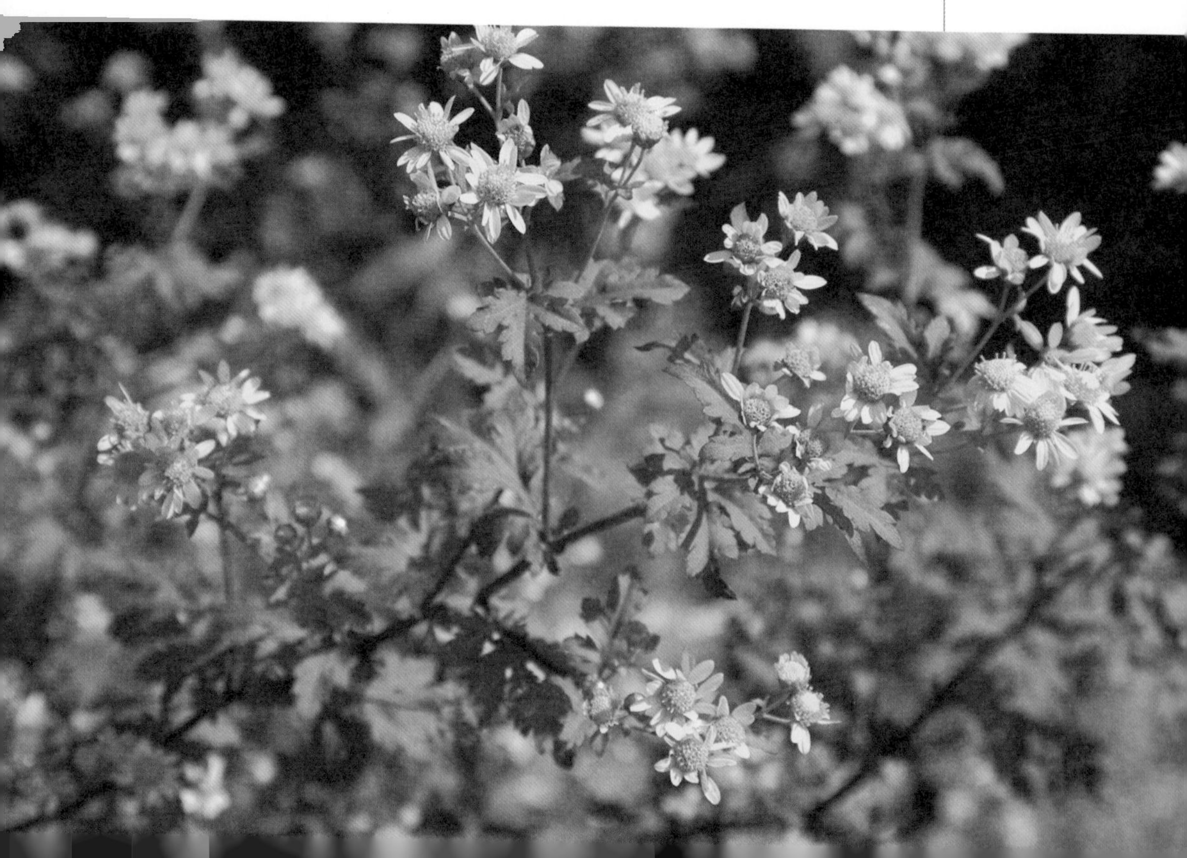

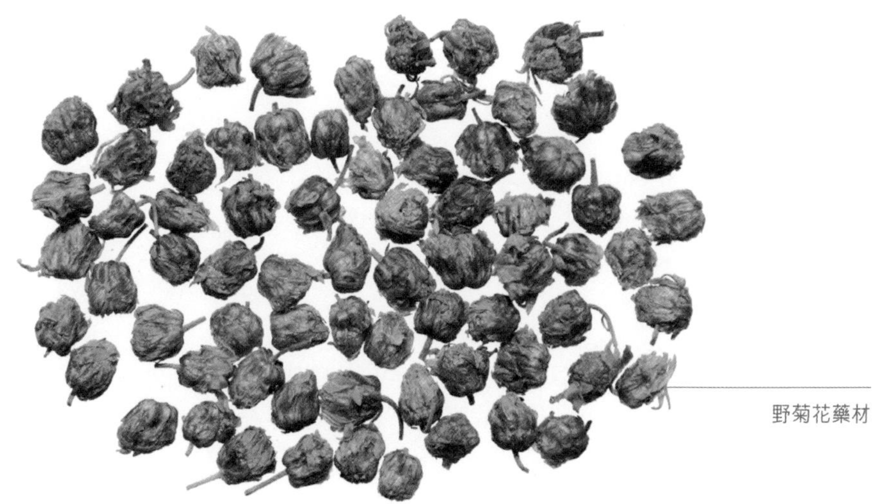

野菊花藥材

菊花是辛涼解表藥。野菊花的主要功效是清熱解毒，瀉火平肝。除了可以內服，野菊花還可以外用。《本草綱目》記載，用野菊花莖葉、蒼耳草各一把，共搗爛，加入一碗酒，絞汁服用。再以藥渣敷患處，可治療癰瘍疔腫。

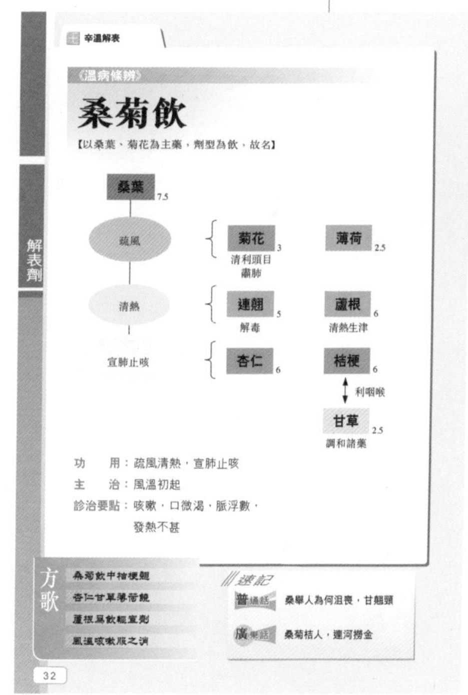

辛溫解表

解表劑

《溫病條辨》

桑菊飲

【以桑葉、菊花為主藥，劑型為飲，故名】

桑葉 7.5

疏風：菊花 3（清利頭目 肅肺）；薄荷 2.5

清熱：連翹 5（解毒）；蘆根 6（清熱生津）

宣肺止咳：杏仁 6；桔梗 6 ↕ 利咽喉 甘草 2.5（調和諸藥）

功　用：疏風清熱，宣肺止咳

主　治：風溫初起

診治要點：咳嗽，口微渴，脈浮數，發熱不甚

方歌

桑菊飲中桔梗翹

杏仁甘草薄荷饒

蘆根爲飲輕宣劑

風溫咳嗽服之消

速記

普通話　桑舉人為何沮喪，甘翹頸

廣東話　桑菊桔人，運河撈金

32

桑菊飲（摘自《百方圖解》）

清代的《醫宗金鑑》裏記載了一首五味消毒飲，由野菊花、金銀花、蒲公英、紫花地丁和紫背天葵子 5 味藥組成，治熱毒瘡瘍功效確切，流傳至今。

現代研究發現，野菊花可治療痤瘡、上呼吸道感染等疾病，具有廣譜抗菌、抗病毒的作用。

野菊花色澤金黃，芳香怡人。它所含的黃色素可作為食品添加劑。

重陽時節野外郊遊，可能會看到野菊花，但不宜自行採摘下來泡茶飲。因為菊科植物大多外形相似，往往很難準確鑑別品種，不熟悉植物的人可能會將一些不同的植物混淆。

/ 藥用菊花 /

含有菊花的中成藥很多，比較著名的如杞菊地黃丸和桑菊飲。

六味地黃丸有滋補肝腎的功效，由 6 味藥組成：熟地黃、山藥、山茱萸、澤瀉、茯苓、牡丹皮。在此方的基礎上加入枸杞和菊花，就變成了著名的杞菊地黃丸，在養肝腎的基礎上，增加了明目的功效。

菊花與桑葉是一對好搭檔。桑菊飲是一個經典的解表方劑，出自清代吳鞠通的《溫病條辨》，由桑葉、菊花、杏仁、連翹、薄荷、桔梗、甘草和蘆根組成，具有辛涼解表，疏風清熱之功效。

/ 食用菊花 /

《本草綱目》裏記載了不少和菊花相關的養生方。其引用附方記載：「九月九日白菊花二斤，茯苓一斤。並搗羅為末。每服二錢，溫酒調下，日三服。」

洋甘菊原植物

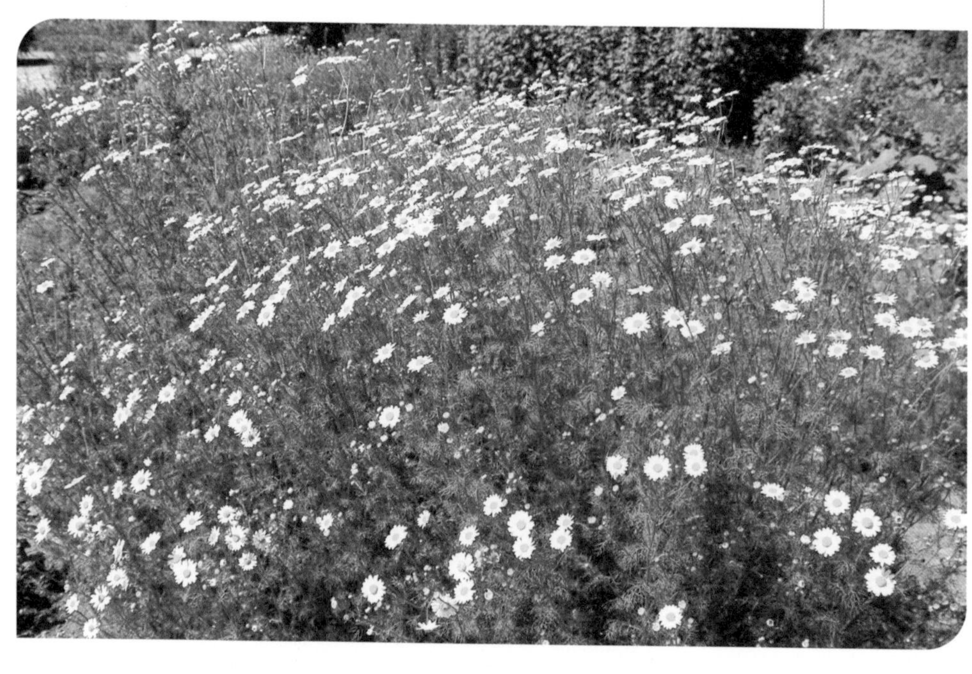

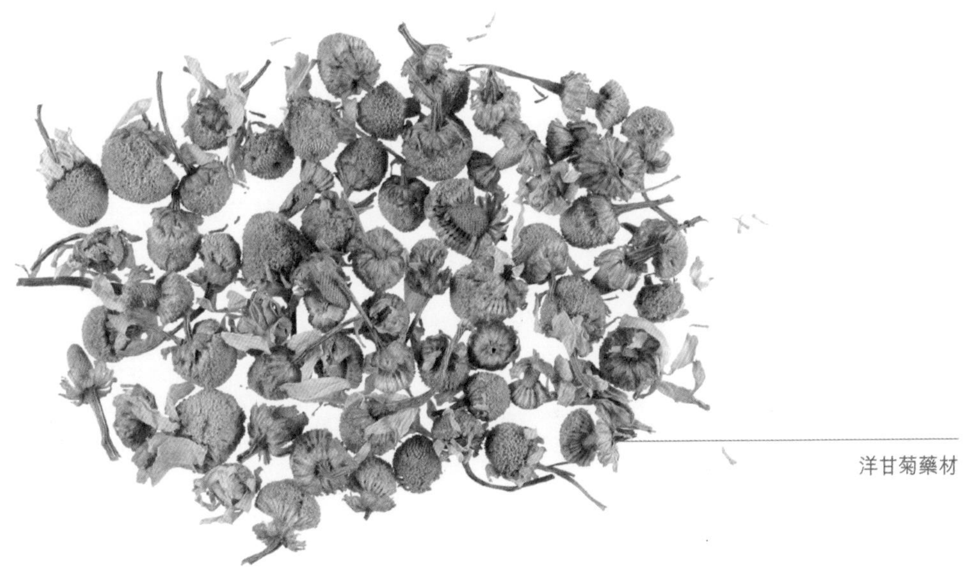

洋甘菊藥材

秋天天氣乾燥，菊花銀耳羹是個不錯的食養選擇。用銀耳、菊花、冰糖一起熬成一碗羹，可以清熱明目，養陰潤燥。特別適合經常使用手機、電腦等用眼過度導致的眼睛乾澀的情況。

茶樓裏也少不了菊花。菊花茶和普洱、龍井、鐵觀音等都是人們常見且喜愛的佐餐茗茶。

菊花茶能解毒，清火，明目，而且菊花茶味道清新、淡雅，是不少人養生茶的首選。由於菊花性微寒，體質虛寒的人要慎用。

洋甘菊可説是菊花的外來兄弟。洋甘菊也是菊科植物，原產自歐洲，也叫母菊。它屬常見的西方草藥，《歐洲藥典》、《英國藥典》都有收錄。近年來我國部分地區也在大量栽培。洋甘菊可以輔助睡眠，具有鎮靜、抗炎、抗菌止癢、抗過敏的作用。歐洲人喜歡喝花草茶，現在各地都可以見到洋甘菊的茶包、飲品。由洋甘菊提煉出來的洋甘菊精油也是國際市場上非常流行的保健和藥物製品。

春天百花齊放，夏天鮮花怒放，只有菊花姍姍來遲，秋天才到。「寧可枝頭抱香死，何曾吹落北風中。」這正是菊花的君子品格。

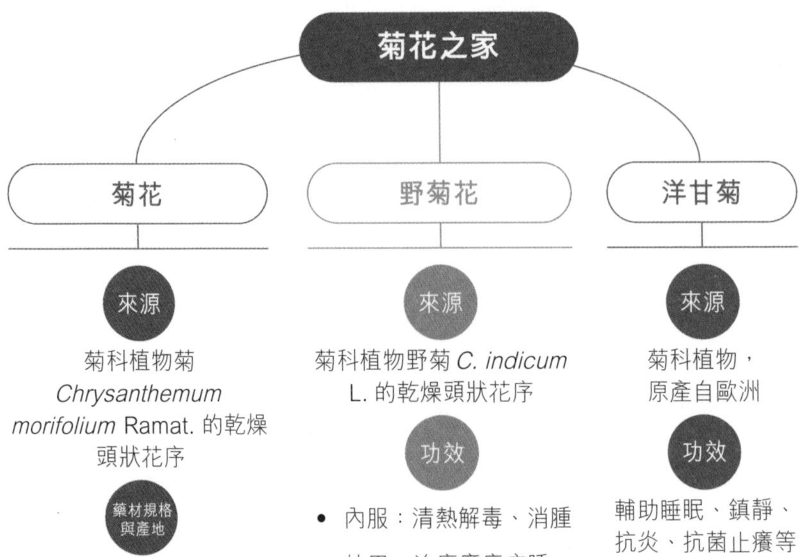

- 「亳菊」產自安徽亳州
- 「滁菊」產自安徽滁州
- 「貢菊」產自安徽黃山
- 「杭菊」產自浙江嘉興桐鄉、海寧
- 「懷菊」產自河南溫縣一帶，名稱源於古地名懷慶

功效

解毒、清火、明目

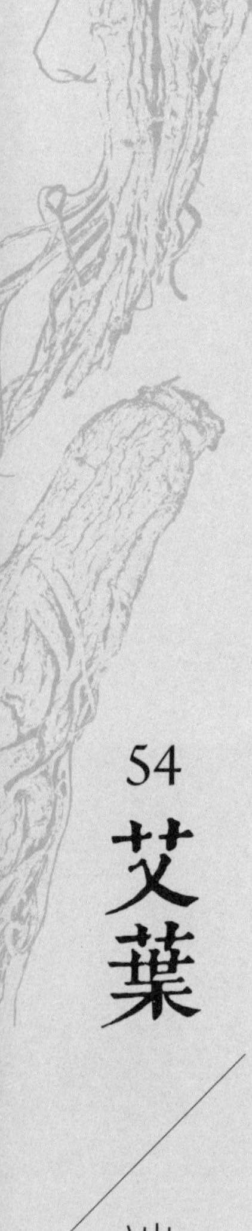

54 艾葉

2019年全國中醫藥知識電視大賽，我受邀擔任總決賽評委，其中有一道趣味題是謎語：「霜染青春野水涯，沉香淡淡恰如花。端陽月老天為證，嫁入尋常百姓家。」謎底是中藥艾葉。

霜染指的是艾葉表面有一層絨毛，好似白濛濛的一層霜。淡淡的香是因為艾草富含揮發油，只要在手上搓一搓，馬上就有一種淡雅的香氣釋放出來。

/ 端午習俗 /

五月初五端午節也是艾葉的收穫季節。艾葉有一個很重要的寓意——辟邪。中華民族千百年來一直用它預防瘟疫。古人認為瘟疫屬邪氣，人們將農曆五月視為「惡月」，五月初五這一天，被視作「惡日」、「五毒日」，所以民間才在這一日掛艾葉、懸菖蒲、撒雄黃來抵禦邪氣。有些地區還用艾葉為新生兒洗澡，這些習俗一直流傳至今。

「惡月惡日」並非真的惡。東晉名將王鎮惡就出生在端午節這天。其祖父名臣王猛認為孟嘗君也是惡月生人，可見「惡」並無惡意，便給他取名鎮惡，望日後能光耀門楣。後來，王鎮惡果然成為一代名將。

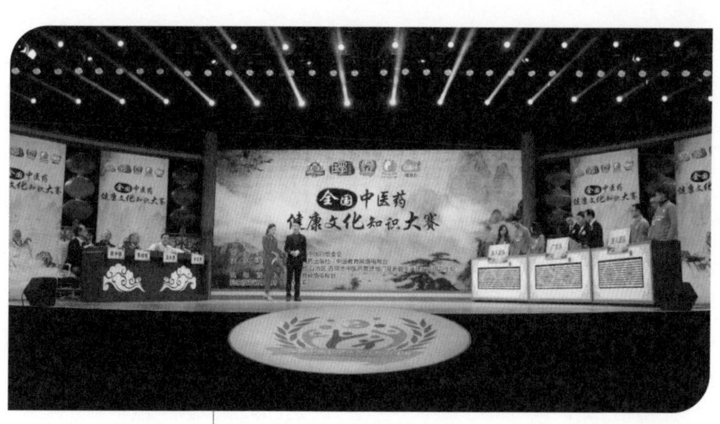

2019年全國中醫藥健康文化知識電視大賽總決賽現場

五毒是傳統觀念裏 5 種最毒的動物的合稱，分別是蛇、蠍、蟾蜍、蜈蚣、壁虎。從五月初五開始，大地上的五毒就活躍了起來。

端午時節正值春夏之交，容易發生流行病。用艾葉洗澡，不但可以潔淨身體，而且可以通過加熱艾葉，將揮發油飄散到空氣當中達到殺菌消毒、潔淨空氣的效果，起到預防疾病的作用。「艾葉辟邪」過去一度被視作迷信，在今天看來，這是具有一定的科學依據的。但古人受當時認知的局限，認為「邪」是由妖魔鬼怪的邪氣造成的侵害。用現代醫學理論解釋，這種邪氣實際是病毒和細菌造成的病症。現代研究已表明，艾葉中的揮發油對於多種致病細菌及病毒均有抑制或殺滅作用。

艾原植物

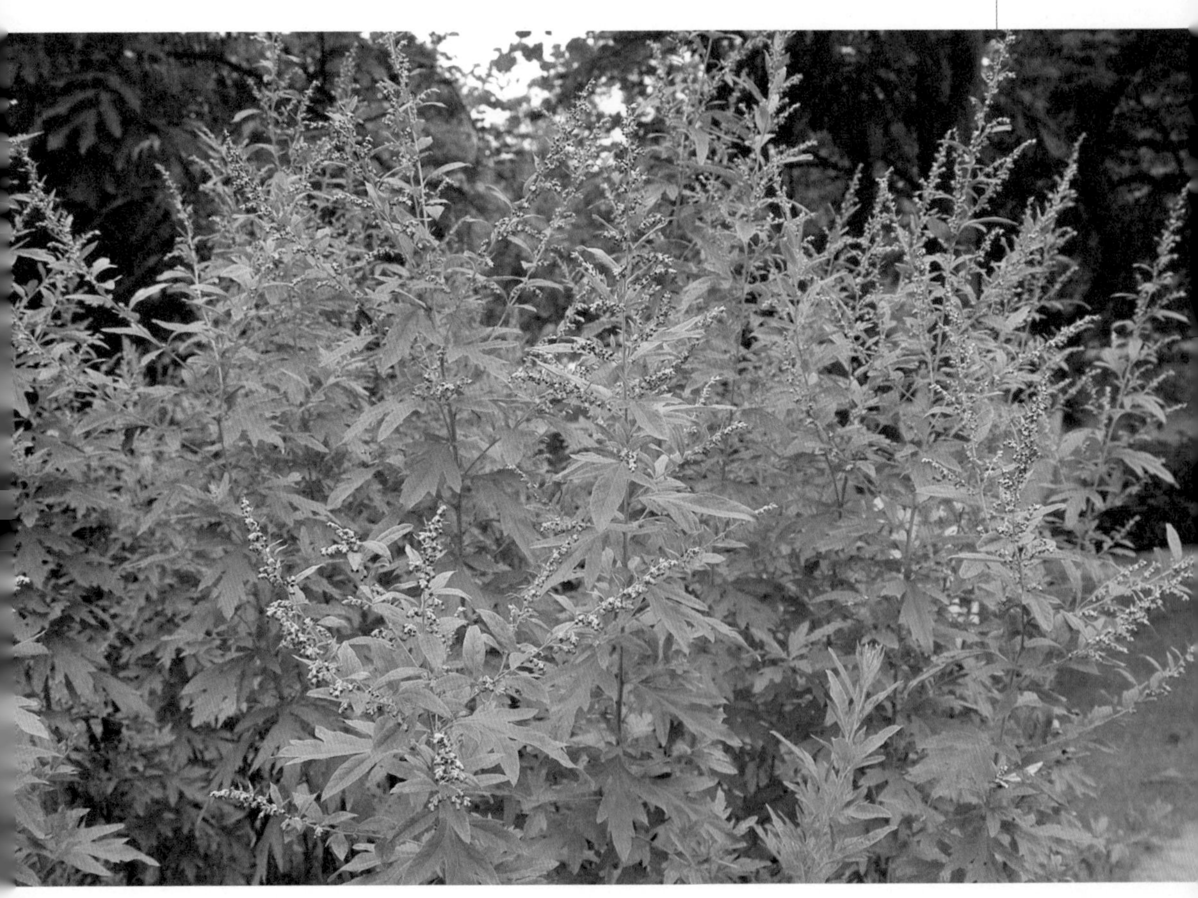

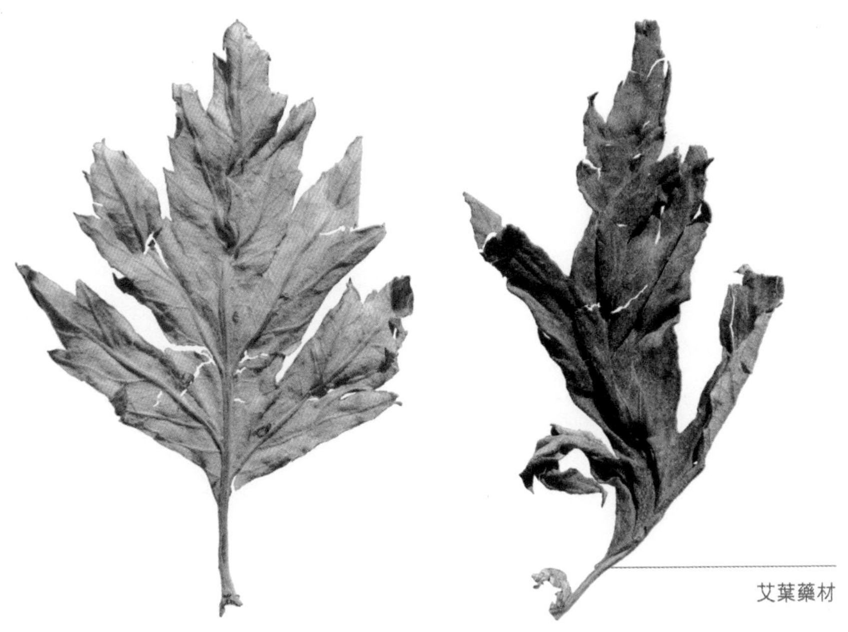

艾葉藥材

/ 功效主治 /

艾葉，也稱醫草，被收入《中國藥典》，為菊科植物艾 *Artemisia argyi* Lévl. et Vant. 的乾燥葉。艾草的藥用部位是葉片，藥材名又叫艾葉。

自古以來，艾葉就是常用中藥，已有 3,000 多年的藥用歷史。長沙馬王堆漢墓發現的《五十二病方》中已記載了艾葉的療效與用法。

艾葉的應用範圍相當廣泛。東漢張仲景的《金匱要略》有兩首用到艾葉的處方——膠艾湯和柏葉湯，前者用於養血調經，後者用於治療吐血不止。

李時珍在《本草綱目》中收錄了 50 首有關艾葉的複方。按疾病類型劃分，艾葉的應用包括婦科疾病、出血性疾病、消化系統疾病和外科疾病等七大類。

/ 蘄艾 /

古代艾草的主產地就在李時珍的故鄉湖北蘄春。李氏父子世居蘄春行醫，他們多次上麒麟山採集艾葉進行研究。李時珍的父親李言聞曾專門寫了一本《蘄艾傳》，書中大讚蘄艾功效。「產於山陽，採以端午。治病灸疾，功非小補。」李時珍在《本草綱目》當中記載：「自成化以來，則以蘄州者為勝。」明代成化年間，正是其父生活的年代。可以說，將蘄州作為艾葉的道地產區並使其名揚天下的就是李言聞、李時珍父子。

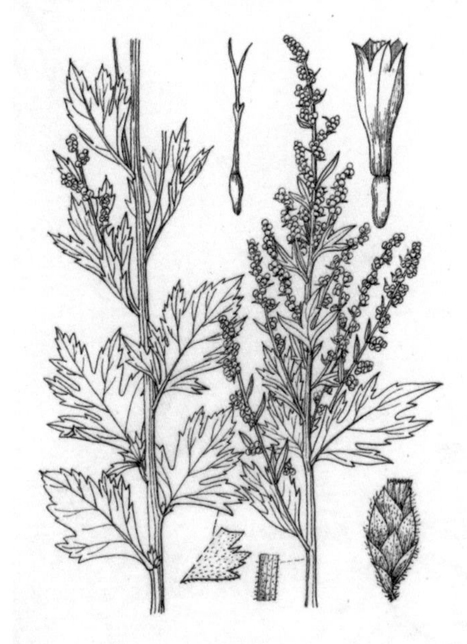

蘄艾墨線圖（劉素娟繪）

湖北蘄春土壤肥沃，北倚大別山，南臨長江，陽光充足，雨量充沛，四季分明，良好的地理氣候環境是優質蘄艾形成的先決條件。

參與《非常中國（*Hi China*）》節目錄製，品艾葉茶

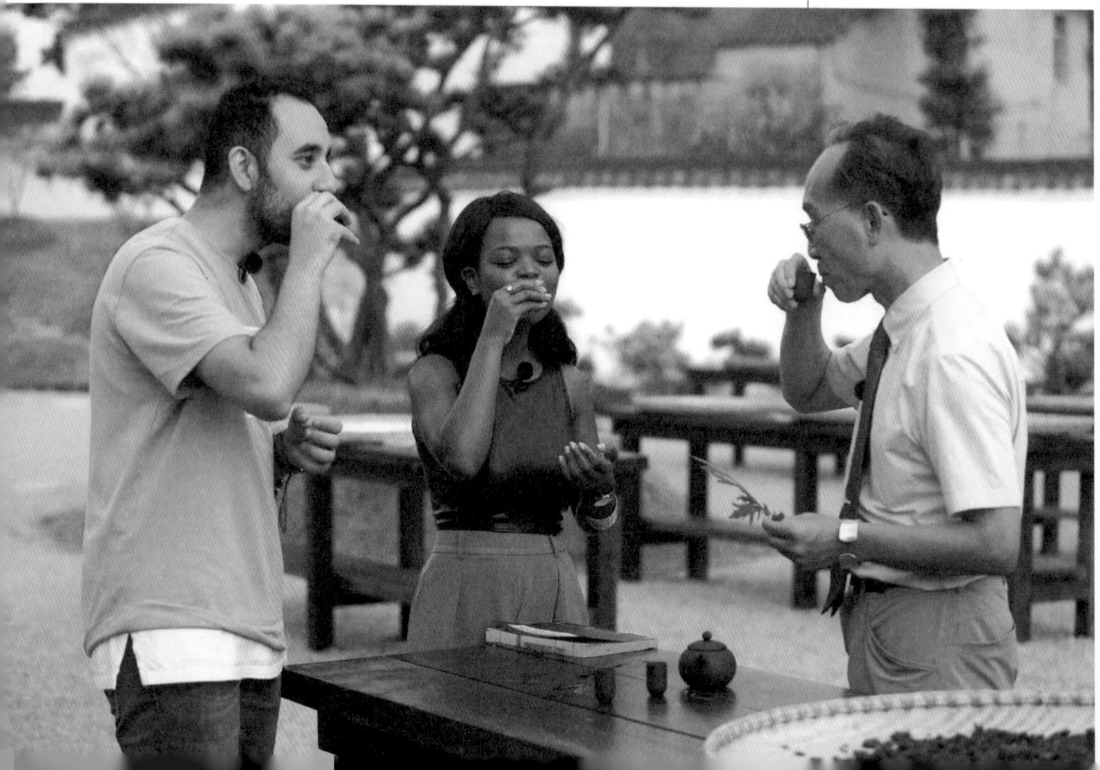

過去 30 年，我前後 10 次到湖北蘄春考察。在關注艾葉的同時，我還結識了一位志同道合的學者——梅全喜。梅教授一生和艾葉結下了不解之緣，對於艾葉，他有述説不盡的情感。他出生第 3 天就洗過艾水澡，艾葉是他最早接觸、認識的中藥，他此後一直在研究、使用艾葉，與艾葉為伴。

2009 年，我開始每月在《大公報》「中華醫藥專欄」發表文章，持續了 5 年，第一篇文章就是《端午話艾葉》。但當時的艾產業處於低谷，那時要在蘄春買一箱艾葉做實驗都很難辦到。

現在蘄春的蘄艾產業已成規模，再度出現了家家戶戶種植艾葉的景象，而且不再為艾葉的銷售而發愁了。

2018 年 9 月，中非合作論壇北京峰會舉行。同時，中央電視台國際頻道隆重推出了 6 集特別節目《非常中國》（*Hi China*）。我應邀在節目中擔當中醫藥講解專家。我負責帶領一位來自埃及的小伙子和一位來自南非的姑娘一起探討中國智慧，我選擇帶他們去蘄春，拍攝的主題就是道地的蘄艾。

/ 艾灸 /

針灸，既名針灸，針與灸嚴格地説是兩種治療手段。灸是中國較古老的醫術之一，灸的原料與工具就是艾葉。針法的英文是 Acupuncture，灸法的英文是 Moxibustion。藥王孫思邈曾説過針而不灸非良醫，可見艾灸的重要性。針灸作為一個合成的專有名詞也説明針與灸二者密不可分。

目前，海外中醫主要推行開來的是針。由於艾葉燃燒出的氣味和產生的煙霧不是所有人都能接受的，所以在美國絕大多數的中醫診所只扎針、不艾灸。

日本人很喜歡中國傳來的灸法，針師和灸師要分別考執照。同時他們針對傳統艾灸煙霧大的缺點進行了改良。

西方國家有種獨特的苦艾酒。苦艾與中國的艾葉親緣關係很近，是同屬植物。用苦艾為原料釀造的苦艾酒是一種烈性酒，19 世紀末到 20 世紀初，在歐洲大受歡迎，受到歐洲知識分子和藝術家的青睞。在 2018 年紀念李時珍誕辰 500 周年的學術大會上，來自歐洲的世界傳統藥物學會主席 Michael Heinrich 教授，專門帶來了一瓶苦艾酒作為禮物。

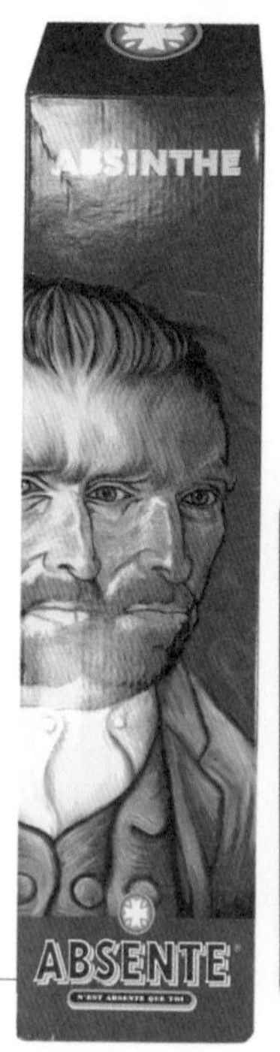

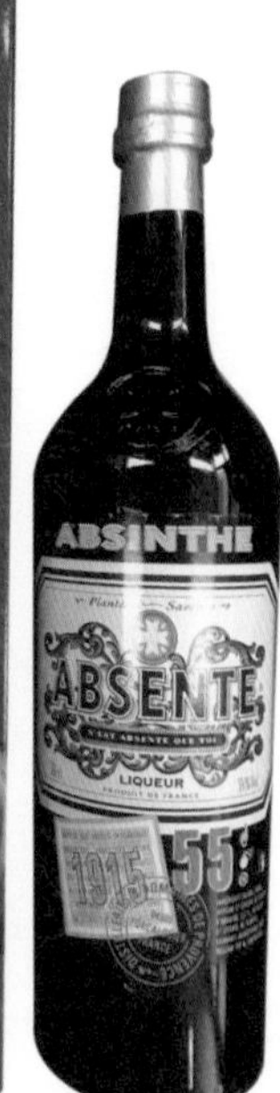

苦艾酒

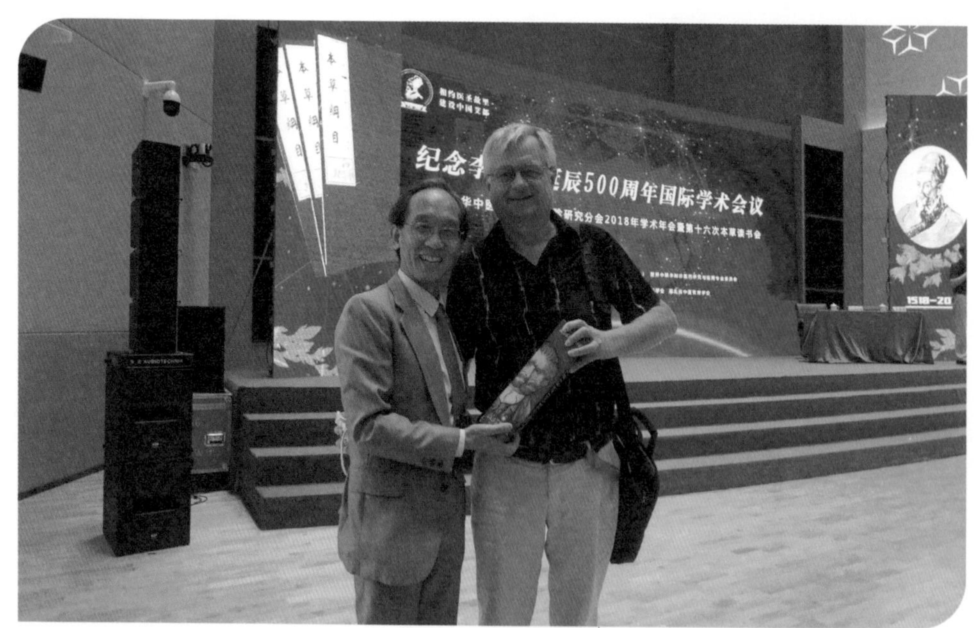

Michael Heinrich 專程帶來禮物苦艾酒

孟子云：猶七年之病，求三年之艾。艾葉的使用在我國有着悠久的歷史，針灸之中，針和灸缺一不可。學習中醫藥、致敬艾草。來自鄉間的普通艾草，在燃燒自身之後雖化作了塵埃，卻護佑了中華民族的健康。

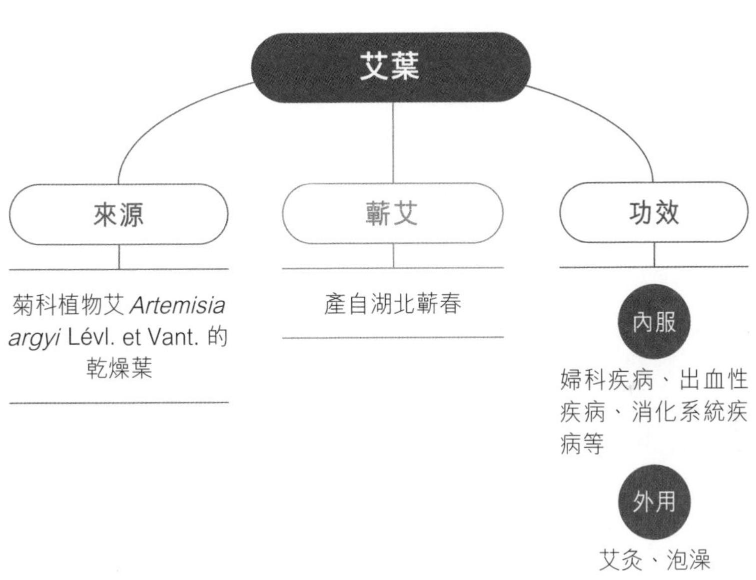

55 青蒿

鮮草一握可截瘧

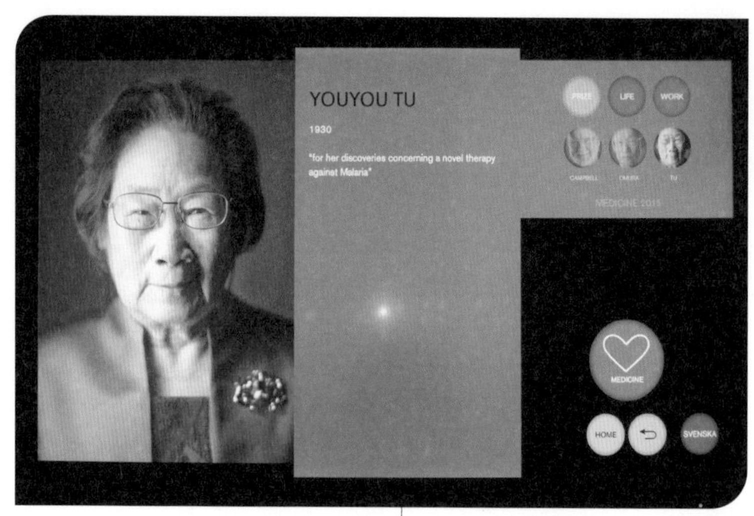

諾貝爾博物館介紹屠呦呦的屏幕界面

/ 青蒿素與諾貝爾獎 /

2015 年諾貝爾生理學或醫學獎頒佈後，全球轟動，舉國振奮。中國中醫科學院的屠呦呦研究員獲此殊榮，實現了中國自然科學領域諾貝爾獎零的突破。諾貝爾獎表彰了她發現的青蒿素（Artemisinin）在治療瘧疾方面為人類所做的傑出貢獻。其實，在 2011 年，拉斯克臨床醫學獎（*Lasker-DeBakey Clinical Medical Research Awards*）已經授予了屠呦呦。青蒿素這一重大的成就，挽救了世界上數以百萬計瘧疾患者的生命。

中藥雖然是古老的，但是不代表古老的東西都是落後的。古老的中藥裏可以發掘新的應用，造福人類。

青蒿素結構式

屠呦呦在發現青蒿素的研究過程中，首先考慮並且系統查閱古代醫學典籍、歷代本草和民間驗方。她在發表獲獎感言的時候特別提到了3本古書，即《神農本草經》、《肘後備急方》和《本草綱目》。她發現青蒿素正是受到了古人用藥經驗的啟迪。

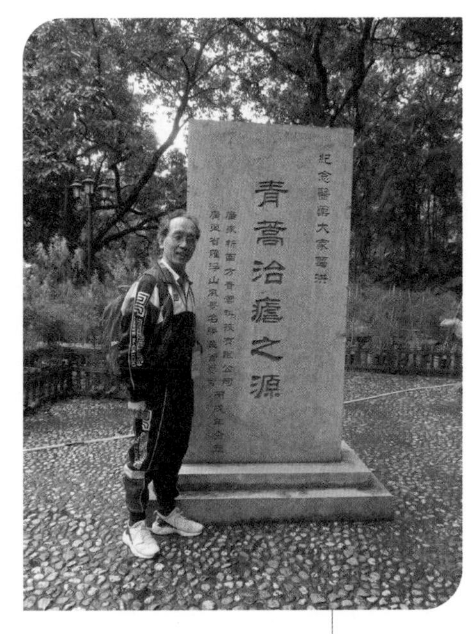

青蒿治瘧之源——廣東羅浮山紀念葛洪石碑

公元340年，東晉葛洪的《肘後備急方》問世，其中記載了一個治瘧疾的方法：「青蒿一握，以水二升漬，絞取汁，盡服之。」用青蒿治瘧疾，要像榨果汁一樣，用新鮮的藥材，提取過程不能加熱。

屠呦呦在進行實驗時，用乙醚在低溫條件下提取出了植物裏的青蒿素，抗瘧有效率100%，從而也詮釋了中藥青蒿抗瘧的物質基礎。

/ 青蒿與黃花蒿 /

人們對相似植物的認識，經過了一個從朦朧到清晰的過程。在中藥界，異物同名、同物異名的現象很普遍。如蒼朮和白朮曾經統稱為「朮」，「蒿」在中國古代既包括青蒿，也包括黃花蒿。

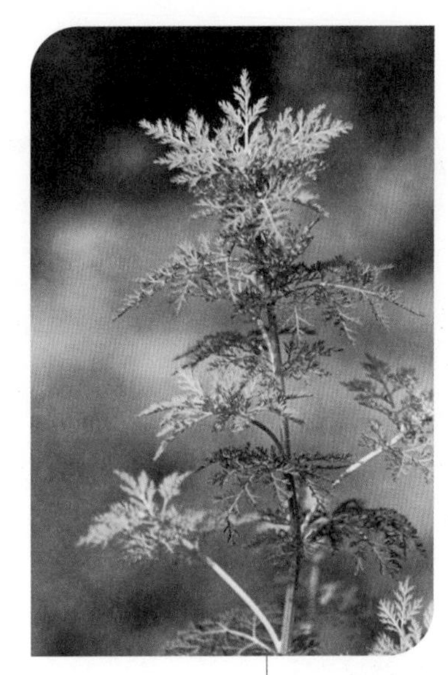
黃花蒿原植物

青蒿素是從黃花蒿植物裏提取出來的，含有青蒿素的植物只有黃花蒿一種。

青蒿素既然出自黃花蒿，為甚麼不叫黃花蒿素而叫青蒿素呢？其實這和青蒿來源的歷史有關。

李時珍細心記錄了青蒿整個生長過程。植物黃花蒿與植物青蒿十分相似，黃花蒿綠中帶淡黃，開黃花，開花時才能與青蒿區分開。李時珍首次把青蒿與黃花蒿分列條目。從此，人們才知道青蒿與黃花蒿原來是兩種植物。這在植物分類學上躍進了一大步。

不無遺憾的是，李時珍沒有將「截瘧」的功效轉移到黃花蒿項下，他仍將治療瘧疾的作用保留在了青蒿條目下。

/ 我認識的屠老師 /

屠呦呦獲得諾貝爾獎的消息剛宣佈，有不少香港的記者來採訪我，開口就問：「趙博士，聽說你曾經在中藥研究所工作過，你認識屠呦呦吧？」

的確，我很早就認識屠老師。1982 年，我到中國中醫科學院攻讀碩士研究生。那裏資深的知名專家有很多，如我的導師生藥學家謝宗萬老師、炮製學家王孝濤老師、藥理學家章榮烈老師、中藥化學家屠呦呦老師等。在我上大學的時候，他們的名字就已如雷貫耳，求學生涯中能有幸近距離接觸這麼多大專家，並得到教導與栽培，真是感到萬分的幸運。

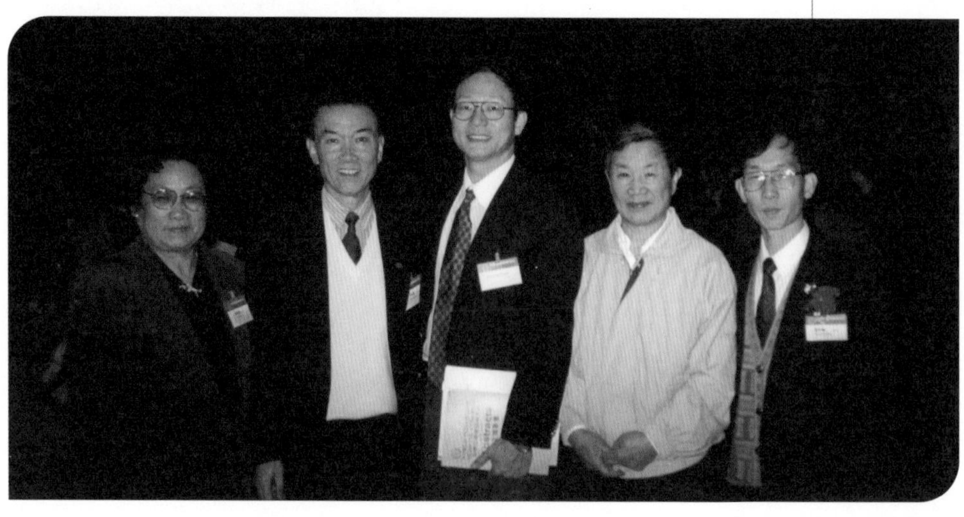

1997 年筆者（右一）與屠呦呦老師（左一）在首屆世界中西醫結合大會上合影

我到中藥所的時候，屠呦呦老師已經是世界知名的學者了，但在我的印象中，她並沒有大專家的架子。雖然我們不在一個研究室，但都在一個樓裏，時常碰面。每次見到我，她都會親切地打招呼叫我小趙，我叫她屠老師。她衣着簡樸、談吐直率，是一位非常可敬、沒有世俗之氣、非常純粹的科學家。

20 世紀 80 年代的中國，科研條件還很差，中醫研究院中藥所雖被譽為「中醫藥研究的國家隊」，但作為重點科研單位，大樓裏面的情形卻很令人尷尬。我閉着眼睛走進那座大樓裏都能聞出自己所在的位置。中藥味和樟腦味最濃的地方是生藥室，有化學試劑味的地方是化學室，有腥臊味的是藥理室和動物房，有廚房與油煙味的則是擁擠的宿舍。

青蒿素這一世界級的科研成果，就是在這樣的環境當中誕生的，靠的是以屠老師為代表的中國科學家頑強的毅力與拼搏精神。

説到屠老師對科研的執着和奉獻，僅用刻苦工作、加班加點來形容，那還遠遠不夠。為了從中草藥中發現抗瘧藥物，他們所經歷的困難、所付出的辛苦，是常人難以想像的。

與歷史上居里夫人不顧身受放射性元素的輻射，發現了釙和鐳的事蹟相仿，當年屠老師終日泡在實驗室裏，與多種化學溶媒長時間接觸，罹患了中毒性肝炎。這種為科學事業獻身的精神令人欽佩。

/ 青蒿素救了恩師一命 /

我身邊的人也與青蒿素發生過一段故事。

瘧疾，對於東南亞和非洲等熱帶地區國家的人民而言，簡直是瘟神。我的老師謝宗萬教授是著名的本草學家、生藥學家。謝老師志隨神農，踏遍青山尋百草。1993 年，謝老師年屆七旬，為了調查中藥血竭的基原，他深入雲南和老撾邊界的熱帶雨林中。當時那裏的衛生條件相當差，連蚊帳這樣基本的防蟲設施都沒有。謝老不幸被蚊子叮咬後，感染了瘧疾。任務完成後，謝老回到北京不久，潛伏的瘧疾就發作了，身感寒熱往來，高燒超過 40℃，胸部疼痛難忍，生命堪憂。

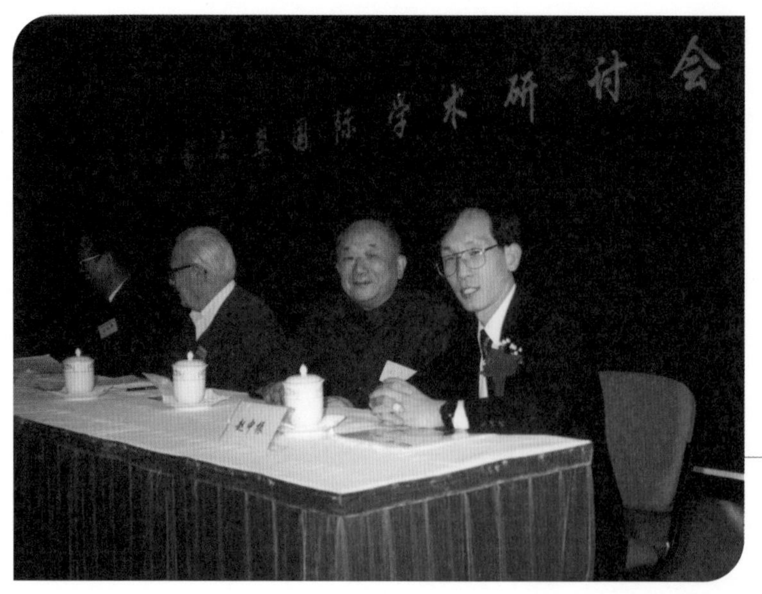

筆者（右一）與謝宗萬老師（右二）在本草國際學術研討會上

就在這個時候，屠老師將她最新研製成功的「還原青蒿素」及時送到了醫院病房裏。就在謝老用藥後第二天，奇跡出現了，他不但完全退了燒，而且血液檢測表明，瘧原蟲已全部被殺滅。謝老感歎：「這種抗瘧新藥真是太靈驗了，是它給了我第二次生命。」病癒後，謝老在 1993 年 10 月的《中國中醫研究院院報》上發表文章講述這段經歷。

中国中医研究院院报

《中國中醫研究院院報》

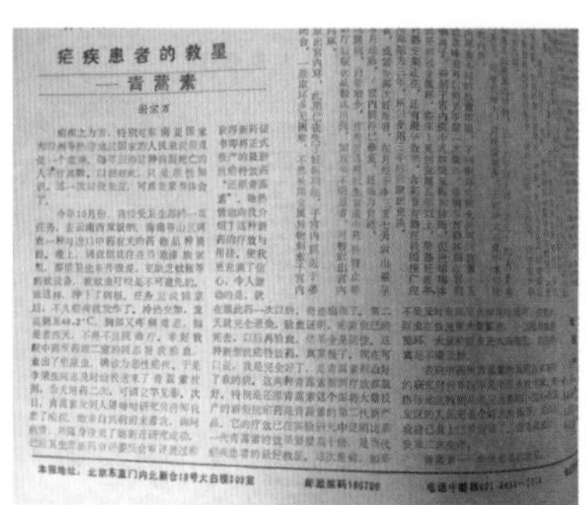

疟疾患者的救星
——青蒿素

谢宗万

謝宗萬在《中國中醫研究院院報》刊登文章分享親身經歷

李時珍編著的《本草綱目》集醫藥之大成，站在了那個時代的最前沿，也是今天研發新藥的重要知識寶庫，同時還為青蒿素的發現，鋪墊了一塊重要的基石。

抗瘧新藥青蒿素問世以後，曾引發了很多議論，主要聚焦在青蒿素是中藥還是西藥的問題上。這不禁讓我想起了有關諸葛亮是河南南陽人還是湖北襄陽人的那場曠日持久的爭論。我很欣賞南陽武侯祠裏，清代學者顧嘉蘅寫的那副對聯：「心在朝廷原無論先主後主，名高天下何必辨襄陽南陽。」

一個人的出身並不重要，重要的是這個人關注甚麼，又研究了甚麼。屠呦呦老師畢業於北京大學醫學院，將現代科技應用於中醫藥的整理與研究，從而成就了今日的輝煌。

我認為，青蒿素的中西歸屬並不重要，重要的是它造福了人類，正如屠老師在獲得諾貝爾獎感言時所說：「青蒿素的發現是中國傳統醫學帶給全人類的一份禮物。」

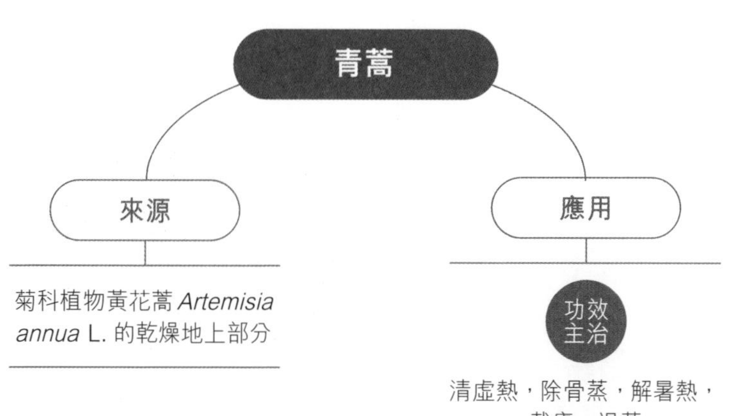

56 番紅花

藥染同源兩紅花

/ 番紅花、西紅花、藏紅花 /

番紅花 *Crocus sativus* L. 是鳶尾科的植物，它的藥材名為西紅花，有人習稱它為「藏紅花」。很多人因此而誤以為它產自西藏。儘管在西藏的藥材市場上可見到很多番紅花，有遊客也把它當作特產買回了家，其實西藏不是它的原產地。番紅花原產於歐洲南部，歷史上，番紅花經過印度，從西藏進入中原。

李時珍首開先例把番紅花收錄在本草書籍中。《本草綱目》中記載番紅花的篇幅雖然不多，只有兩三百字，卻也引起了後人的關注，啟發科研人員進一步的研究。

「番」字表明番紅花是外來的。記載中它又叫「咱夫藍」或「撒法郎」，出自西方回回地及天方國。無論是「咱夫藍」還是「撒法郎」都是外來的音譯名。回回地及天方國，即指西域、波斯等國。早在公元前五世紀，克什米爾地區的古文獻中就有關於番紅花的記載。

番紅花的資源分佈有限，野生者只有在地中海氣候的國家有分佈。現在，番紅花的主產地為伊朗、西班牙和印度等國。20 世紀 80 年代，番紅花在我國上海崇明島引種栽培成功，現已具有一定規模。

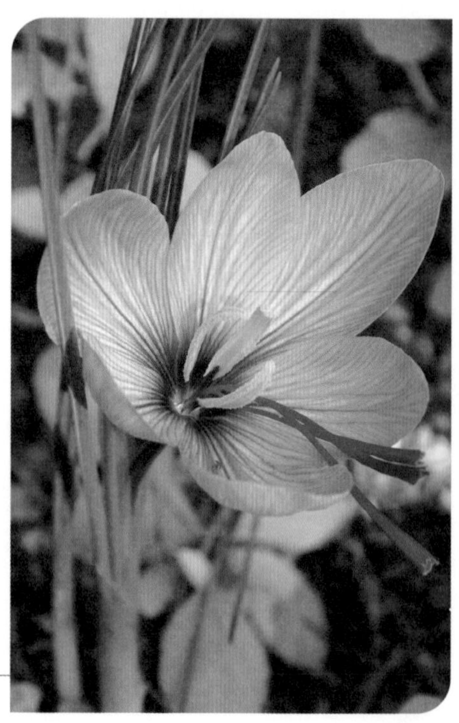

番紅花原植物

番紅花身跨三界，單從商品價格看，它在藥物、染料、香料領域都是貴族。在古代西方，番紅花已經是非常名貴的香料和藥物，專供皇室貴族享用。

番紅花不是全花入藥，僅用花朵最中間的柱頭。柱頭是雌蕊的頂端接受花粉的部位，一朵番紅花只有一個柱頭。番紅花的柱頭頂端有 3 個線形的分支，看上去好像是 3 個，但基部是連在一起的。

番紅花柱頭

物以稀為貴。正是由於番紅花的低產量、多用途，才決定了它的「高身價」。

番紅花有一個特性，開花時間特別短，只有幾個小時，好似曇花一現，枯萎後的番紅花藥用價值大打折扣。每到番紅花收穫的季節，種植戶都要全家出動去搶收。一般清晨去採，從花中採摘柱頭，平均 16 萬朵花才能出 1 千克番紅花，採 1 千克平均需花費 500 個小時。一個人就算晝夜不停也要 20 多天才能完成。純手工採摘，鋪平，低溫慢慢烘乾，價格昂貴也在情理之中了。

我在西班牙考察時體驗了一下採摘番紅花柱頭，試着採了一兩朵，這項工作既需要速度又需要細心。採收工作需要長時間連續重覆相同工序，每一枚花蕊背後都是採收工人辛勤的汗水。

/ 紅花與番紅花 /

番紅花與紅花僅一字之差，可番紅花並不是外國產的紅花。

古代醫家曾將兩者來源混淆，李時珍在《本草綱目》中也這樣認為。李時珍雖將番紅花與紅花分開記載，但他仍然記載紅花為紅藍花，番紅花即彼地紅藍花。

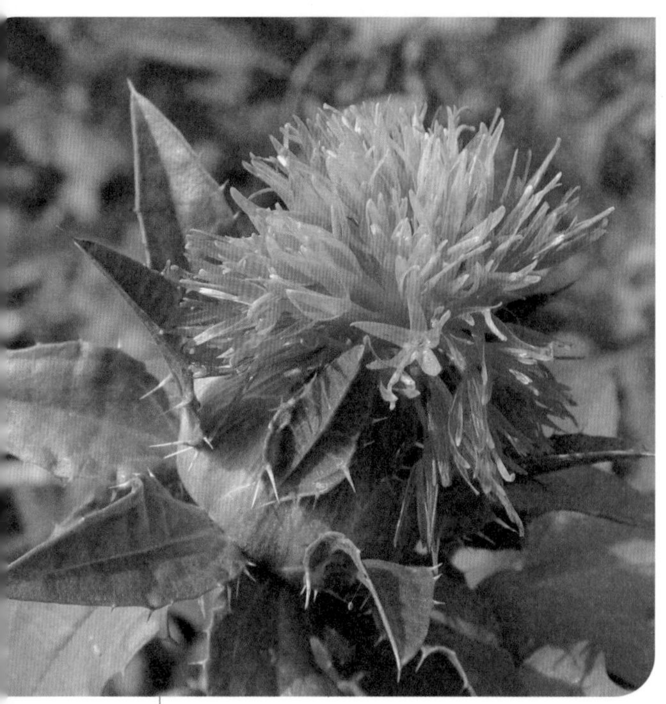

紅花原植物

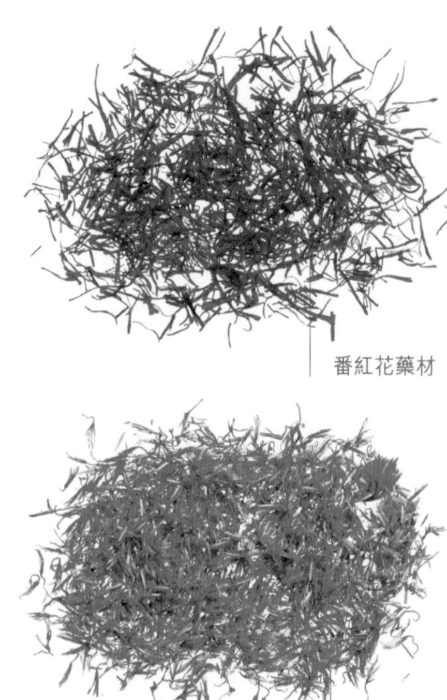

番紅花藥材

紅花藥材

紅花來源於菊科，番紅花來源於鳶尾科，植物學的關係很遠，僅憑外觀，乍看之下有些相似。二者共同點是皆為外來植物。紅花進入中國的歷史比較早，早在西漢張騫通西域後便進入中原了。

紅花喜光喜溫，屬長日照植物，生命力強。新疆氣候乾燥、日照充足，非常適合紅花生長，為我國目前紅花的主產區。

前些年我到澳大利亞考察時，當地人也想栽培藥用植物，詢問我有哪些栽培品種可推薦，我推薦了紅花。澳大利亞許多地區氣候乾旱，紅花不怕旱，既可以綠化環境，還可有足夠的產量。紅花除了藥用之外，紅花籽榨油可食用也可做工業用油。

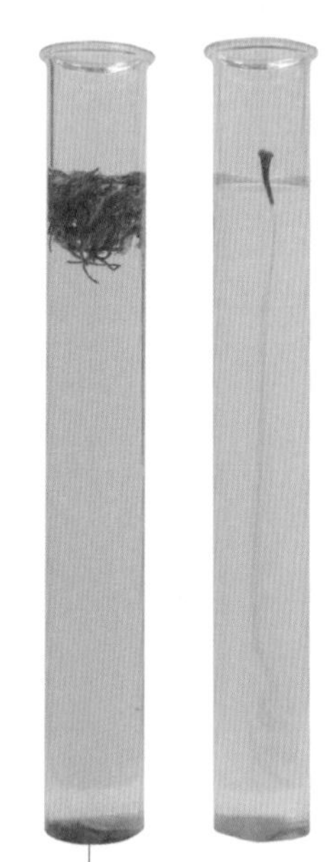

紅花（左）和番紅花（右）水試鑑別

/ 功效 /

紅花和番紅花都能活血化瘀。兩者的主要區別在於，紅花性溫，番紅花性涼，偏於涼血解毒。在劑量相同時，番紅花活血力量更強。

在我國，番紅花主要用於活血化瘀。在海外，從中世紀起番紅花的應用就已經十分廣泛了，彷彿是包治百病的神藥。人們用番紅花治療失眠、感冒、哮喘、猩紅熱和天花。

番紅花可泡水當茶飲，湯色也好。沖泡的方法既簡單又方便，劑量卻需格外重視，一次三五根足矣，最好不要超過 10 根。是藥三分毒，任何一種可做藥用的東西都不能過量使用。

/ 真偽識別 /

由於價格昂貴，番紅花的偽品很多，成為海內外不法商人的搖錢樹。

北方乾燥的天氣使水分容易丟失，南方 500 克藥到北方就剩下 400 克了。最簡單的摻假手段就是將番紅花存放在潮濕的環境中，這樣就能吸收濕氣從而增加重量。

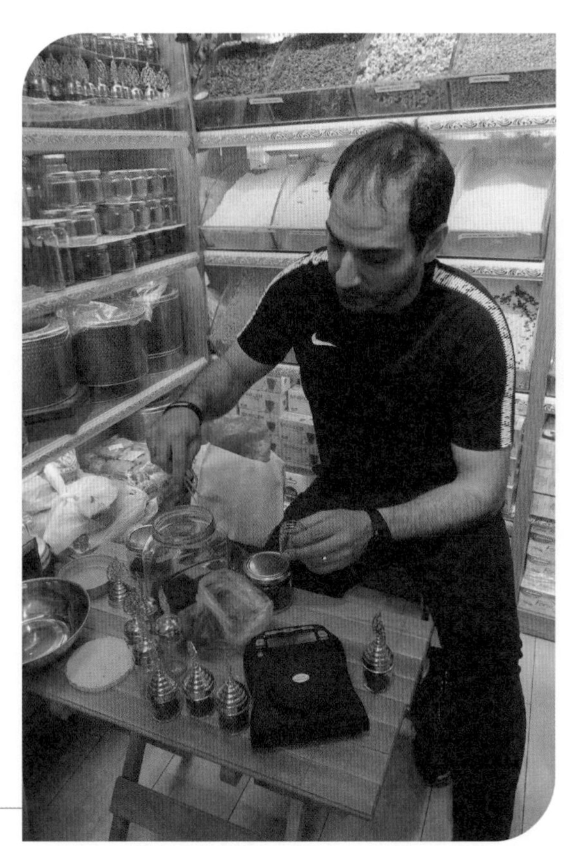

土耳其番紅花專賣店

《中國藥典》明確規定藥材的含水量不得超過 13%，一般在 7%～10%。這個簡單的指標考慮到多方面的問題，既防潮、防霉，也防不法商人從中做手腳。

有一種常見的摻假行為是用紅花冒充番紅花。鑑別番紅花與紅花，可用這個簡單的水試法，取兩三根藥材，放到水裏，觀察水色的變化。真正的番紅花在水面會很快染出一條橙黃色的線狀帶，垂直向下，水漸漸變成黃色，且沒有沉澱物。如果是紅花，則會彌漫式地把水都染成金黃色。如果水被染成了紅色，那説明還添加了人工色素，更是偽劣品。

土耳其有世界上最大的番紅花交易市場，有一個番紅花城。土耳其是橫跨歐亞大陸、東西方文化交融之地，各種膚色的人在此交流。在土耳其最大的城市伊斯坦布爾，有一個超過 500 年歷史的大巴扎，擁有 4,000 餘家店鋪，隨處可見番紅花在銷售。

土耳其小小的一家店鋪，據店主介紹，香料、乾果、草藥品種過千

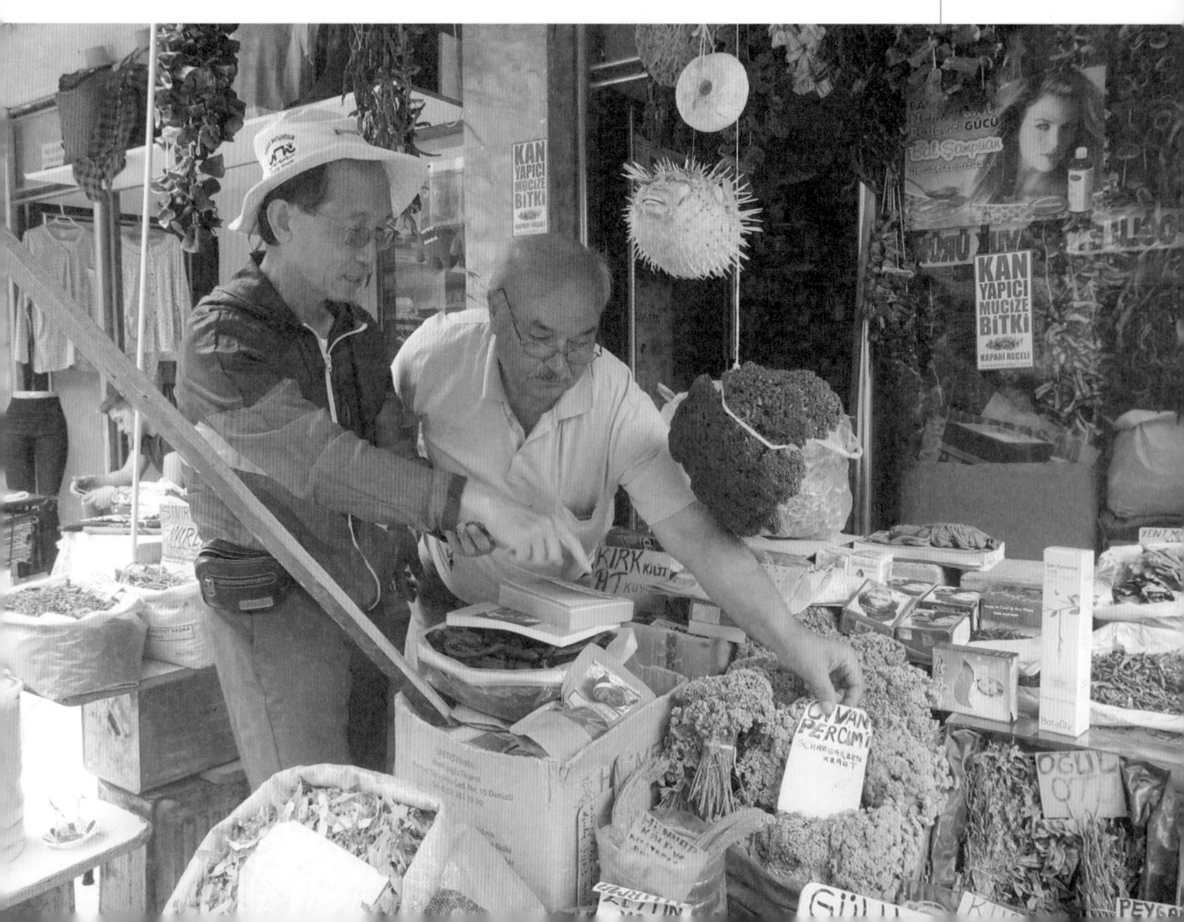

我走到一家店舖前，熱情的老闆馬上過來打招呼，並和我聊了起來。老闆很得意地説：「番紅花在這裏是搶手貨，買點帶回去很值得。我店裏賣的可都是天然的，只有有地位、有身份的人才用得起。」

我問他這裏的商品為甚麼價格差別如此大，甚至相差十幾倍？老闆並未直接回答，反問我：「你自己用還是送給朋友？你如果是送朋友的話，可以買便宜的，自己用就買貴的。」

我細細觀察，從價格上可以看出店裏出售的番紅花商品分為三等。一等貨是正品，大多來自伊朗，是真的鳶尾科植物番紅花的乾燥柱頭。二等貨是摻有菊科紅花的混合偽品。三等貨基本是菊科紅花的加工偽品。我心想，天下賣假藥的人都是一樣的。我向老闆提了個要求，能不能拍攝一段店裏商品的錄像。店老闆同意在購買商品後拍攝，我便買了一些番紅花，並現場做了簡單的鑑別實驗，以錄像記錄下來。

土耳其是世界首屈一指的番紅花集散地

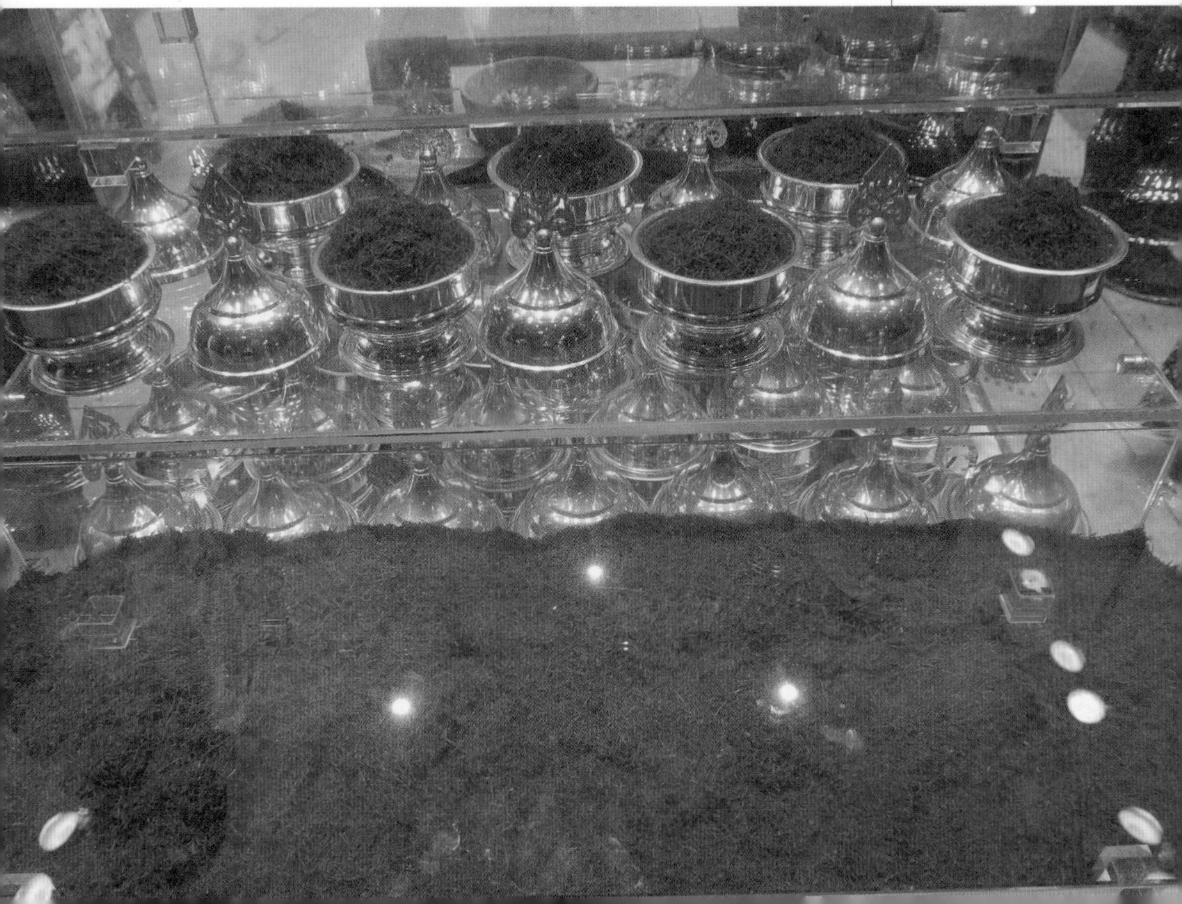

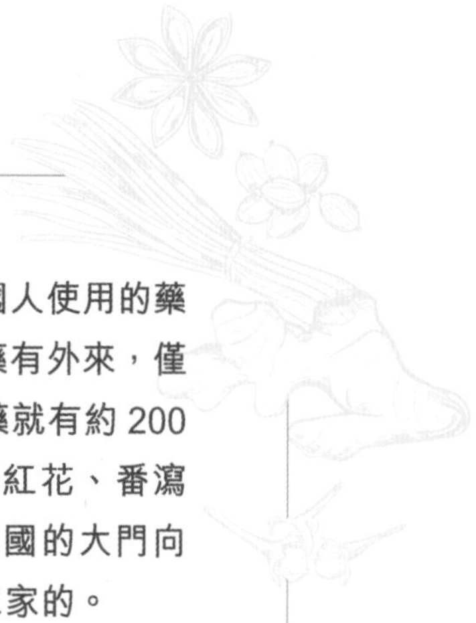

回顧歷史，無論雄漢還是盛唐，中國人使用的藥物遠遠超出了自己的疆域。自古中藥有外來，僅在《本草綱目》當中收錄的外來中藥就有約 200 種，乳香、沒藥、馬錢子、胡椒、紅花、番瀉葉、番紅花……換言之，中醫藥王國的大門向來是敞開的，中藥的資源也是博採眾家的。

番紅花與紅花

番紅花

來源

- 鳶尾科植物番紅花 *Crocus sativus* L. 的乾燥柱頭
- 也稱：西紅花、藏紅花

功效

活血化瘀，涼血解毒，解鬱安神

鑑別

置於水中，染出一條橙黃色線狀帶，垂直向下，水漸漸變成黃色，且沒有沉澱物

紅花

來源

菊科植物紅花 *Carthamus tinctorius* L. 的乾燥花

功效

活血通經，散瘀止痛

鑑別

置於水中，彌漫式地把水染成金黃色

57

大薊和小薊

薊州刺菜故鄉情

/ 薊州之薊 /

中藥大薊和小薊與我的家鄉北京有些關係。在《本草綱目》中，李時珍將大小薊寫入同一條目，現在《中國藥典》規定它們為兩味藥。

大薊和小薊的「薊」也是一個地名，一直保留到今天，就是天津市薊州區。古地名「薊」所對應的地區，經過千年也有變遷，涉及今天的天津、北京、河北的一些地區。

周朝初創時，周武王姬發分封姬姓宗室和功臣為諸侯。武王兄弟子女眾多，兄弟召公奭，受封於薊，建立燕國。秦始皇時，這裏設立薊州，延續至清朝，直至民國時期改薊州為薊縣，後劃歸河北省，現在的行政區劃將薊縣改薊州區劃歸天津市管轄。

現在北京也有個帶「薊」的地名——薊門橋。唐朝時北京地區為幽州，建造了著名的憫忠寺，即法源寺，保存至今。北京是五朝古都，從遼代起就成了都城，先後為遼南京、金中都、元大都、明清的北京、民國時期的北平、今天的北京。元大都的北城牆正好在現在北京北三環路附近，三環路上很多地名借用了元大都時期的地名，如安貞門、健德門，都是元大都的城門。三環的薊門橋下有座元大都城垣遺址公園，保留了一段夯土的城牆遺跡「土城」。

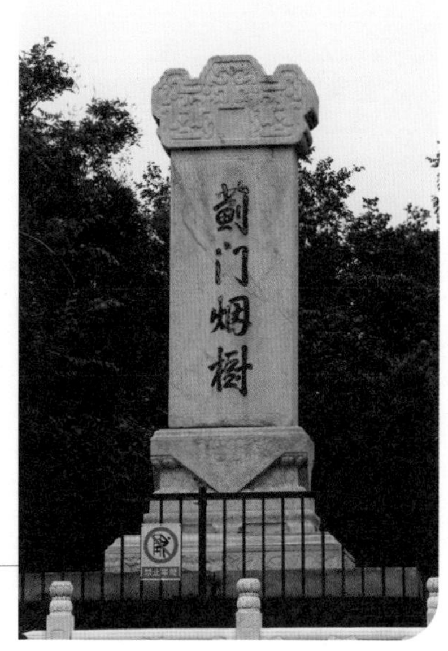

「燕京八景」之一薊門煙樹，乾隆帝御製石碑

土城上矗立着一座乾隆皇帝親筆題字的石碑，上寫「薊門煙樹」四個大字。這就是「燕京八景」之一的薊門煙樹所在地。

在北京周圍，薊這種植物有很多，但植物的薊與薊城誰先用上這個名號？暫時還不能下結論。一種野草和一個地方同名，而且沿用了 2,000 年，這種情況在中國歷史上大概不多見。

/ 藥用大小薊 /

李時珍在《本草綱目》裏記載：「薊猶髻也，其花如髻也。」薊的花似古人盤在頭上的髮髻。大薊和小薊都是來自菊科的植物，都有紫紅色頭狀花序，總苞片覆瓦狀排列，長橢圓狀披針形，前端有短刺，花都為兩性管狀花，飽滿地聚成一個毛絨球，在野外常能見到。

現在 2020 年版《中國藥典》規定大薊來源於菊科植物薊 *Cirsium japonicum* Fisch. ex DC.，小薊來源於菊科植物刺兒菜 *C. setosum* (Willd.) MB.，它們的藥用部位都是乾燥的地上部分。

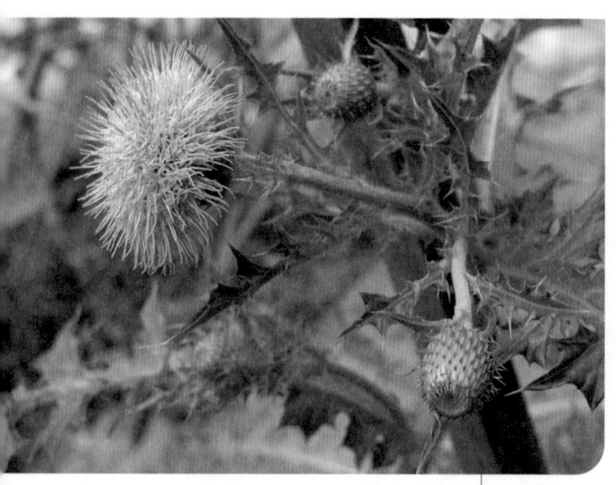

大薊原植物

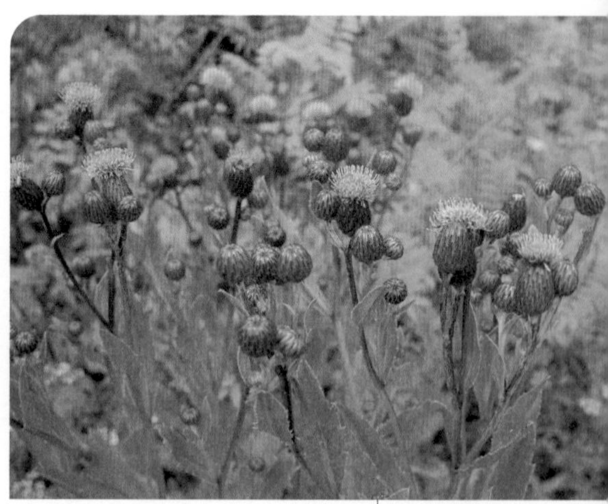

小薊原植物

最初將大薊和小薊收入本草著作的是《名醫別錄》，列為中品。《名醫別錄》稱大薊為虎薊，稱小薊為貓薊，從名稱可知它們一大一小，虎大、貓小。

大薊和小薊不僅外形類似，功效也相近，都有涼血止血，祛瘀消腫的功效。但在臨床上，小薊的名氣更大，有一首治療尿血和血淋的著名方劑 —— 小薊飲子，以小薊為君藥。中醫的淋證是以小便頻數、淋瀝澀痛、小腹拘急引痛為主症的疾病。如果在這個基礎上伴有尿血，則為血淋。淋證類似現代醫學所說的泌尿系感染。現代醫學常用抗生素來解決這類問題，古代中醫則多用清熱解毒類的中藥來治療。凡是遇到火熱型尿血和血淋，小薊飲子可謂專病專方，少則 3 日，多則 5 日，即可藥到病除。

民國時期，著名的中西醫匯通大家張錫純，對小薊的使用推崇備至，而且提倡使用鮮品的根。他說：「鮮小薊根⋯⋯善入血分，最清血分之熱。凡咯血、吐血、衄血、二便下血之因熱者，服者莫不立愈。」凡是由於熱邪造成的出血症狀，服用小薊後可以馬上起效。

/ 救荒食用 /

明代的《救荒本草》開篇的第一味藥就是刺薊菜——小薊。小薊葉可以吃，加油鹽調味，甚是美味。小薊可以涼拌、蘸黃醬、就着乾糧下飯，不過食用的必須是嫩葉，葉子老了之後邊緣的刺會變硬，很容易把嘴扎傷。在貧困時期，我曾經在採野菜時採摘過小薊。小薊解決了不少人的飢餓問題，算得上是苦中作樂。

現在有種潮流，認為吃野菜比吃普通蔬菜好。實際上，很多野菜的藥性較為寒涼，不能長期大量吃，尤其不適合脾胃虛寒的人。回歸自然值得肯定，但不能盲目跟風，可以偶爾嘗鮮，更應量力而為。對人類而言，最適合日常吃的菜還是千百年來逐漸篩選出來的常見蔬菜，既可口又有營養。

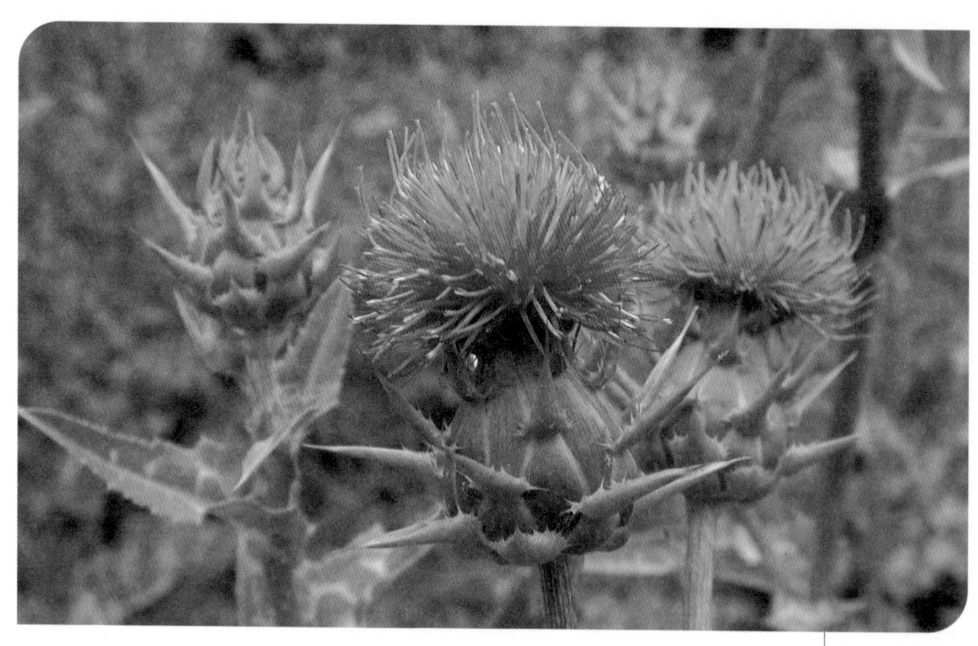

水飛薊原植物

/ 外國薊 /

除小薊、大薊以外，國際市場上還有一種知名度很高的藥用植物——水飛薊。水飛薊 *Silybum marianum* (L.) Gaertn.，這種植株被折斷後，有白色的汁液流出來，所以別名叫奶薊、乳薊子（Milk Thistle）。

古希臘時期，古希臘人就利用水飛薊的葉治療肝臟疾病。19 世紀末，西方人用水飛薊的種子治療多種肝病，尤其是因長期飲酒導致的肝損傷和脂肪肝。如今，水飛薊已經成為世界上不少國家常用的保肝藥物。

1952 年，我國從英國引進了水飛薊，種植在北京植物園裏，作為一種觀賞植物。1972 年，又從德國引種，中國土畜產進出口公司把它作為藥用植物進行栽培。到目前為止，國內也有一些以水飛薊素為主要成分的保肝藥。

《中國藥典》從 2005 年版起正式收錄水飛薊，具有清熱利濕，疏肝利膽的功效。水飛薊現在是中藥大家庭中的一個新成員。

除了水飛薊外，菊科薊屬植物中還有一種長着翅膀的翼薊。

我外出考察時，都會看看當地的植物園和博物館。蘇格蘭有座著名的愛丁堡皇家植物園，歷史比英國皇家植物園還要長。記得那年我坐火車到蘇格蘭愛丁堡，下火車後，一眼就看到了高大建築物上的蘇格蘭皇家徽章。徽章的中央是一個印有紅色獅子的盾牌，兩側是獨角獸。兩個獨角獸各扶着一面蘇格蘭皇室旗和一面蘇格蘭國旗。在徽章的基部是植物翼薊的圖案，看上去和中藥裏的大小薊的外形有些相像，渾身上下長滿了刺。

參觀植物園時，我聽植物園的專家講了一段翼薊在蘇格蘭的傳説。蘇格蘭這塊土地上曾經戰亂不斷，一次，有一支北歐軍隊準備趁夜偷襲蘇格蘭。但他們更似一幫烏合之眾，別説戰靴了，有的士兵連鞋都沒有，赤着腳打仗。蘇格蘭軍營外的野地裏長滿了有刺的翼薊，形成了一道天然的防禦屏障。當侵略軍經過那裏時，翼薊扎在士兵腳上疼痛難忍，嗷嗷大叫，如同踏入了地雷陣進退兩難。叫喊聲把睡夢中的蘇格蘭士兵驚醒了，他們馬上起來投入戰鬥，一舉殲滅了侵略者。

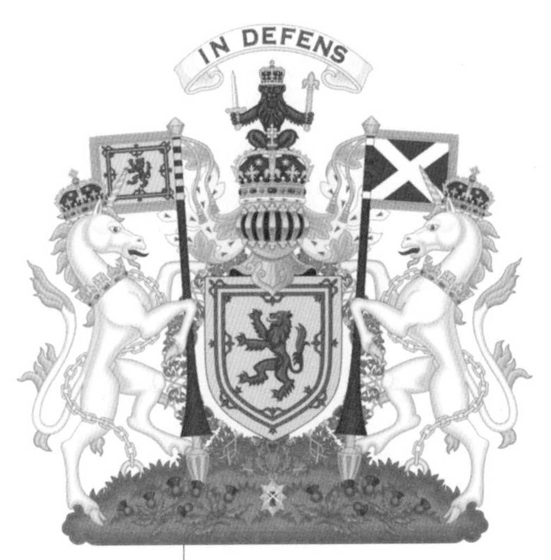

蘇格蘭皇家徽章中有翼薊圖案

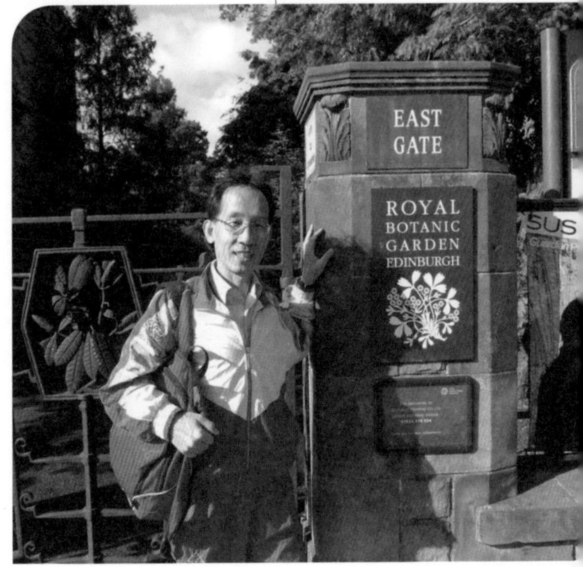

筆者在愛丁堡皇家植物園

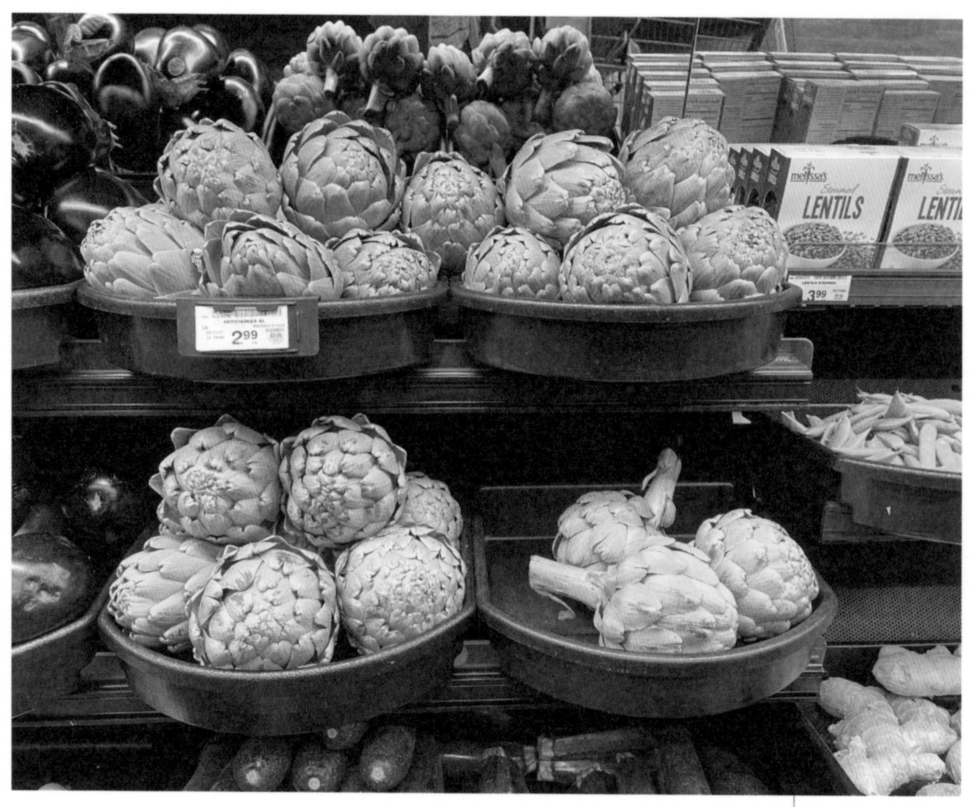

美國市場上售賣的菜薊

蘇格蘭人相信這個傳説，也愛講這個故事。翼薊全身長滿了棘刺，象徵着蘇格蘭人頑強不屈的性格。後來翼薊被推選為蘇格蘭國花，也成為組成蘇格蘭皇家徽章的圖案。

現在市場上還有一種菜薊 *Cynara scolymus* L.，也叫洋薊、朝鮮薊。菜薊原產於地中海沿岸地區，跟着歐洲菜傳到中國。做菜用的是它未開花的肉質花苞和肉質花托，需要把苞片的外皮剝去，西餐的沙拉裏常以菜薊作為配菜，口味酸甜。在西方草藥裏，菜薊也是一種常用的植物藥。它的有效成分是洋薊酸，可以用於降低血液中的膽固醇，有助於治療動脈硬化，還有利尿的作用。

菊科藥用植物的大家族中既有青蒿、艾葉、小薊、大薊等中藥功臣，又有水飛薊、菜薊等外來藥草。相信隨着通過中醫臨床的進一步驗證，「新丁」將被賦予中藥的性味與功效、完成其中藥化的進程，成為多功能的藥用資源。

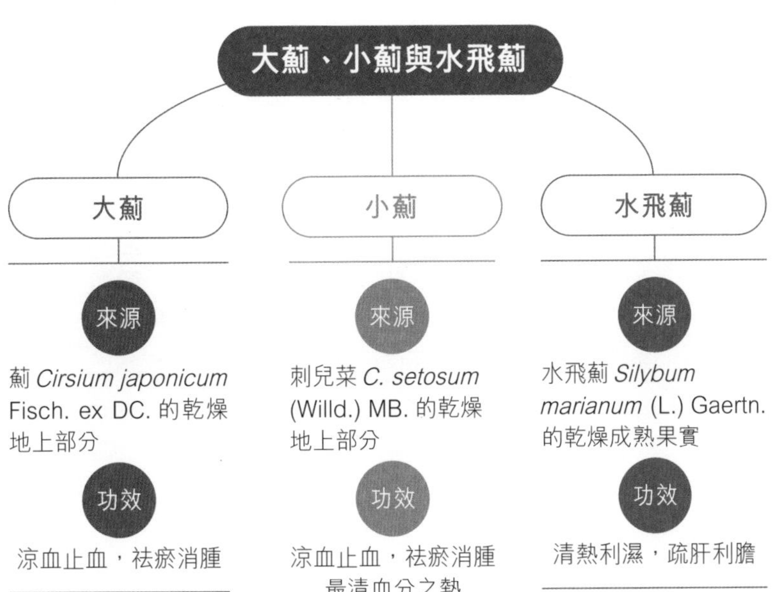

58

牛蒡

祖居華夏耀東瀛

/ 牛蒡在日本 /

1987 年，我到日本留學，因為日本許多蔬菜的種類和中國差不多，我很快適應了當地的飲食。但其中一種蔬菜，是我在去日本之前沒見過的，它就是植物牛蒡的根，切絲涼拌口感脆嫩，使我印象深刻。

牛蒡是日本料理中的常見蔬菜，一開始我以為牛蒡是日本的特產，查閱中國文獻才知道，我國古籍早有關於牛蒡的記載，它的故鄉在中國。日本約在 1,000 年前從中國引進了牛蒡。李時珍在《本草綱目》中記載，牛蒡的根可以煮，甚益人。其莖葉也可入藥，其苗也可食用……想來食用方法是不少的。

相撲是日本的國技，日本一年有 6 次相撲大賽事。在日本，相撲的熱度絲毫不亞於足球，但現場容納的觀眾座位很有限，看相撲的票也不好買。我在東京住了 10 年，一直想去現場看看，可一直未能如願，只得在家守在電視機前看。初看相撲比賽，我深為不解，兩個大力士為甚麼要互相撞擊，懂得他們的競賽規則後才知道，這不僅是力量的角逐，也是智慧的較量。相撲比賽不分重量級，往往精幹的小個子能把大個子撲倒。

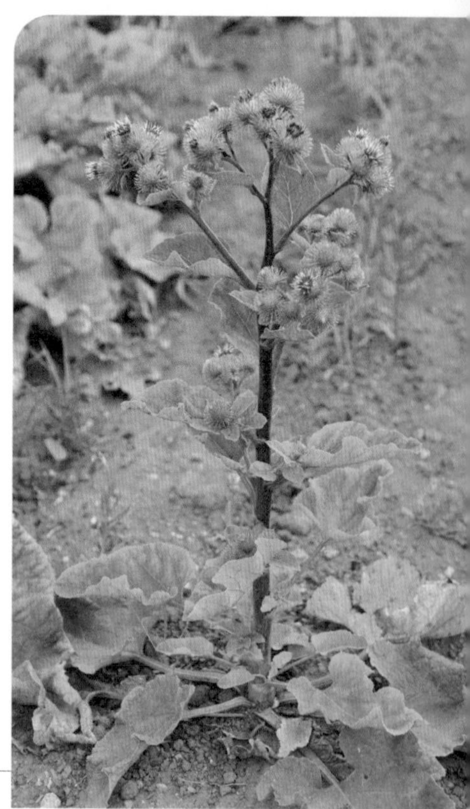

牛蒡原植物

相撲運動員的飲食十分講究，不是一味的大魚大肉。牛蒡在相撲運動員的飲食中佔有一席之地。他們相信，吃了牛蒡，力氣可以變大。相撲運動員的飲食叫「相撲火鍋」，營養相當均衡。這火鍋倒是有些類似中國的火鍋。只是鍋裏的肉類多數是脂肪含量較低的雞腿肉，其他食物還有大葱、菌類、豆腐和牛蒡等。日本人認為牛蒡是可令人身體強健的菜，所以相撲火鍋的湯底和材料都用到了牛蒡，可見牛蒡在日本飲食界的地位。日本人同時認為牛蒡是一種吉祥的蔬菜，牛蒡在春天發根芽，其根堅固，足下生根，象徵毅力。

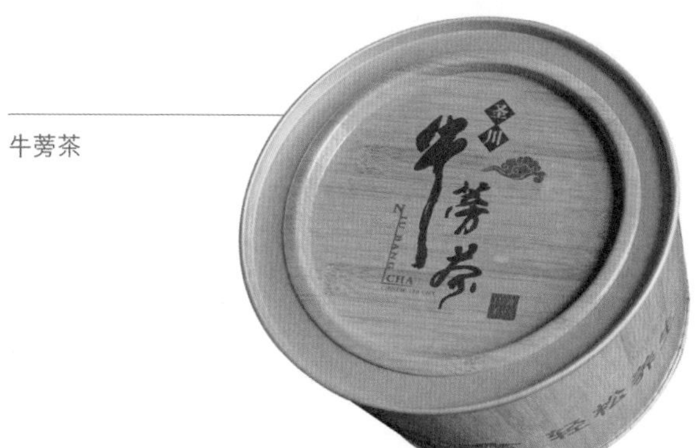

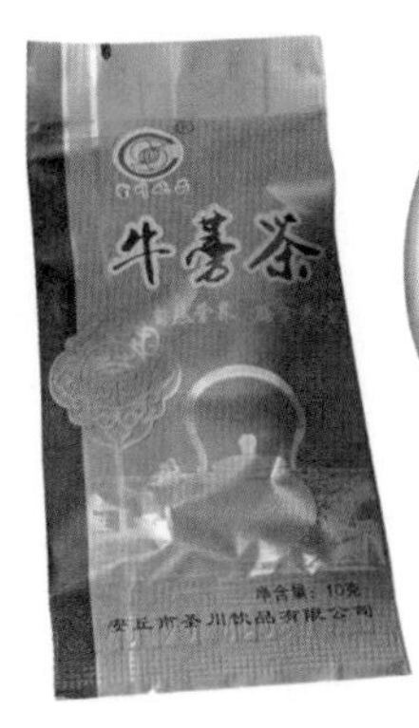

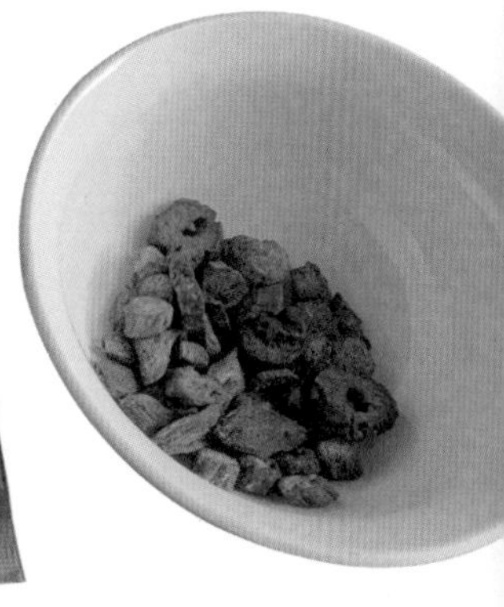

牛蒡茶

/ 牛蒡與齊桓公 /

牛蒡再次作為蔬菜出現在中國餐桌上，約在 20 世紀 80 年代。食用的牛蒡根乍一看，形似細長的鐵棍山藥。

牛蒡根富含纖維，但是它和甘草、黃芪的木質化纖維不同。牛蒡裏的纖維很嫩，容易折斷，口感脆嫩。牛蒡的纖維有助於改善腸道功能，還能調節膽固醇、血壓和血糖。

牛蒡的吃法很多，可以涼拌、煲湯、炒菜、燉菜、包餡、醃鹹菜，曬乾後可代茶飲。

牛蒡是菊科植物 *Arctium lappa* L.。全世界菊科牛蒡屬植物約有 10 種，中國只有 2 種。雖然家族成員不多，但分佈廣泛。

牛蒡是非常強壯的草本植物，高的可達 2 米多，地下的根可達 1 米多長。現在，牛蒡主產於東北、山東、浙江、江蘇等地。在山東臨沂，牛蒡還有一段傳説。

春秋時期，牛蒡被認為是莒（jǔ）國特產。齊國國君齊襄公被殺，他兩個兒子公子糾和公子小白分別在魯國和莒國預謀奪權。鮑叔牙幫助公子小白取得了勝利。同時，公子小白為了得到齊國重臣的支持，和他們結成聯盟，回國時帶回很多禮物，不是金銀，而是莒國的牛蒡。可想而知，當時牛蒡受歡迎的程度。公子小白後來成為齊桓公，牛蒡也為春秋五霸爭雄的歷史大劇增加了一個小插曲。

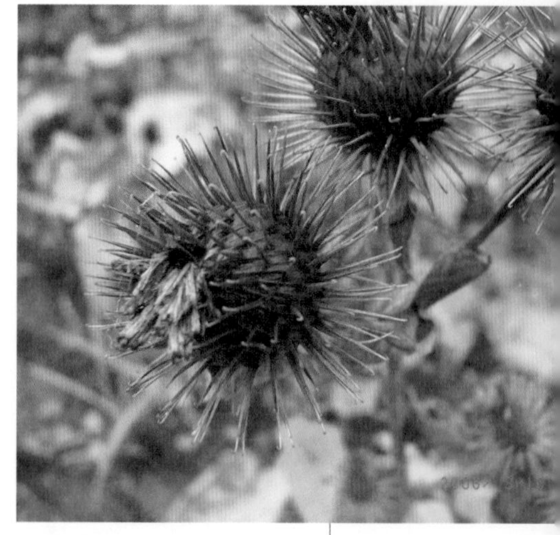

牛蒡果實

/ 牛蒡藥用 /

中醫臨床上最常用的並不是牛蒡根，而是它的乾燥成熟果實 —— 牛蒡子。清代吳鞠通《溫病條辨》裏的名方銀翹散由 10 味藥組成，其中就有牛蒡子。

牛蒡子有疏散風熱，宣肺透疹，解毒利咽的作用。當患風熱感冒伴有咽喉腫痛的時候，牛蒡子就可以派上用場。

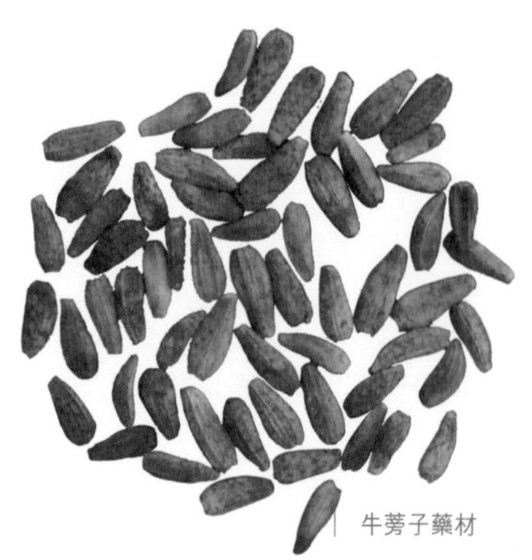

牛蒡子藥材

/ 牛蒡精神 /

牛蒡子形象不佳，有個別稱「惡實」，不招人喜歡。惡實被收錄於《名醫別錄》，被列為中品。稱牛蒡為「惡實」是因為「其實狀惡，而多刺鈎」。蘇頌在《本草圖經》裏稱之為「鼠粘子」、「鼠見愁」，它的果殼多刺，讓老鼠都避之不及。

牛蒡子果實外邊的苞片頂端有軟骨質的鈎刺，像撓鈎一樣，而且是宿存不脫落的。牛蒡子果實被包裹在滿身是刺的總苞片之中，可粘在老鼠身上，隨之走遍天涯。鈎刺增加了牛蒡子的傳播能力，有利於物種繁衍。

牛蒡耐寒耐熱，果實多，生命力特別強，在各種惡劣環境下都能生存。

俄國文學家列夫·托爾斯泰在 76 歲時，把他的名著《哈澤·穆拉特》獻給了世界，這部名著的創作靈感正是源於牛蒡。托爾斯泰在 68 歲時，偶然見到了一個場景，一叢牛蒡被車輪碾過，它雖然枝損、葉破、污穢不堪，但是它仍舊倔強地生長着，鮮花依然綻放。

托爾斯泰雕像

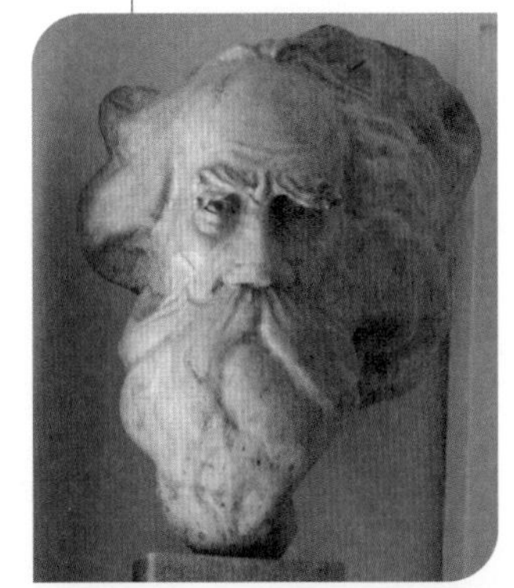

魯迅在《野草》集中，也曾為之而感歎。

這種「牛蒡精神」感動了托爾斯泰，感動了魯迅，也影響着中醫藥人。

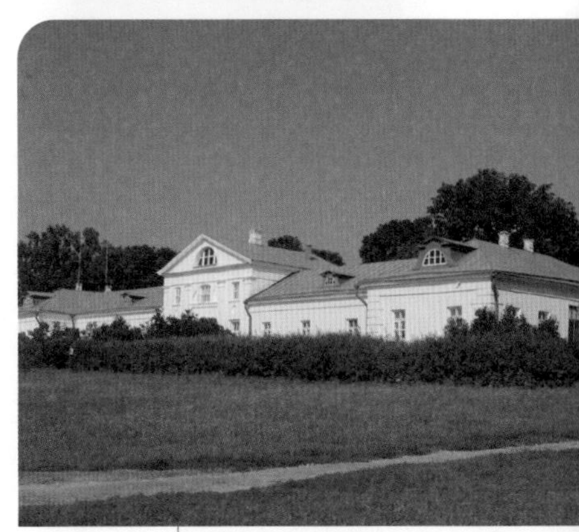

托爾斯泰故居

與牛蒡結下不解之緣的還有一位吃苦耐勞「老黃牛」式的學者 —— 遼寧中醫藥大學的康廷國教授，熟悉他的同行都叫他老康。康教授在 1978 年上大學，40 年如一日，腳踏實地，深入產區對牛蒡進行過系統的研究，並出版了專著《中國牛蒡研究》。正是傳承了這種「牛蒡精神」，老康的研究團隊和山東蘭陵中國牛蒡之鄉進行了深入的合作，做到了產學研結合，為促進地方經濟發展做出了貢獻。

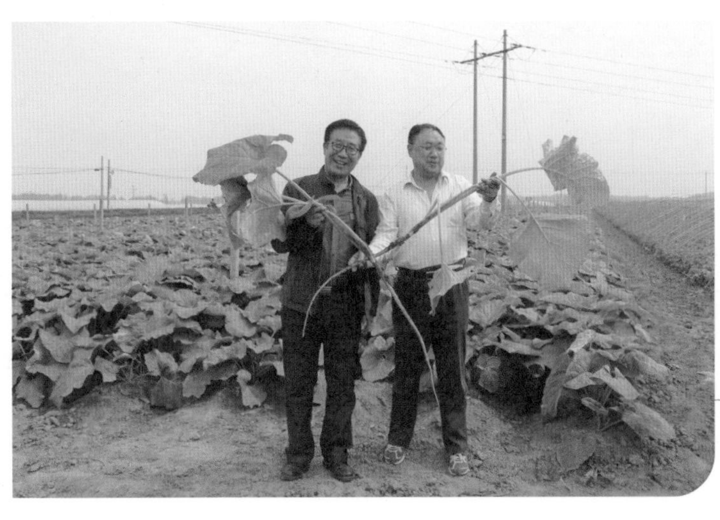

牛蒡葉齊羅翠扇，康廷國（左）在牛蒡栽培基地

近日，我也喝上了牛蒡茶。這種茶口感不錯，也提神，而且用的不是葉，是根。

宋代王之道有一首詞——《浣溪沙・春日》：

水外山光淡欲無。堤邊草色翠如鋪。綠楊風軟鳥相呼。

牛蒡葉齊羅翠扇，鹿藜花小隘真珠。一聲何處叫提壺。

儲藏牛蒡根藥材的庫房

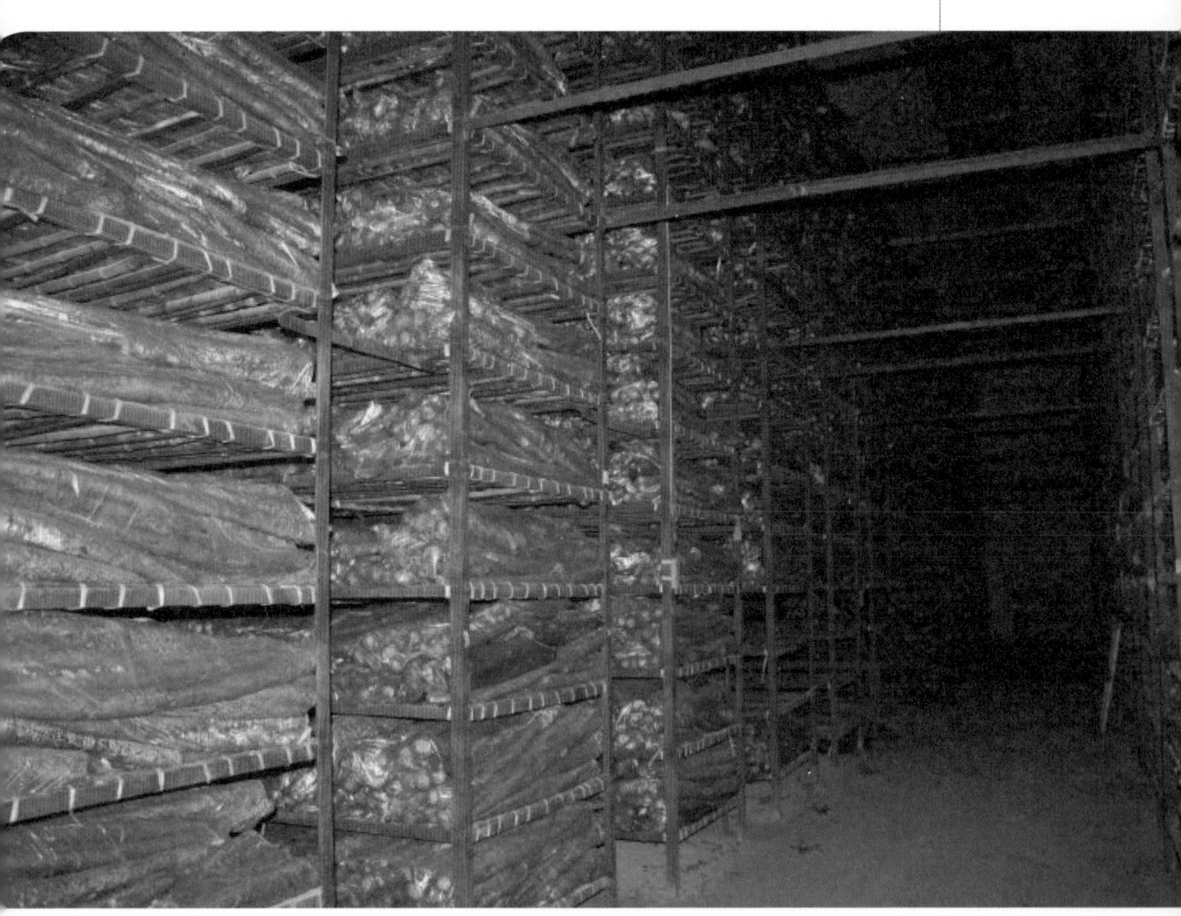

詩人對春日湖光山色的描寫，令人陶醉，將牛蒡寬大的葉片，與羅扇相比，形象鮮活，一個翠字，恰到好處。

千年前宋詞對牛蒡的描寫，猶如一篇交響樂的序曲，新時代的中醫藥人也將為牛蒡史詩再續華章。

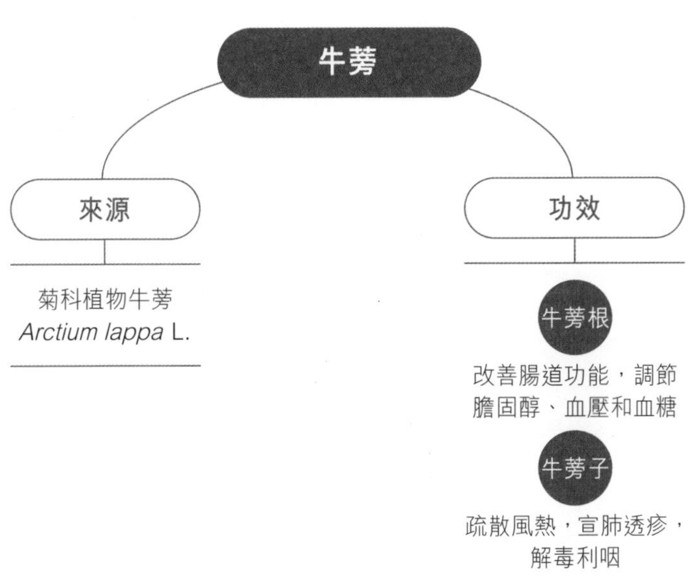

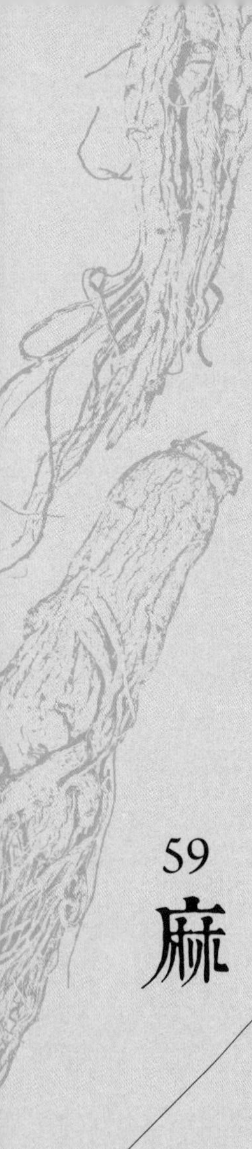

59

麻

論罷善惡問源頭

/ 麻可食 /

麻被收錄在《本草綱目》穀部第 22 卷。它是一種多功能的經濟植物，吃、穿、入藥皆為良品。但是「大麻」這個名字，又使得人們對它畏懼三分。

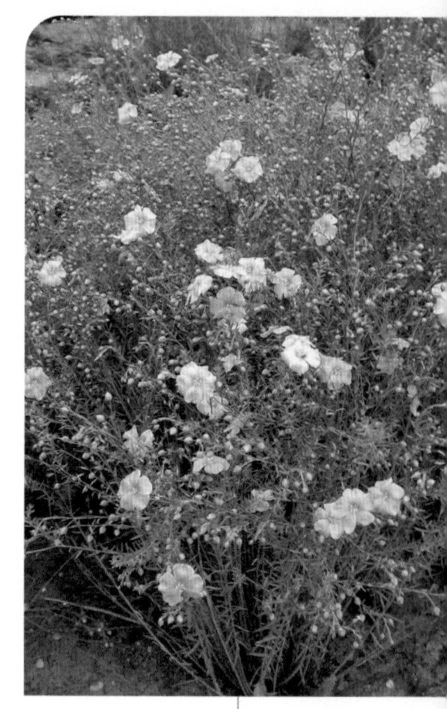

亞麻原植物

廣義上説，麻包括了名稱中有麻的多種植物，桑科的麻、蕁麻科的苧麻、椴樹科的黃麻、錦葵科的苘麻及亞麻科的亞麻等。

麻源自桑科植物大麻 *Cannabis sativa* L.。李時珍説：「大麻即今火麻，亦曰黃麻。處處種之，剝麻收子。」麻有雄株雌株之分，古人稱雄麻為枲麻，稱雌者為苴。這與現代的研究結果，大麻雌雄異株，也有少量雌雄同株的結論基本上是吻合的。

麻在古代是食用的糧食，為「麻黍稷麥菽」五穀之一。五穀早在《史記 · 天官書》裏有明確記載。五穀中的麻實際上就是大麻的果實，大麻結的果實為火麻籽，火麻籽去殼即為火麻仁。

李時珍記載火麻仁：「殼有毒而仁無毒也。」火麻仁的產量並不高，但古代食物匱乏，火麻仁也成了一種主食的來源。隨着食物資源越來越豐富，大麻作為食品來源的機會也越來越少了。火麻仁是原衛生部規定的藥食同源藥材之一。在某些地方還保留着吃火麻仁的習俗。廣西有個長壽之鄉——巴馬，當地人説他們的老人長壽和當地的水質以及喜歡吃火麻仁食品有關。在巴馬，火麻仁被用來榨取火麻油、製作藥膳火麻湯和火麻豆腐等。

現在我國的麻主要作為油料作物或者纖維作物。目前國內允許用大麻的花葉提取物作為化妝品原料，但提取和使用條件需經過批准且有嚴格限制。其種子可榨油，做油漆、塗料等。

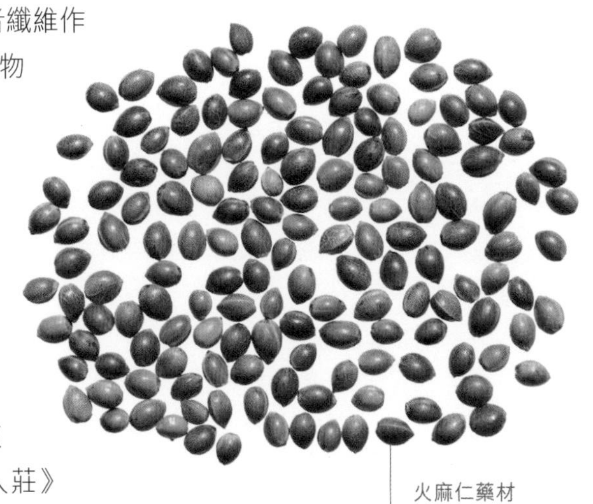

火麻仁藥材（未去殼）

/ 麻可穿 /

我國是種植桑與麻的大國。陶淵明有詩云：「相見無雜言，但道桑麻長。」唐代孟浩然的《過故人莊》亦云：「開軒面場圃，把酒話桑麻。待到重陽日，還來就菊花。」

我國文化中常把絲、麻或者桑、麻並稱。國產苧麻的分佈也不算廣泛，北方的布料幾乎都是以麻的纖維製成的。富貴人家穿絲綢，平民百姓只能穿麻布衣服。

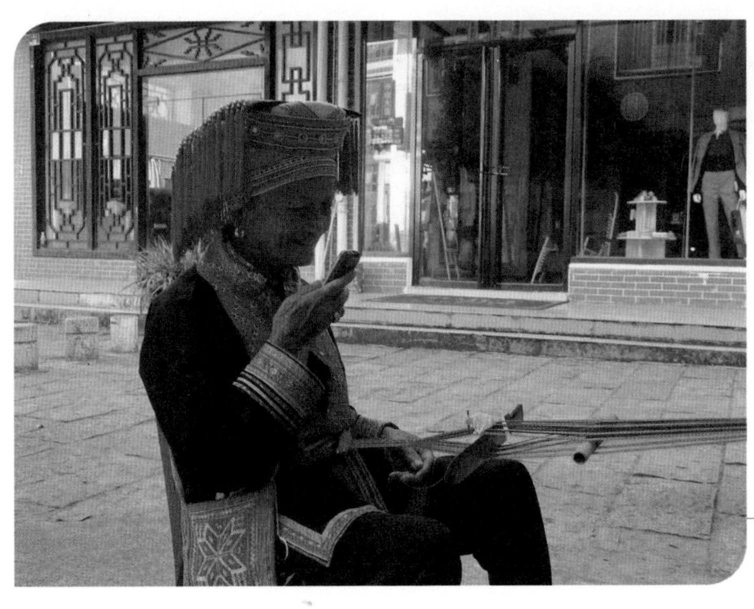

老奶奶一邊打電話一邊織壯錦

《本草綱目》記載：「雄性者牡麻。牡麻則無實。令人做布及履用之。」即用麻的雄株纖維做衣服、鞋子。麻的莖皮纖維又長又堅韌，不僅可以做衣服，而且可以做纜繩、漁網。現在，具備天然屬性麻面料的服裝透氣性良好，有很好的抑菌效果。

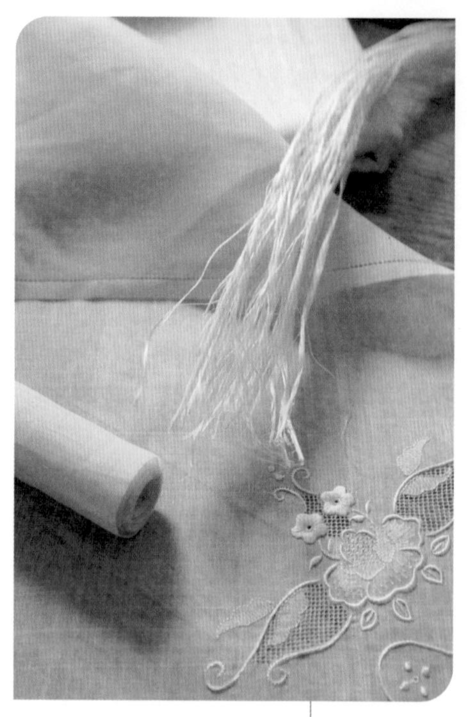

亞麻與亞麻布

今天的棉質衣服，使用的原料棉花並不是我國原產的，是在南北朝之後，從印度輸入的。棉花進入中國之前，中國人最常穿的就是麻質衣服。過去幾千年來，麻一直是老百姓製衣的首選。

/ 麻可藥用 /

《本草綱目》關於麻的記載中有多個藥用部位的功效。麻蕡是大麻的花，最早見於《神農本草經》，其中記載：「多食，令人見鬼，狂走。」説明古人已經發現服用大麻的花具有興奮、令人致幻的作用。

在唐代之後，藥物學家將麻蕡改為用果。李時珍在《本草綱目》中將麻蕡與麻勃——大麻的花與果殼分開。臨床應用以火麻仁為主，《神農本草經》也將火麻仁列為上品。《中國藥典》收錄火麻仁，味甘，性平，來源於大麻 *Cannabis sativa* L. 的乾燥成熟果實。

火麻仁富含油脂，有潤腸通便的作用，主要用於腸燥便秘，一些常見涼茶和藥膳裏也會用到火麻仁。張仲景有一首名方——麻子仁丸，火麻仁就是其中的君藥，和枳實、厚朴、大黃、杏仁、芍藥、蜂蜜一起使用，治療胃腸燥熱導致的津虧便秘。一直到現在，麻子仁丸仍是肛腸科常用藥，而且出口日本，很受患者歡迎。

/ 麻與毒 /

火麻仁無毒。而有毒的、被不法分子製作違禁品的「大麻」與藥用植物大麻是不是同一種植物呢？

2000 年，我當了一回背包客到歐洲旅遊。我在荷蘭阿姆斯特丹火車站附近，找了一家青年旅社，推門進去，一股煙氣撲面而來。我見裏面有人吞雲吐霧，味道與一般的香煙雪茄不同，原來他們在吸大麻，雖然這個行為在荷蘭是合法的，但我還是急忙退了出來。僅僅片刻，那種氣味着實令我終生難忘。

有人說針灸艾草的味道與大麻差不多，我說這是沒有經過比較的說法。艾草點燃後是清香的氣味，而大麻的氣味是一種萜烯類化合物燃燒以後的渾濁味道，很容易與艾灸的味區分開。

現代研究表明，大麻中所含的大麻脂、大麻酚等成分，具有麻醉作用，可作用於中樞神經系統，引起情緒突變和妄想狂型的精神症狀，經常使用大麻可以成癮，對身體有嚴重的危害。

大麻的雌花序

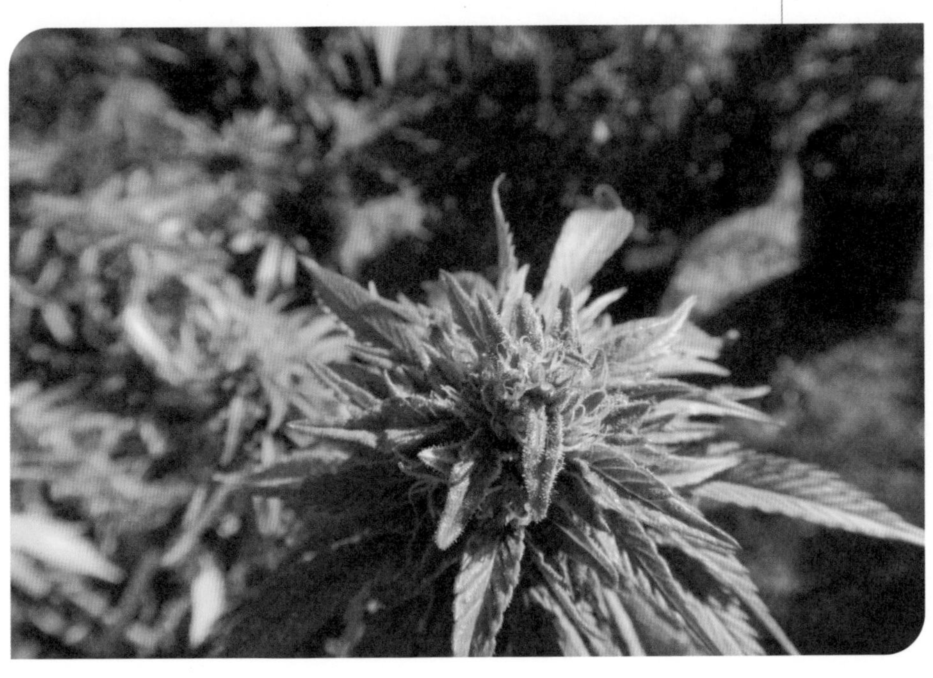

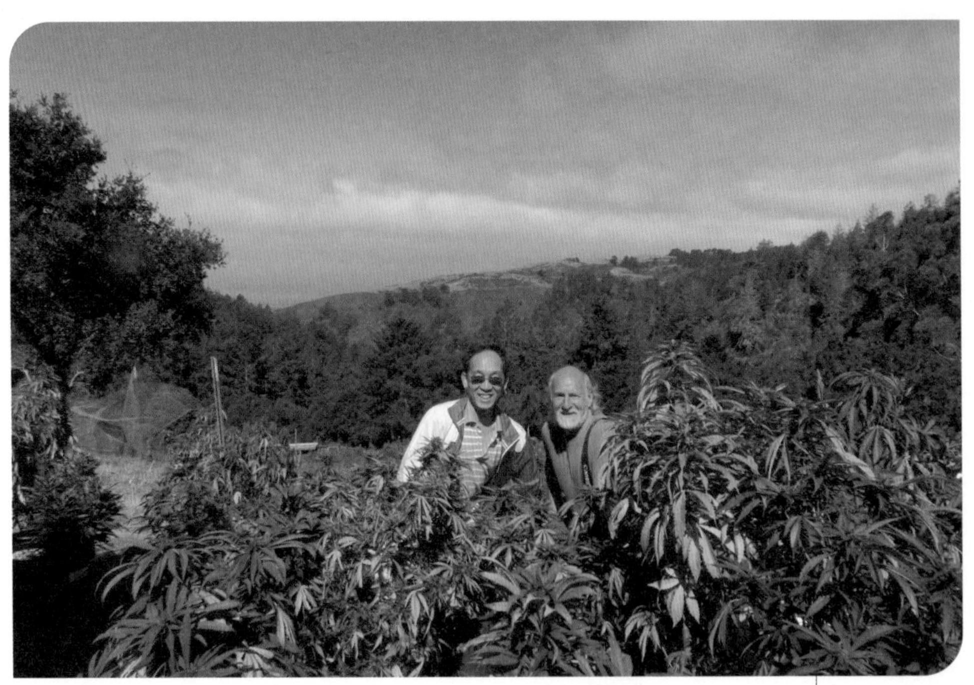

筆者與美國草藥典委員會主席 Roy Upton 在加州大麻基地考察

大麻主要致幻化學成分為四氫大麻酚（Tetrahydrocannabinol, 英文簡稱 THC）。當今世界有三大毒品：鴉片、可卡因、大麻，大麻的毒性及成癮性相對來説比較溫和而緩慢，也被稱作「軟性毒品」。

《中國植物志》記載大麻同一種下的兩個亞種。一個亞種 ssp. *sativa* 以生產纖維和油為主。這個亞種植株長得比較高，分枝比較稀疏，這便是我國通常栽培的工業大麻，又稱火麻，是火麻仁的來源。而另一個亞種 *C. sativa* ssp. *indica* 是違禁品的大麻亞種，植株比較矮小，分枝也比較多。

我與美國草藥典委員會主席 Roy Upton 到加州的大麻基地考察時見到那裏大麻的株高可以長到 1.3 米左右，雌株花序或者嫩葉上分泌着晶瑩的黏性物質，主要含大麻酚。這種大麻亞種在大多數國家被禁止栽培或經營，包括中國。大麻雄株中幾乎不含致幻成分，雌性植株致幻成分含量則相對高出很多，特別集中在雌株花序部位，含苞待放時最高。

中國是農業大國，麻的發現與利用，充分體現了先人的智慧。

大麻的兩個亞種，本是同胞兄弟，但在不同的國度受到不同的關注，最終分道揚鑣，向着完全不同的方向發展。

毒性低的大麻被我們的先人擇優栽培，使其有害成分越來越少，進而世代相傳，幫助國人解決吃、穿、藥用的問題，未來在大健康和生物醫藥產業方面，還將有更大的發展空間。

反之，矮個子、多分枝，即所謂「娛樂型的大麻」，出於商業利益的驅使，在不同的國度也被一些人重點培養，成了危害社會的一棵毒苗，也讓社會為它付出了慘重的代價。

人世間，藥草本無過，大麻、罌粟都是藥草，亦是毒草，是集多項功能於一身的經濟植物，關鍵在於管理和使用的方法。

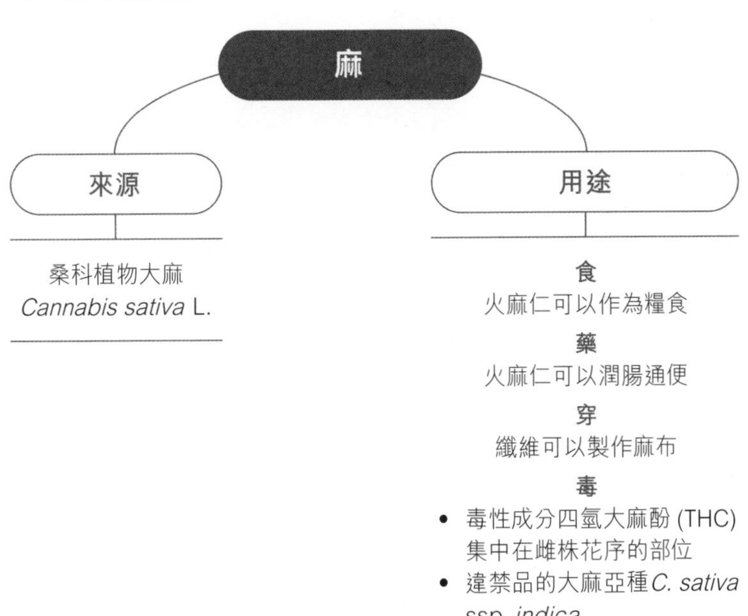

60

地黃

藥之四維說地黃

/ 藥之四維 /

春秋五霸之時齊國管仲有言：「禮義廉恥，國之四維。」四維猶如支撐國家大廈的 4 根頂樑柱。「四維不張，國乃滅亡。」

相對的，中醫藥王國中有「四維」之藥。明代的大醫家張景岳曾提出「藥之四維」：人參、附子、大黃、熟地。由此可見這四味中藥的重要性。

地黃是我國北方常見的一種多年生草本植物，早春時節開花，筒狀花呈暗紫色，表面密佈柔毛。

藥用地黃為玄參科植物地黃 *Rehmannia glutinosa* Libosch. 的新鮮或乾燥地下塊根。炮製之後則為熟地黃，簡稱熟地。

地黃的生命力特別頑強。有時在古建築內的紅牆下和磚縫裏可以發現夾縫中萌生的野生地黃。

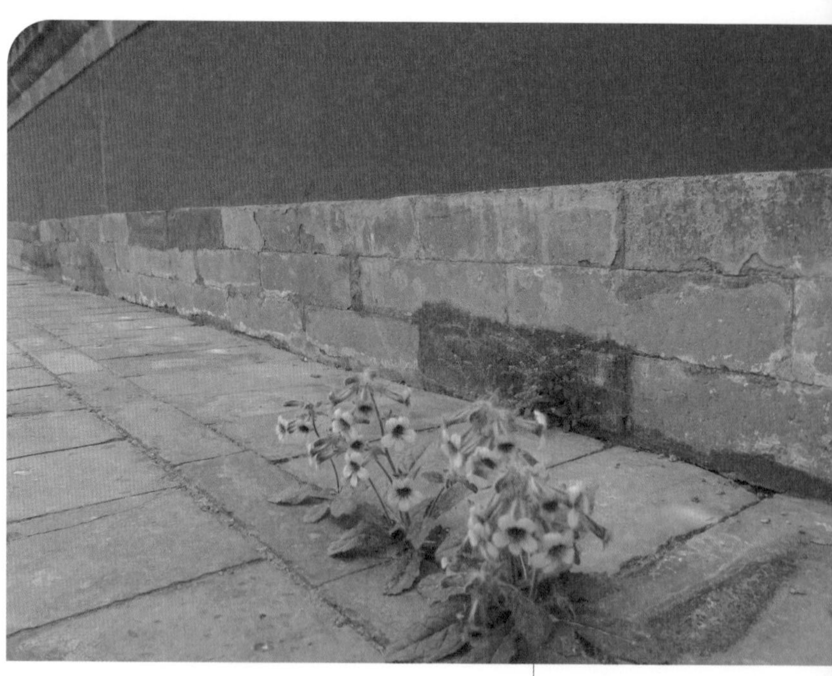

紅牆之下的野生地黃

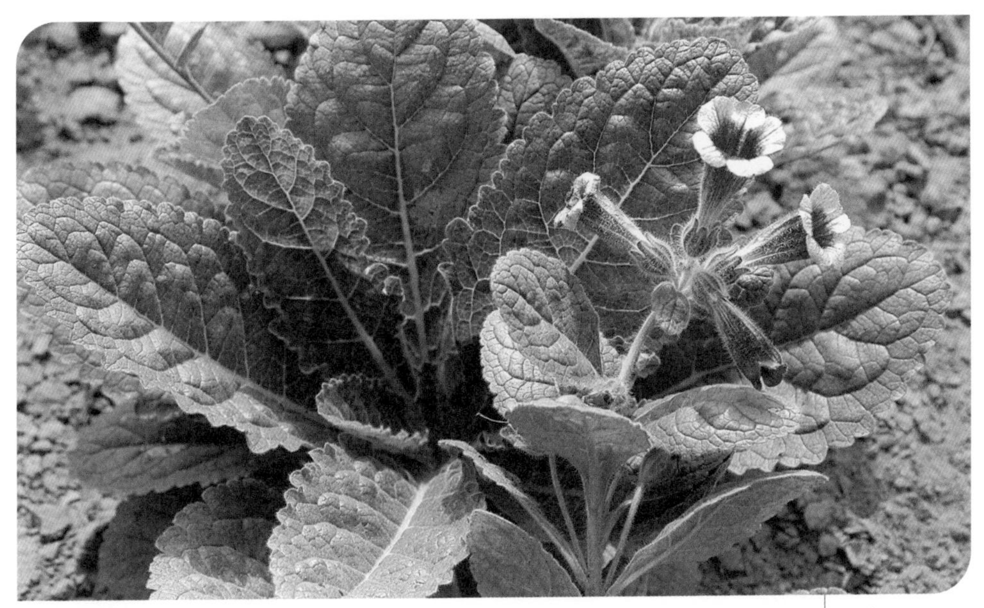

地黃原植物

/ 野生地黃 /

白居易有首《採地黃者》：

> 湊晨荷鋤去，薄暮不盈筐。
>
> 攜來朱門家，賣與白面郎。
>
> 與君啖肥馬，可使照地光。
>
> 願易馬殘粟，救此苦飢腸。

這首詩描寫的是一個農夫天不亮就拿着小鋤頭去採地黃，快天黑時，只採回不滿一小筐。他把採到的地黃賣給了當地的富貴人家去餵馬。馬吃了地黃以後，膘肥體壯，毛色發亮，可映出地上的反光。農夫只希望用挖來的地黃根，換一點馬槽子裏馬吃剩下的糧食，來填補一下自己的轆轆飢腸。

這首詩客觀地反映了唐代的社會現實，戰亂帶來的經濟衰落導致民不聊生，百姓過着牛馬不如的生活。同時可了解到，野生的地黃曾經是用來餵馬的。

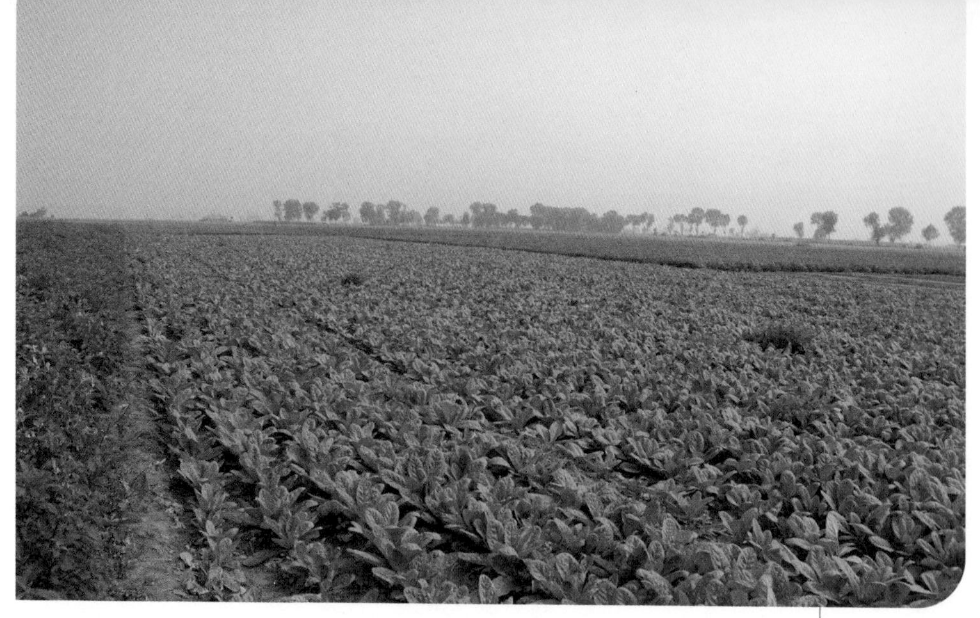

地黃栽培基地

野生地黃的根很細，細得就像鉛筆一樣，完全不像今天藥用地黃的形狀。現在野生的地黃已不作為中藥來源，入藥的都是人工栽培的地黃。

/ 懷慶地黃 /

「懷地黃」的名號特別響亮。但是現在市面上很多地方把「懷」寫成了「淮」，這一個字差之毫釐，失之千里。正確的是「懷」，懷字代表懷慶府 —— 它的道地產區。

懷慶府，現河南焦作一帶，離愚公移山傳説中的太行山與王屋山不遠。我和王文全教授曾一起去那裏考察，來自河南中醫藥大學的陳隨清教授，向我們詳細介紹了懷地黃的情況。

懷慶府的地質屬黃河中游沖積平原，黃河水把含有豐富養分的泥沙沉積下來，形成了土層深厚又疏鬆的肥沃土壤。自明代起，「四大懷藥」：懷地黃、懷山藥、懷菊花和懷牛膝，已成為享譽天下的道地藥材。

地黃的栽培方法可以追溯到唐代，孫思邈的《千金方》中已有記載。

李時珍認為懷慶府產的地黃功效最好，同時記載了地黃「無性繁殖」的栽培方法。

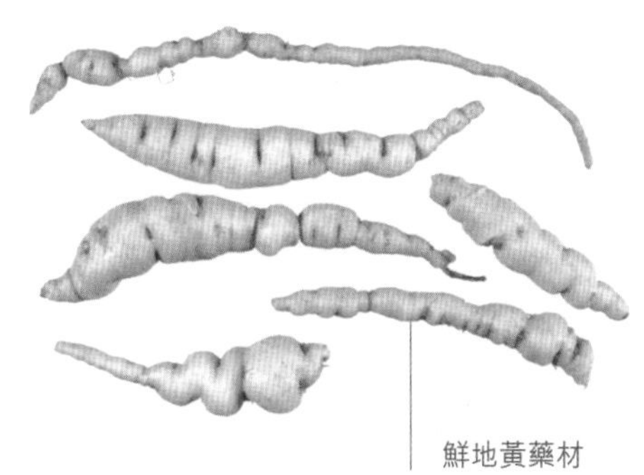
鮮地黃藥材

栽培地黃可以用種子，但大量生產時一般採用「塊根育苗」的無性繁殖方法。經過世世代代的經驗積累、優中選優，現在已經培育出了個頭大、產量高、抗旱、抗澇、抗病蟲害能力強的優質地黃品種。春天栽下地黃種苗，當年秋天就可以收穫。將地黃塊根清洗乾淨，除去鬚根就是可入藥的新鮮地黃。

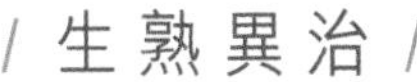

/ 生熟異治 /

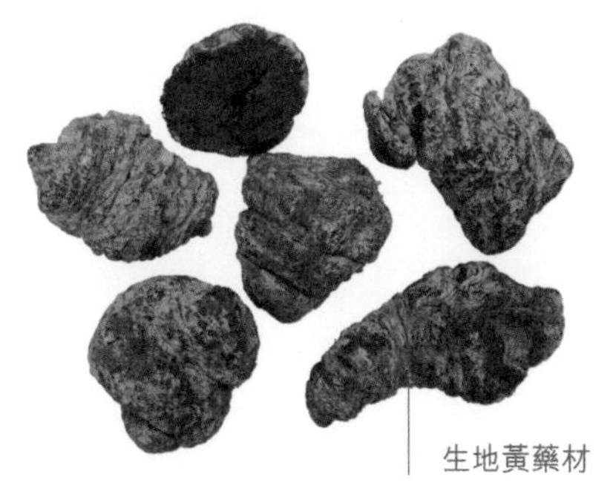
生地黃藥材

中醫藥行業中，有「生熟異治」的説法。一個藥的生品和熟品，性味功效會有所區別，地黃就是典型的代表。

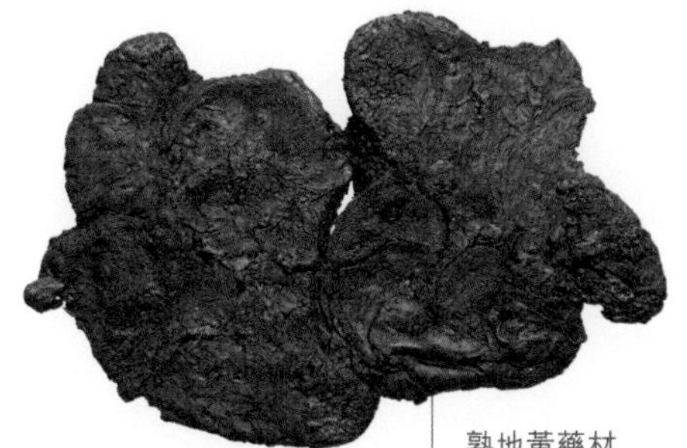
熟地黃藥材

地黃最早記載於《神農本草經》，被列為上品。地黃，一名地髓，地之精髓，可填補人體之髓。鮮地黃大寒，涼血的效果較強，多用於熱病傷陰。《神農本草經》評價「生者尤良」。古代有些醫家會在自家房前屋後栽種地黃，便於就地取藥。現代儲存和運輸條件越來越方便了，在超級市場裏，有時也能見到用塑料袋密封的新鮮地黃。

新鮮的地黃內部呈淡黃色，較為多汁，味道偏甜，略有一絲回苦。

將新鮮地黃烘乾，即為生地黃。生地黃味道微甜，不容易折斷，斷面有光澤。

地黃是玄參科的植物，玄本意為黑色。地黃新鮮的時候並不黑，但乾燥以後，植物體內環烯醚萜類化學成分發生了氧化，進而變成黑色。

生地黃藥性甘寒，可以涼血滋陰，治療熱入營血時必不可少。明末清初，溫病學派的醫家多用生地黃，代表方如清營湯、犀角地黃湯、青蒿鱉甲湯。

將生地黃繼續炮製可得到熟地黃。生地黃拌以黃酒蒸製，直到從裏到外的色澤黑亮透潤，再切片曬乾。熟地黃表面烏黑發亮，黏性大，韌性強，不易折斷。質量上乘的熟地黃「光黑如漆，味甘如飴」。

生地黃和熟地黃可以一起使用，相互配合。如治療陰虛咳血的古方百合固金湯，生地黃和熟地黃同用，既能滋陰養血，又能清熱涼血。

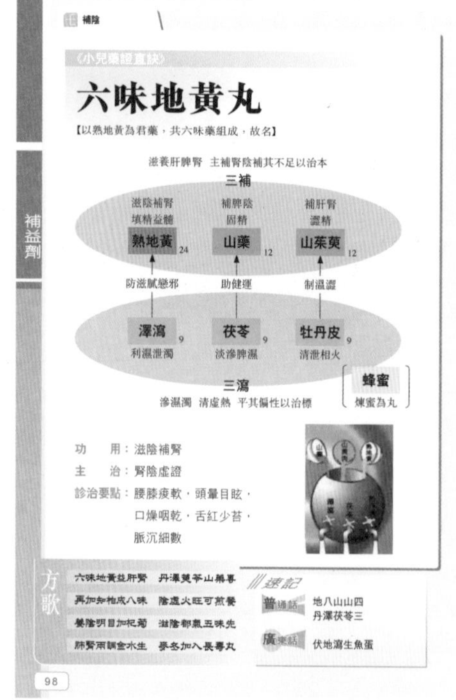
補陰

《小兒藥證直訣》

六味地黃丸

【以熟地黃為君藥，共六味藥組成，故名】

功　　用：滋陰補腎

主　　治：腎陰虛證

診治要點：腰膝痠軟，頭暈目眩，口燥咽乾，舌紅少苔，脈沉細數

方歌

六味地黃益肝腎　丹澤萸苓山藥尋

再加知柏成八味　陰虛火旺可煎餐

養陰明目加杞菊　滋陰都氣五味先

肺腎兩調金水生　麥冬加入長壽丸

速記

普通話　地八山山四　丹澤茯苓三

廣東話　伏地瀉生魚蛋

98

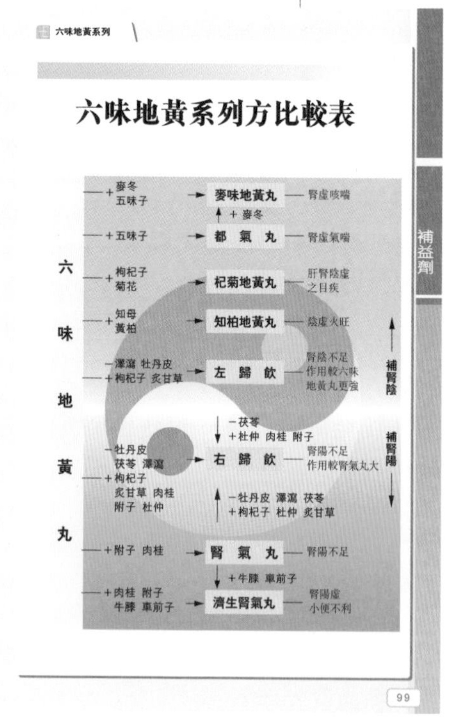
六味地黃系列

六味地黃系列方比較表

99

六味地黃丸及六味地黃系列（摘自《百方圖解》）

炮製熟地黃的目的，主要是改變地黃的大寒之性。炮製之前的生地黃藥性偏寒涼，功效側重於滋陰涼血。炮製之後的熟地黃藥性變溫，除了滋陰補血，更側重於益精填髓，是治療腎精不足的要藥。相對於其他大部分藥材，炮製熟地黃的工序稍顯繁雜，有九蒸九製之說。李時珍在《本草綱目》中有詳細記載，熟地黃炮製需加黃酒，同時加入砂仁的粉末，攪拌均勻，反覆蒸 9 次。

明代張景岳善用熟地黃。在他自己創製的 186 首方劑當中，有 51 首方劑用到了熟地黃，後人也因此稱他為「張熟地」。

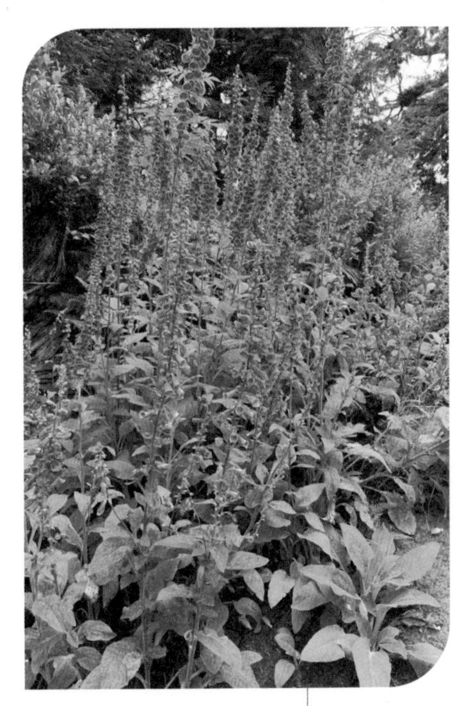

洋地黃原植物

/ 六味地黃丸 /

在中成藥當中六味地黃丸的知名度很高，還帶出了一個系列方劑。

六味地黃丸出自中醫著名的兒科專著《小兒藥證直訣》，是宋代兒科名醫錢乙創製的名方。錢乙考慮到小兒陽氣充足，容易上火，便在張仲景金匱腎氣丸的基礎上，減去了桂枝、附子兩味熱性藥，從而誕生了六味地黃丸。

仔細分析六味地黃丸，六味藥又可分為兩組，補瀉並舉。

「三補」為熟地、山茱萸、山藥，可補腎，補肝，補脾。

「三瀉」為澤瀉、牡丹皮、茯苓，可瀉腎濁，清虛火，利水濕。

「三補」「三瀉」之法，既有攻又有守，補而不留邪，瀉而不傷本。

錢乙針對兒童體質，把中醫靈活用藥的特點發揮得淋漓盡致，享有「兒科之聖」的美譽，受到了後代醫家的推崇。

後人在六味地黃丸的基礎上，根據不同的病症，派生出了很多新的方劑，形成了「六味地黃系列」。

六味地黃丸的組成加上枸杞子、菊花，即為可治療肝腎陰虛、明目的杞菊地黃丸。

加知母、黃柏即為可治療陰虛火旺的知柏地黃丸。

加五味子即為可治療腎虛氣喘的都氣丸。

加麥冬、五味子即為可治療腎虛咳喘的麥味地黃丸。

六味地黃系列也是現代海內外研究較多的複方之一。為了方便服用，六味地黃丸現在也由最初的大蜜丸，衍變出了多種新的劑型，如水蜜丸、濃縮丸、顆粒劑等。

在國際天然藥物的市場上，還有一個名稱與地黃相似的同樣大名鼎鼎的藥物，那就是洋地黃，原植物又叫毛地黃 *Digitalis purpurea* L.，葉子是主要的藥用部位。從毛地黃中提取的強心苷類成分毛地黃苷，是治療慢性心力衰竭的主要藥物之一，它是西方天然藥物當中的一個王牌藥。

地黃是我在做國際交流時，最喜歡舉例的一味藥。在一味地黃身上可以看到中藥栽培與道地藥材，看到中藥鮮用與中藥炮製的生熟異治，還有中藥複方的靈活配伍和中成藥的運用衍化。

地黃

來源

玄參科植物地黃 *Rehmannia glutinosa* Libosch. 的新鮮或乾燥的地下塊根

生熟異治

鮮地黃

製法

地黃塊根，清洗乾淨，除去鬚根以後鮮用

功效

大寒，涼血的效果最強，多用於熱病傷陰

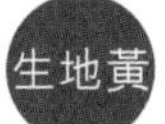

製法

鮮地黃烘乾之後即為生地黃

功效

甘寒，可以涼血滋陰——炙甘草湯等

熟地黃

六味地黃系列

製法

將生地黃拌上黃酒繼續蒸製，至從裏到外又黑又潤，再切片、曬乾，則得熟地黃

功效

溫，可以滋陰補血，益精填髓，治療腎精不足

洋地黃

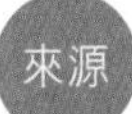

玄參科植物毛地黃 *Digitalis purpurea* L. 的葉

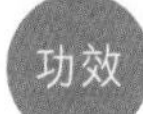

其強心苷類有效成分毛地黃苷，是治療慢性心力衰竭的主要藥物之一

61

天冬與麥冬

滋陰生津有二冬

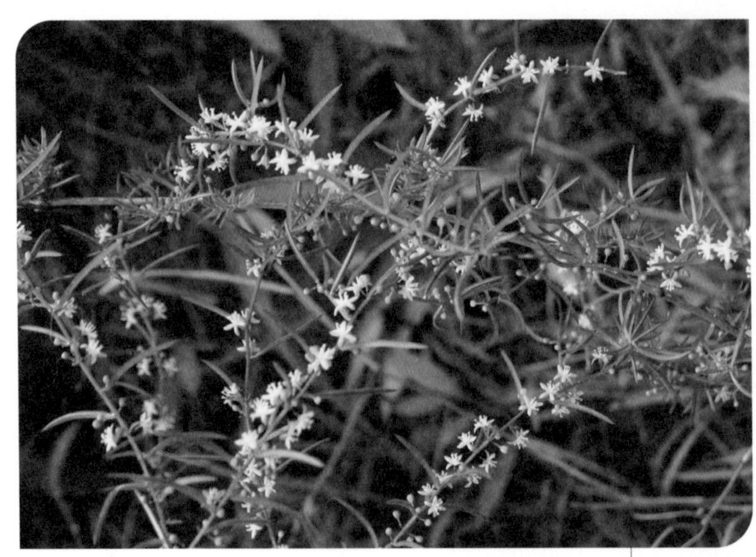
天冬原植物

天冬與麥冬

天冬和麥冬是《中國藥典》收錄的一對常用中藥，古代本草書籍常記載為天門冬和麥門冬。

百合科藥用的天冬，又名天門冬，來源於百合科植物天冬 *Asparagus cochinchinensis* (Lour.) Merr. 的乾燥塊根。

在《本草綱目》中記載的藥名是天門冬，草之茂者為門，而現在《中國藥典》規定正名為天冬。

天冬別名天棘。天冬的地上莖有刺且根根纖細，隱藏在茂密的細葉裏，一不留神就會扎手。天冬可以長得很高，葉子似松針，開小白花，結小紅果，十分可愛。

小時候，我父親的書桌上有一小盆文竹。文雅之竹，小葉層層疊翠，生氣勃勃之餘還透着幾分雅致。人們一般在室內養盆栽的文竹，如果把文竹放在野外任其自由生長，它可以攀援而上，植株甚至可長到 3～5 米高。這種植物名字裏帶了一個竹字，但從外觀看文竹和竹子都對不上號。竹子是禾本科植物，而文竹 *Asparagus setaceus* (Kunth) Jessop，其實是百合科植物，和中藥天冬同科同屬。

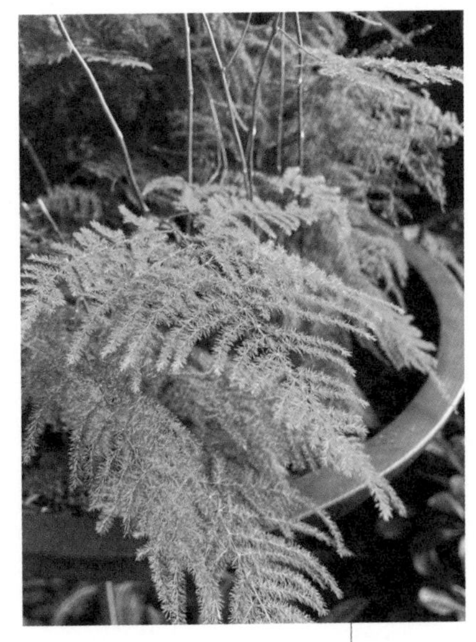
文竹盆栽

西漢漢武帝時期的東方朔，博學多才，很多神話故事出自他的筆下。他編寫的志怪小説《海內十州記》中，記載了這樣一段故事。在秦始皇時期，有一天飛來一隻小鳥，鳥的嘴上銜着一株起死回生的仙草，葉子形狀像韭菜，開着淡紫色的花。這株所謂仙草其實是麥冬。

麥冬因植物形狀有些類似入冬前的麥苗而得名。李時珍記載麥冬長得像麥子一樣，有鬚根，凜冬不凋，還很茂盛，所以起名麥門冬。麥冬分佈廣泛，除華北、東北和西北地區以外，我國其他各省自治區、直轄市均有分佈。麥冬有園藝品種和藥用品種之分，同時有採收季節與生長年限之別。

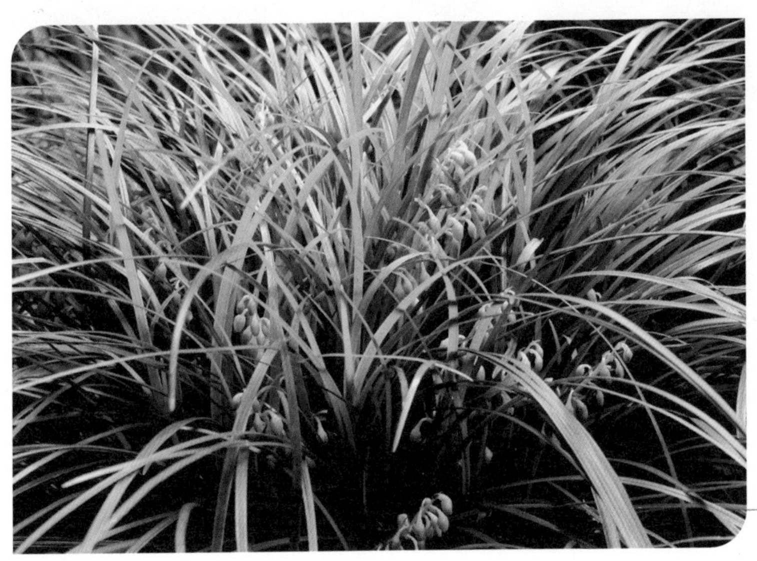
麥冬原植物

麥冬來自百合科沿階草屬植物麥冬 *Ophiopogon japonicus* (L. f.) Ker-Gawl. 的乾燥塊根。

麥冬多在浙江栽培，被稱為浙麥冬、杭麥冬，也就是大名鼎鼎的道地藥材「浙八味」之一。四川產的麥冬通常稱為川麥冬。栽培在四川的麥冬生長期較短，產量後來居上，現在川麥冬已成為市場主流。

除了浙麥冬和川麥冬以外，《中國藥典》還收錄了另一味類似的藥物山麥冬，來源於百合科植物湖北麥冬 *Liriope spicata* (Thunb.) Lour. var. *prolifera* Y. T. Ma 或短葶山麥冬 *Liriope muscari* (Decne.) Baily 的乾燥塊根。山麥冬在古代與麥冬通用，現在已經明確分開為兩種不同來源的藥物。

/ 蘇軾與天冬 /

北宋大文豪蘇軾是著名的美食家。《蘇軾全集》中寫到蘇軾為自己釀造的天門冬酒，並賦詩：

山麥冬原植物

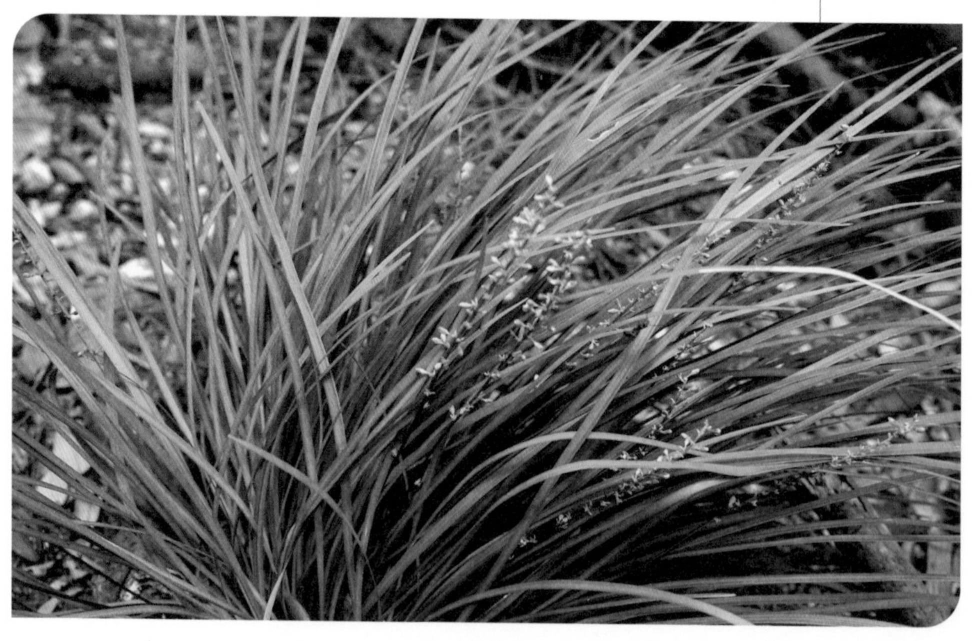

自撥床頭一甕雲，

幽人先已醉濃芬。

天門冬熟新年喜，

曲米春香並舍聞。

通過這首詩可以想像：蘇東坡正在興致勃勃地打開酒罎的蓋子，品着自己釀造的天門冬酒，自斟自飲怡然自得。

/ 功效比較 /

天冬與麥冬之間有許多不同點。

從植物分類的角度來説，天冬是蔓生攀緣植物，可一直向天空生長。而麥冬是草本植物，貼着地面生長。

天冬喜歡溫暖潮濕的地方，不耐嚴寒和高溫，我國的雲、貴、川地區有大量野生的和栽培的天冬，栽培 3～4 年，秋冬季可以採挖。首先割除蔓生的地上莖，然後可從地裏挖出來一長串的地下塊根，一個就有十幾厘米長。加工的時候要放在開水中煮透，趁熱除去外皮，再洗淨，乾燥。一般藥房中售賣的天冬都是切好了的飲片。

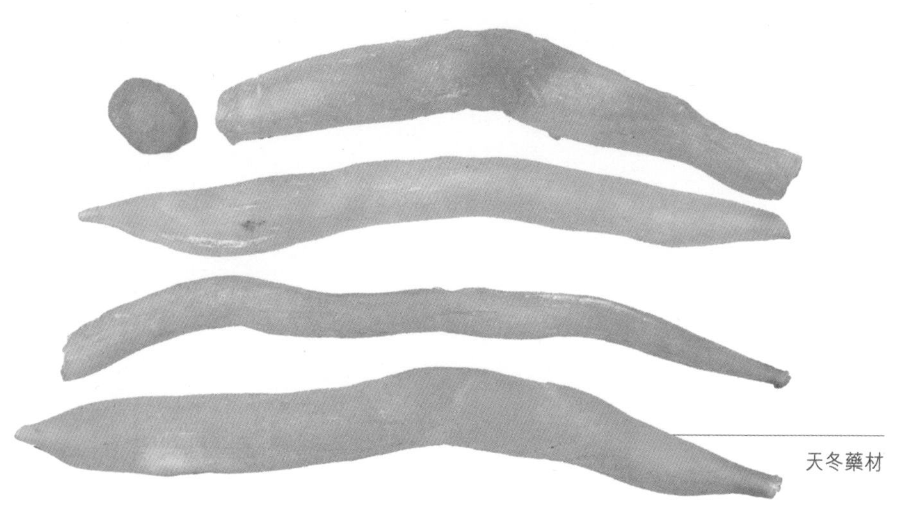

天冬藥材

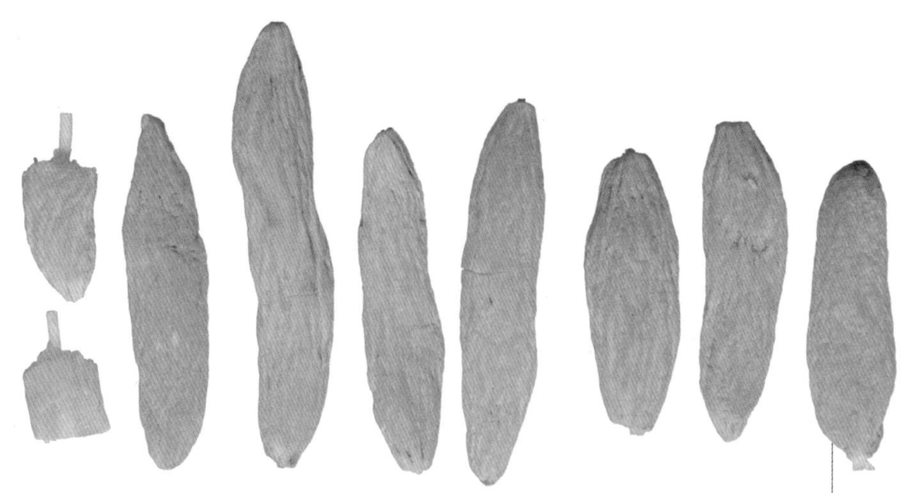

麥冬藥材

而麥冬外形小很多，地下根非常多，近末端的塊根呈膨大的橢圓形或紡錘形。麥冬的長度只有 1.5～3 厘米，所以它還有個名字叫寸冬。麥冬並不是越大越好，外形碩大的麥冬可能是栽培時添加了膨大劑。

天冬和麥冬的採收加工也不太一樣。天冬在採收時需水煮去皮，天冬藥材看起來油潤且為半透明狀，好像浸過蜜糖一樣的果脯。

而麥冬採收後抖落泥土，不需加熱，洗淨麥冬塊根，攤放在陽光下直接曬乾，就可以入藥了。

在臨床上，天冬與麥冬的組合是一個典型的相須配伍，簡稱「二冬」，這副藥對經常互相增色。

在《神農本草經》中，天冬和麥冬都被列為上品，都是滋陰藥，具有潤燥和生津止渴的作用。

同中求異，兩者的側重點有所不同。按中醫的歸經理論，天冬和麥冬歸經不同，麥冬入心、肺與胃經；天冬歸肺、腎兩經。

臨床上，麥冬在清心除煩和滋陰利咽方面，療效顯著。適用於心陰不足引起的心悸、心神不寧、失眠等證，常用的處方有生脈散等。

對於經常講課用嗓子多的老師們或聲音工作者，可嘗試用麥冬泡水代茶飲，可以養陰潤肺，利咽喉。或者有更簡單的方法，直接嚼一粒麥冬，慢慢地就會覺得口舌生津。

醫聖張仲景為後代留下的名方麥門冬湯，對於胃陰不足型的胃病很有效。

天冬補肺陰功效比麥冬更強，且入腎經。天冬、黃精、白朮都是道家推崇的藥材。《本草綱目》引用了葛洪《抱朴子》中的一段傳説。一位叫杜紫微的男子，因為服用了天冬和松脂等製作的蜜丸，身強體壯，可以日行 300 里，娶了 80 個小妾，生了 140 個孩子。《抱朴子》主要講的是求仙問道的內容，多記載與此相似的故事，同時也記載了天冬有補腎強精的功能，描述比較誇張。

中成藥二冬膏的組成是天冬、麥冬各 500 克，出自明代《攝生總要》，提取二冬的濃縮藥液，加入蜂蜜熬成藥膏。膏方作用緩和，可以慢慢調理身體。二冬膏是有名的中醫膏方之一，有很好的清心潤肺，滋腎降火之功。

石刁柏（蘆筍）原植物

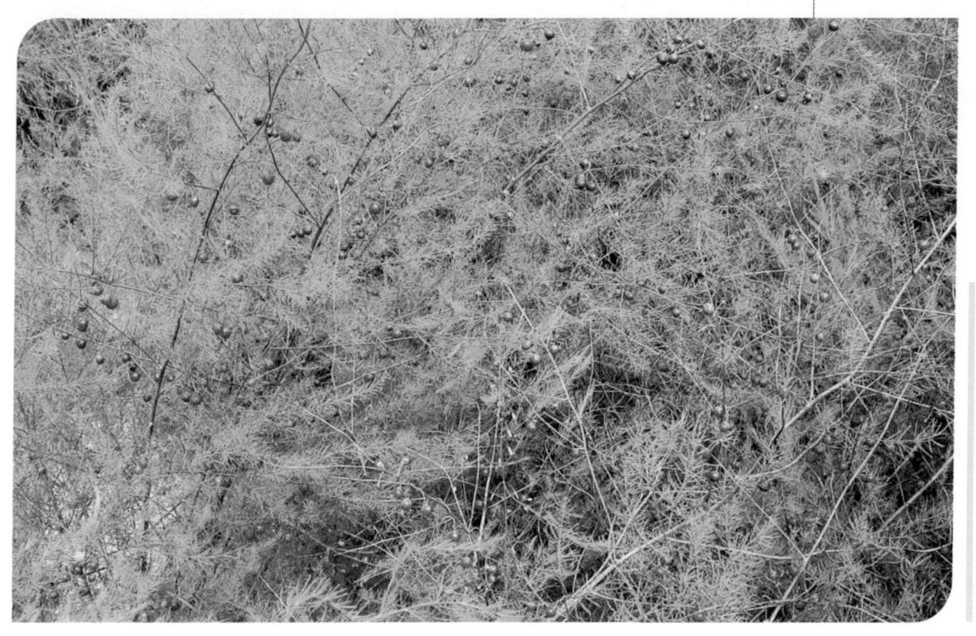

現在，二冬除煩茶是一款較簡單的代茶飲品。製作起來十分簡單，將麥冬、天冬洗淨，直接用開水沖泡，用量也不用太嚴格，3～5 克即可。

20 世紀 80 年代，市場上曾出現了一波「蘆筍熱」。在國際市場上被譽為「蔬菜之王」的蘆筍傳到了中國。蘆筍是原產於地中海沿岸的一種植物。當時國內基本沒有人吃過蘆筍，看到它的名字，有人聯想到了蘆葦的嫩芽，或者是蘆葦地下的嫩根。再加上那段時間，報紙上爭相報道蘆筍的好處，導致人們紛紛去採蘆葦、挖蘆根，這造成了一個誤會。蘆葦 *Phragmites australis* (Cav.) Trin. ex Steud. 是禾本科的植物，而蘆筍 *Asparagus officinalis* L. 是百合科植物，沒有等同的營養價值。

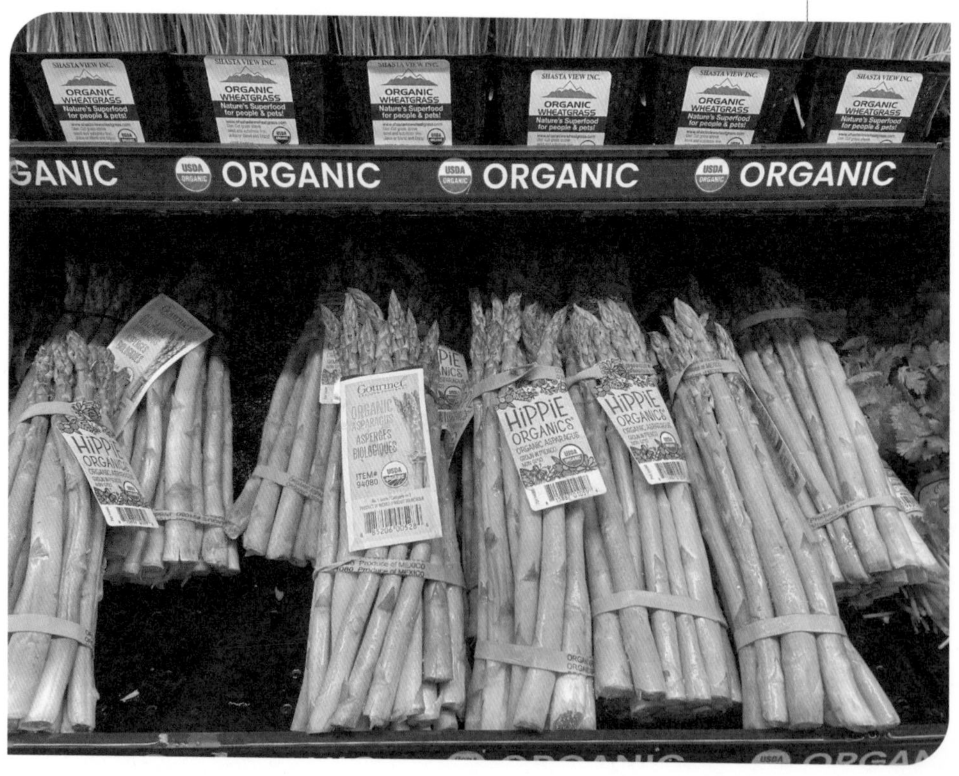

美國市場裏售賣的蘆筍

天門冬與麥門冬，「同門兄弟」在臨床應用上各有側重，在滋陰潤燥方面共建奇功。

天冬與麥冬

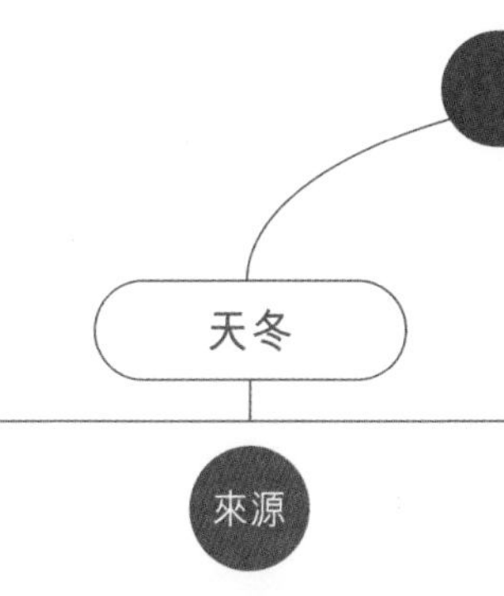

百合科植物天冬 *Asparagus cochinchinensis* (Lour.) Merr. 的乾燥塊根

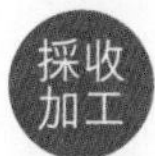

水煮至透心，去皮，洗淨，乾燥

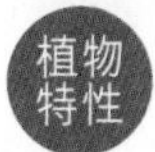

蔓生攀援植物，向天空生長，喜溫暖潮濕，不耐嚴寒高溫

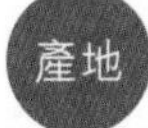

分佈在雲、貴、川

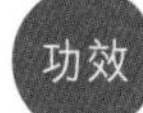

入肺、腎經，補肺陰功效比麥冬強，補腎強精

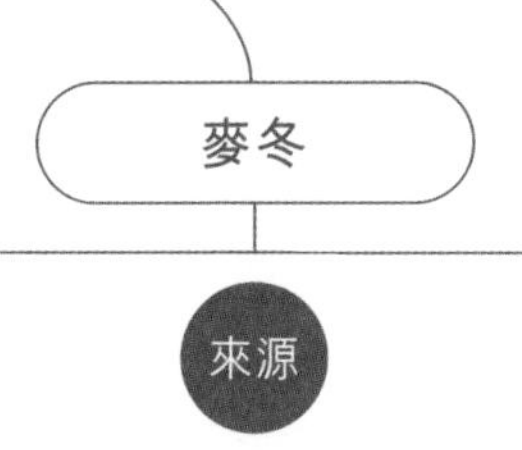

百合科植物麥冬 *Ophiopogon japonicus* (L. f.) Ker-Gawl. 的乾燥塊根

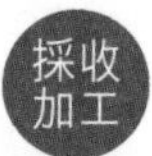

不經加熱，洗淨，直接乾燥

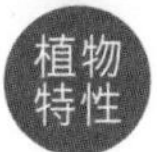

草本植物，貼着地面生長

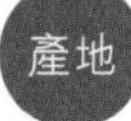

浙江：浙麥冬、杭麥冬
四川：川麥冬

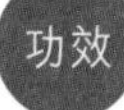

入心、肺、胃經，養陰潤肺利咽喉、清心除煩

62 決明子與石決明

眼科之藥

名字中有「決明」的中藥有兩種，一種是來源於植物的、主要用於內服的草決明——決明子；另一種是來源於動物的、內服兼外用的石決明。

決明的藥名，提示它與視力有關。中醫不僅有眼科，更有眼科絕活：除了方藥以外，手術更是一絕。決明子是眼科的常用藥之一。

中醫眼科有一項特色手術——金針撥障術。中醫藥博大精深，中國人運用智慧使中醫藥傳承至今，在歷史發展的進程中，中醫藥在博採眾長中發展，不但吸收外來的藥物，而且也接納外來的醫術。

金針撥障術就是從印度傳來的，唐代王燾所著的《外台秘要》第 21 卷中有詳細記載。金針撥障術曾盛行於唐朝，大詩人白居易還留下了讚美它的詩。

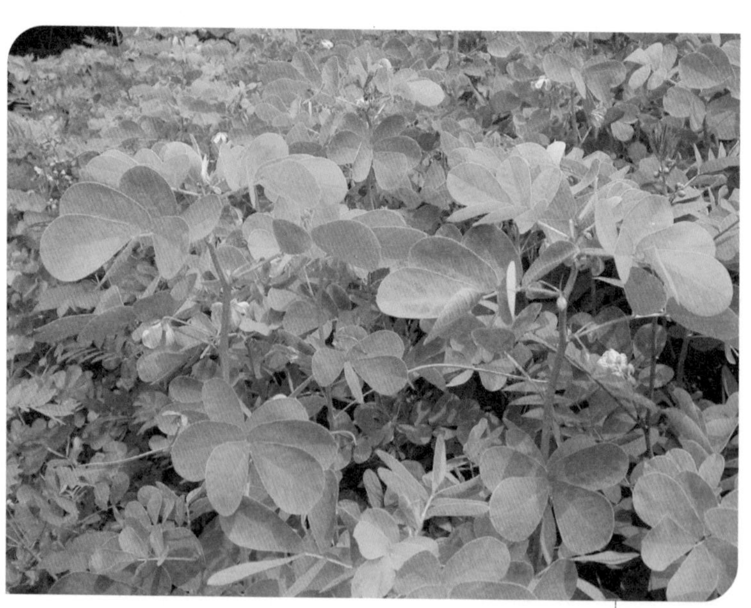

決明原植物

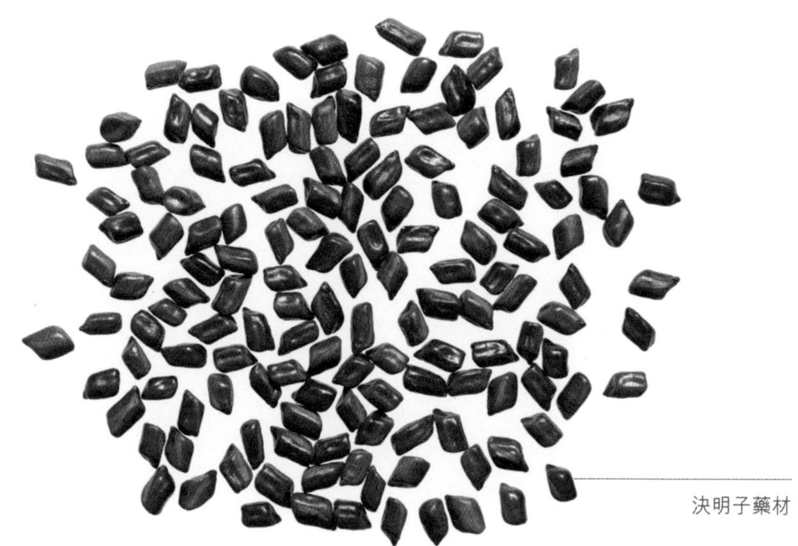

決明子藥材

眼病

案上謾鋪龍樹論，盒中虛撚決明丸。

人間方藥應無益，爭得金篦試刮看。

詩中提到的金篦，指的就是金針撥障術。

中醫眼科專家唐由之是我國首屆國醫大師，在 1975 年，他曾經為毛澤東主席治療過白內障，用的就是金針撥障術。唐大夫在給毛主席做眼科手術前，已成功地做過數千例白內障手術。這種手術切口小，無須縫合，恢復快，更適合年老體弱的患者。

20 世紀 80 年代初，我在中國中醫研究院讀研究生的時候，唐由之是研究院的副院長，主管科研工作。有一次，他給我們講解如何申請國家科研基金，授課結束後漫談，説起了他給毛主席做手術的情形。手術只用了幾分鐘，切口只有 2 毫米，不需要縫合。手術成功以後，毛主席十分開心，曾以魯迅的兩句詩寄語唐大夫：「豈有豪情似舊時，花開花落兩由之。」「由之」二字一語雙關。

中醫眼科內服藥決明子，最早記載於《神農本草經》，被列為上品，久服益精，明目，輕身。

民間稱決明子為「千里光」、「還瞳子」，形象地說明了決明子是治療眼疾的要藥。《本草綱目》記載，決明子，以明目之功而得名。它來源於豆科植物鈍葉決明 *Cassia obtusifolia* L. 或決明 *C. tora* L. 的乾燥成熟種子，因為來自草本植物，俗名便叫成了「草決明」。

決明子的外表很有光澤，像菱形的小綠豆。孫思邈在《千金翼方》中也記載了決明子的功效主治及幾個眼科病名，其中有類似西醫定義視神經萎縮的青盲。除了明目的功效外，現代研究還發現，決明子還具有降血壓、降血脂的功能。

/ 葉橘泉與決明茶 /

南京的名老中醫葉橘泉先生與決明子頗有淵源。葉老早在1955年就當選中國科學院的學部委員，相當於現在的中國科學院院士，他是一位醫藥兼修的大家。

我雖沒有機會見到葉老，但我的導師謝宗萬教授特別推崇葉老的學識，常與我說起他。謝老師的《中藥材品種論述》出版時，葉老題了16個字：「爬梳抉剔，刮垢磨光；寶藏遺珍，精華益顯。」

在謝老師的推薦下，我曾拜讀過葉老的著作《古方臨床運用》、《本草推陳》、《現代實用中藥》。葉老提倡的「複方藥品考」的學術思想獨樹一幟。

葉老生於1896年，於1989年去世，享年93歲。他老人家經歷過清帝遜位，渡過了兵荒馬亂，歷盡風霜，在新中國成立後仍不輟耕讀，高人高壽。

葉橘泉為謝宗萬著《中藥材品種論述》題字

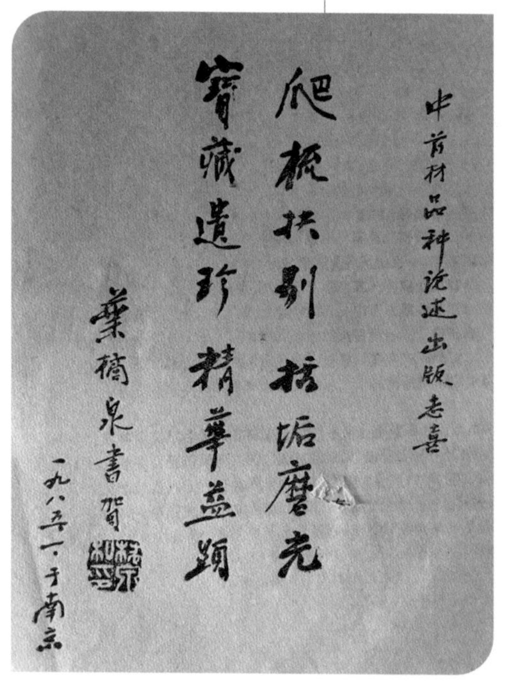

葉老的保健秘訣中有一個便秘決明子茶。製作方法十分簡單，先用文火把決明子炒黃，炒黃的決明子會散發一股大米花香，接着反覆加水沖泡，泡出來的茶味十分濃郁。

決明子加野菊花一起泡水代茶飲，既可明目又能通便；再加枸杞，還能起到補肝腎的作用，對老年人很有益處。

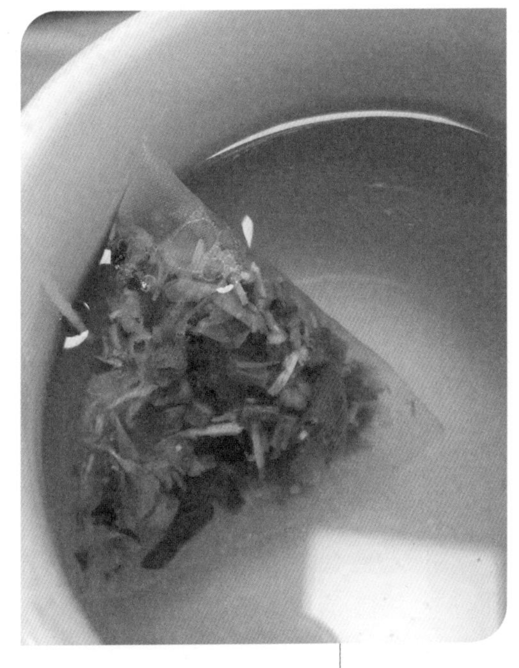

菊花枸杞決明茶

決明子雖好，但使用前一定要分清體質。決明子泄熱，藥性偏寒涼，體質偏寒的人不宜多服，脾虛便溏的人更要慎用。在臨床上，曾有些體質虛寒的女性，因長期喝決明子茶減肥，結果適得其反，導致手腳冰涼，月經紊亂，甚至閉經。即使是良藥，如果使用不當，也可變成毒藥。

決明子除了泡茶之外，還可用來填充枕頭。決明子枕不僅散發着淡淡的青草香味，有助於睡眠，而且質地比較硬，對頭部和頸部有一定支撐和按摩作用。

/ 石決明與鮑魚 /

石決明不是礦物藥石頭，而是動物藥。石決明是鮑魚堅硬如石的外殼。

海味中最出名的「鮑參翅肚」——鮑魚、海參、魚翅、魚肚，鮑魚總出現在大菜中，是海產品的代表。

坊間有一種說法，吃四條腿的不如吃兩條腿的，吃兩條腿的不如吃沒有腿的。尤其是在過去，人們能吃到的食品種類少，認為畜類不如禽類，禽類不如海產類。

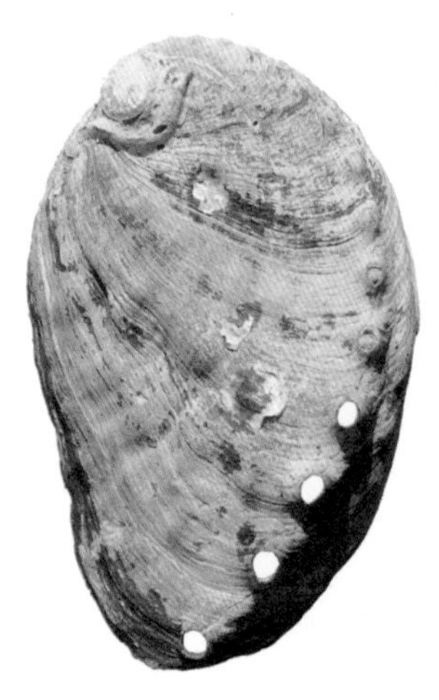
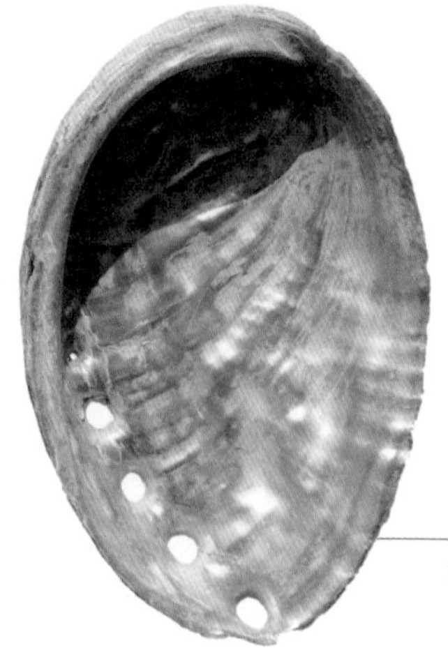

石決明藥材

市場上鮑魚的分級有一個重要標準——「頭數」。傳統的計量單位司馬斤約 600 克，我國港台地區還在用。所謂「頭數」指的是一個司馬斤裏有多少隻鮑魚，兩隻約一斤的為 2 頭、3 隻約一斤的為 3 頭，以此類推，5 頭、10 頭、20 頭等。頭數越少，鮑魚的個頭越大，價格也越貴，因此有「有錢難買 2 頭鮑」之説。

鮑魚名魚不是魚，而是一種螺，但外形長得特殊，螺肉裸露在外，只有一側有貝殼，像盾牌一樣。當作食物的是螺肉，剩下的螺殼，則是中藥石決明。

鮑魚菜餚

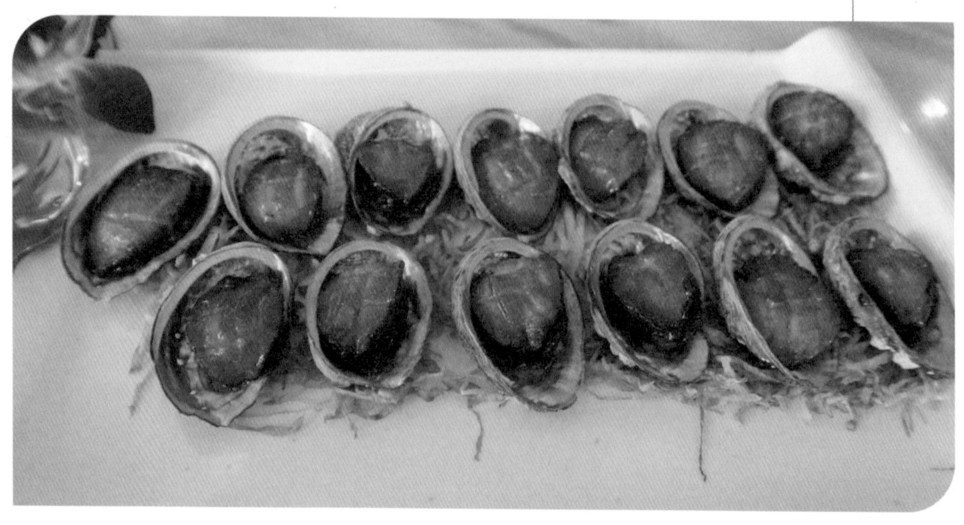

鮑魚貝殼的內層非常光滑，有珍珠樣彩色光澤。貝殼的頂部邊緣一般有 9 個小孔，因此又名九孔鮑魚、九孔石決明。開孔有時不是 9 個，不過一般認為九孔石決明品質更優。李時珍在《本草綱目》中記載，石決明又名九孔螺，殼名千里光。無論是石決明還是千里光，都指出它的明目功效。

石決明資源豐富。《中國藥典》記載石決明的來源有 6 種，鮑科動物雜色鮑 *Haliotis diversicolor* Reeve、皺紋盤鮑 *H. discus hannai* Ino、羊鮑 *H. ovina* Gmelin、澳洲鮑 *H. ruber* (Leach)、耳鮑 *H. asinina* Linnaeus 或白鮑 *H. laevigata* (Donovan)。

/ 水飛石決明 /

明代醫家繆希雍在《神農本草經疏》中，對石決明的作用機理做了精闢的分析：目得血而能視，石決明鹹寒，可入血除熱，能主各種目疾也。

煎藥時，石決明需要搗碎加工後再煎煮，或與其他藥材一起，或單獨外用。

民國時期，貫通中西醫的醫家張錫純，對石決明的使用推崇備至。他特別提出，石決明研細水飛，可用於外敷。

關於石決明水飛的方法，李時珍在《本草綱目》石決明的修治項目下也有記載。

水飛法是一種獨特的炮製方法，可以將不溶於水的礦物或貝殼類藥材，反覆和水一起研磨，將懸浮在水面上的細粉撈出來留用，再繼續研剩下的石決明，直到最後全部製成能浮於水面的極其細膩的粉末。

石決明和珍珠的炮製加工常用到水飛法，研磨出極細的粉末可製成外用的滴眼液，用於緩解視力疲勞或治療慢性結膜炎等。

俗話說，眼睛裏容不得沙子。要把石決明研磨到能用於滴眼液、感覺不到異物感的程度，研磨的細膩程度可想而知。

古人認為，眼睛就像天上的日月，有了日月，才能有光明，所以古人喜歡把能明目的中藥叫「千里光」和「決明」。現代人的生活中，免不了頻繁使用手機、電腦，用眼疲勞的人日益增多。現在每年 10 月的第二個星期四被定為世界愛眼日，愛護眼睛，預防眼病，要從每日每時做起。

決明子與石決明

決明子

來源

豆科植物鈍葉決明 *Cassia obtusifolia* L. 或決明（小決明）*C. tora* L. 的乾燥成熟種子

功效

久服益精、明目、輕身

功效

內服
煎煮、泡茶等，內服需注意其藥性偏寒涼

外用
如枕頭芯等用法

源自植物

石決明

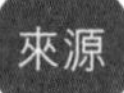

來源

- 鮑科動物雜色鮑 *Haliotis diversicolor* Reeve、皺紋盤鮑 *H. discus hannai* Ino、羊鮑 *H. ovina* Gmelin、澳洲鮑 *H. ruber* (Leach)、耳鮑 *H. asinina* Linnaeus 或白鮑 *H. laevigata* (Donovan) 的貝殼
- 鮑魚是名海鮮，是著名的滋陰補陽之品

功效

主各種目疾

功效

內服
搗碎加工後，再煎煮

外用
研細水飛，外敷使用

源自海洋動物

63
車前
當道輪前行不懼

白居易的一首《賦得古原草送別》家喻戶曉：

離離原上草，
一歲一枯榮。
野火燒不盡，
春風吹又生。

如果要為這首詩中的勁草匹配一種植物，我想車前草也許能相配。

/ 百折不撓 /

車前科植物車前 *Plantago asiatica* L.，這種小草大概人人都見過，抬頭不見低頭見，低下頭看，街邊犄角旮旯都有車前草。

車前多生於田間地頭、草地、溝邊、荒野甚至鬧市，無處不在。車前的外觀也有些特色，平展的葉片似湯勺一般，葉脈是平行凸出的，葉子圍成一圈像個蓮座，中心部位竄出幾株花葶。它耐寒、耐旱、耐澇，抗壓能力非常強。即使車軲轆

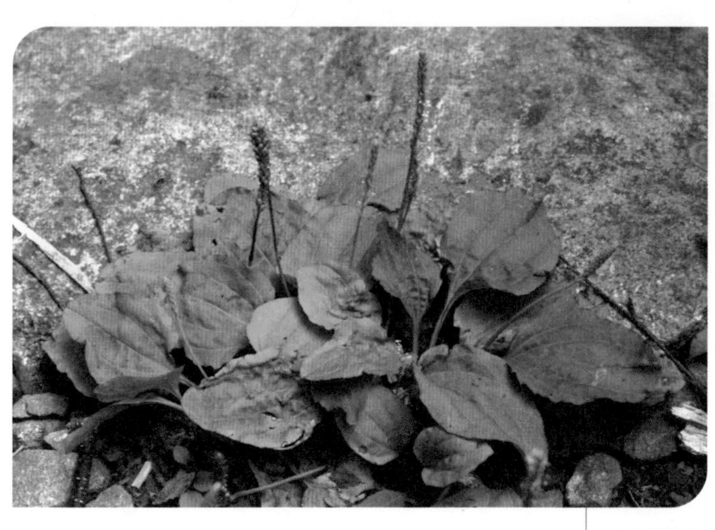

車前原植物

在身上碾過去，它照樣還能生長，所以又被稱為「車軲轆菜」或「車輪菜」。

2,000 年前的《詩經》中就有車前，名字叫「芣苢」（fú yǐ）。《國風・周南・芣苢》有云：「採採芣苢，薄言採之，採採芣苢，薄言有之。」可以想像，2,000 年前人們一邊唱着這首動聽的歌謠，一邊採車前的歡快景象。《神農本草經》把車前列為上品，無毒，久服輕身，耐老。

/ 歐陽修與車前子 /

李時珍在《本草綱目》裏記載了一個關於車前的故事，說的是 1,000 多年前宋代大文學家歐陽修用車前子的病案。歐陽修常患急性腹瀉，遍訪名醫仍無好轉。一次他的夫人從市中買回一帖藥，歐陽修服下之後病就痊癒了。他向賣藥之人詢問是何妙方，賣藥者回答方中僅一味車前子而已，研成粉末，一劑二錢以米湯送服。接着賣藥者道出了一番醫理：車前子可以利水道而不動氣，水道利則清濁分。歐陽修的病因是濕盛引起的水瀉，用車前子來引導水濕，腸道的水濕隨小便排出，腹瀉自然就止住了。這就是「利小便所以實大便」，自然達到了止瀉的目的。

車前子藥材

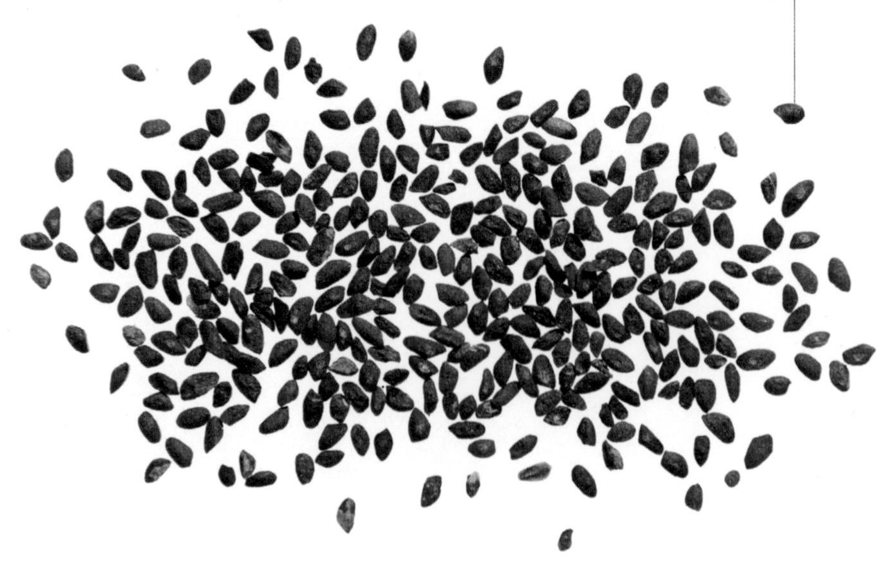

/ 一物多藥行世界 /

車前的全草和種子都是藥材。車前子即車前的種子，有清熱，利尿通淋，明目，祛痰等功效。車前草的功效與車前子類似，只是藥力稍弱一些。在古代的醫方當中，車前子的出現頻率比較高。在現代的新鮮草藥攤上，也一定有新鮮車前草的身影。

明代的《救荒本草》收錄了車前草的藥用及食用功效。新鮮的車前草幼苗是一道野菜菜餚。先用開水焯一下，然後涼拌、蘸醬、炒食、做餡、做湯都可以。曬乾後代茶飲可清心火，除煩，利尿。

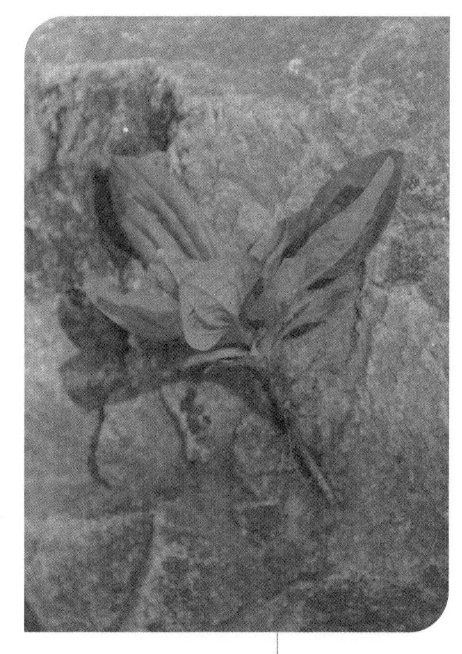

平車前原植物（直根系）

車前子清熱利濕的功效顯著，也成就了很多良方。比如，宋代《太平惠民和劑局方》記載的八正散，當中有車前子、瞿麥、扁蓄、滑石、梔子、大黃等 8 味藥，能清熱利尿，通淋，常用於治療泌尿系感染。

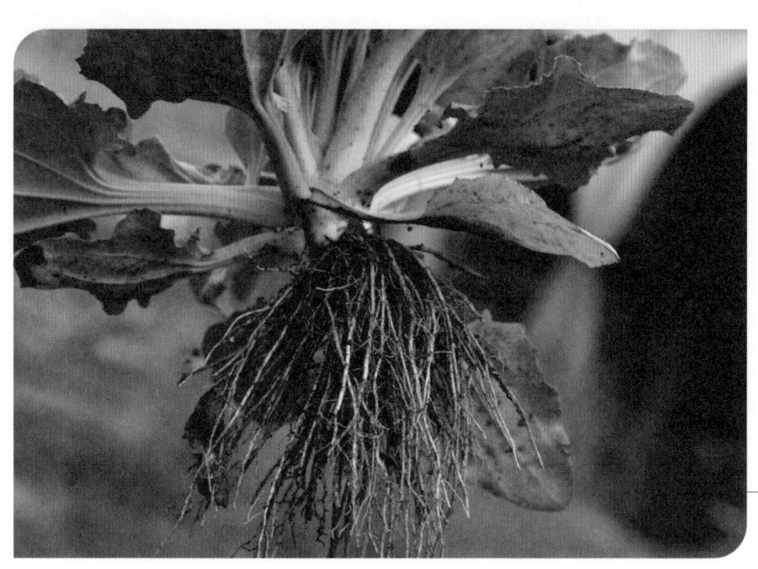

車前原植物（鬚根系）

現在很多人用電腦、手機時間過長，用眼過度，視力下降。車前子還有明目之功，而且療效確切。唐代《藥性賦》載：「車前子止瀉利小便兮，尤能明目。」《本草綱目》裏引用了古書上記載的一個小方——駐景丸，名字有好景常駐的意義。方中只有車前子、菟絲子、熟地黃三味藥，和成蜜丸服用，蘇頌稱之為古今奇方。一直到今天，此方依然是中醫眼科的常用方。

中醫特別強調攻補兼施、通補結合，車前子的應用就體現了這樣的理論。一通一補，先把肝腎的水濕瀉下去、利出來，通了以後騰出地方來，才能補得進去。

有人盲目地進補反而適得其反，可能是因為身體裏有水濕瘀血等堵塞的問題，此時進補反而增加身體負擔，對身體造成了傷害。

中國有車前，國外也有車前，而且還有很多種。

全世界車前科有 3 個屬，其中車前屬的植物約有 190 種，廣布於溫帶和熱帶地區，向北可達北極圈附近。

《履巉岩本草》
車前圖

目前，《中國藥典》收錄的車前子植物來源有兩個：車前 *Plantago asiatica* L. 和平車前 *P. depressa* Willd.。這兩種植物外觀十分相似，不過連根拔出來一看，即可分清，前者為鬚根系，後者為直根系。

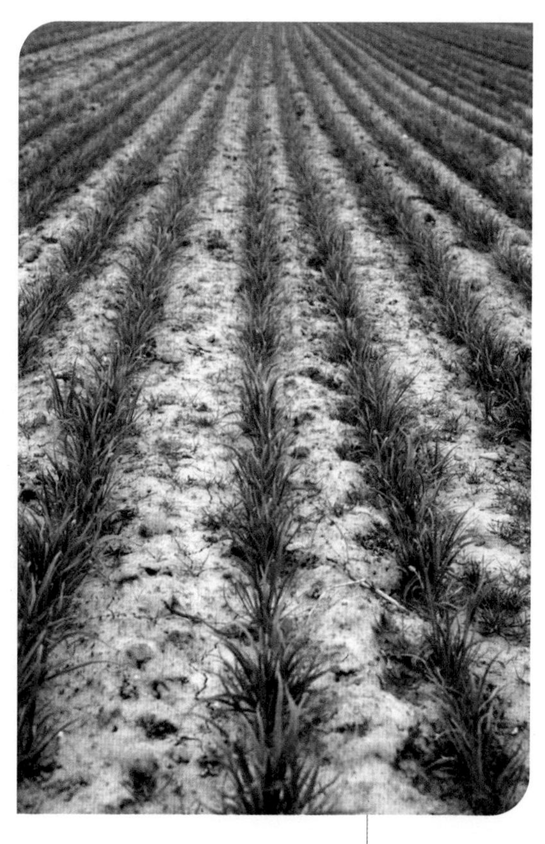
卵葉車前原植物

/ 履巉岩本草與車前 /

成書於 1220 年（南宋嘉定十三年）的《履巉岩本草》，著作者為王介，他根據杭州附近的植物記錄並繪製而成的插圖，是目前已知存世最早的地方本草的彩繪圖譜。書中插圖共 206 幅，細緻精美，非常珍貴，現在可見明代抄本。其中有一幅設色車前圖，清晰地描繪出了車前葉基生、鬚根系的性狀，栩栩如生，和現在的車前草完全一致。

1981 年，在我大學畢業前夕，北京中醫藥大學藥用植物教研室來了一位遼寧中醫學院的訪問學者鄭太坤老師。鄭老師和藹可親，是研究車前的專家，當時已經做了近 20 年的研究，原來這麼一棵普通小草，同樣值得經年累月的潛心研究。這些年我和遼寧中醫藥大學的合作越來越密切，他們每年會派一位研究生來我的研究組進修，我也是他們的客座教授，有了更多機會了解車前的現狀。後有康廷國教授接下了鄭太坤教授車前研究的接力棒，繼續研究，一幹又是 20 年。

車前的研究似車輪滾滾向前，從未停歇，這兩位教授和他們的團隊，對中國產的車前進行了系統的研究，包括分類、資源、商品調查等，釐清了中國車前的「家底」。中國有車前屬的植

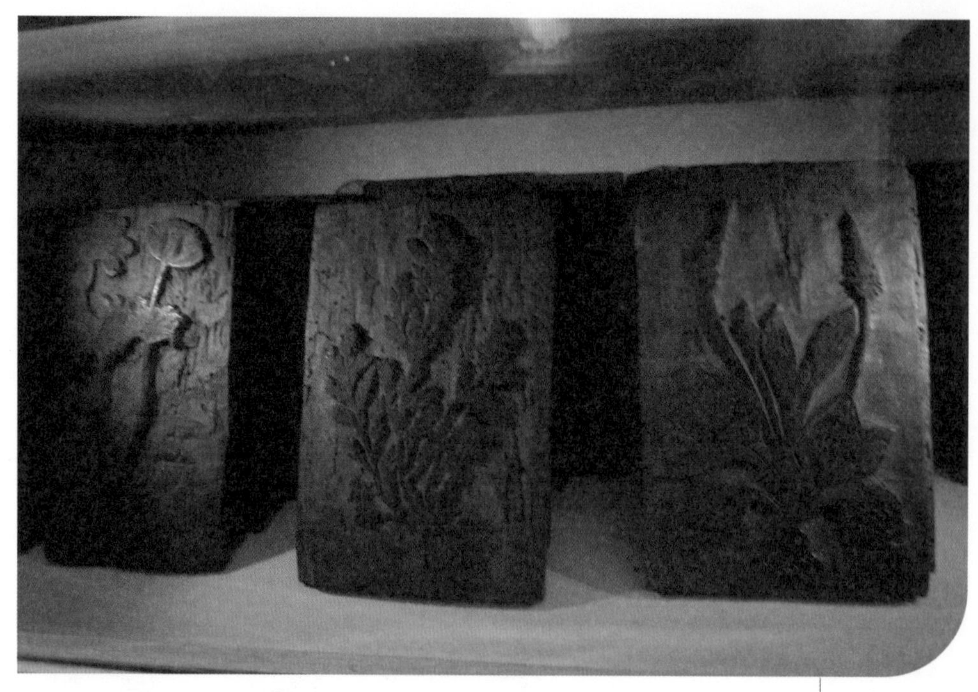

博洛尼亞博物館收藏的車前木刻雕版畫（右一）

物 19 種，加上變種、變型，共 24 個分類單位。他們將研究成果匯總出版了專著《中國車前研究》，為中國車前的研究做出了重要貢獻。

/ 國際歐車前 /

歐洲草藥中也有車前的一席之地。目前，歐美藥用較多的是卵葉車前 *Plantago ovata* Forssk.，主要分佈在印度、伊朗，西亞和地中海沿岸國家。2013 年，我在意大利博洛尼亞一家博物館中，見到了館藏的一塊 400 年前的車前木刻雕版畫。我對意大利文和意大利文化並不太熟悉，但講解員生動詳細的解說為我指點、解惑。當日擔當博物館義務講解員的竟是歐盟前主席、意大利前總理羅馬諾・普羅迪（Romano Prodi）先生。普羅迪先生雖已卸任，但仍在為促進中西方文化交流擔當民間使者。

和中國藥用習慣不同的是，西方的車前藥用時包含車前子外層的種皮，它的藥用名為卵葉車前草果殼，商品名為洋車前子粉。當地民間經驗認為，卵葉車前子和卵葉車前子外殼都具有通便的功效。

中藥車前子煎煮時需要包煎，因為車前子一遇到水，種皮會迅速膨脹。沒有膨脹的車前子像黑芝麻粒一樣，一把可以抓住，膨脹後的車前子像泥鰍一樣滑不留手，也容易從藥鍋裏溢出來，影響藥效。不過，歐洲人正是利用了車前子吸水膨脹的特點，將它作為膳食纖維補充劑，用於緩解便秘。

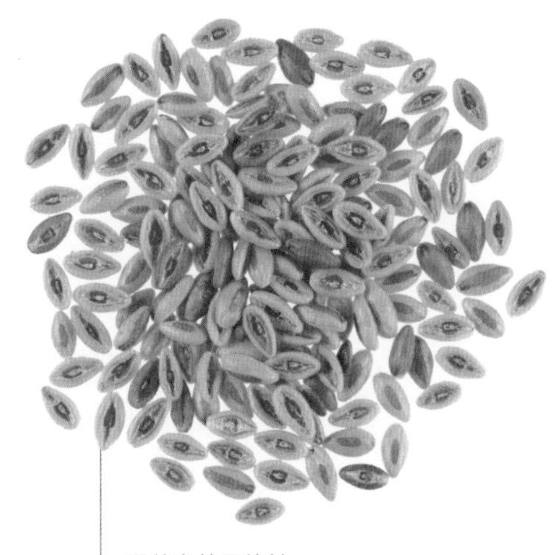
卵葉車前子藥材

歐盟前主席羅馬諾．普羅迪 Romano Prodi（左五）擔任義務講解員

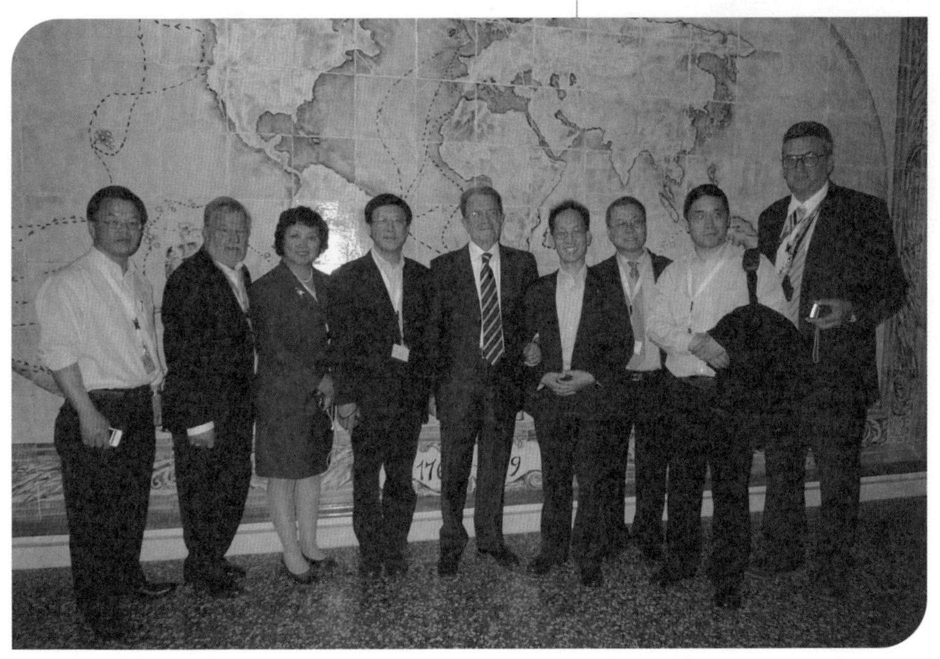

樸實無華的車前任憑馬踏車碾也百折不撓，生命力十分頑強，具有歷史文化底蘊與內涵。車前親民、易得、有效，在臨床上惠及千家萬戶。

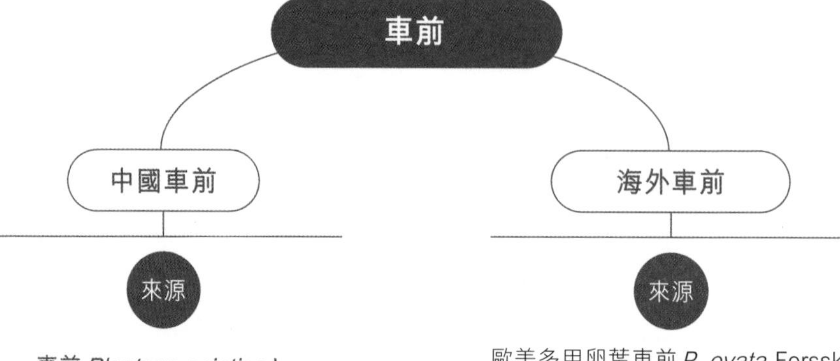

車前 *Plantago asiatica* L.
鬚根系

平車前 *P. depressa* Willd.
直根系

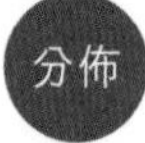

田間地頭、草地、溝邊、荒野，生命力頑強

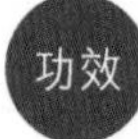

車前子（成熟種子）
清熱利尿通淋，滲濕止瀉，明目

車前草（全草）
清熱利尿通淋，祛痰，涼血，解毒

歐美多用卵葉車前 *P. ovata* Forssk.
(*Plantago ispaghula* Roxb.)

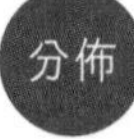

主要分佈在印度、伊朗，西亞和地中海沿岸國家

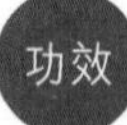

卵葉車前子（成熟種子）
通便

卵葉車前草果殼（種皮）
通便

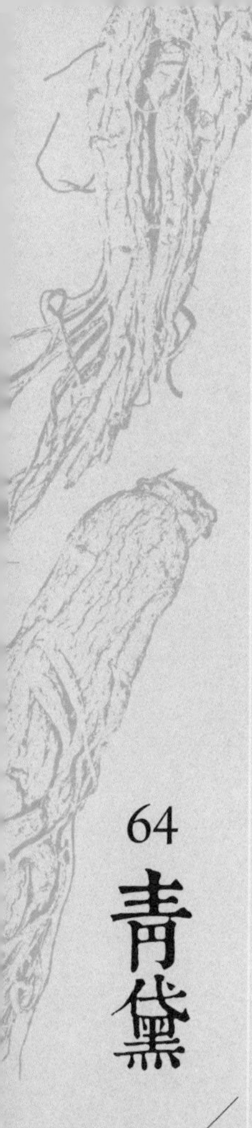

64
青黛

青出於藍勝於藍

/ 青出於藍 /

坊間有一種説法：「一香二茶三藥。」在此之後再加一項的話，我覺得可以加上「四染料」。

「青，取之於藍，而青於藍。」出自戰國時期《荀子·勸學篇》，從藍草當中提取出的靛藍比藍草更藍。

青黛除了可以染布以外，在古代還是女子用於描眉之物。李時珍説：「黛，眉色也。」早在東漢劉熙的訓詁專著《釋名》中就有：「滅去眉毛，以此代之，故謂之黛。」白居易也有云：「六宮粉黛無顏色。」黛與女性、美麗的容顏掛鈎。

北京海澱區有個地方名藍靛廠，離頤和園不遠，挨着火器營。那裏曾經是一大片低窪地，是明清時期出產藍色染料的地方。

青黛是歷史較悠久的染料之一。青黛被收錄在《本草綱目》第 16 卷，李時珍詳細介紹了青黛的藥用價值。

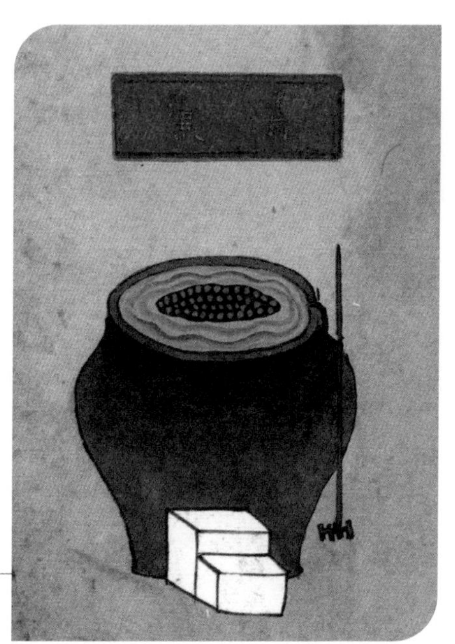

青黛（摘自《補遺雷公炮製便覽》）

/ 青黛製作 /

我國明代科學家宋應星在《天工開物》中記載了明朝中期以前中國古代各種「巧奪天工」的高超技藝，包括靛藍和青黛的製作方法。製取時需要將藍草的莖葉加入石灰水中長時間浸泡並充分攪拌，產生一浮一沉兩種產物。水面上會產生浮沫，撈起浮沫，曬乾，碾碎，形成質輕、極細的青黛粉末，也即記載中的靛花，畫眉可以此代之，常用來入藥。青黛粉末被吹拂起來會彌漫在空中，易粘在手上、紙上。這種方法不可隨意嘗試，彌漫在一定空間內的粉塵是有危害的。

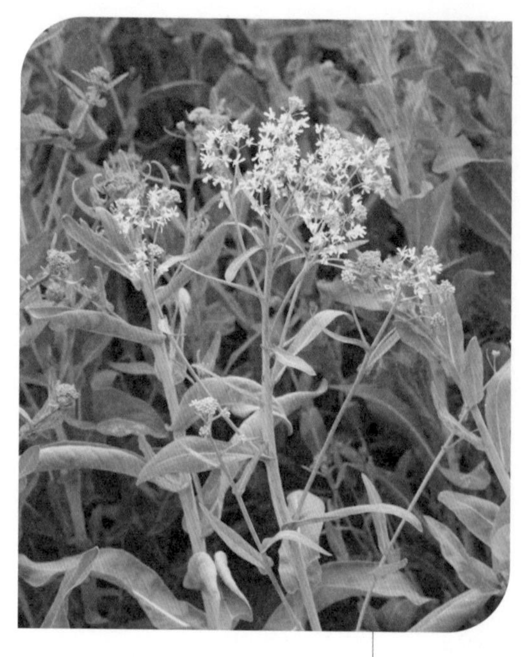

菘藍原植物

青黛聞起來微有草腥氣，口嘗有一點酸。以藍色均勻，能浮於水面，火燒時產生紫紅色煙，維持時間比較長者為佳。

製取出來沉澱在水下的就是靛藍，撈出曬乾並研磨後也可入藥，具有一點藥性，不過一般不作藥用，主要用作染料。

/ 藥用功效 /

在我國最早記錄青黛入藥的是宋代的《開寶本草》。其中寫道：「青黛自波斯國來。今以太原並廬陵、南康等處，染澱甕上沫紫碧色者用之。」

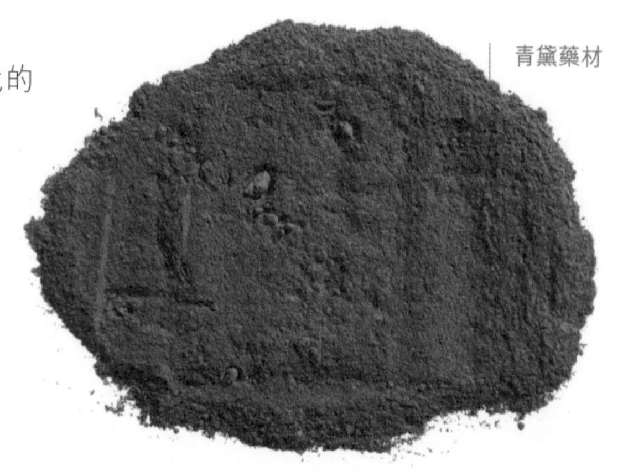

青黛藥材

説明青黛的來源，既有外來的，也有本土的。

李時珍在《本草綱目》中也有描述：「波斯青黛，亦是外國藍靛花。既不可得，則中國靛花亦可用。」

青黛具有清熱解毒，清肝瀉火，涼血定驚的功效。臨床上主要用於治療高熱、抽搐、斑疹、瘡瘍腫毒、蛇蟲咬傷等。

說來有趣的是，假如在需要青黛入藥時，手邊沒有這種藥怎麼辦？李時珍因陋就簡提供了一招：「或不得已，用青布浸汁代之。」在不得已的時候，可以將靛藍染的布煮水，用此水代替青黛入藥。但生活在現代的我們有更好、更方便的治病方法，無須效仿浸青布。

/ 一物三藥 /

《中國藥典》規定爵床科植物馬藍 *Baphicacanthus cusia* (Nees) Bremek.、蓼科植物蓼藍 *Polygonum tinctorium* Ait. 或十字花科植物菘藍 *Isatis indigotica* Fort. 是青黛的來源，莖葉經加工製得的乾燥粉末、團塊或顆粒即青黛。

馬藍原植物

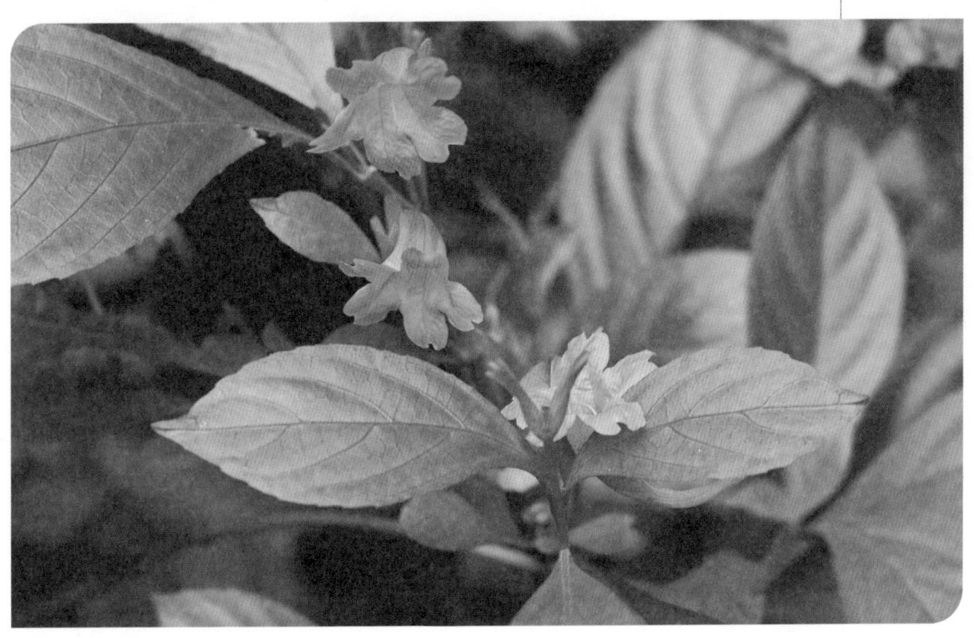

其中，常用的十字花科植物菘藍也是另外兩種中藥的來源，它的根為板藍根，葉為大青葉，特別在感冒流行的季節，板藍根多衝鋒在前。板藍根和大青葉性寒，有清熱解毒的功效。如果發熱伴隨咽喉腫痛，確診為風熱型的感冒時，可以用到板藍根和大青葉「兩兄弟」。

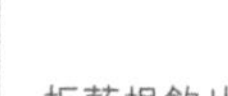

板藍根飲片

板藍根、大青葉和青黛都可以清熱，解毒，涼血。但是，板藍根側重於利咽消腫；大青葉側重於治療血熱出斑；青黛側重於治療內科的肝熱和肺熱證。

在流感盛行的季節，老百姓都喜歡在家中備着板藍根顆粒。由板藍根和大青葉組成的複方板藍根顆粒，清熱解毒的功效更強。

大青葉藥材

青黛一般用於熱病比較重的階段，不像板藍根和大青葉那樣常用。其實青黛是外科的常用良藥，用途很廣。比如，用雞蛋清調青黛粉外敷，可以治療濕疹和小兒的腮腺炎。用芝麻油調青黛粉，可以治療輕度燙傷。

在染色方面，蠟染技術在我國歷史悠久，其中以貴州的蠟染最為出名。

我在蠟染工廠參觀過傳統的製作工序。方法是先在布料上點繪蠟花，然後放到靛藍染液中染色，最後浸在沸水中把蠟化掉，布面上就出現了藍白相間的花樣。眼見池水中的靛藍色中顯現出斑駁圖案，確實像變魔術一樣。

中國的藍染技術，由遣唐使帶到日本，在日本也有傳承。如今日本德島的藍染就很出名，當地叫「阿波藍」。

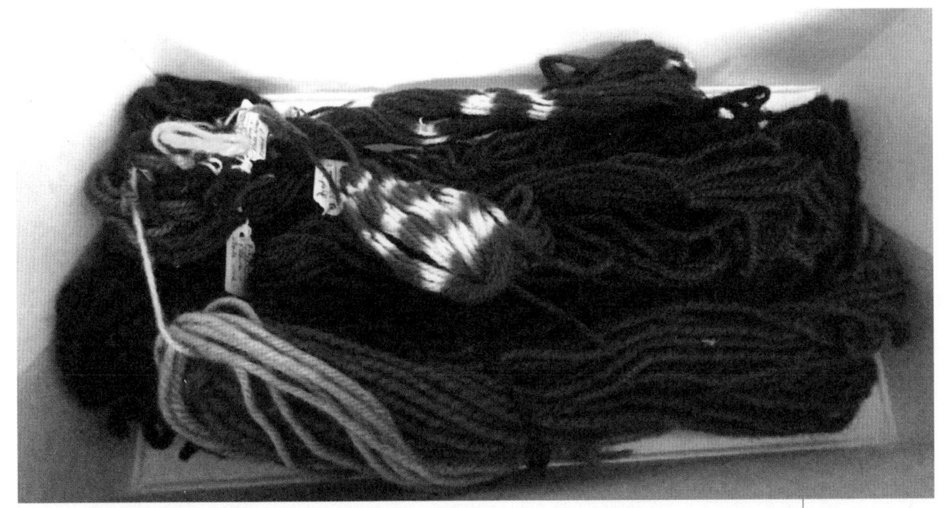

英國皇家植物園收藏的藍染線

最初，因為染布成本較高，日本只有貴族和武士才用得起，直到 17 世紀，藍染工藝在民間才開始普及。日本傳統的溫泉酒店裏，招牌布簾子都是藍染的，而且再配上用靛藍浸染過的麻布和服浴衣，顯得古樸、自然，還有抗菌、防蚊蟲的特點，這可能是它備受歡迎的原因之一吧。

/ 靛藍與 Indigo /

世界上擁有植物種類最多的國家，第一是巴西，第二是印度尼西亞，第三是印度（包括孟加拉地區），第四是中國。

靛藍與孟加拉、印度有深切的淵源。

古代的印度與孟加拉國原本就是一個國家，至今在風土人情方面依然非常相似。

2018 年初我走訪孟加拉國，去考察那裏的天然植物資源。孟加拉天然資源豐富，尤其盛產染料與香料的原料。

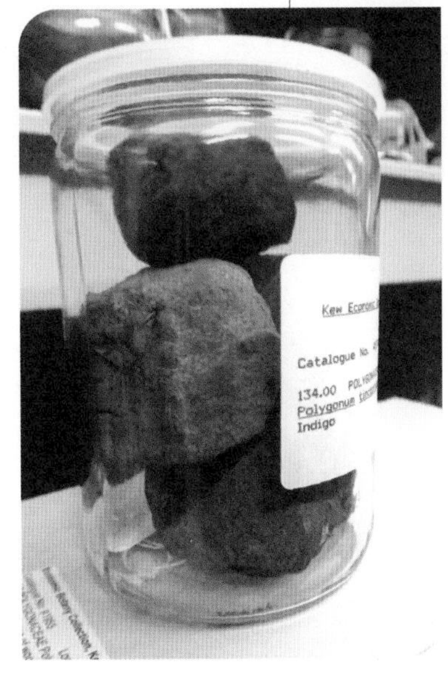

英國皇家植物園收藏的青黛標本

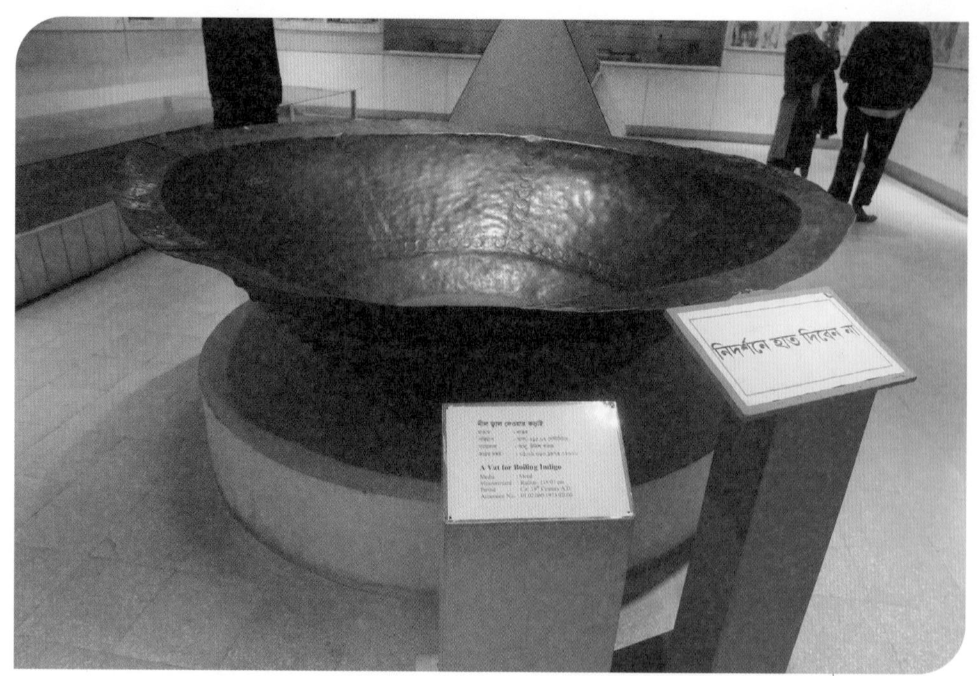

200 年前熬製靛藍的大鍋（孟加拉博物館藏）

我來到了其首都達卡郊外的國家植物園，該園覆蓋面積超過 200 英畝，收集植物超過 50,000 種，既有水生又有旱生，而且還有豐富的文字資料。

多姿多彩的染料植物令我印象深刻，例如，紅色的有蘇木、茜草根、紅花；藍色的有甘藍、菘藍、木藍；橙黃色的有梔子、薑黃；棕色的有咖啡、茶葉、青柿根等。還有一種説出名字就知用途的植物 —— 胭脂樹 *Bixa orellana* L.。

別看孟加拉目前處於貧困狀態，但絲毫不掩街頭的五彩繽紛。男子人力車夫穿的套裙都是不同的顏色，植物園栽培草藥的園丁，也以鬍子染色為美。

我在達卡的博物館中看到有這樣的歷史記錄：早在古羅馬時代，印度就是歐洲靛藍的主要供應國。印度也是較早的靛藍原料種植與加工的主要中心之一。在整個中世紀，羅馬人將靛藍用於繪畫、醫藥和美容。

靛藍英文 Indigo 來源於拉丁語 Indicum，意思是「印度的」，可見印度與靛藍密不可分。在 1859 年，孟加拉的農民為了反抗英國東印度公司殖民主義的不公平待遇，奮而起義，這一事件被稱為「靛藍起義」。

靛藍曾經是歐洲稀有的商品，有「藍金」之稱。擁有靛藍染色的小布衫，是富有的象徵。靛藍也是阿拉伯商人從印度進口到地中海國家謀利的一種奢侈品。

博物館中展覽着一口 200 年前熬製靛藍的大鍋，直徑約有兩米。起初我還以為大鍋是鐵製的，看到說明才知道鍋是銅製的，日復一日的染料熬製，使這口大鍋完全被浸染成藍色。

老樹發新芽。隨着現代科技的進步，科學家從青黛中發現了靛玉紅（Indirubin），可用於治療慢性粒細胞白血病。這是我國首創的抗白血病藥物，現在已能人工合成。板藍根、大青葉、青黛和靛玉紅都表明了一個事實：中藥並非都來自天然，也有加工品。從靛藍的歷史中可以看到染料與醫藥的融合，看到先民的智慧，看到東西方文化與技術的交流，相互滲透，相互促進。

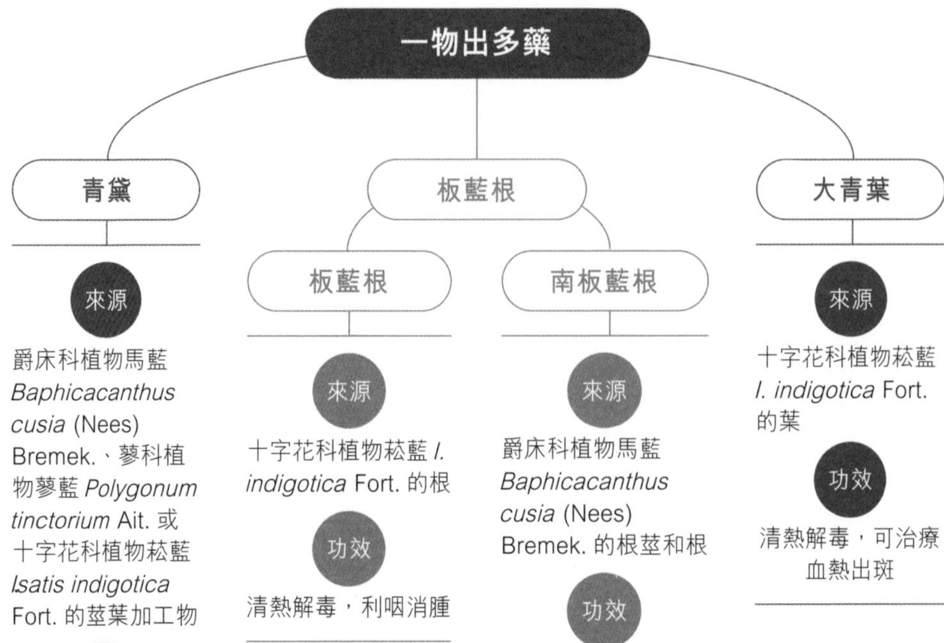

一物出多藥
青黛
板藍根
大青葉
板藍根
南板藍根
來源
爵床科植物馬藍 *Baphicacanthus cusia* (Nees) Bremek.、蓼科植物蓼藍 *Polygonum tinctorium* Ait. 或十字花科植物菘藍 *Isatis indigotica* Fort. 的莖葉加工物
功效
清熱解毒，清肝瀉火，涼血定驚，可治療肝熱與肺熱證
化學成分
靛藍、靛玉紅、青黛酮等
來源
十字花科植物菘藍 *I. indigotica* Fort. 的根
功效
清熱解毒，利咽消腫
來源
爵床科植物馬藍 *Baphicacanthus cusia* (Nees) Bremek. 的根莖和根
功效
清熱解毒，涼血消斑
來源
十字花科植物菘藍 *I. indigotica* Fort. 的葉
功效
清熱解毒，可治療血熱出斑

65 麻黃

中西良藥各千秋

/ 藥典三麻黃 /

無論是中醫還是西醫，臨床上都在用麻黃。麻黃的有效化學成分之一麻黃鹼（Ephedrine）是常用西藥。但在中醫看來，麻黃是一味地地道道的中藥，能發汗，平喘，利水，主要用來治療外感風寒、咳喘和水腫。麻黃是中藥還是西藥，最終取決於使用者和用法。在中醫理論指導下認識和使用的藥物，包括原藥材、飲片與成方製劑，都是中藥。

麻黃來源於麻黃科多種植物的乾燥草質莖。《中國藥典》收錄為草麻黃 *Ephedra sinica* Stapf、中麻黃 *E. intermedia* Schrenk et C. A. Mey. 及木賊麻黃 *E. equisetina* Bge.，這 3 種麻黃都作為中藥麻黃的法定植物來源。

中國北方好多地方都出產麻黃，有河北、山西、新疆、內蒙古等地。但麻黃用量很大，長期以來還是供不應求，上述 3 種原植物已被列入《國家重點保護野生植物名錄》。

麻黃屬（*Ephedra*）植物全世界有 40 種，廣泛分佈於亞洲、美洲、歐洲東南部、非洲北部的乾旱荒漠地區。我國麻黃屬植物共有 12 種，這些都是潛在的藥用資源，其中以草麻黃為主。

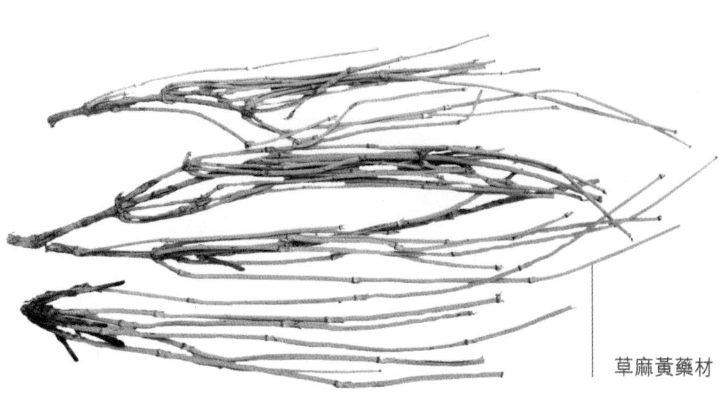

草麻黃藥材

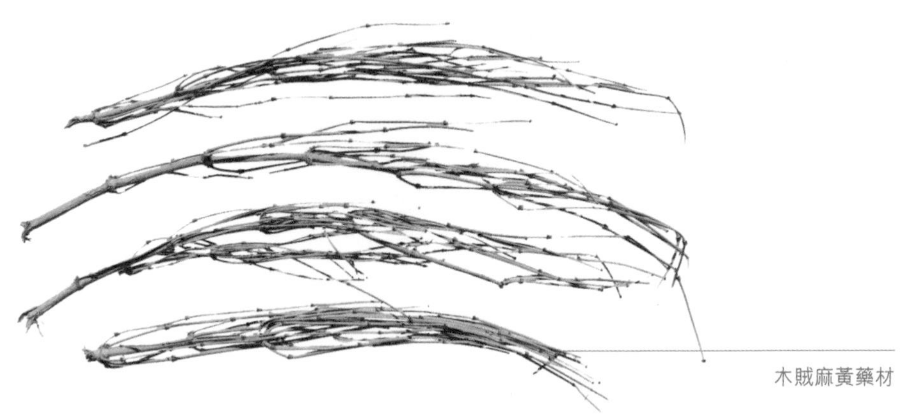
木賊麻黃藥材

關於麻黃的命名緣由，歷代有不同的見解。有人說麻黃味麻色黃，故名麻黃。李時珍對此提出了質疑，因為一般麻黃藥材青色的居多。

「枳殼陳皮半夏齊，麻黃狼毒及吳萸，六般之藥宜陳久，入藥方知奏效奇。」麻黃為中藥六陳之一，「陳」的意思是存放時間越久，質量會越好，久放的麻黃顏色由青轉黃。若嘗一點麻黃，能感覺到舌尖上麻麻的。

我在寧夏、新疆的麻黃產地都採過麻黃，麻黃的花是黃色的，有紅色的假種皮，看起來好似果實一樣。

多數人對「味麻色黃，故稱麻黃」這一觀點還是較為認可的。

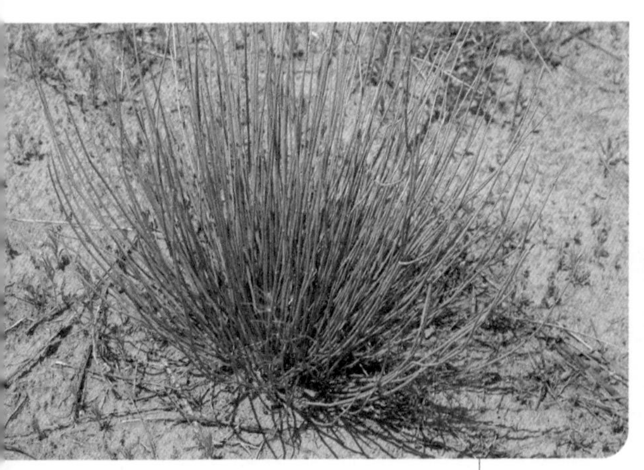
中麻黃原植物

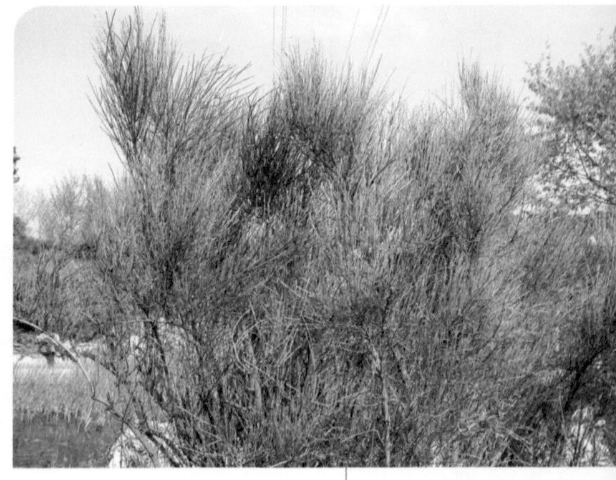
木賊麻黃原植物

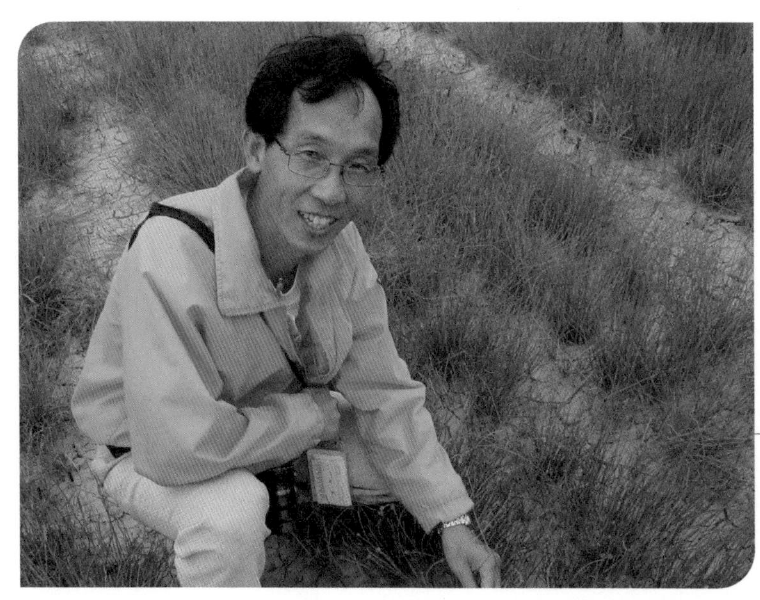

筆者在草麻黃種植基地，麻黃叢中紅色的為雌球花肉質苞片

/ 麻黃湯 /

早在《神農本草經》中就有關於麻黃的記載。《傷寒論》中記載治療外感風寒表實證的代表藥方就是麻黃湯，麻黃湯組方用藥十分嚴謹，君臣佐使分明，被奉為中藥複方的經典。麻黃又被譽為治療傷寒的第一藥。

麻黃的主要成分偽麻黃鹼（Pseudoephedrine），化學結構上和麻黃鹼是一對旋光異構體，就像人的左右手，長得一模一樣，但方向是不同的。

麻黃的來源有草麻黃、中麻黃和木賊麻黃。草麻黃是當前中國藥用麻黃商品中的主流品種，它的整體生物鹼含量較高，發汗作用比較強；中麻黃中偽麻黃鹼含量高，止咳效果比較好。在製備不同功效的中成藥時，使用哪種來源的麻黃原料是需要考慮的。

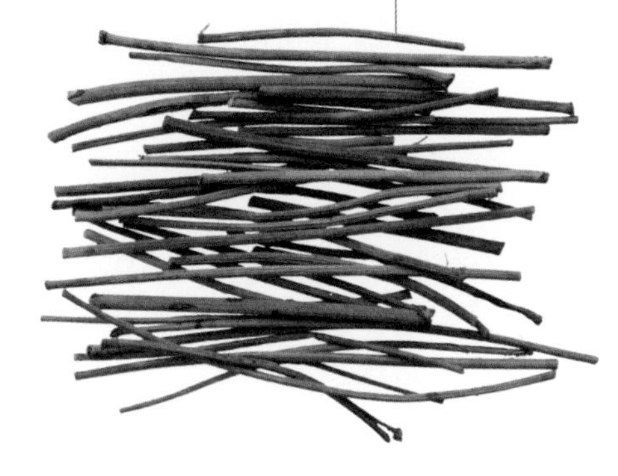

中麻黃飲片

/ 陳克恢與麻黃鹼 /

麻黃屬植物含有生物鹼、揮發油和黃酮等有效成分。

在日本，只要是研究醫藥的人，無論西醫還是漢方醫，一説起麻黃，沒有不知道的。

1887 年，日本學者長井長義第一次從麻黃中提取出了主要有效成分麻黃鹼，名震一時，他成為日本現代藥學的奠基人，後來日本藥學會會館也以他的名字命名。在接下來的半個世紀裏，世界各國的科學家逐步研究清楚麻黃鹼的化學結構，並進行了人工合成。

1923 年，我國學者陳克恢（K. K. Chen）和美國學者合作，開始研究包括麻黃在內的一些中藥。他們也從麻黃中分離出了麻黃鹼，並進一步研究其藥理作用，發現了麻黃鹼的臨床價值：預防和緩解支氣管哮喘發作，解除鼻黏膜充血和水腫，改善低血壓等。在國際醫學領域，陳克恢的大名如雷貫耳。

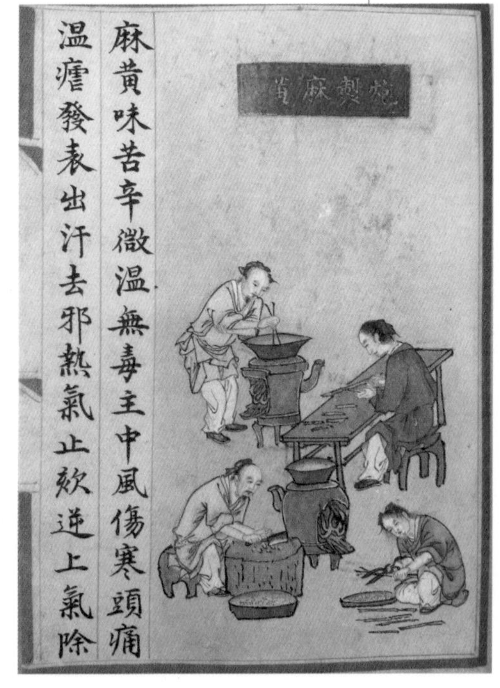

炮製麻黃圖（摘自《補遺雷公炮製便覽》）

麻黃鹼還具有顯著的中樞興奮作用。在中國，麻黃與麻黃鹼分別按中藥和化學藥管理。這樣管理麻黃鹼的一個重要原因是麻黃鹼可以合成違禁藥品去氧麻黃鹼。

國際上，一些國家也有相關管理辦法，在美國，麻黃鹼作為藥品由美國食品藥品管理局（FDA）統一管理。美國曾經一度流行用含有麻黃鹼的膳食補充劑來控制體重，或作為興奮劑來提高運動成績。

2003 年 2 月，美國職業棒球投手史蒂夫·貝齊勒，在服用了含有麻黃鹼的營養補充劑後猝死。這件事立即引

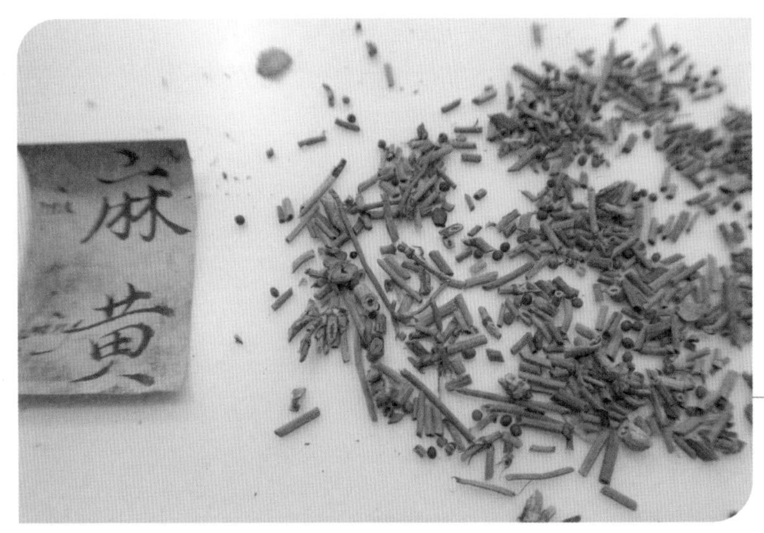

英國自然歷史博物館收藏的中藥麻黃飲片

起美國媒體和公眾的普遍關注。於是 FDA 發出禁令，把 2004 年 4 月 12 日定為含有麻黃鹼類減肥補充劑銷售的最後期限。這個消息公佈後，很多人以為中藥麻黃在美國也被禁用了。

針對此情形，時任美國中醫藥專業學會理事長的李永明博士挺身而出，開始了與 FDA 的直接對話。李永明和包括我在內的許多中醫藥學者一致認為應當向 FDA 解釋清楚中醫藥的獨特性，應該把濫用膳食補充劑的行為與正常使用中藥區別對待。經過反覆交涉，美國 FDA 最後明確澄清：此禁令不適用於中草藥。在美國，中醫臨床仍然可以正常使用麻黃。

在古代，麻黃的運用非常講究，諸家醫書中均提到用麻黃時要去掉莖上的節，即小節間相連的部分。《本草綱目》也記載了麻黃用於發汗時必須去節。

英國自然歷史博物館中收藏的一批中國古代中藥標本中亦有麻黃。那時的麻黃都是一小段一小段去過節的。

明代的《補遺雷公炮製便覽》中有一幅炮製麻黃圖。圖中一個小藥工在用一把大剪子一段一段地剪麻黃，把節去掉。現代的實驗研究也表明，麻黃鹼主要集中在髓部，而麻黃的節髓部不發達，僅含有少量的麻黃鹼，藥用價值不大，可以按雜質去除。

《補遺雷公炮製便覽》是供皇家用藥參考的，圖畫非常講究。我在英國自然歷史博物館看到的實物標本，更加使我相信這些講究不只存在於圖畫上，歷史上實際使用的中藥就是這樣做的。

/ 麻黃根 /

麻黃地下的根及根莖亦可入藥，中藥名為麻黃根。麻黃根的功效為固表斂汗，和麻黃發汗的功效完全相反。

我曾經遇到一個患者出汗很多，拿着方子來抓藥。當時藥房抓藥的新手看到麻黃根，想當然地以為是麻黃，差點就抓錯了。幸好我及時發現並提醒了他的錯誤，不然後果很嚴重。

中醫裏有一首止汗的名方牡蠣散，其中牡蠣粉和麻黃根同用，可以內服也可以外用。

《本草綱目》記載了這樣一首方：用一個豆包布或布袋子將麻黃根、牡蠣粉、粟粉（即穀子小米研磨的細粉）裝好即可，晚上睡覺流汗過多時，可以外撲。這種用法像今天的爽身粉、痱子粉一樣，可以吸收汗液和止癢，無論大人還是孩子都可以用。

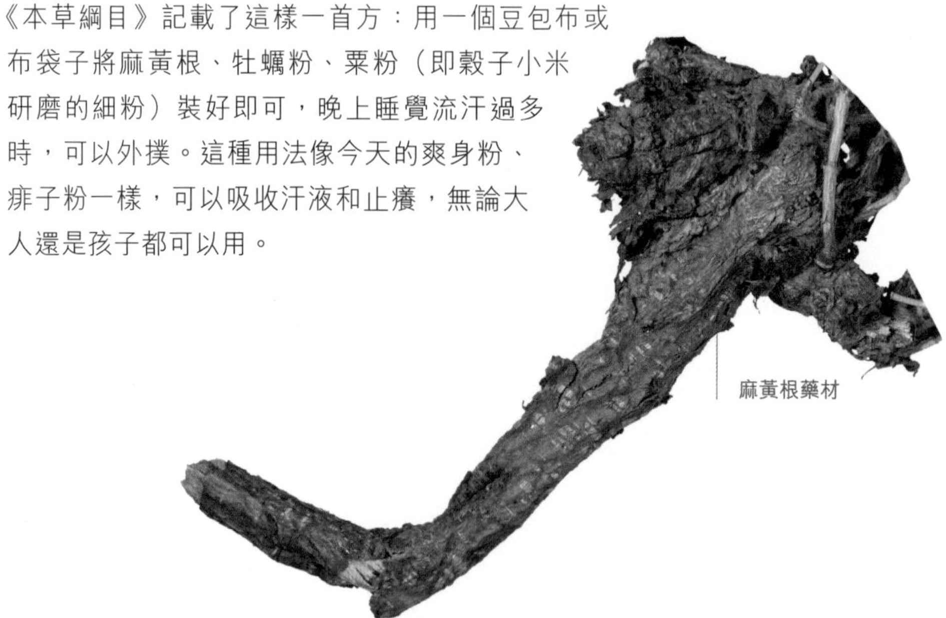

麻黃根藥材

埃及出土的數千年前的木乃伊的旁邊，就有麻黃，麻黃被視為不朽之物。作為中藥，麻黃在臨床使用上變化多樣，奧妙無窮。世界上很多國家都有悠久的麻黃應用歷史，麻黃和麻黃鹼在中西藥物當中都有自己的定位，應用各有千秋。

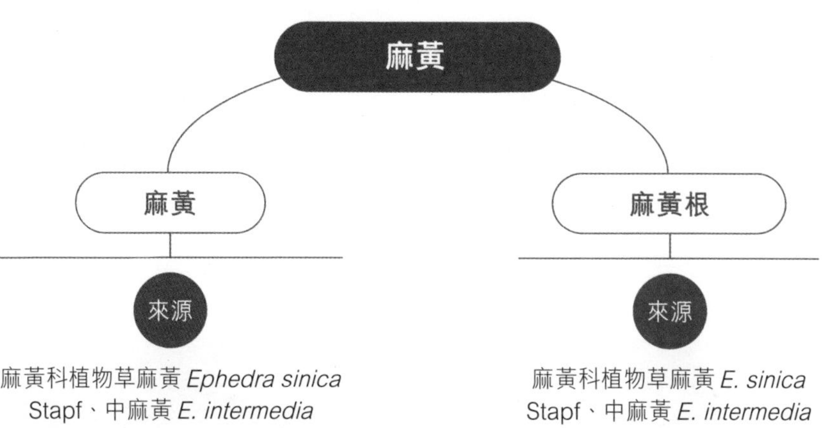

麻黃

三種來源

功效

草麻黃
發汗作用強

中麻黃
止咳效果好

發汗散寒，宣肺平喘

麻黃根

兩種來源

功效

固表斂汗

66

牽牛花與雞冠花

花市男孩說種花

/ 我種牽牛花 /

我小時候住在北京市崇文區花市的一條胡同裏。明末清初的時候，這裏聚集了很多做紙花、絹花的手藝人，慢慢形成了花市，過去皇宮用的絹花等裝飾品都是從花市採購的。北京的花市雖然沒有鮮花，但它的名氣很大。

想一想，我小時候種過兩種花，而且它們也都是中藥。

小小花兒爬籬笆，
張開嘴巴不說話。
紅紫白藍樣樣有，
個個都像小喇叭。
——打一種花

這個謎語的謎底很好猜，就是牽牛花，也叫喇叭花。

種牽牛花很簡單。春天，把牽牛花的種子埋進土裏，澆上水，用不了一個星期，它就能發芽了。牽牛花的幼芽就像豆芽一樣，彎曲狀地拱出地面，頂上長出兩片幼嫩的葉子。

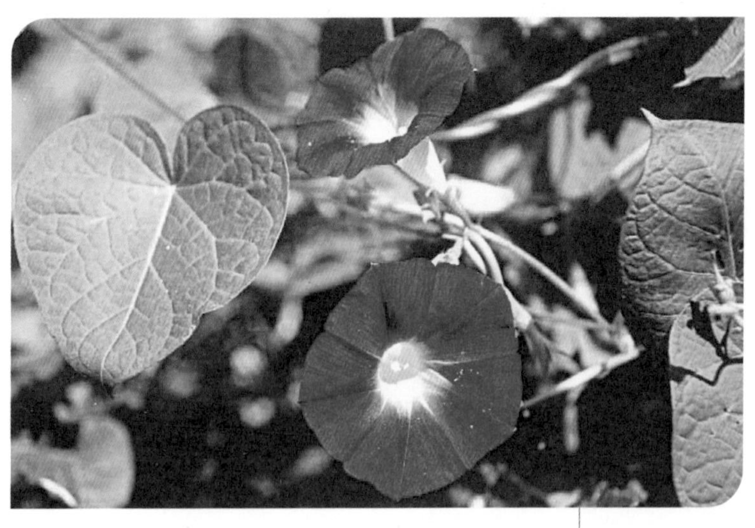

圓葉牽牛原植物

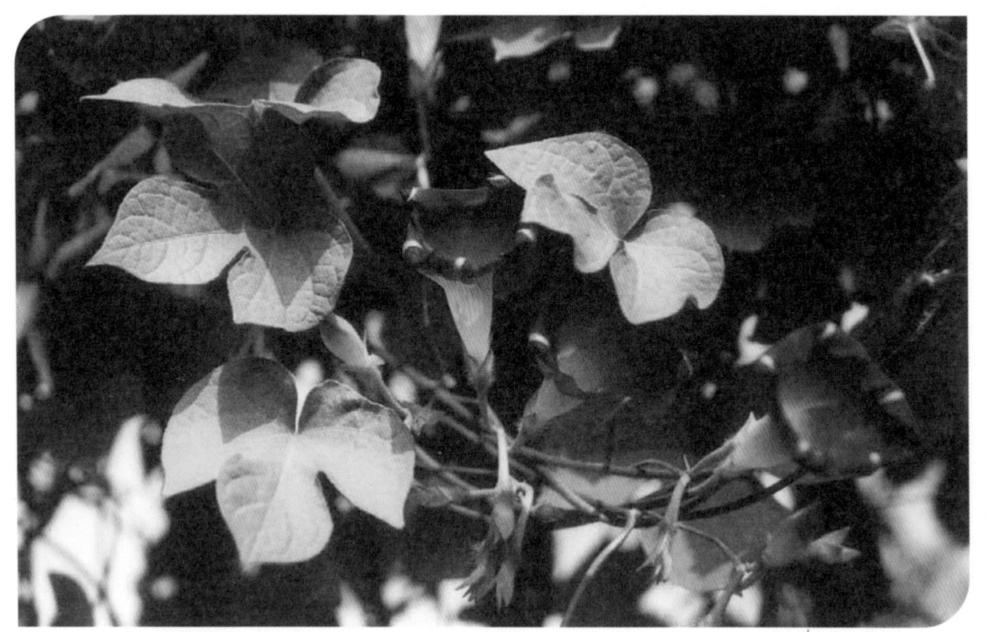

裂葉牽牛原植物

牽牛花是纏繞草本植物，它的纏繞莖總是逆時針向上盤旋生長，攀爬的速度特別快，一天能長將近半米。莖上的葉子和基部的兩片幼葉形狀完全不一樣。莖上葉好似楓葉一樣，有 3 個尖，表面有一層細柔毛。

英文的 Morning Glory 指的就是牽牛花，牽牛花迎着朝陽綻放，花朵上還會帶着些露水。小時候的夏天，我每天早上起來的第一件事，就是趴到窗前數一數花架上開了多少朵牽牛花。牽牛花需要陽光，卻害怕強光。早上盛開的牽牛花，一到中午花冠就自然閉攏了。

牽牛花的顏色有很多種：粉白、深紅、淺紫、深藍，有的是雜色，而且顏色可以發生變化。摘一朵紅色牽牛花下來，把花的基部泡在肥皂水裏，由於肥皂水是弱鹼性的，花會漸漸變成藍色。這個戲法還能變回去，把花再放回到清水裏，加上一點醋，在弱酸性的環境下，花的顏色很快會變回紅色。這就是酸鹼度對花青素苷的影響。

《我們愛科學》、《十萬個為甚麼》對兒時的我影響很大，牽牛花變色實驗是我人生當中，在家中的臉盆裏做的第一個化學實驗。

/ 藥用黑白丑 /

牽牛花開花之後，很快就能結果，六七月開花，八月花謝，果實成熟就可以收穫了。

牽牛花的果實很圓，果皮很脆，開裂後可看到種子，種子呈三棱狀，有黑色的和白色的；黑色的稱為黑丑，白色的稱為白丑。

李時珍在《本草綱目》中解釋了牽牛子的別名黑丑、白丑，由於十二地支當中牛對應的是丑，所以牽牛子就與「丑」牽上了。直至現在牽牛子在中醫師的處方裏，也經常會被寫成「黑丑」、「黑白丑」或者「二丑」。李時珍認為黑丑主要來自野生牽牛花，白丑多數來自栽培牽牛花。現代認為，一般花色較深，呈紫紅等色者，其種子多為黑色；花色較淺，呈白色、粉紅色者，其種子多為白色。

牽牛子是一種常用的瀉下類中藥，雖然貌不驚人，但在臨床上貢獻很大。

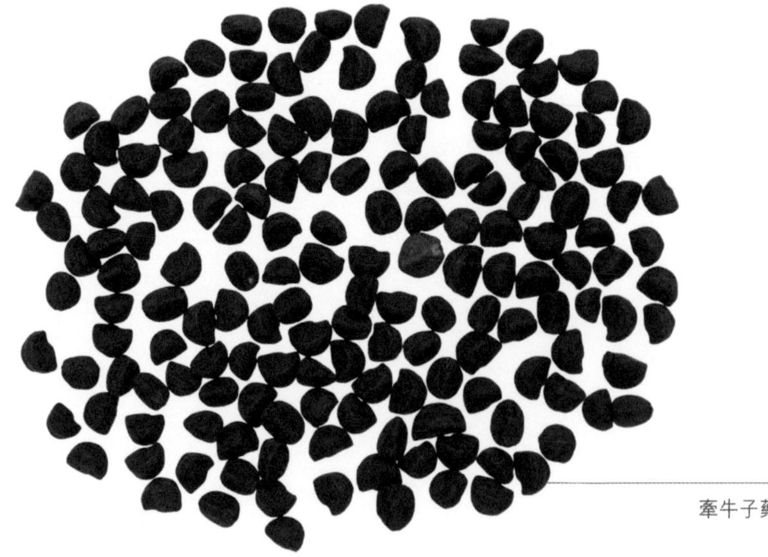

牽牛子藥材（黑丑）

《中國藥典》現收錄有裂葉牽牛 *Pharbitis nil* (L.) Choisy 和圓葉牽牛 *P. purpurea* (L.) Voigt 兩種基原植物。

中醫的治療八法是汗、吐、下、和、溫、清、消、補，牽牛子就是體現下法的代表藥物之一，是臨床攻逐水飲或瀉熱通便時經常用到的中藥。

金元四大家之一的張從正，善用牽牛子，在他的著作《儒門事親》裏有一首名方禹功散，擅長行氣消腫，逐水通便，方中重用了牽牛子。禹功散的功效，正如大禹治水，得其法，見奇效。

同樣用到了牽牛子的一個中成藥——一捻金，捻字形容的是量很少。小小的一捻藥，就像黃金一樣貴重，故名一捻金。一捻金治療脾胃不和，痰濕阻滯所致的積滯。常用於小兒停食停乳、腹脹便秘、痰盛喘咳。牽牛子在此方中，能消食導滯，祛痰通便。

/ 李時珍妙用牽牛子 /

《本草綱目》中牽牛子項下，李時珍一共收錄了 41 首藥方，其中 8 首引自古書，新收錄的方子有 33 首，而且都是小方。

有一位與李時珍同宗的貴婦人，年近 60，便秘非常嚴重，李時珍形容她排便的艱難程度比分娩時還要痛苦。患者在遇到李時珍之前，曾嘗試過多種方法，服用過養血潤燥的藥物，也服過芒硝、大黃這類通利藥，都不見效。30 餘年漫長的病程，可想而知她是多麼的痛苦與煩惱。李時珍用牽牛子末與皂莢膏製成丸劑，患者服後，藥到病除。

當然，臨床上，便秘也是由於多種原因造成的，不是所有的便秘都可以用牽牛子來解決，這只是其中的一種方法。

《中國藥典》記載，牽牛子有比較強的瀉下作用，大量服用對胃腸道有強烈刺激作用，會引致嘔吐、腹痛。受便秘困擾的患者，一定要先諮詢中醫醫生，切不可自己隨便用藥，特別是這種藥性比較峻猛的藥。

/ 解縉妙對雞冠花 /

小時候，我種過的另一種花就是雞冠花。

我屬雞，對和雞相關的花花草草也特別留意。雞冠花的肉質花序呈現雞冠狀，好似大公雞高昂的漂亮雞冠子，非常引人注目。

宋朝詩人趙企有一首關於雞冠花的詩——《詠雞冠花》：

秋光及物眼猶迷，着葉婆娑擬碧雞。
精彩十分佯欲動，五更只欠一聲啼。

詩的最後一句，寫得非常傳神，如果雞冠花在早上再能打鳴，那就真成了大公雞了。

雞冠花的顏色一般為紅紫色，偶爾也有白色的。

明朝解縉是《永樂大典》的主持編修者，相傳他有一段與雞冠花有關的故事。一次，皇帝想當面考校解縉的才學，就讓他以雞冠花為題作一首詩。解縉不假思索，脱口而出：「雞冠本是胭脂染……」沒想到，皇帝有意為難他，從自己的袍袖中取出了事先準備好的一朵白雞冠花。解縉靈機一動，馬上又接出了下文：「雞冠本是胭脂染，今日如何淺淡妝？只為五更貪報曉，至今戴卻滿頭霜。」解縉機智地把紅色雞冠花演變成了白色雞冠花，對答得非常巧妙。皇上聽了

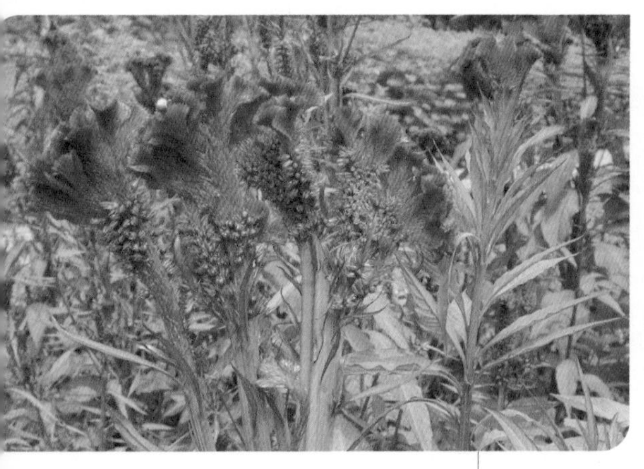

雞冠花原植物

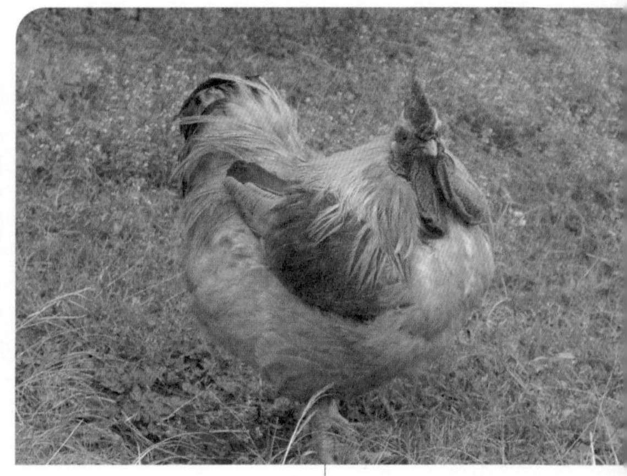

通紅的雞冠最顯眼

非常高興，十分佩服解縉的機敏才智。後來，解縉果然不負眾望，出色地主持完成了《永樂大典》的編纂工作。《永樂大典》是我國截至明代最大的類書，其中囊括了很多中醫藥相關的典籍。

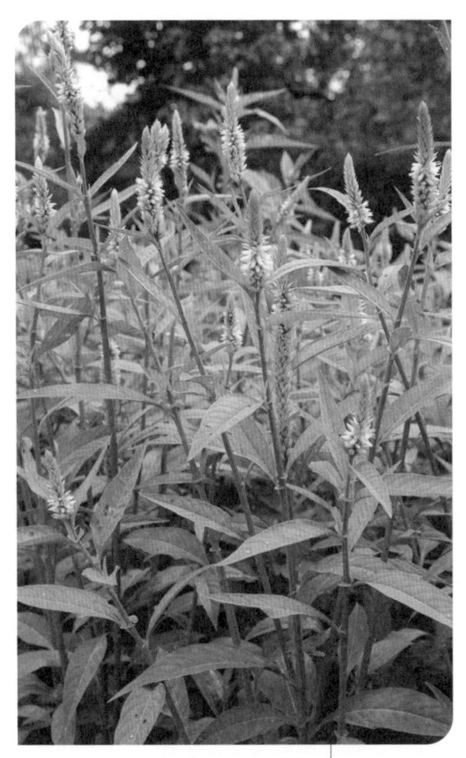
青葙原植物

雞冠花除了花好看外，它的花和種子還可入藥。雞冠花有清熱利濕，涼血止血，收斂澀腸的功效，為婦科常用藥。

李時珍在《本草綱目》中提到雞冠花有紅、白、黃 3 種，在 11 首附方中，有 8 處提到使用白雞冠花。

現代的《中華本草》中記載：「以朵大而扁、色澤鮮艷的白雞冠花較佳，色紅者次之。」

雞冠花來自莧科，在 2020 年版《中國藥典》和《中國高等植物》中均被作為一個種級，學名為 *Celosia cristata* L.。它同科有一個「兄弟」——青葙 *Celosia argentea* L.。青葙的種子也可以入藥。

雞冠花與青葙的親緣關係很近。

青葙的種子呈黑色有光澤，和雞冠花的種子極相似，比黑芝麻粒還要小，具有清肝瀉火，明目退翳的功效。

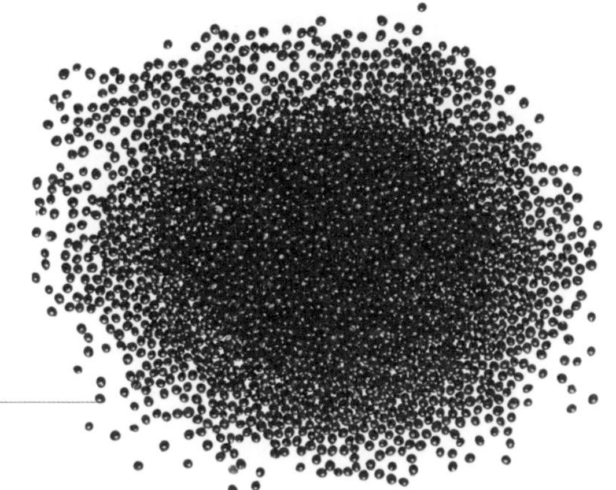
青葙子藥材

生活處處有中醫。

中國的花卉和中國園藝舉世聞名，王文全教授和我共同主編了一冊《百藥栽培》，書中介紹的都是如何栽培中藥的方法。觀賞花卉的同時，還能觀察和學習到中醫藥知識，何樂而不為。

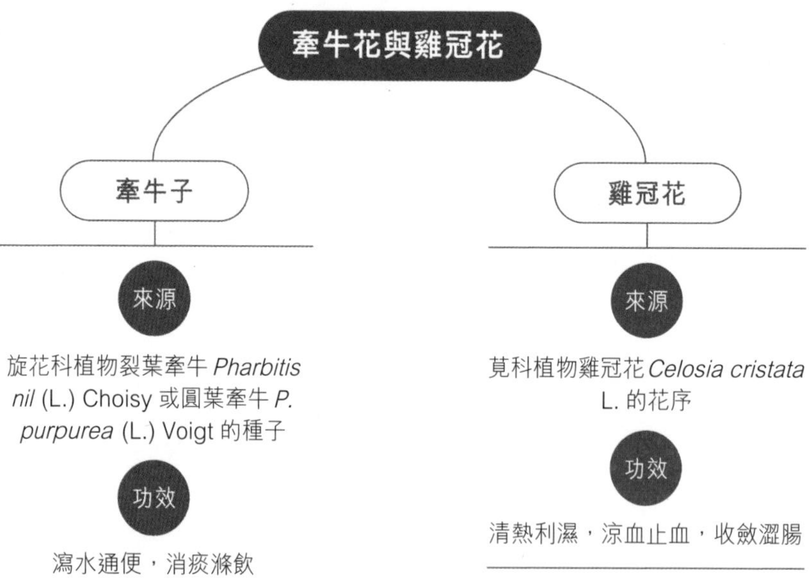

67 七葉一枝花

民族醫藥放異彩

/ 深山是我家 /

在中藥王國裏，有很多藥名十分形象傳神，比如：江邊一碗水、文王一支筆、頭頂一顆珠、雪上一支蒿、七葉一枝花。

七葉一枝花是中藥重樓的別名，別名比正名還要響亮，它是治療蛇傷的聖藥。我第一次聽到七葉一枝花這個名字的時候，就對它的真容充滿了好奇。1999 年，我剛來到香港，就參加了一次全香港中小學教師 10 公里的越野長跑比賽。那個時候年輕，精力特別充沛，加之平時我也愛運動，獲得了第三名。接下來我又參加了 100 公里「毅行者」越野挑戰賽。那段時間，每逢週末，我必上山，一邊強身健體，一邊認草藥。過了六七年的光景，我幾乎跑遍了香港大大小小的山頭，但還是沒找到過七葉一枝花。再回過頭來翻開《本草綱目》，李時珍記載：「七葉一枝花，深山是我家。」我有所醒悟。

這種植物生在深山陰濕之處。香港雖陸地面積不過 1,100 平方公里，但 70% 都是山地，我靠自己很難找到七葉一枝花，那就必須要請高人出馬了。香港中草藥界的老前輩李甯漢老師主編了一套專著《香港中草藥》，他對香港草藥分佈如數家珍，就是一本活字典。

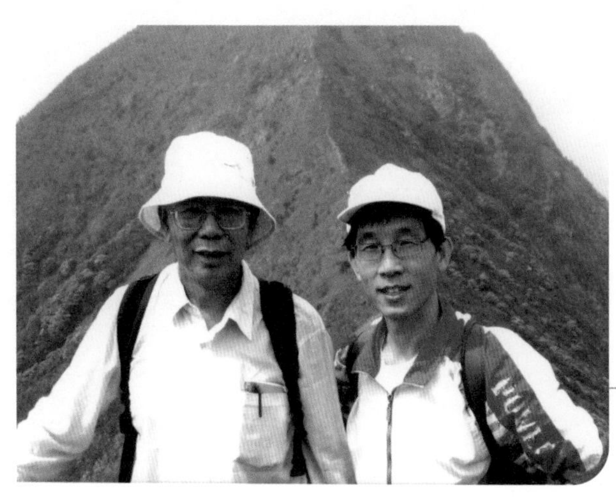

筆者與李甯漢老師在行山

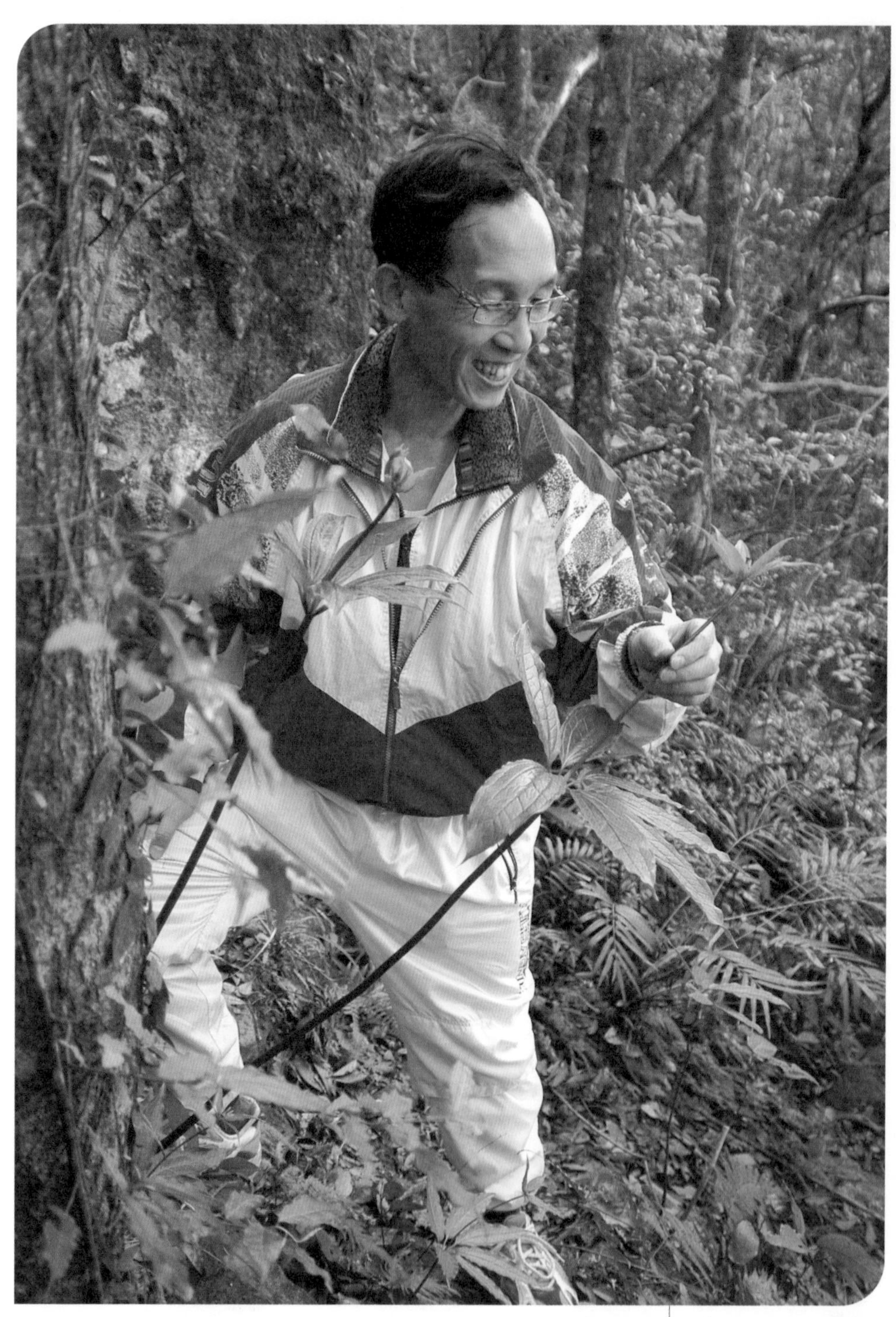

深山是我家（李甯漢攝）

2006 年 2 月 26 日，一個星期天，我跟着李老師來到了海拔 869 米的香港第三高山——大東山。這座山的海拔不算高，但從山腳下接近海平面的地方起始，登山還是有難度的。那時李老師已經 73 歲了，可登山時他步履穩健，不顯疲態。我跟着李老師在山中尋覓了許久，終於在一個山澗裏見到七葉一枝花。

七葉一枝花，花如其名，它的外觀十分獨特。葉子多數為 7 片，輪生成一圈，在葉子中間長出一個花葶，如眾星捧月。花的外面有一層輪生的花被片，下面又有一重輪生的葉片，但花被的顏色是綠色的，與輪生的葉子完全一致，重樓的名字由此而來。七葉一枝花頂端的花中心有 8～12 枚雄蕊，着黃色的花藥，正如李時珍描述的金絲花蕊。蒴果成熟開裂時，種子外面有紅色的假種皮包成一團，似紅寶石一般。

《中國藥典》收錄藥材名為重樓，來源於百合科兩種植物，七葉一枝花 *Paris polyphylla* Smith var. *chinensis* (Franch.) Hara 和雲南重樓 *P. polyphylla* Smith var. *yunnanensis* (Franch.) Hand.-Mazz. 的乾燥根莖。

/ 蚤休傳説 /

在重樓的產地雲南，有這樣一段傳説。大山裏有一對老夫婦生養了 7 個兒子和一個女兒。有一年，山村裏出現了一條大蟒蛇，四處傷人，村民們不敢出門，即便待在家裏也提心吊膽。後來老夫婦的 7 個兒子一商量，決定為民除害。他們一起出動，與蟒蛇英勇搏鬥。但很不幸，小夥子們都被蟒蛇吞入腹中。留在家裏的小妹妹決心為兄長報仇。她用繡花針編製成一件像刺蝟一樣的鎧甲，穿在身上與蟒蛇決一死戰。但終究勢單力薄，也被蟒蛇一口吞了下去。不過她身上繡花針製成的鎧甲刺穿了蟒蛇的內臟。小姑娘捨生取義，與蟒蛇同歸於盡，最終消滅了兇猛的大蟒蛇，為兄長們報了仇，為村裏除了害。後來，在蟒蛇葬身之處，長出了一種植物，就是他們兄妹的化身，7 片葉子代表 7 個哥哥，中間嬌美的花朵代表勇敢的小妹妹，起名叫七葉一枝花。以後再有人被毒蛇咬傷，就把這種植物的根莖搗爛，敷在傷口上，立刻見效。

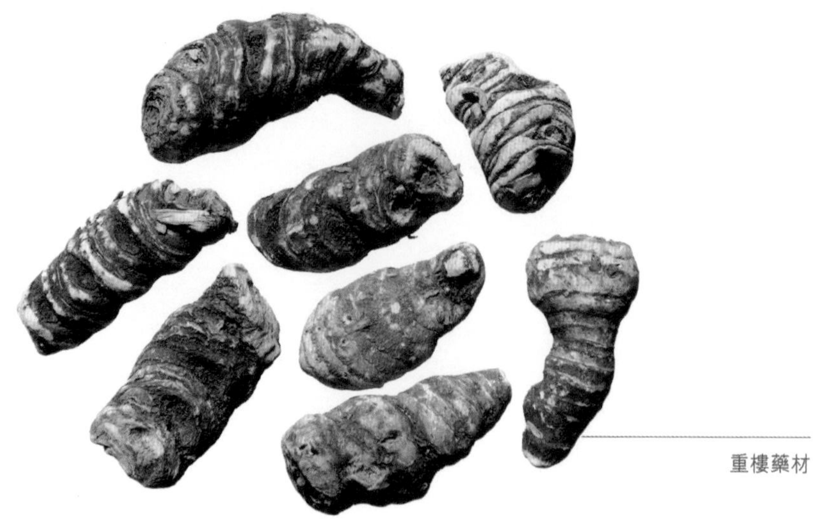

重樓藥材

民間有句諺語：「屋有七葉一枝花，毒蛇不敢進我家。」七葉一枝花在《本草綱目》當中以「蚤休」為名。李時珍釋名：「蟲蛇之毒，得此，治之即休，故有蚤休之名。」蚤休被列在了毒草類藥物裏，有以毒攻毒之意。跳蚤是小蟲子，水泊梁山的一百單八將中有「鼓上蚤」時遷。在古人眼中，大小動物之間似也有相克的鏈條。

/ 季德勝蛇藥 /

從古代一直到 20 世紀，蛇蟲咬傷的事件經常發生，特別是進山採藥時，被蛇蟲咬傷的概率比今天發生交通事故的概率還要高。中藥人經常要跑野外，跋山涉水，外出時背包裏少不了要帶上季德勝蛇藥。

對於季德勝蛇藥，可能現在年輕的朋友不太熟悉，但在我這一輩人的心目中是一個傳奇，七葉一枝花就是其中的主藥。

季德勝家中世代為蛇醫，到他這裏已經是第六代了。季德勝是一位蛇王，在安徽黃山境內發現七葉一枝花治療蛇毒有奇效，便在祖傳秘方中加入了七葉一枝花，重新組合配方。經過反覆試驗，終於製成一種新的、快速起效的季德勝蛇藥。

新中國成立前，季德勝用自創的蛇藥救了很多人，但他依舊生活在社會的底層，地位十分低下，被蔑稱為「蛇花子」，與要飯的叫花子沒有太大區別。為了將蛇藥銷售出去維持生計，季德勝不得不走街串巷。有時在集市上，他當場讓毒蛇在自己的手臂上咬上一口，讓圍觀的人看到傷口從紅腫到暗紫，出現中毒症狀，他才敷上蛇藥，展示藥到病除、立竿見影的療效。這是一種多麼不得已的以身試險的銷售方式。

1954 年，南通中醫院的院長國醫大師朱良春，禮賢下士，把有真才實學的季德勝請進了國家辦的中醫院，還開設了蛇傷專科。朱良春先生發掘民間良醫、良藥的故事，也被後世傳為美談。如今，季德勝蛇藥和雲南白藥一樣，均被列為國家保密藥品，其製作技藝也被列為國家非物質文化遺產。

第一排右一為季德勝，最後一排右四為朱良春

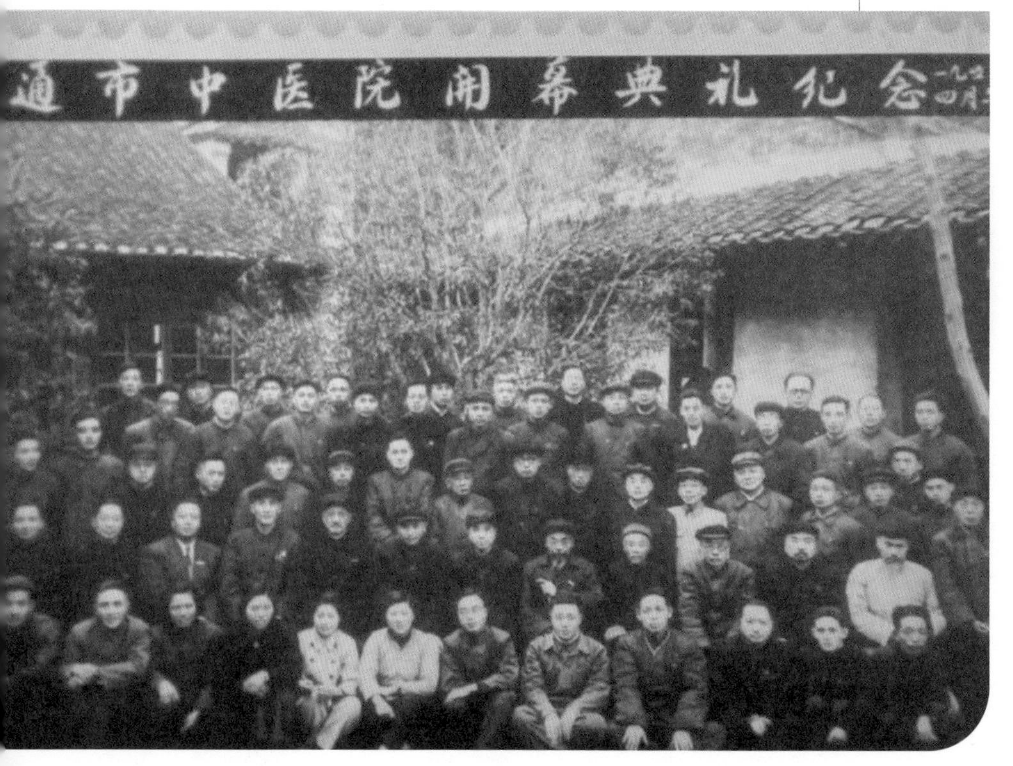

/ 民族醫藥放異彩 /

七葉一枝花具有清熱解毒，消腫止痛的功效。現代臨床中，七葉一枝花也常被組方用於治療病毒性感冒及多種癌症。《神農本草經》記載它主驚癇、搖頭弄舌、熱氣在腹中、癲疾、癰瘡。後來，七葉一枝花治療小兒急慢性驚風的功效也得到了科學驗證。

在傣族、蒙古族、苗族、藏族等多個民族藥中，七葉一枝花都有很長的藥用歷史，它還是近 80 種中成藥的主要原料。不過，野生七葉一枝花資源日漸枯竭，現被列為我國二級保護植物。

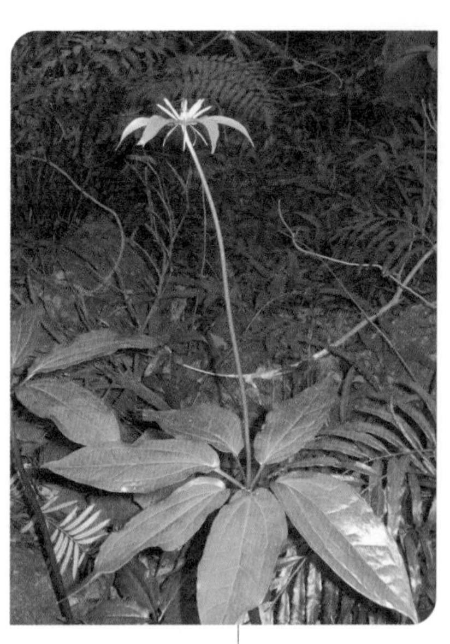

七葉一枝花原植物

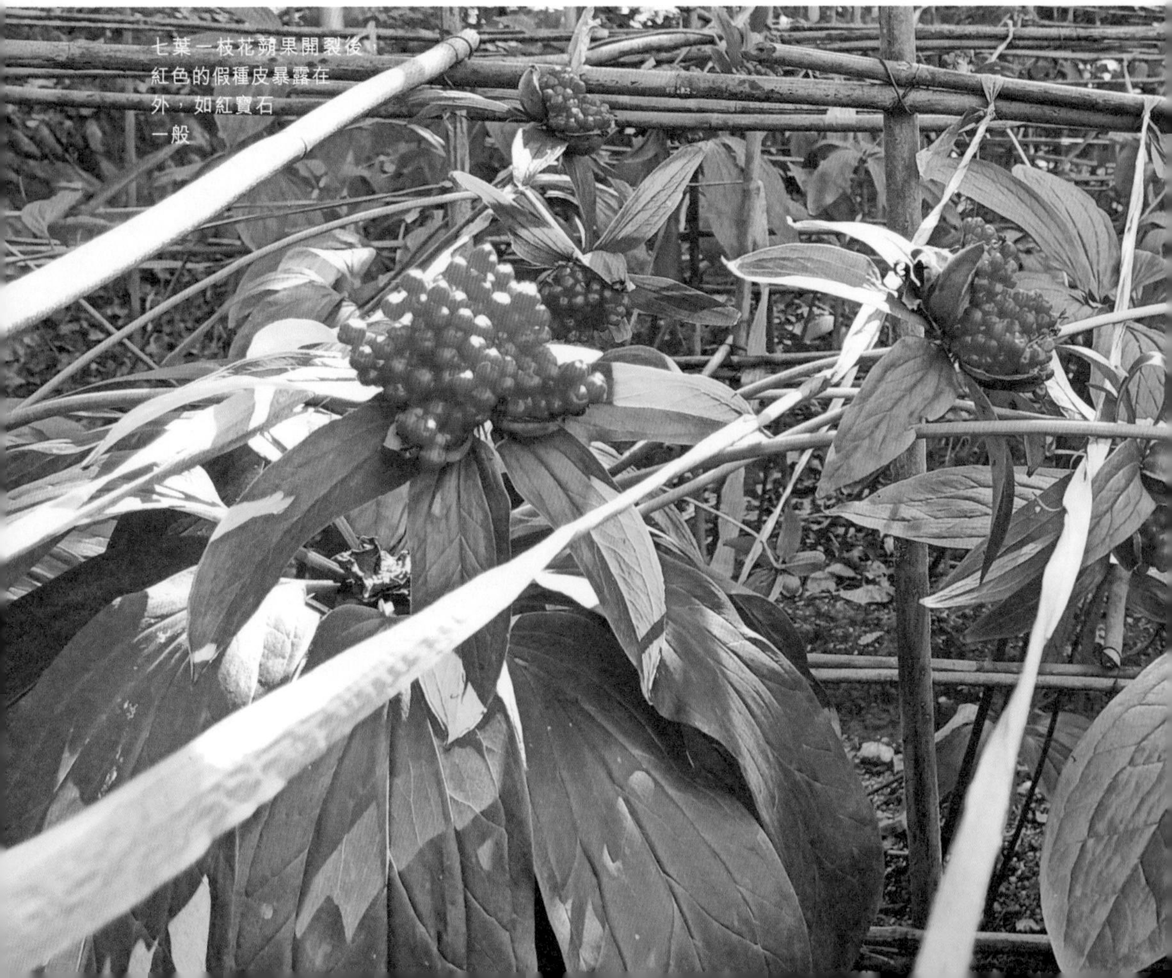

七葉一枝花蒴果開裂後，紅色的假種皮暴露在外，如紅寶石一般

七葉一枝花的藥材產量較低，藥材栽培一般要 8 年後才能採收。雲南和廣西的七葉一枝花栽培基地現在已經初具規模，長勢喜人。果實成熟的時候，遠遠望去，瑩潤的紅色漿果像一粒粒人參果實。

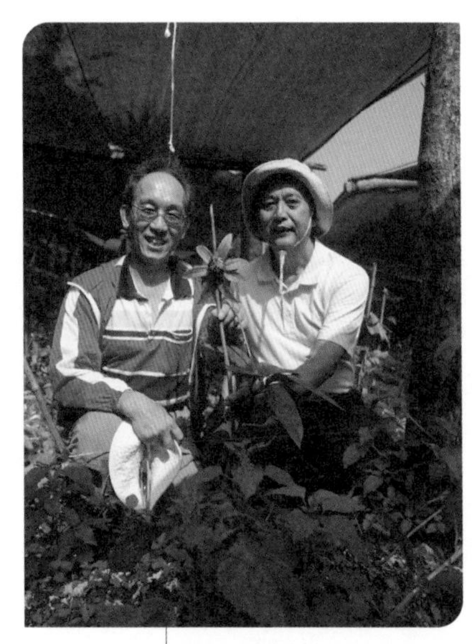

筆者與鄧家剛在廣西金秀大瑤山重樓栽培基地

我和蕭培根院士主編的《當代藥用植物典》也收錄了七葉一枝花，這套書共 4 冊，共收錄了全球的藥用植物 800 餘種。前兩冊收錄常用中藥，第三冊收錄西方草藥，第四冊收錄嶺南藥物和民族藥。2006 年開始陸續以中文、英文、韓文出版，並且一版再版，在 2010 年曾榮獲我國出版行業的最高獎項——中國政府出版獎。

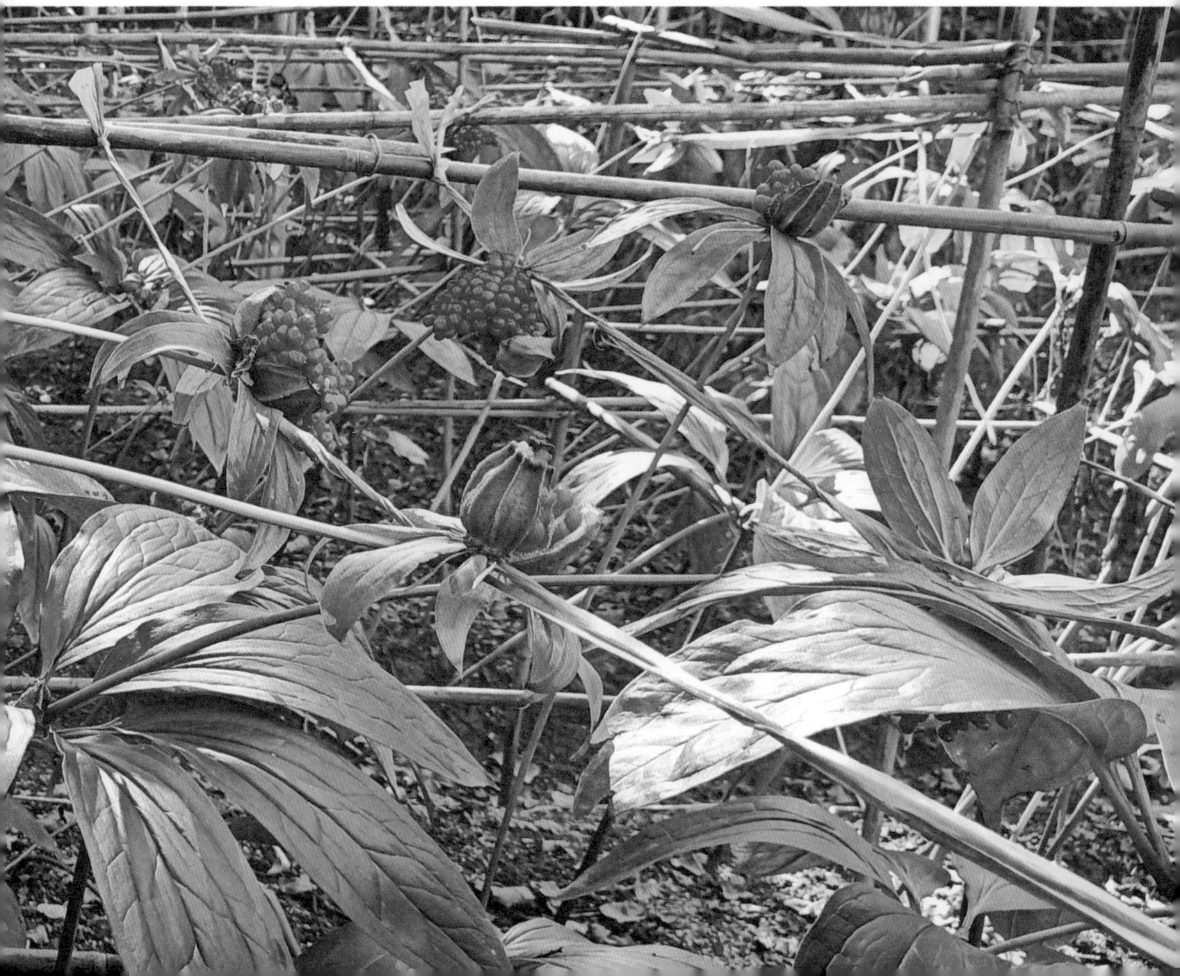

七葉一枝花源自民間草藥，是民族藥，也是中藥，沿用至今，功效顯著。李時珍十分重視民族醫藥的寶貴經驗，《本草綱目》中收錄了 131 種民族藥。目前國際上對於傳統藥物的整理研究越來越重視，相信未來會有越來越多的民族藥大放光彩。

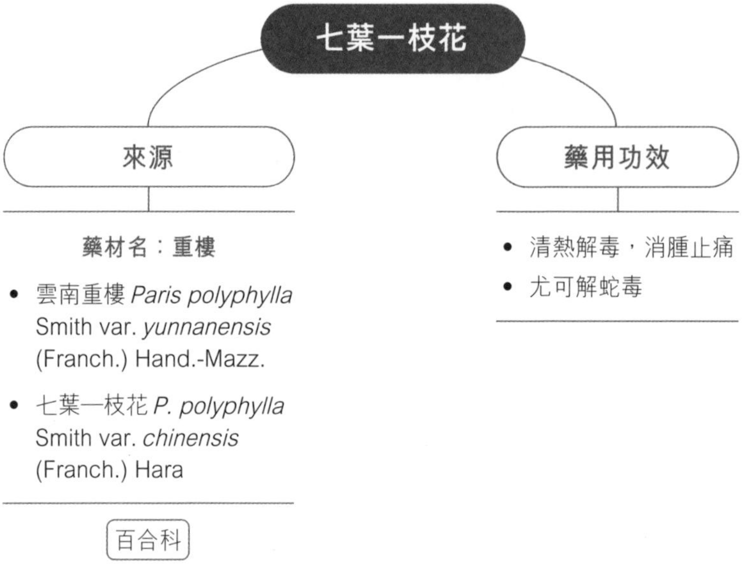

七葉一枝花

來源

藥材名：重樓

- 雲南重樓 *Paris polyphylla* Smith var. *yunnanensis* (Franch.) Hand.-Mazz.
- 七葉一枝花 *P. polyphylla* Smith var. *chinensis* (Franch.) Hara

百合科

藥用功效

- 清熱解毒，消腫止痛
- 尤可解蛇毒

68

大黃

杏林英豪頌將軍

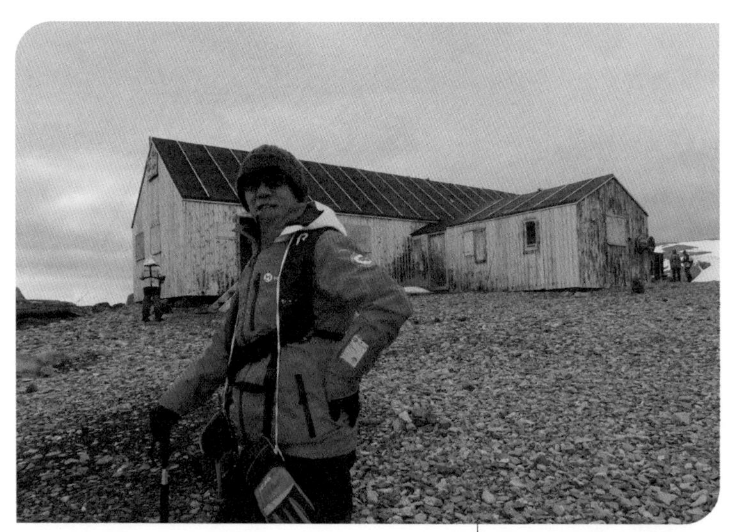

筆者在南極科學考察站外

/ 巧遇大黃 /

2020 年初，我去南極進行了一場「探險」，那是一段難忘的經歷。冰山、颶風、海豹、企鵝，其他大陸上不可能有的奇觀在這裏令我震撼，睜開眼睛，處處都是美景，每前行一步都是驚喜。在 100 多年前探險隊員留下的宿營地裏，我見到了他們剩下的一些物資，其中有罐頭、壓縮餅乾等必需品，竟然還有一種食物——用植物大黃（Rhubarb）乾燥葉柄做的罐頭。健康的身體狀態要有健康的攝入和排泄，一進一出對人體機能至關重要。大黃富含纖維，可以幫助瀉下通便。

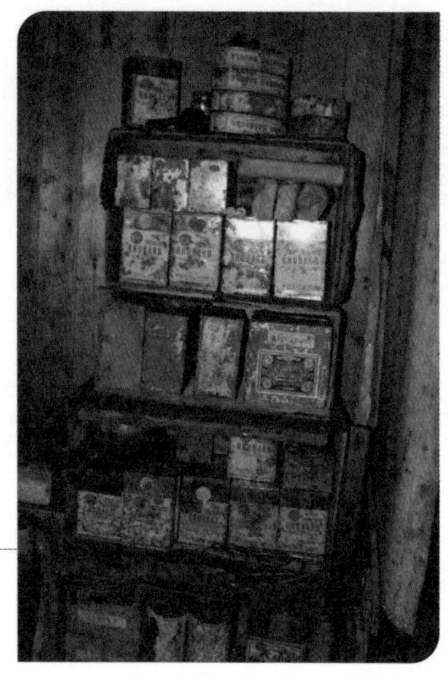

1910—1913 年斯科特英國南極探險隊大本營的一角，存放着大黃食物罐頭

《本草綱目》裏涉及大黃的記載共 80 多處，以大黃為主的組方 50 餘首。李時珍在各科臨床方面，為大黃的應用開闢了廣闊的途徑，成為後世醫家應用大黃的典範。

/ 杏林將軍 /

大黃入藥有 2,000 多年的歷史，早在《神農本草經》中就有關於大黃的記載，列為下品，説明大黃的藥性比較峻猛。在《本草綱目》中，大黃被收錄在第 17 卷，屬毒草類中藥。陶弘景説：「大黃，其色也。將軍之號，當取其駿快也。」

《藥性賦》裏也説大黃：「奪土鬱而通壅滯，定禍亂而致太平。」大黃因其藥性峻猛，而似能夠平定禍亂的虎將，給它冠以「將軍」之名當之無愧。

大黃也因此而得到了許多帶「軍」字的別名。四川產的大黃可稱為「川軍」，生大黃叫「生軍」，炙品中酒大黃可叫「酒軍」，醋大黃叫「醋軍」，熟大黃叫「熟軍」。這些名字，在中醫臨床的處方中常可見到。

西寧大黃標本

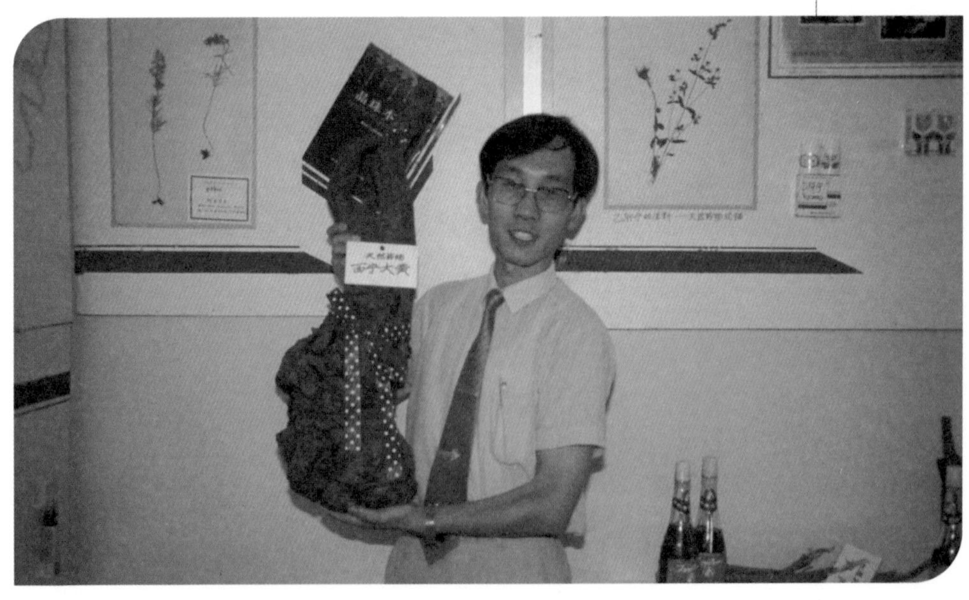

李時珍在《本草綱目》中記載大黃的外形：「赤莖大葉，根巨若碗，藥市以大者為枕。」大黃葉柄偏紅色，葉片十分碩大，如遇到雨天甚至可以用於遮雨，連成一片的大黃顏色對比鮮明，大黃的根莖形狀也頗為粗大，現在看來不只可做枕頭。

《中國藥典》記錄大黃藥材來源於蓼科3種多年生草本植物的根及根莖。大黃因產地不同而分南北，北大黃一般分佈在青海、甘肅等地，南大黃主要分佈在四川。

大黃是耐嚴寒、怕高溫、喜陽光的植物，在3,000～3,500米的高海拔地區都有分佈。大黃的根系特別發達，適合生長在富含腐殖質、排水良好的沙質土壤中。

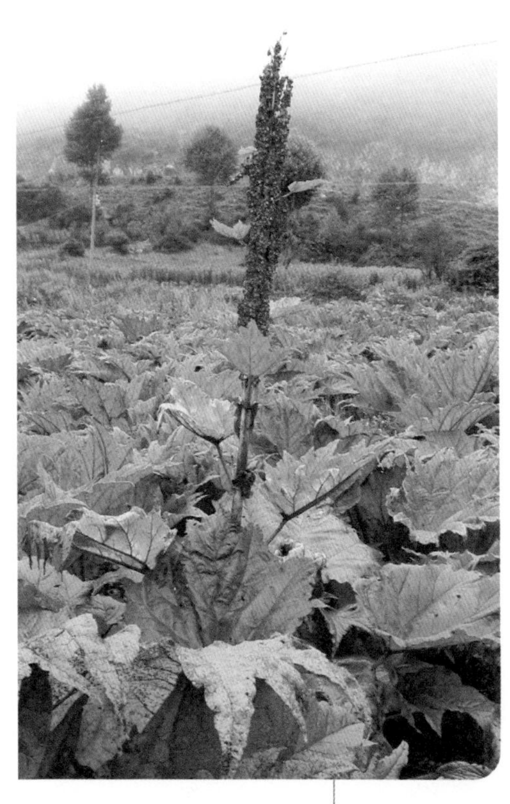

掌葉大黃原植物

我曾經到青海的湟源地區考察，在野外向陽的山坡或者是半向陽的山坡上，放眼望去，是成片的大黃。青海出產西寧大黃，西寧也是大黃的一個集散地。

採收栽培的大黃，要選擇3年以上的植株，挖出根莖和根，趁着新鮮的時候把它掰開，可聞到一股清香，味道苦澀而粘牙。大黃在產地就可被加工，刮去粗皮，製成不同規格，包括大黃片、大黃瓣或者馬蹄大黃等。上述大黃都是中國產的大黃。

我在日本的北海道也參加過大黃的採集活動。日本國土面積很有限，可選擇栽培的中藥品種也不多，但越是這樣，他們越重視中藥的栽培技術。大黃、黃連都有一定的栽培規模。

/ 老孫脫險記 /

大黃屬瀉下類中藥，具有瀉下通腸，涼血解毒，逐瘀通經的功效。其中起瀉下通腸作用的主要化學成分是蒽醌類化合物，尤其是番瀉苷。

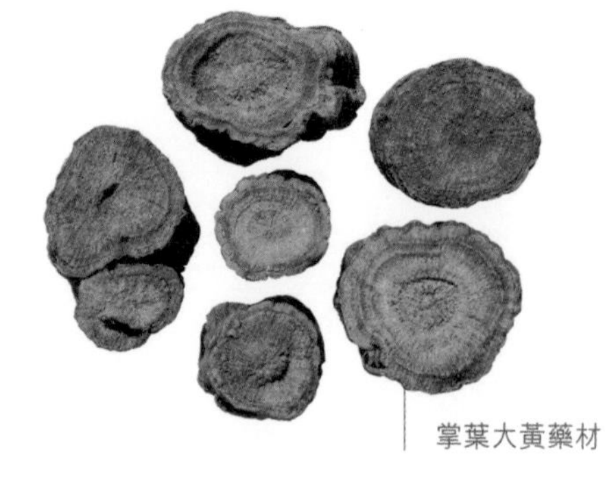
掌葉大黃藥材

如果加熱時間過長，瀉下的主要成分就會失效。如要瀉下通便，一般使用生大黃。

大黃經酒炮製之後，瀉下之力就減弱了，相對而言，活血化瘀的功能有所增強。所以治療瘀血證的時候，一般用酒大黃。

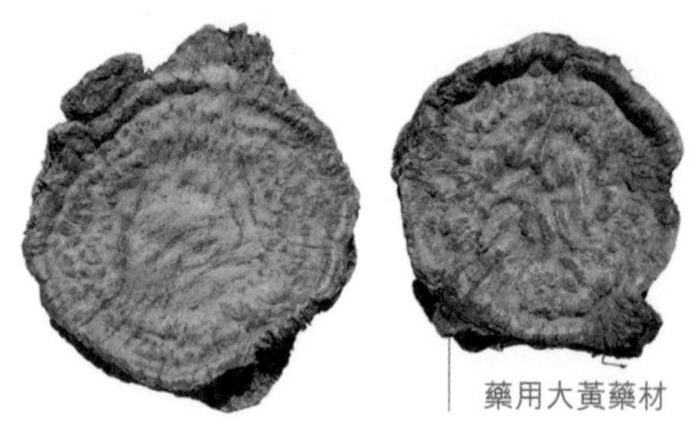
藥用大黃藥材

大黃具有瀉熱毒、破積滯、行瘀血的特點，以大黃為主藥的名方有很多，如大承氣湯、大黃牡丹湯等，這些方都是中醫臨床治療危急重症的妙方。

李時珍也提出急症救治首選大黃的觀點。古今醫家經過廣泛的臨床實踐證實，大黃在治療急性胰腺炎、闌尾炎、腸梗阻等方面確有卓越療效。

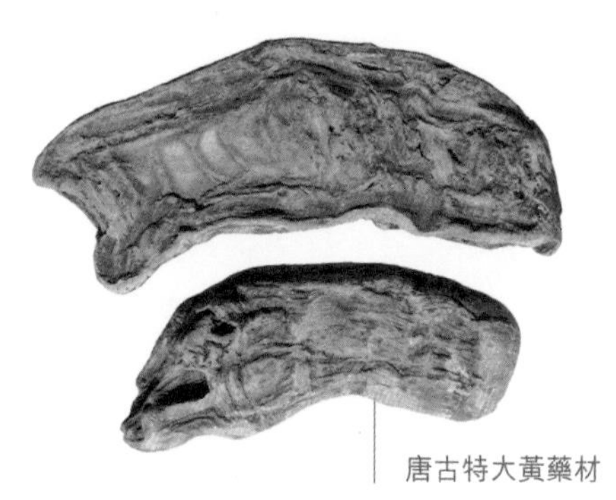
唐古特大黃藥材

記得 20 多年前，我的一位好朋友老孫，在日本患了化膿性胰腺炎。在當地醫療中心手術開刀後無法處理，在重症監護室搶救了好幾天，血壓依然很低，收縮壓只有 50 毫米汞柱，腹脹如鼓。日本的西醫診斷為急性重症胰腺炎，對此束手無策，老孫和家屬幾乎絕望了。他們找到了我和當時在日本的幾位中國留學生，年輕的中醫師韓晶岩和戴昭宇挺身而出。當然他們現在都是鼎鼎大名的中醫大夫了，當年他們初生牛犢不怕虎，敢於攻克難關、挑戰權威。他們商量後，決定給老孫用中醫藥，並與那家醫院的院長簽了生死約，一旦出事，醫院不用負任何責任。

他們大膽採用了灌腸的方法，並在藥方裏用了中藥大黃、丹參、麥冬等。結果正是這個方法，把老孫從鬼門關裏拉了回來。20 多年過去了，老孫依舊身體健康，照常工作。每次聊天，他總會談到中醫與大黃的活命之恩。

除內服以外，大黃也能外用。李時珍善用大黃外治，《本草綱目》中記載大黃外用方法有 20 多處。其中記載，大黃治療各種胃火牙痛、凍瘡破爛、湯火灼傷、口瘡糜爛、鼻中生瘡等，可以塗、敷、外貼。炒炭炮製以後的大黃炭還可以涼血止血。

/ 絲路大黃 /

大黃在中外交流史上也佔有顯赫的地位，它曾經是絲綢之路上重要的商品之一，對東西方文化來説都不陌生。

早在古羅馬時期就有大黃的應用，在西方醫藥院校教科書《生藥學》中也有大黃專論。它是一味東西共同使用的草藥、天然藥，現代又可以從中提取有效成分製成西藥。

生長在北歐的大黃食用品種

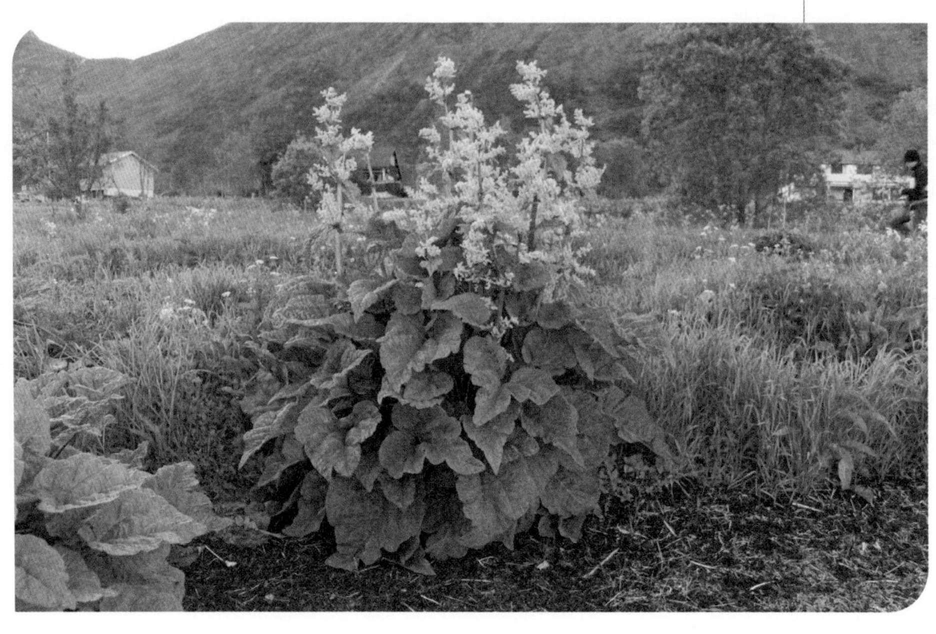

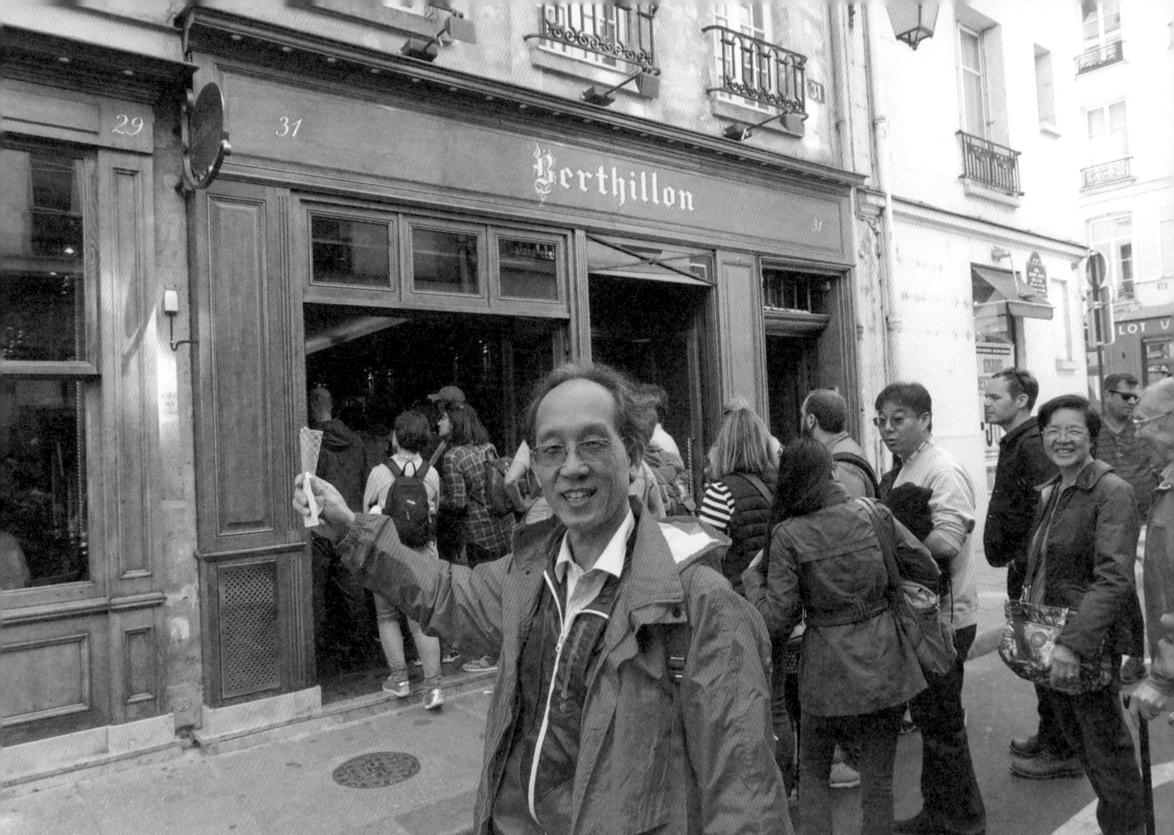

筆者在巴黎聖母院前的街巷品嘗大黃冰淇淋

大黃流入歐洲的時間，最早可以追溯到漢代。但大黃成為中亞貿易中的重要商品是公元 10 世紀之後的事了。公元 17 世紀時，俄國人特別關注大黃。在大黃貿易的鼎盛時期，它一度成為俄國政府的專營產品，也是其國庫收入的主要來源之一。從中國購進的大黃除了供皇室和軍隊醫院藥用之外，也用作染料。

西方人的飲食結構中蔬菜攝入比例偏少，容易臟腑火盛而導致便秘，大黃在這時就非常實用了。歐洲人用茶葉和大黃來調理腸胃。但歐洲並不產茶葉，雖然有大黃，但起初未作藥用。世界上有 60 多種大黃屬的植物，其中藥用的品種主要分佈在中國。

歐洲的大黃與中國的大黃屬不同的種類，中國產的是掌葉組大黃，歐洲產的是波葉組大黃。

中國的藥用大黃入藥部位是掌葉組大黃的地下部分，但歐洲食用的卻是波葉組大黃的地上部分，主要用粗壯的葉柄，並且這類大黃在歐洲很常見。它的葉柄味道很酸，可生津止渴。大黃葉柄及莖製成的食品種類也很多，如醃菜、糖果等。同時不乏釀造類的大黃食品，我在意大利見到一種價格不菲的大黃酒，也受到很多人喜愛。

一次，在巴黎聖母院前的街巷裏，我看到了一家冰淇淋店，門口排着長龍，想必是很好吃的，我也跟着排上了隊。我發現菜單上冰淇淋的品種很多，居然有一種是大黃味的。我買了一個嘗了嘗，味道酸甜。2019 年巴黎聖母院那場大火之後，我不知道這家小店是否還在。有機會再去的話，一定要故地重遊。

大黃是東西方都使用的藥物，中藥大黃有生品、炮製品，除了瀉下的功效之外，還是涼血解毒，逐瘀通經的好藥。臨床上治病救人它是一員猛將，貢獻良多。古往今來，對外貿易與文化交流中，大黃也是一位開路先鋒。

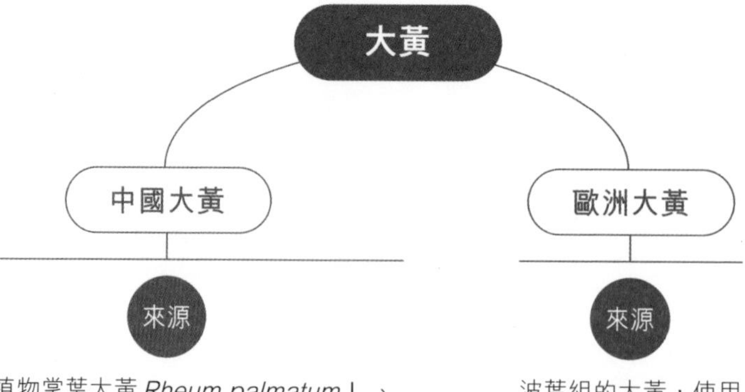

中國大黃

來源

蓼科植物掌葉大黃 *Rheum palmatum* L.、唐古特大黃 *R. tanguticum* Maxim. ex Balf. 或藥用大黃 *R. officinale* Baill. 的乾燥根和根莖

產地

北大黃
青海、甘肅

南大黃
四川

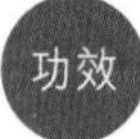

生大黃

- **內服** 瀉下攻積，清熱瀉火，涼血解毒
- **外用** 治療凍瘡破爛、湯火傷灼

酒大黃
清上焦血分熱毒，用於目赤咽腫、齒齦腫痛

熟大黃
瀉下力緩，瀉火解毒，用於火毒瘡瘍

大黃炭
涼血化瘀止血

掌葉組

歐洲大黃

來源

波葉組的大黃，使用地上粗壯的葉柄

功效

食用為主，可潤腸通便，生津止渴

波葉組

69 半夏與天南星

古剎鐘聲

小時候，我看過一部驚險反特故事片《古剎鐘聲》。故事發生在山西交城縣的卦山，那裏因山的形狀酷似八卦而得名，自然風光和千年古剎融為一體。我為了考察當地藥用植物也上過卦山，與那部老電影相關的還有一味中藥。《古剎鐘聲》講的是，在抗日戰爭時期，漢奸、土匪侵佔了山中的古寺，建立了一個特務情報站。他們非常兇殘地將廟內成年的僧人全部殺死，只留下了一個小和尚給他們當勤雜工。他們生怕小和尚把寺廟的秘密說出去，於是給他灌了一杯毒酒，小和尚就被毒成了啞巴。

這能把人毒啞的毒酒是甚麼呢？結合了後來學習的中藥知識我才知道，這種毒酒裏的毒就是半夏。古書中有記載：「半夏戟人咽喉。」半夏中毒就好似被戰戟插在了咽喉上。在半夏的主產區貴州、雲南等地，半夏還有一個別名叫「三步跳」。「三步跳」形容的就是這種中毒的慘狀，剛從地裏挖出來的半夏看上去像個小圓糖豆，但如果吃下一顆，馬上就會被刺激得喉嚨刺痛，大叫大跳。

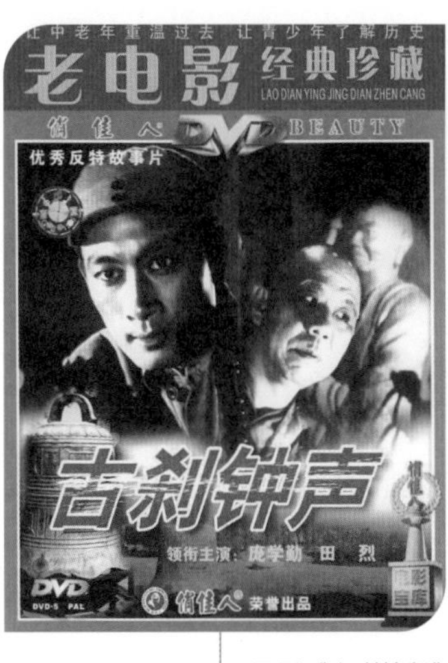

電影《古剎鐘聲》

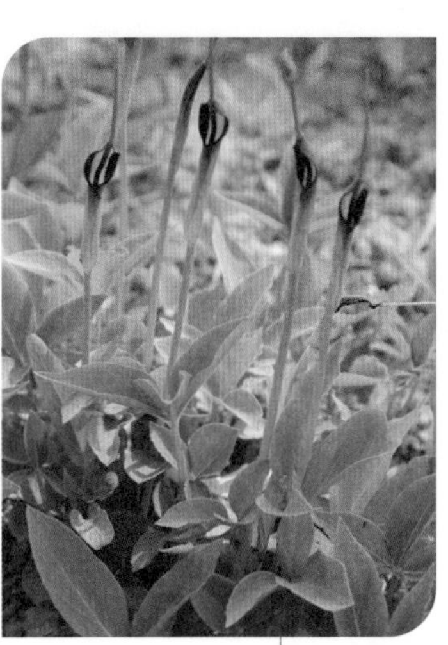

半夏原植物

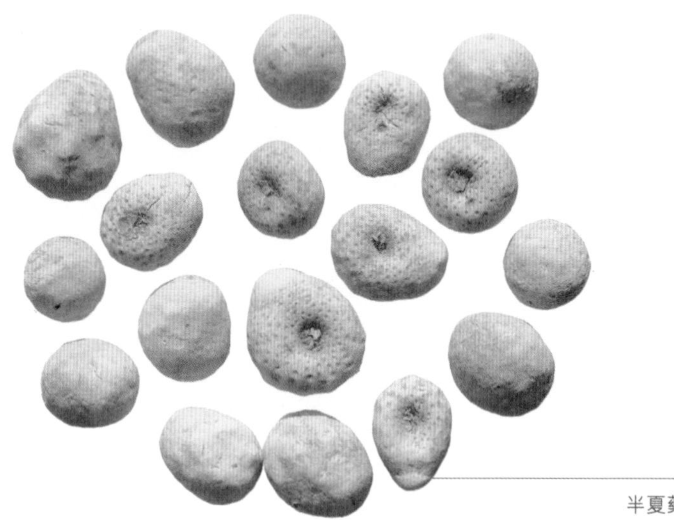

半夏藥材

半夏為天南星科植物半夏 *Pinellia ternata* (Thunb.) Breit. 的乾燥塊莖。

李時珍在《本草綱目》中記載了半夏名稱的由來：「五月半夏生。蓋當夏之半也，故名。」半夏在農曆五月夏季過半之時，長得非常茂盛，所以叫作半夏。半夏在適合的溫度和濕度條件下，會快速抽莖、開花、長葉。它還有一個非常獨特的習性：一旦遇到高溫，馬上就會枯萎。

過去半夏的主要產地荊州，不僅在軍事上佔據了重要的地理位置，還是物產豐饒的魚米之鄉。歷史上中藥的產地，不止一個地方，而且產地也發生了變遷。原來出產於湖北荊州一帶的半夏，習稱為「荊半夏」。現在半夏的主要產地在貴州、甘肅和山西等地。

/ 功效與炮製 /

半夏在臨床上主要用於燥濕化痰，降逆止嘔，是治療痰症的經典藥物。中醫把痰分為兩種，第一種是有形之痰，第二種是無形之痰。有形之痰，就是通過咳嗽能排出來的痰，肉眼能看到的痰。無形之痰是咳不出來的，存在於肌肉、經絡、臟腑、關節之間，往往比有形之痰危害更大。

中醫學裏有「百病生於痰」的說法。人到中年，身上免不了長些包包塊塊，如脂肪瘤、甲狀腺囊腫、膽囊息肉、子宮肌瘤、乳腺增生等。按照中醫的理論來講，它們都和無形之痰有關。無形之痰也包括痰迷心竅，導致失眠多夢、癔症癲狂等。

醫聖張仲景善用半夏，小半夏湯、半夏瀉心湯、半夏厚朴湯等都用到了半夏。其中，半夏厚朴湯主治梅核氣，梅核氣指的是咽中有「異物感」，咯不出又吞不下，是痰氣交阻於咽喉的典型症狀。

半夏始載於《神農本草經》，列為下品。列為下品的藥物多具毒性，不可久服。現代研究表明，半夏的毒性反應主要表現為對口腔、咽喉部黏膜的強烈刺激作用，還可造成咽喉部水腫，引起窒息，甚至可導致生命危險。

半夏炮製品（摘自《百藥炮製》）

▼ **生半夏** | 質堅實，氣微，味辛辣、麻舌而刺喉

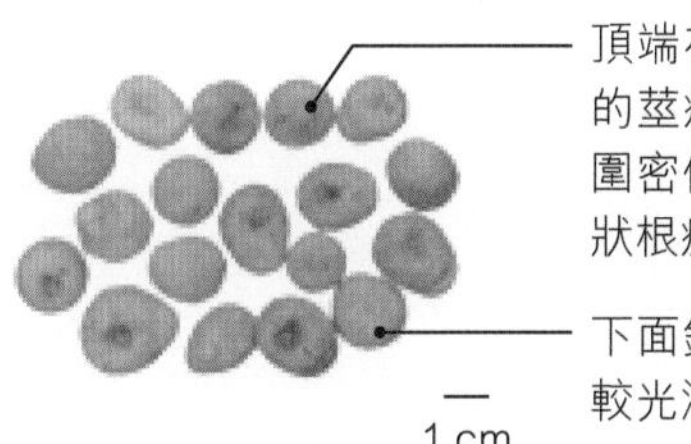

▼ **法半夏** | 味淡，口嘗無麻舌感

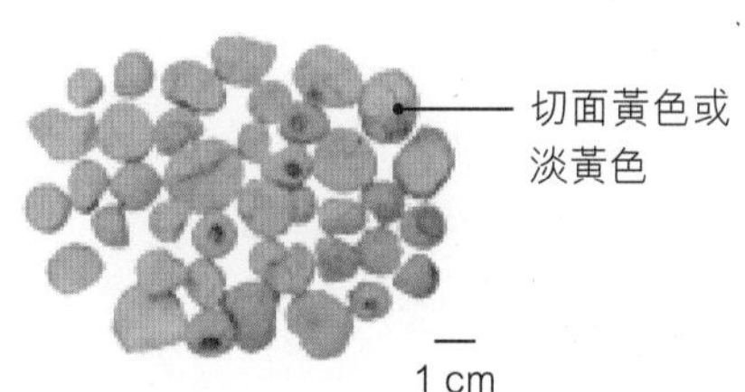

▼ **清半夏** | 質脆，易折斷，氣微，味微澀、微有麻舌感

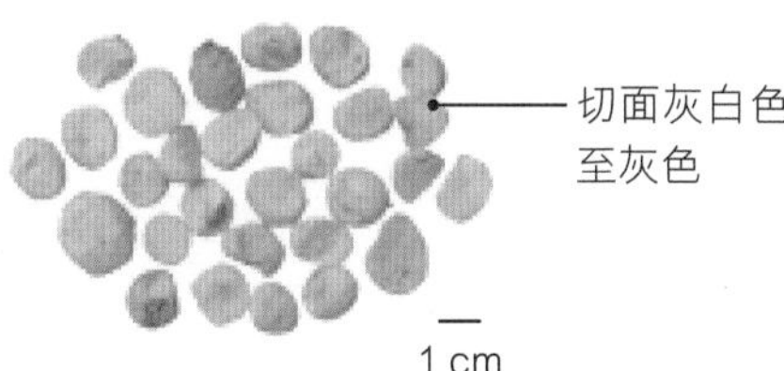

▼ **薑半夏** | 質硬脆，氣微香，味淡、微有麻舌感，嚼之略黏牙

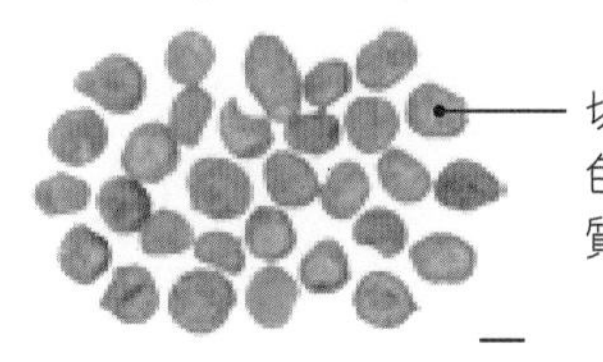

古人自有一些方法來制約半夏的毒副反應。如李時珍在《本草綱目》中提到的：「凡用半夏，以湯洗十許過，令滑盡。」古代的湯指的是熱水。李時珍提到的「滑」性物質就是半夏表面的黏液物質，有點像山藥去皮時流出的黏液。「湯洗」就是用熱水來高溫加熱處理半夏，可減輕黏液中物質的刺激性。

我在做半夏顯微鑑別時，通過顯微鏡觀察到半夏黏液細胞中充滿了一束束的草酸鈣針晶。半夏的刺激性物質很有可能就是來自這種草酸鈣針晶的物理刺激。也有人認為，半夏的刺激性是由毒蛋白引起的。有關它的作用機理，現在還未有定論，有待進一步探討。

還有一法也被記載在《本草綱目》中，那就是用生薑來制約半夏之毒。現在《中國藥典》中規定了 3 種半夏的炮製方法。第一種是薑半夏，用生薑、白礬與半夏共同煎煮炮製。薑半夏可以降逆止嘔，溫中化痰。第二種是清半夏，用白礬水浸泡半夏或與半夏共煮而得。清半夏增強了半夏燥濕化痰的作用。第三種是法半夏，用甘草和生石灰炮製而成。法半夏偏重於祛寒痰，藥物的溫性相對更強。

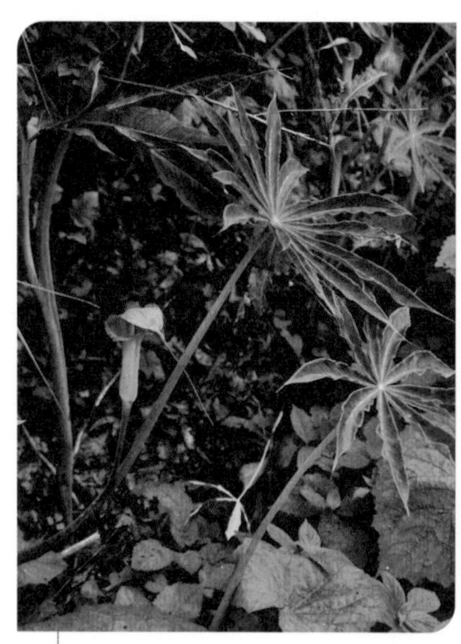

天南星原植物

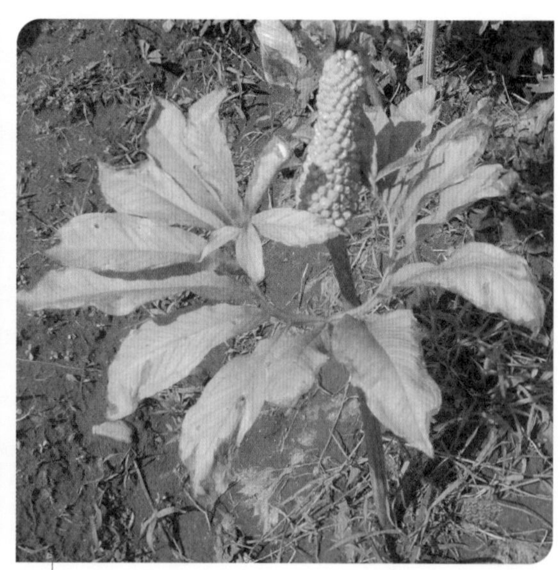

異葉天南星原植物

/ 西太后與半夏曲 /

臨床上，有一種半夏炮製品比較常用，中成藥藿香正氣散裏就用到了它 —— 半夏曲。《本草綱目》中詳細記載了半夏曲的製作方法。《清宮醫案》中有一個用半夏曲給慈禧太后醫病的醫案。光緒三十四年（1908），慈禧太后已經 73 歲了。當時有一組太醫一同給慈禧太后診治。號脈之後，太醫們判定慈禧太后體內有痰、氣虛、脾胃運化不周。於是太醫們用四君子湯加「保寧半夏三錢」，煎服之後，太后身體便康復了。保寧半夏就是半夏曲。清代嘉慶年間，半夏曲由四川閬中人研製出來，當時四川閬中屬保寧府，所以半夏曲也叫保寧半夏。

/ 天南星 /

天南星與半夏是親緣較近的「兄弟」。《中國藥典》規定天南星的來源為天南星科植物天南星 *Arisaema erubescens* (Wall.) Schott、異葉天南星 *A. heterophyllum* Bl. 或東北天南星 *A. amurense* Maxim. 的乾燥塊莖。

筆者在長白山天池

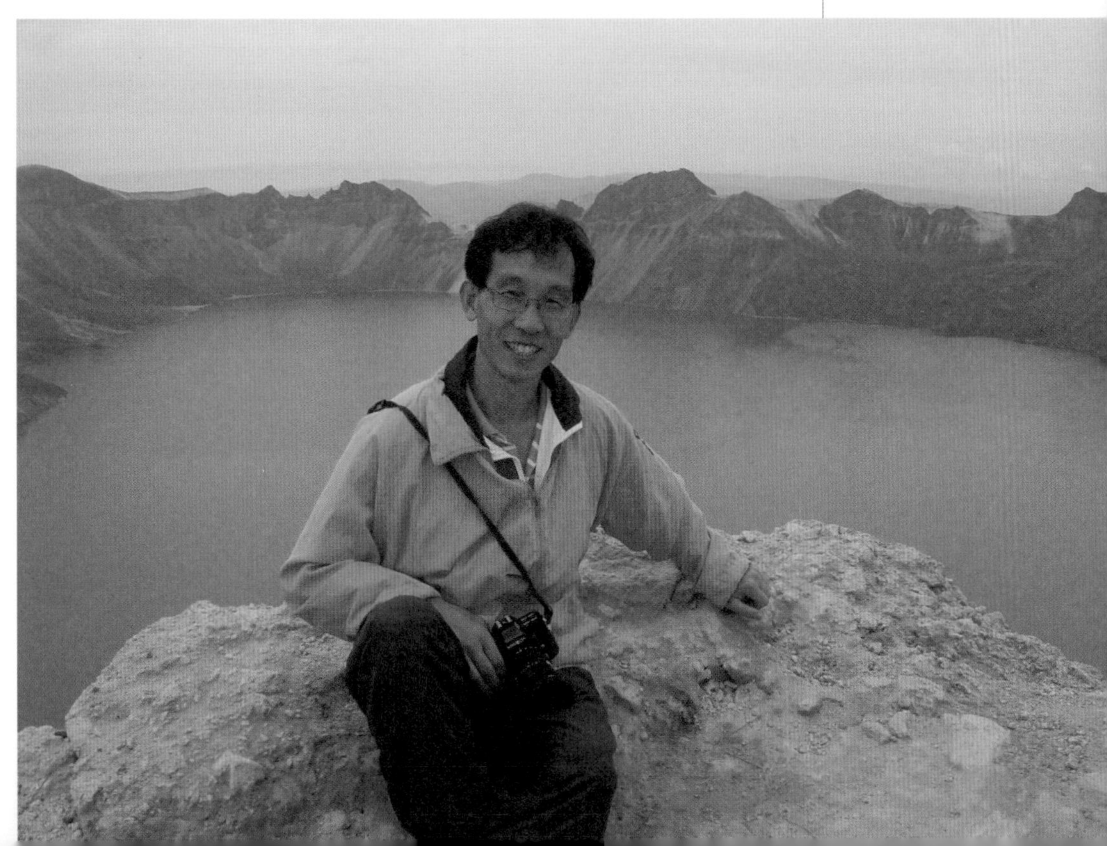

/ 採南星遇險記 /

長白山風景迷人，那裏也是天南星的主產地之一，2003 年我曾到那裏考察採藥。為了把標本製作保存好，我把天南星的地下塊莖和周圍的泥巴一起挖了出來，放到塑料袋中保存，回到住處，我開始在洗手池裏清洗天南星，還沒洗完我的手就開始發癢，不一會兒就腫起來了。天南星對皮膚的刺激比半夏的還要強烈。

天南星的作用和半夏類似，但功效更強。如果患者的痰濁特別重，半夏的藥力不夠時，可以用天南星。天南星就像天南星科的科長，具有開通經絡，蕩滌痰濁的作用，遇到中風伴隨有痰迷心竅的患者，用天南星往往能力挽狂瀾。

李時珍在《本草綱目》中詳細記錄了膽南星的製法。著名的「九轉南星」需將牛膽汁與天南星粉末混合，經過多次拌勻、發酵、乾燥的工序製成。膽汁炮製可降低天南星的燥烈之性和毒性偏性，使天南星更好地發揮其清熱化痰，息風定驚的作用。現在的《中國藥典》沿用了這一傳統的天南星的炮製方法。

新鮮採挖的天南星塊莖還沒處理完，我的手就腫了起來

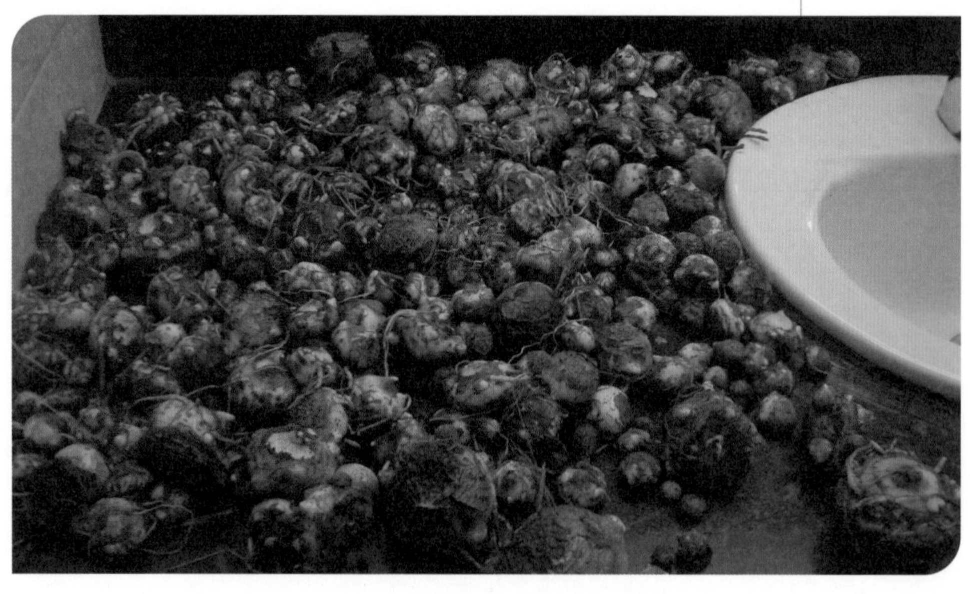

半夏與天南星都是來自天南星科的植物，有馬蹄蓮一樣漂亮的佛焰苞。它們雖是毒劇中藥，但不是洪水猛獸。經過炮製的天南星與半夏，增強了藥效，減低了毒性，在中醫的妙手下，在臨床上屢建奇功。

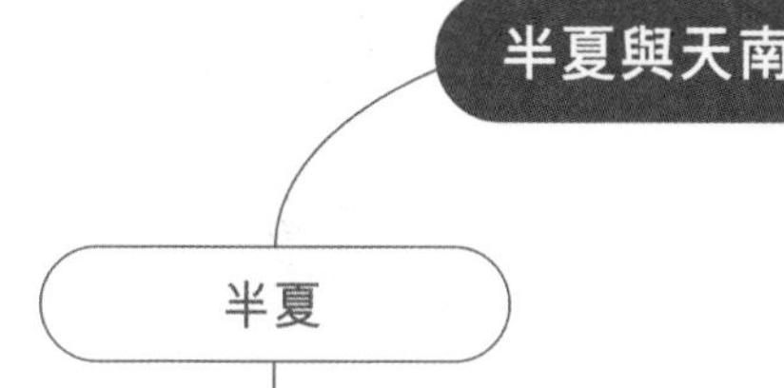

半夏

來源

天南星科植物半夏 *Pinellia ternata* (Thunb.) Breit. 的乾燥塊莖

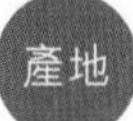

歷史上為湖北，現主產地在貴州、甘肅和山西等地

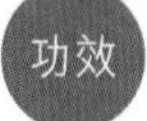

生品

燥濕化痰，降逆止嘔

炮製品

- **法半夏**　祛寒痰
- **薑半夏**　溫中化痰，降逆止嘔
- **清半夏**　燥濕化痰
- **半夏曲**　藿香正氣散

天南星

來源

天南星科植物天南星 *Arisaema erubescens* (Wall.) Schott、異葉天南星 *A. heterophyllum* Bl. 或東北天南星 *A. amurense* Maxim. 的乾燥塊莖

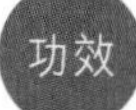

生品

開通經絡，蕩滌痰濁

炮製品

九轉南星

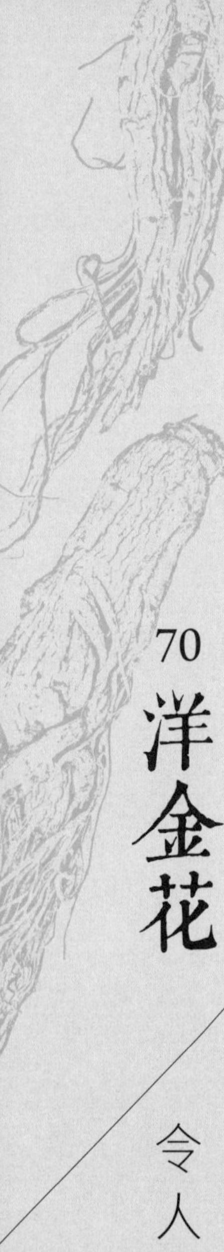

70 洋金花

令人笑舞人迷醉

/ 李時珍勇試曼陀羅 /

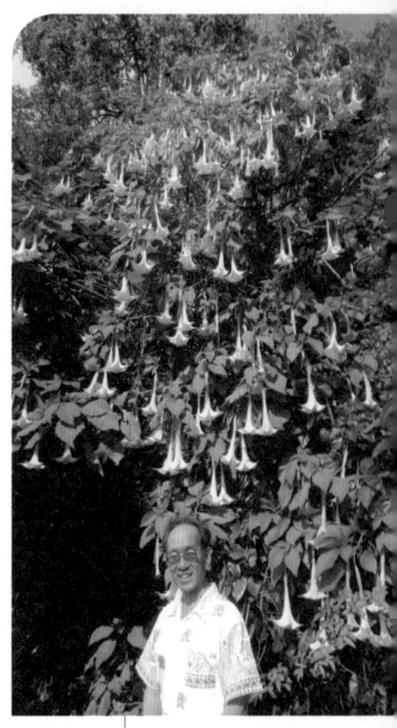
高大的木本曼陀羅好似「天雨曼陀羅」

曼陀羅花第一次被收錄的本草著作就是《本草綱目》。「曼陀羅」是一個外來語，源自梵語（Mandala）。現在《中國藥典》命名的正式中藥名是洋金花。

洋金花來源於茄科植物白花曼陀羅 *Datura metel* L. 的乾燥花，又叫南洋金花。

20 世紀 50 年代的老電影《李時珍》中有一段李時珍找到洋金花後欣喜若狂的情節。

確實，李時珍在著書時會親身實踐，隻身進入山林尋藥試藥，他就曾親身嘗試曼陀羅的藥性。李時珍是第一個把曼陀羅收錄到本草著作中的人，列在《本草綱目》第 17 卷毒草，而且附有繪圖。

李時珍對曼陀羅有生動的描述：「相傳此花，笑採釀酒飲，令人笑；舞採釀酒飲，令人舞。」對此，他半信半疑。為了解開這個疑惑，他自製了曼陀羅酒，一杯下肚，果然出現了幻覺，但和傳聞並不完全相同。他喝了之後，不由自主地就想模仿別人，看到別人笑自己就想笑，看到別人跳舞，自己也想跟着跳舞，簡直無法控制自己。

/ 佛光普照曼陀羅 /

中醫認為洋金花具有平喘止咳，止痛，解痙等功效。明代《外科十三方》記載的立止哮喘煙，主藥就是洋金花。民國時期，有一個戒毒藥方——風茄花戒煙方，用於鴉片類藥物戒斷綜合症。

風茄兒是《本草綱目》中給出的曼陀羅花別名，它的葉子像茄子葉，李時珍已經留意到曼陀羅與茄子的關係了。按現代植物分類，它們都是來源於茄科的植物。

茄科曼陀羅屬（*Datura*）植物全世界有 16 種，主要分佈於熱帶和亞熱帶地區。我國有 4 種，除以上《中國藥典》收錄的白花曼陀羅外，還有毛曼陀羅 *D. innoxia* Mill.、曼陀羅 *D. stramonium* L. 和木本曼陀羅 *D. arborea* L.。

洋金花花冠管呈漏斗狀，顏色主要為白色，果實呈球形或扁球形，表面凹凸不平。這種植物可以長到 1～2 米高，木本曼陀羅可以長得更高，有的城市把它作為觀賞花卉來栽培。

《本草綱目》中，李時珍曾引用《法華經》記述。傳說佛祖釋迦牟尼在傳法時，天上下起了曼陀羅花雨。「曼陀羅雨」成為佛法傳播和佛光普照的象徵，簡稱為「花雨」。

我到泰國考察時見到了漫山遍野的曼陀羅花。那裏是「佛教的國度」「花的國度」。清邁是泰國北部最大的歷史文化名城，曾經舉辦過世界園藝博覽會。清

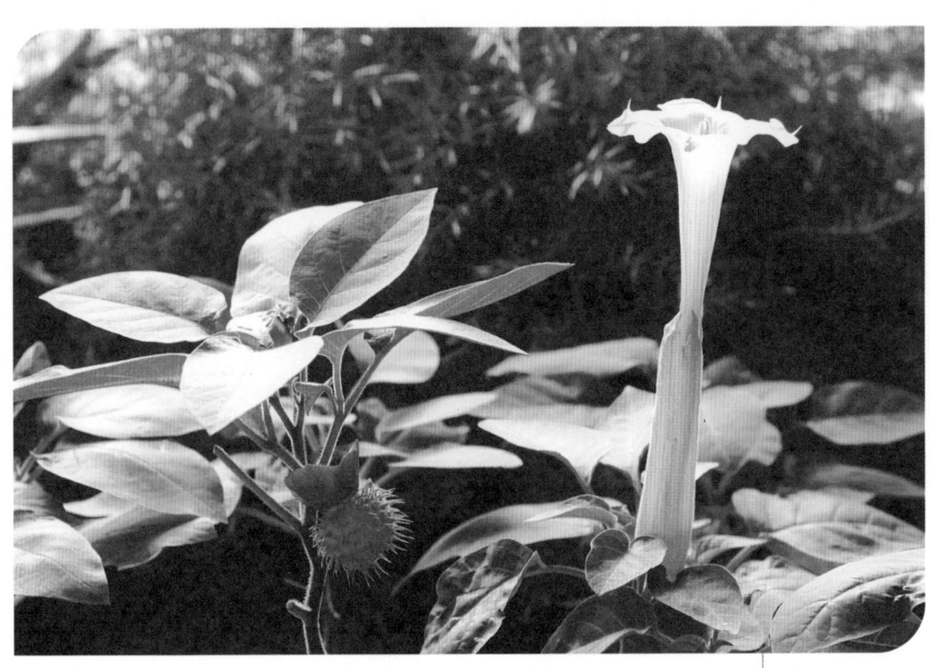

毛曼陀羅原植物

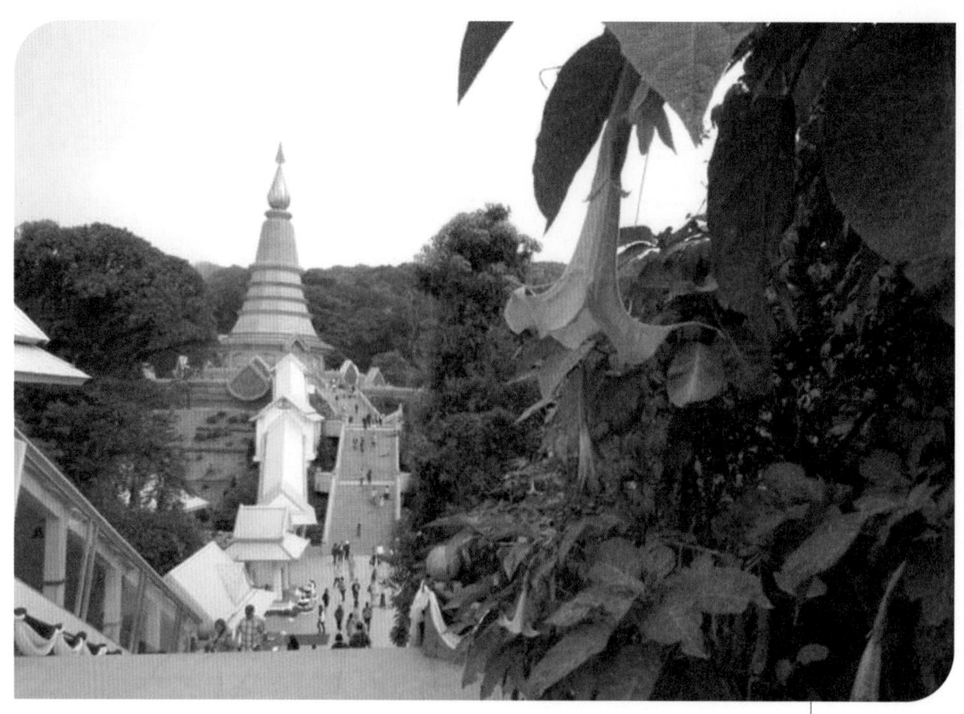

佛國世界，曼陀羅的國度

邁寺廟眾多，放眼望去，到處都是金色的廟頂。不少寺廟旁盛開着木本曼陀羅，有黃花、白花、紅花、紫花 4 種。看到那美景，我倒覺得佛經中的曼陀羅花雨似乎更應為木本曼陀羅。因為草本的曼陀羅花一般花向上，朝向天空綻放。而木本曼陀羅的花是垂向地面的，開在高大的木本植物上彷彿從天而降一般。

洋金花，含有多種生理活性物質，國際市場的需求量越來越大，為目前國際市場上生產和流通量較大的 8 種藥用植物之一。除了花、葉、種子入藥以外，它的種子油可製作肥皂，有多種經濟用途。

曼陀羅屬植物中普遍含有莨菪鹼（Hyoscyamine）、東莨菪鹼（Scopolamine）和阿托品（Atropine）等化學成分，且為主要活性成分。現代醫學研究表明，洋金花具有麻醉、鎮痛、鎮痙、止咳、平喘的作用，與中醫對洋金花功效的認識一致。

/ 洋金花中毒事件 /

1999 年春，我初到香港。一天，一位資深的中醫老教授拿來一個處方請我覆核，因為他治療的一例抑鬱症患者按處方服藥後出現了明顯的煩躁不安症狀。我接過老教授的處方，反覆掂量，認為這個方子開得很好，理法分明，藥量合理，可謂無懈可擊。不過我留意到處方中有一味凌霄花，於是我請求檢查一下實際使用的藥物。

當我把藥包中的藥物與藥方一一核對後，不禁倒吸一口涼氣，藥包中不但沒有解鬱除煩的凌霄花，反而出現了毒劇藥洋金花！洋金花與凌霄花都以曬乾的花入藥，二者乾品顏色差不多，都是深褐色，但功效完全不同，難怪這個患者用後會煩躁不安。

一般在誤服洋金花後半小時，會出現中毒症狀，最遲不超過 3 小時。中毒後的主要症狀有心跳增快、血壓升高、吞咽困難、聲音嘶啞，嚴重的可出現肌肉抽搐，甚至死亡。

在香港的這些年，我曾經處理過幾起洋金花混淆凌霄花的案件。有的案件中甚至發現了形態可辨、毒性更大的新鮮洋金花。

曼陀羅全株皆含有毒素，種子和花中尤多。曼陀羅的果實別名叫「醉仙桃」，只要取其中幾粒種子食用，就會產生中毒反應。

誤服曼陀羅後，中醫的傳統解毒方法是用綠豆衣、金銀花等煎水，

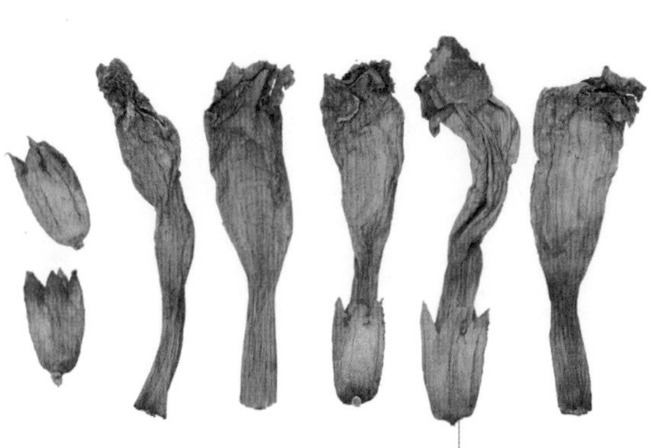

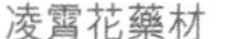

凌霄花藥材

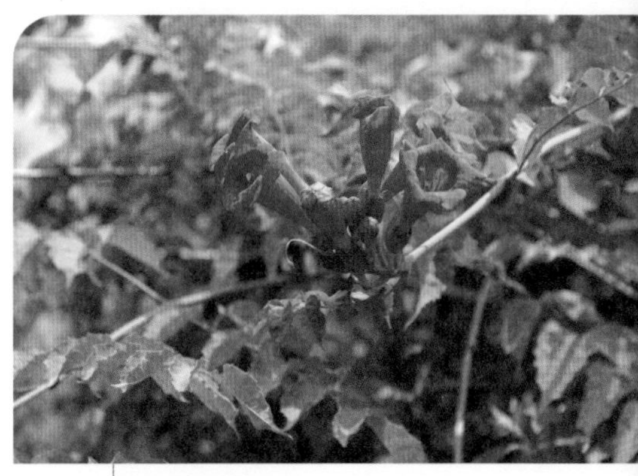

美洲凌霄原植物

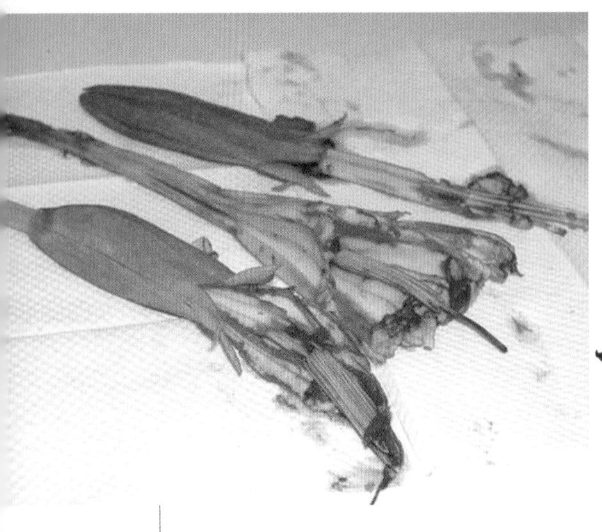

未煮爛的洋金花藥渣

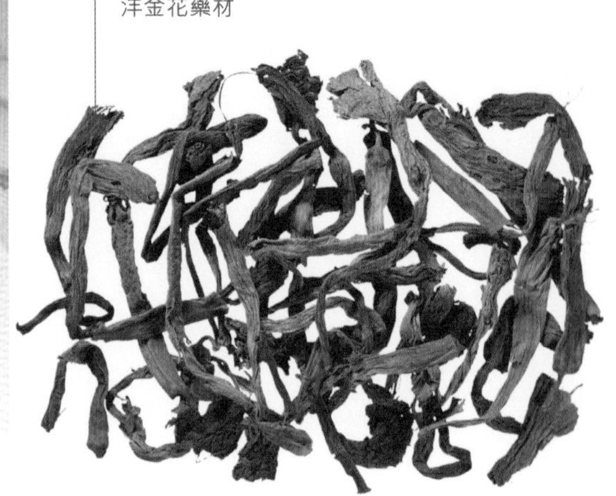

洋金花藥材

分多次服用。但以現代的醫療條件，建議應立刻送醫院急救，可用稀釋的高錳酸鉀或鞣酸洗胃，後用硫酸鎂致瀉或灌腸。

「亡羊補牢，猶未為晚。」一例例洋金花中毒事件，一次次給從業者敲響警鐘。李時珍在《本草綱目》裏明確記載的毒性中藥，至今仍需要格外謹慎。

/ 洋金花與麻醉 /

有關曼陀羅花與麻醉，據説華佗有一絕招：麻沸散。他在做外科手術前，先讓患者飲下他發明的麻醉藥劑麻沸散，以減輕疼痛。更有傳説麻沸散中用到了洋金花。

曼陀羅與華佗都有一個 tuó 字，一個是韋陀的陀，另一個是佗負的佗。而華佗在日文的漢字中寫作華陀。《三國演義》的故事也在日本流傳，且相當受重視，關羽關二爺在日本文化中也是一位重要人物。膾炙人口的故事「關雲長刮骨療毒」與華佗有關。但書中神醫華佗為關羽刮骨療毒時，既沒有飲麻沸散，也沒有用外敷藥，這樣描寫是為了凸顯關羽的人物形象。關羽面不改色，談笑風生，飲酒對弈，彰顯大英雄的氣概。

另一部古典名著《水滸傳》中多次提到的蒙汗藥，也有傳説蒙汗藥中含有曼陀羅。讓人津津樂道的「智取生辰綱」一節中，黃泥岡上白日鼠白勝在酒中撒了蒙汗藥，迷倒了青面獸楊志和眾多兵卒，晁蓋帶着幾條好漢趁機劫走了那些金銀財寶。

1848 年，清代的藥用植物學家吳其濬在《植物名實圖考》中有明確記載：「廣西曼陀羅遍生原野，盜賊採乾而末之，以置人飲食，使之醉悶，蒙汗藥當即此類植物製成。」吳其濬認為蒙汗藥是以洋金花的乾燥粉末為主製成。

1862 年，日本出版的《醫事啟源》一書，記錄了外科醫生華岡青洲在 1805 年使用以洋金花為主藥的麻醉方，成功完成了外科手術。在日本，他被譽為現代麻醉手術的宗師。

1846 年 10 月，世界上第一次成功公開演示了使用乙醚麻醉進行的外科手術，現在哈佛大學醫學院馬薩諸塞州總醫院將那個手術廳原樣展示，以紀念麻醉術在醫學史上的重大貢獻。那裏也是參觀者到哈佛必看的景點之一。

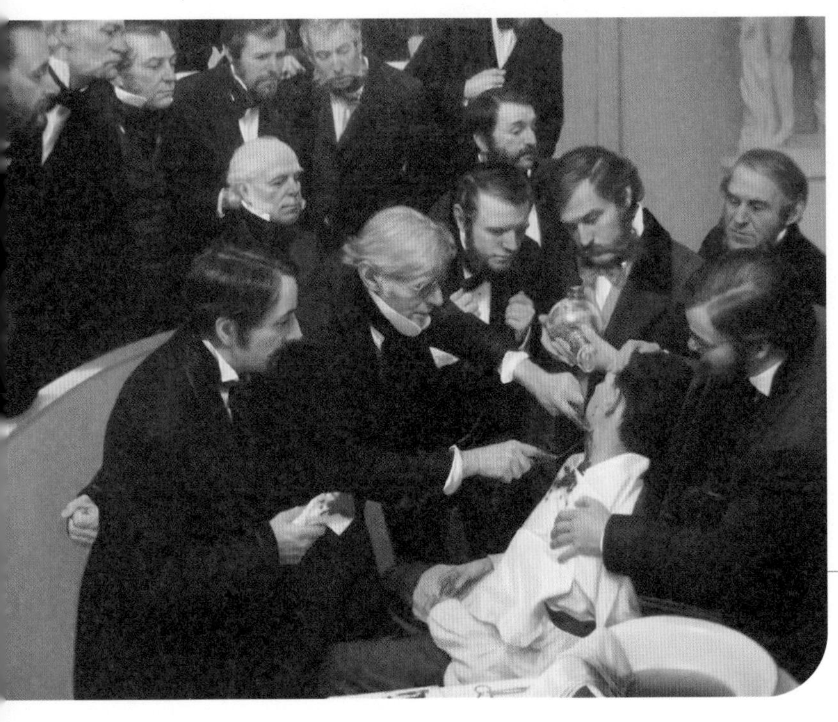

世界第一例實施全身麻醉手術的油畫（哈佛大學醫學院醫院藏）

20 世紀 70 年代，針刺麻醉與中藥麻醉的研究曾一度成為熱點。中藥麻醉使用的主要原料就是洋金花，距離華佗的時代已經過去了 1,600 多年。相比之下，我們對於使用洋金花實施麻醉術的關注與紀念，是否略顯不足呢？

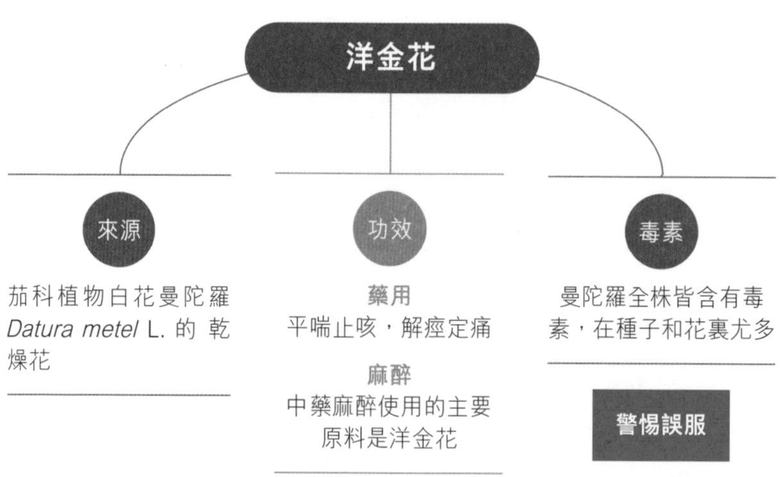

71
杜鵑花
嶺上開遍映山紅

/ 杜鵑花國度 /

鳥兒中有杜鵑鳥，花兒中有杜鵑花，杜鵑名字動聽，寓意甚多。

「望帝啼鵑」、「子規啼血」的典故家喻戶曉。傳說，在蜀地有一位很賢明的部落首領，名叫杜宇，人們尊稱他為望帝。望帝很受當地人民的愛戴，他死後捨不得離開自己的子民，於是他的魂魄化作了杜鵑鳥，徘徊在蜀地上空，叫聲十分悲切，一直到啼泣出了鮮血。

杜鵑鳥也叫子規鳥，子規啼血傳説廣為流傳，杜鵑鳥嘴中滴出的鮮血染紅了原野上盛開的花朵，這種植物就是杜鵑花。

杜鵑花是中國的十大名花之一。世界上大概有 800 種杜鵑花，我國約佔 70%。所以説，中國是杜鵑花的王國。

杜鵑花屬的拉丁文是 *Rhododendron*，這個詞由前半部分 Rhodo（紅薔薇）和後半部分 Dendron（木本的）組成，合併起來字面意為綻放如薔薇般紅花的樹木。

古詩中讚美杜鵑花的詩作可能要首推白居易的《山石榴寄元九》。元九是唐代另一位大詩人元稹。「花中此物似西施，

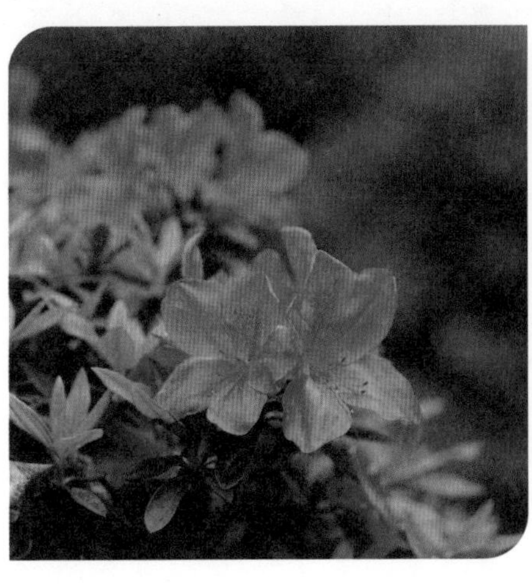

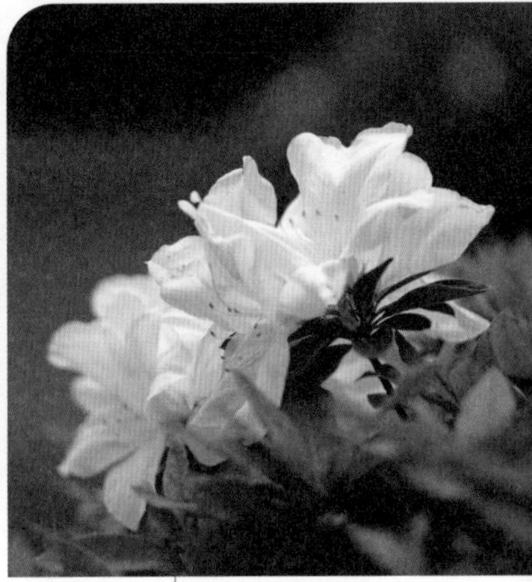

觀賞杜鵑花

芙蓉芍藥皆嫫母。」山石榴即杜鵑花。白居易把杜鵑花比喻成古代四大美女之一西施，芙蓉、芍藥這樣漂亮的花在杜鵑花面前也會黯然失色。嫫母是傳說中古代四大醜女之一。相傳嫫母是黃帝的妃子，她是一位非常有建樹、了不起的人物，而且是鏡子的發明者。

李時珍在《本草綱目》中寫到，杜鵑花一名山石榴，一名映山紅。

明代旅行家徐霞客的《徐霞客遊記》主要記錄了祖國的山川地貌，其中提到的植物並不多，但有兩種相當重要，一種是茶葉，另一種就是杜鵑。

現在我國很多地方都栽培杜鵑花。最負盛名的是貴州畢節，那裏有百里野生的杜鵑，是我國面積最大的原生杜鵑林，放眼望去，漫山遍野，紅霞相映。

杜鵑花屬的植物不僅有小灌木，也有高大的喬木。大樹杜鵑是雲南特有的植物，可以長到 25 米高，現已被列為國家一級保護植物。

我多次到四川的佛教聖地峨眉山考察，也在那裏採過杜鵑花的標本。峨眉山上有一副對聯，寫的是：「原始杜鵑林，高山佛前花。」杜鵑，中國人為之驕傲，外國人也為之傾倒。

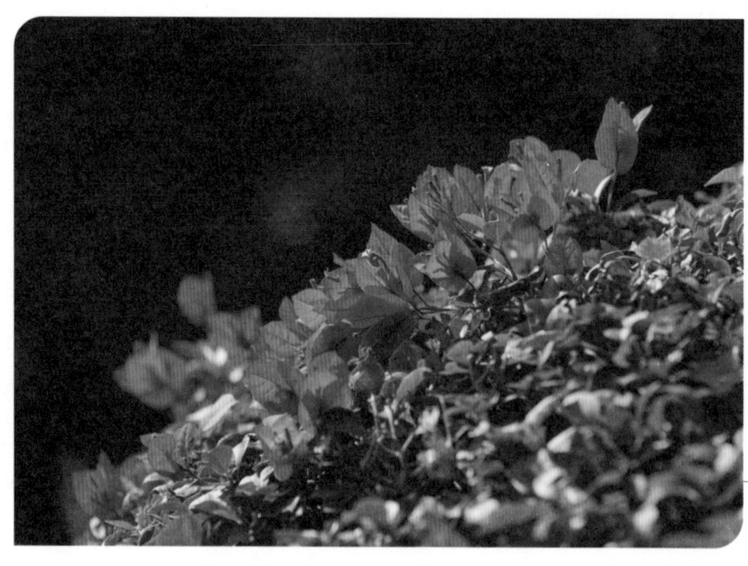

簕杜鵑（光葉子花、三角梅）

/ 杜鵑傳世界 /

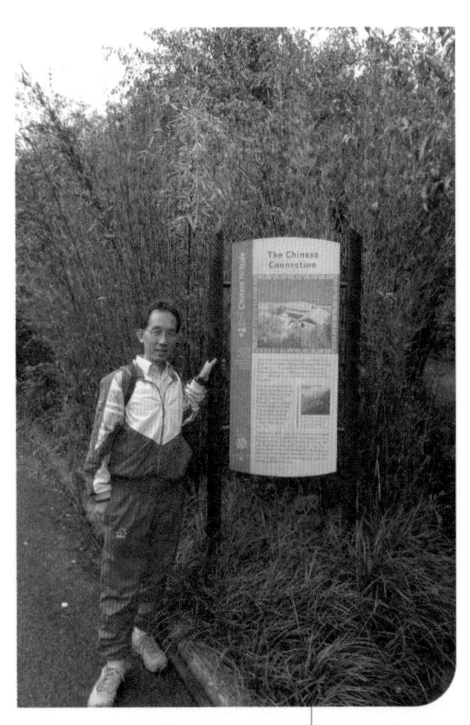

筆者在愛丁堡皇家植物園內的「中國坡」

在東西方文化交流的過程中，植物是其中重要的部分。交換的物種中自然有美麗的杜鵑花。

《本草綱目》在探討自然分類方面，比前人躍進了一大步。但限於歷史條件，我認為最大的遺憾是沒能留下當時的植物標本。

起源於西方的現代植物分類學，有一點很值得我們學習借鑑，就是對植物標本採集和保存的重視。標本對於科學研究來説是重要的佐證。

根據《中國植物誌》的記載，17 世紀到 20 世紀前後 400 年的時間裏，來中國進行植物考察、採集標本的西方傳教士、外交人員、商人和學者超過了 300 人，他們被稱為「植物獵人」。他們在中國採集的植物標本數目超過了 120 萬份。

採集植物往往需要冒着生命危險，甚至可能有去無回。有「英國杜鵑花王」稱號的喬治・福雷斯特（George Forrest）就是其中一位「植物獵人」。他曾經是英國愛丁堡皇家植物園的採集員。從 1904 年到 1931 年，他先後 7 次到中國考察，深入我國西南的騰沖、瑞麗、大理、金沙江、瀾滄江、怒江，甚至一些荒無人煙的地方，一共採集了 31,000 多份標本。他最終長眠在了雲南騰沖。在他所採集的中國杜鵑花標本當中，有 150 多種都被後來的研究者定為新種。愛丁堡皇家植物園是世界上引種杜鵑花種類最多的植物園，包含很多喬治・福雷斯特從中國引進的杜鵑花。

四川大學的方文培教授，是我國傑出的科學家、植物學家，也是世界上公認的杜鵑花專家。從 1934 年到 1937 年，他曾在英國的愛丁堡大學學習，獲博士學位以後，終生從事杜鵑花的研究，一直工作到 80 歲。他主持編寫《中國植物誌》杜鵑花科的時候，確定了我國共有杜鵑花植物 548 種，證明了我國是世界杜鵑花的分佈中心。

/ 滿山紅 /

杜鵑花不僅好看，還能藥用。杜鵑花科植物當中有一種興安杜鵑可入藥，藥名為滿山紅，開粉紅色或紫紅色花。興安杜鵑拉丁學名 *Rhododendron dauricum* L.。種加詞 *dauricum*，意思是達烏里的，泛指貝加爾湖以東的廣闊地區。

「興安」是滿語，意思是極寒的地方，興安杜鵑主要分佈在我國寒冷的東北大小興安嶺一帶。興安杜鵑叢叢開放，開花的時候形成一片花海。滿山紅的藥用部位是葉子。中醫理論認為，

興安杜鵑原植物

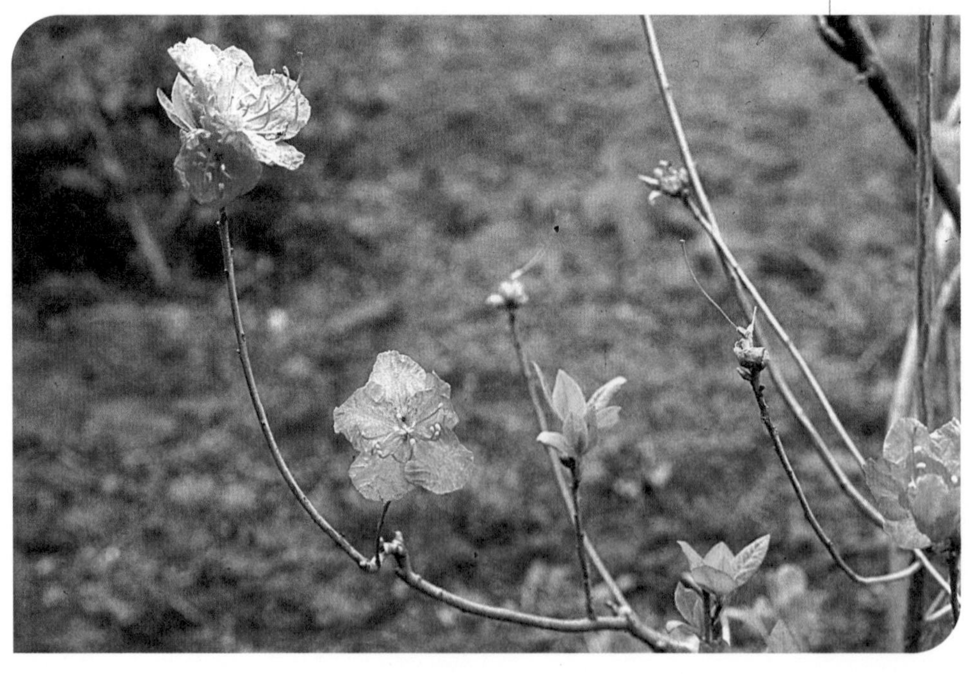

滿山紅性寒，具有止咳祛痰的功效。取滿山紅葉子，經過蒸餾以後，得到揮發油——滿山紅油，可用於治療急性和慢性支氣管炎、哮喘等。

朝鮮族歌曲《阿里郎》裏面唱的金達萊就是杜鵑。在 20 世紀 70 年代有一部電影《閃閃的紅星》，故事發生在江西，主題歌中唱道：「嶺上開遍映山紅。」映山紅和滿山紅兩種杜鵑，正好分佈在祖國的一南一北。

/ 羊躑躅 /

在杜鵑花科的大家庭當中，有的可以放心代茶飲用，有的一不小心會導致中毒。

杜鵑花大多以紅色、粉紅色和白色為主，但是其中有一種開黃色的花，且有毒的，那就是鬧羊花。《中國藥典》收錄鬧羊花來源為杜鵑花科植物羊躑躅即黃花杜鵑 *Rhododendron molle* G. Don 的乾燥花。

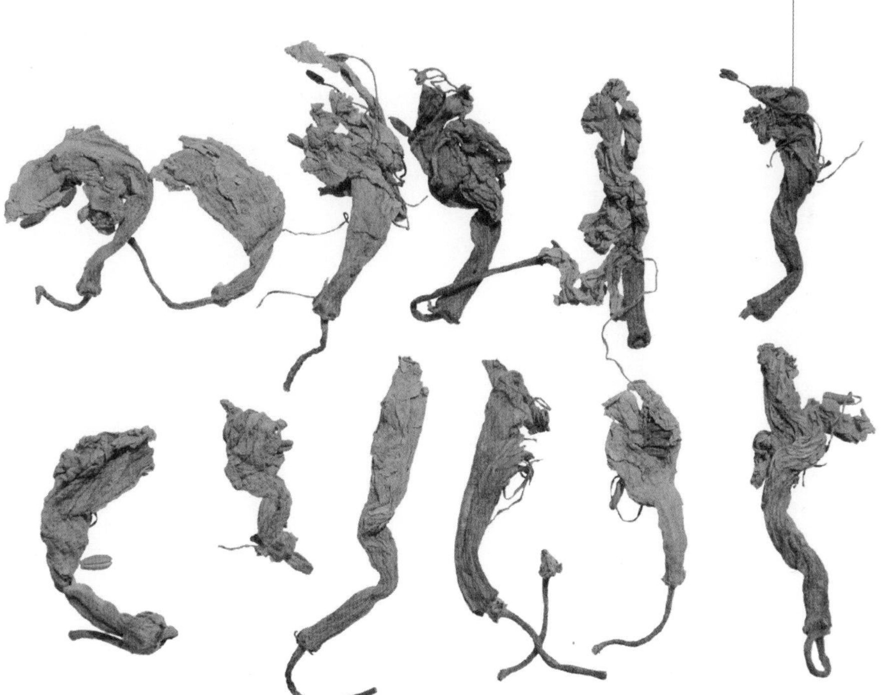

鬧羊花藥材

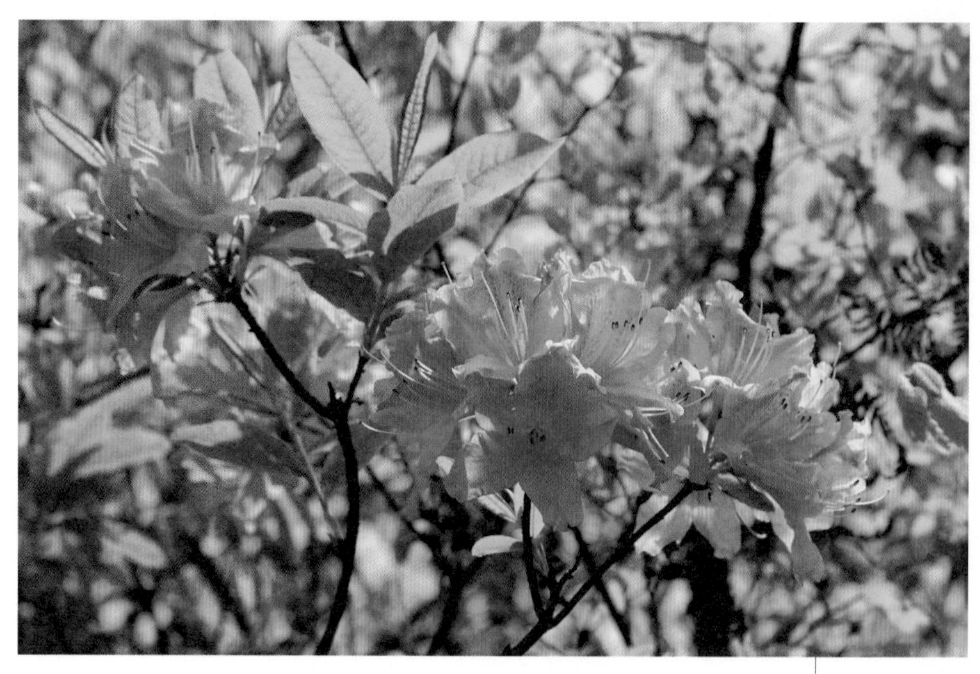

羊躑躅原植物

《本草綱目》的毒草篇中就收錄了羊躑躅。羊躑躅，早在《神農本草經》當中已有記載。到了南北朝時期，醫藥學家陶弘景説過：「羊食其葉，躑躅而死，故名。」；「躑躅」是頓足、徘徊的意思。傳聞羊吃了這種植物會中毒，在原地急得用羊蹄子擊打地面。從羊躑躅這個名字上看也能得到信息，它是一種有毒的植物。

中藥的別名和人的外號一樣，可以反映植物的一部分特徵。有時別名更容易記，比如，鬧羊花、羊不食草、驚羊花都是別號。羊躑躅的別名又叫一杯醉，民間有個諺語，總結得很到位：「一杯醉倒鬧羊花。」

現代研究也表明，羊躑躅的毒性成分包括鬧羊花毒素（Rhodojaponin）和馬醉木毒素（Asebotoxin）等。誤食會導致腹瀉、嘔吐或痙攣。

李時珍在《本草綱目》中也指出了羊躑躅的毒性：「此物有大毒，曾有人以其根入酒飲，遂至於斃也。」

我國是杜鵑花的王國，杜鵑中有美麗的可供藥用的滿山紅，也有劇毒的羊躑躅。杜鵑花是國際交流的使者，如今，杜鵑花不但盛開在中國，而且還傳遍了世界。要欣賞杜鵑花，遠的可以去看貴州大山裏的野生百里杜鵑，近的可以賞身邊花園裏的觀賞杜鵑。

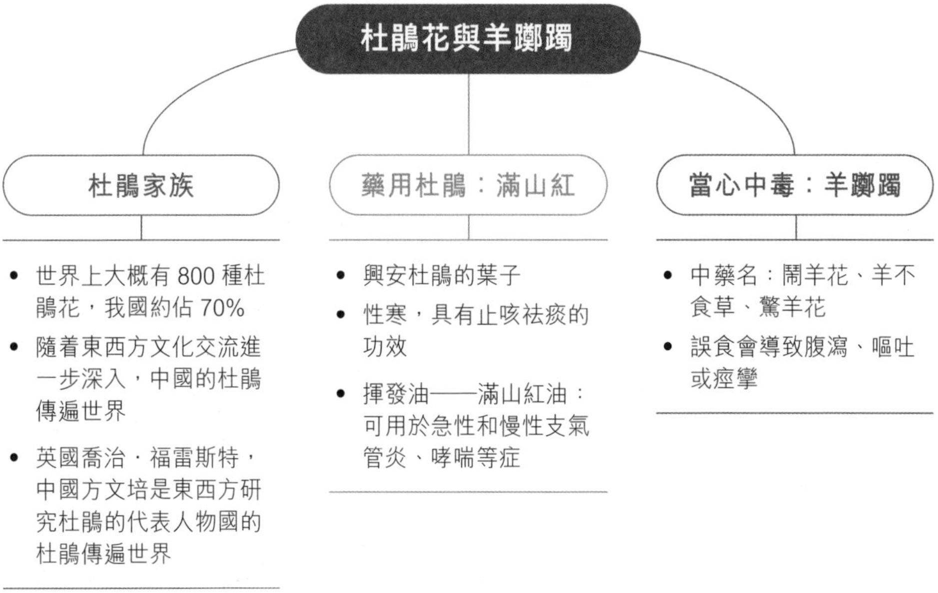

杜鵑花與羊躑躅

杜鵑家族

- 世界上大概有 800 種杜鵑花，我國約佔 70%
- 隨着東西方文化交流進一步深入，中國的杜鵑傳遍世界
- 英國喬治・福雷斯特，中國方文培是東西方研究杜鵑的代表人物國的杜鵑傳遍世界

藥用杜鵑：滿山紅

- 興安杜鵑的葉子
- 性寒，具有止咳祛痰的功效
- 揮發油——滿山紅油：可用於急性和慢性支氣管炎、哮喘等症

當心中毒：羊躑躅

- 中藥名：鬧羊花、羊不食草、驚羊花
- 誤食會導致腹瀉、嘔吐或痙攣

72

五味子

五味小果品百態

「南北五味」

有些中藥的味道人盡皆知，黃連是苦的，甘草是甜的，烏梅是酸的，大青鹽是鹹的，胡椒是辛的。有一種中藥五味俱全，那就是五味子。

五味子，叫子其實不是種子，而是果實。枸杞子、女貞子、牛蒡子都是果實。既然五味子是果實，就有果肉和種子兩個部分。

曾經有學生問我：五味子是酸的呀，剩下的四味在哪裏？五味子的果肉是酸的，但種子裏的味道很複雜。五味子的種子呈腎形，棕黃色，表面有光澤。用工具砸開或搗碎種皮，才能嘗到種子的味道。

五味子屬的植物全世界有 30 種，我國有 19 種。《本草綱目》記載，五味子有南北之分。現在《中國藥典》也收錄了五味子和南五味子兩個條目。

現在《中國藥典》記載五味子，習稱為北五味子，五味子來自木蘭科植物五味子 *Schisandra chinensis* (Turcz.) Baill. 的乾燥成熟果實，也就是李時珍所記載的「北產者」。主要分佈在遼寧、吉林、黑龍江，是東北地區的道地藥材之一。有野生的，也有栽培的，市場供應的以栽培者為主。以粒大、肉厚、

正在晾曬的北五味子

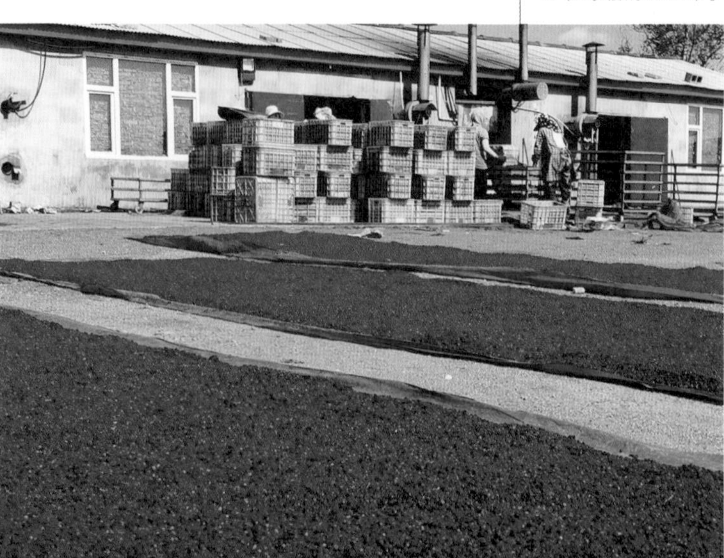

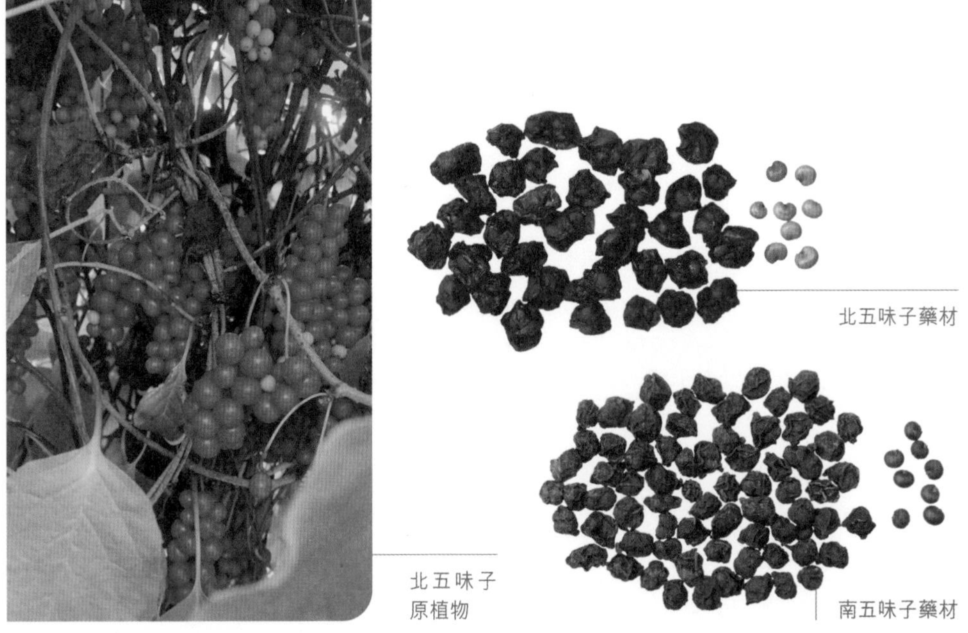

北五味子
原植物

北五味子藥材

南五味子藥材

有油性者為佳。每年 8～9 月是五味子果實成熟的季節，熟果就似一串串小葡萄，鮮紅可愛。

南五味子則是同科植物華中五味子 *S. sphenanthera* Rehd. et Wils. 的乾燥成熟果實。「南五味子」之名也列在《中國藥典》中，但植物學上另有南五味子屬，二者不可混淆。

南五味子主產區在陝西、甘肅、河南、四川等地。我在四川峨眉山實地考察時採過野生的南五味子。它的果粒比較小，果肉也比較薄。

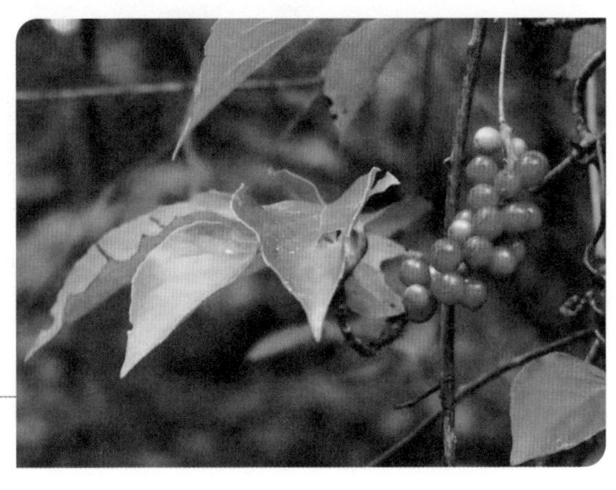

華中五味
子原植物

/ 臨床應用 /

《神農本草經》記載五味子，主益氣。根據中醫的臨床實踐，逐步總結出五味子：一藥具五味，五臟皆可養。李時珍也在《本草綱目》中記載，五味子酸鹹入肝而補腎，辛苦入心而補肺，甘入中宮益脾胃。

一般認為，北五味子對於虛損勞傷比較適用；而南五味子的滋補作用不如北五味子強，臨床上主要用於外感風寒咳喘。南五味子因此也被稱為「嗽神」。

醫聖張仲景的苓甘五味薑辛湯和小青龍湯都用到了五味子，在治療寒飲咳嗽的時候，乾薑、細辛、五味子是要藥。

藥王孫思邈十分推崇五味子，他把五味子與人參、麥冬一起配合使用，用於治療夏季的困倦無力。

到了金元時期，名醫張元素正式將五味子、人參、麥冬組成一個固定的處方，這就是著名的生脈散。生脈散是以功效命名的，「本方可益氣生津，氣陰復則脈生，用之以散」。

生脈散在日本非常受歡迎，在銷售時又有一個商品名——麥味參顆粒。麥、味、參 3 個字直接表示藥物的組成。在日語裏，這 3 個字，讀起來也朗朗上口，方便記憶和推廣。

六味地黃丸有藥六味，在此基礎之上增加麥冬和五味子，則成為麥味地黃丸，主腎虛久咳。

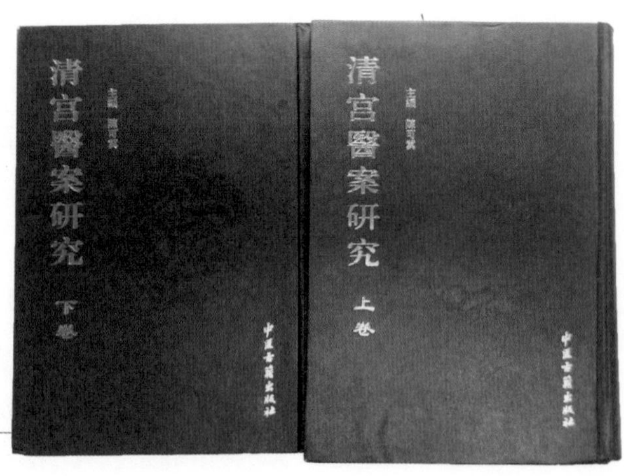

《清宮醫案研究》陳可冀主編

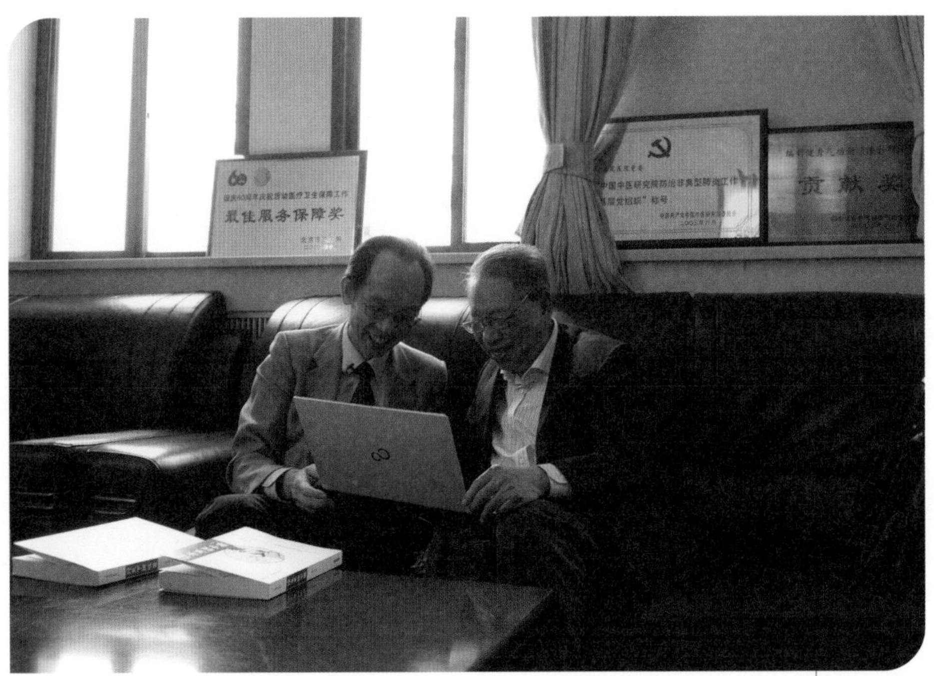

筆者向陳可冀老師請益

/ 清宮醫案 /

學習中醫的過程中，研究醫案很重要。

中醫界有「讀醫不如讀案」一說，通過學習醫案，能夠更加立體地學習領會中醫。經典醫案不但是中醫文獻的重要組成部分，也是中醫臨床智慧的結晶。精選優質的古今醫案輔助臨床學習，往往能收到事半功倍的效果。

1989 年 11 月，全國中西醫結合研究會組織了首屆全國青年論文大賽，我很幸運獲得了論文的一等獎。在頒獎會上，我認識了中西醫結合研究會的會長陳可冀院士。陳院士是我國西學中的代表人物，是一位中西匯通的大家。後來我在中醫研究院工作的時候，和陳老師有過多次接觸。陳老師的文史功底非常深厚，而且特別平易近人。在我組織「本草文化工程」啟動儀式時，陳老師給了很多寶貴意見，並且為我的小書《讀本草説中藥》寫了序言，指導了方向。

陳老師的傑出貢獻之一，就是對我國清宮醫案進行了系統的整理。這一發掘工作，向世人展示了清朝帝后、嬪妃還有部分王公大臣的病情醫案。閱讀那些醫案，既能滿足人們的好奇心，看看皇帝得過甚麼病、用過甚麼藥，同時還能學到很多知識，一舉兩得。那一篇篇的醫案都是出自名醫國手，記錄的是真實可靠的寶貴經驗，具有珍貴的學術價值與史料價值。

在陳老師編著的《慈禧光緒醫方選議》當中，收錄了一個五味子膏，慈禧、光緒經常服用五味子。製法是先將五味子煎煮濃縮，後加入蜂蜜製成膏滋藥，可以滋補強身。

/ 五味子在韓國 /

我國東北出產的五味子質量上乘，其實韓國出產的五味子質量也不錯。

韓國市售五味子（右）

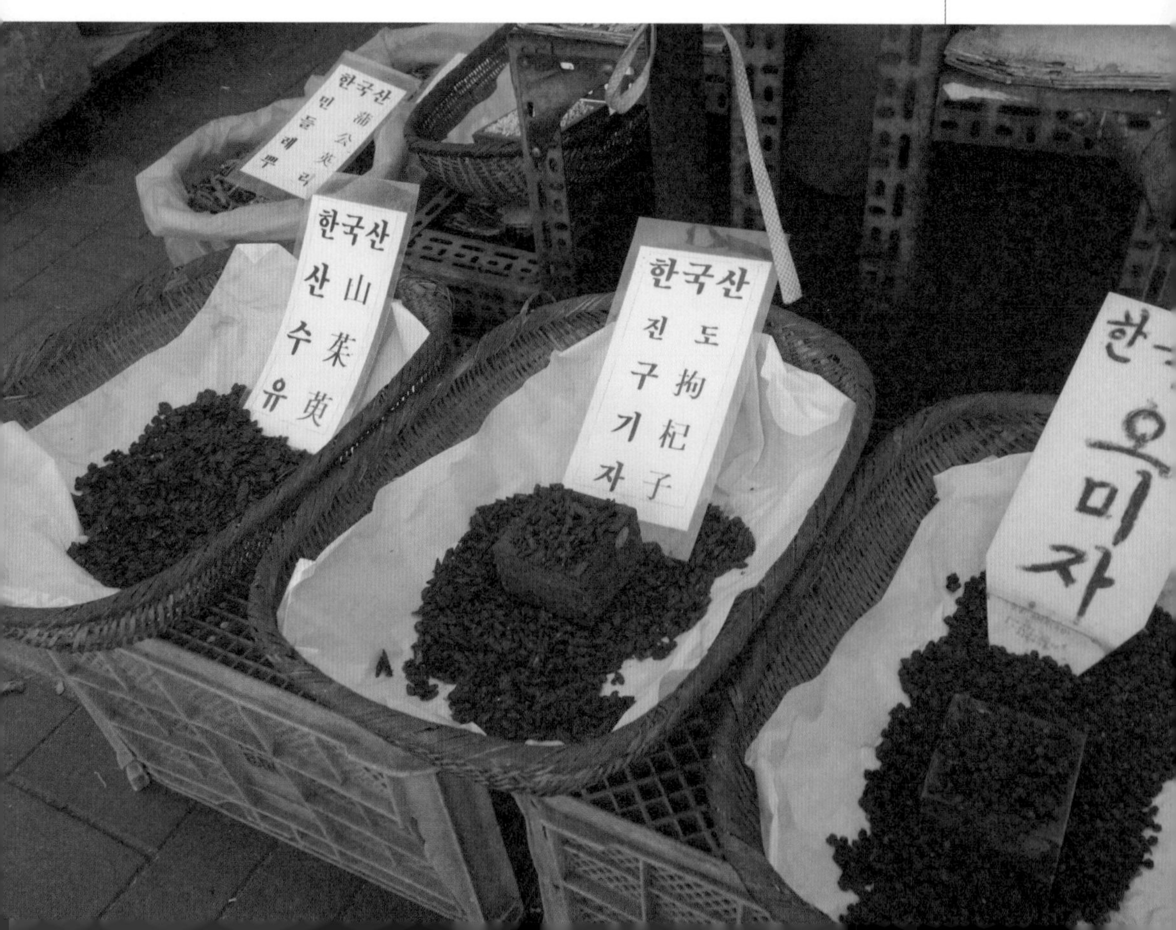

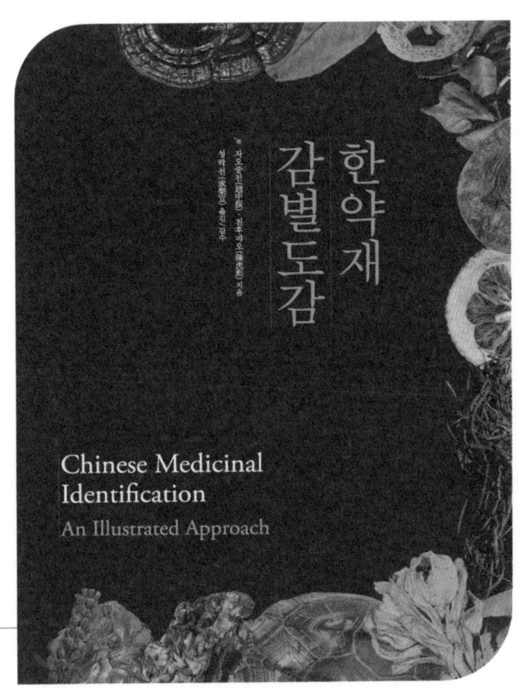

《中藥材鑑別圖典》（韓文版）

早在陶弘景所著的《本草經集注》裏已有記載：「今第一出高麗，多肉而酸甜。」陶弘景所處的年代，高麗是中國一地方政權，包括今天我國遼寧、吉林部分地區以及朝鮮半島的大部分地區。

我的辦公室裏放着一罐韓國朋友成樂宣博士送的五味子茶，品相質量很好。韓國人不像中國人和日本人這麼喜歡喝茶葉泡的茶，他們對草藥茶的需求量比較大。

五味子茶是韓國很有名的一種傳統藥茶，尤其在夏天，五味子茶是解暑解渴的必備之品，類似中國夏天的酸梅湯。優質的五味子表面會有一層白霜，那是藥材裏面的有效成分析出的結晶。

成樂宣博士原本是韓國藥監局下屬研究所的一位生藥學家。我們在世界衛生組織草藥協調會（WHO-FHH）見過多次。成博士用了兩年的時間，把我和陳虎彪教授編著的《中藥材鑑別圖典》翻譯成了韓文。他具有深厚的生藥功底，又通曉中英文，為中藥在韓國的普及和推廣積極助力。與他相識以來，成博士多次陪我考察韓國藥材栽培基地和藥材市場，幫助我獲得許多第一手資料。

如同中國有南、北藥都，以及各處藥材市場一樣，韓國各地也分佈着大大小小的藥材市場，其中最為出名的要數首爾的藥材市場了。

那裏聚集了 1,000 多家藥店和雜貨店，主要負責批發和零售中藥材，周圍還有上百家韓醫診所。每天有不少藥商到此進行貿易活動，當地的市民也常來尋醫問藥、觀光購物。那裏已經變成了首爾的一個旅遊景點，很多中國遊客也會到此一遊。

雖然首爾藥材市場售賣的藥材 70% 以上來自中國，但也有不少韓國本土出產的藥材，五味子和高麗參是最出名的，其他還有東當歸、韓厚朴、韓川芎……

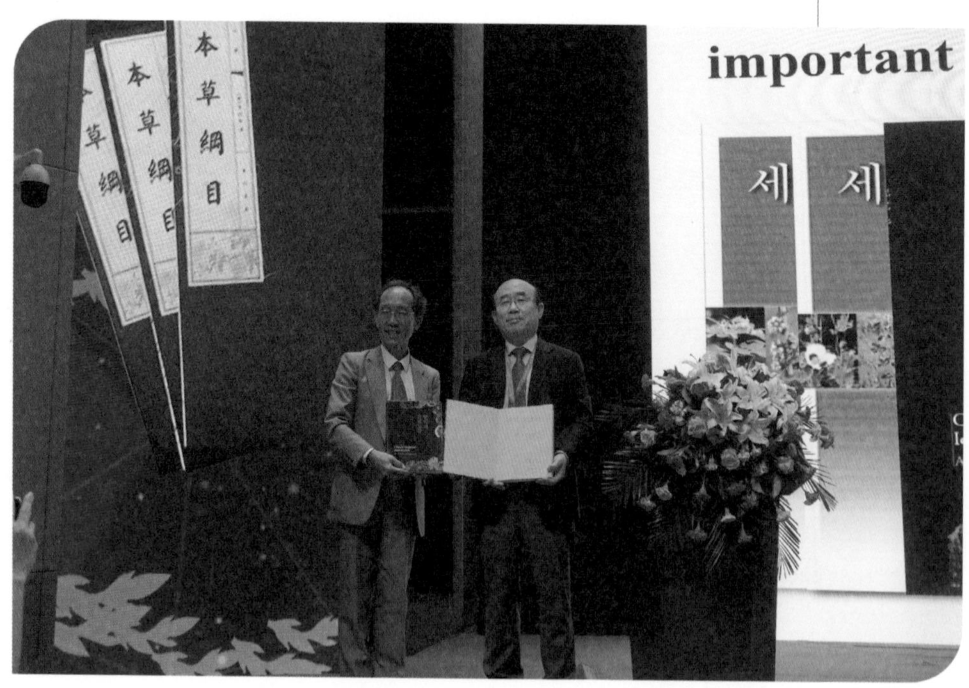

韓國藥監局生藥學家成樂宣用時兩年翻譯完成《中藥材鑑別圖典》（韓文版）

成語「五味雜陳」形容的是一言難盡、百感交集。

品嘗五味子，剖析它的藥性，也就如同品味人生。接觸五味子，可能開始品嘗到的是酸味，慢慢深入品嘗才能認識到它的辛與鹹、苦與甜。一個五味子，蘊含着中醫藥王國的酸、苦、甘、辛、鹹。一句五味雜陳，咀嚼着世間百態。

生活對於有的人是從辛苦開始，逐漸走向了甜蜜；也有的人是在蜜罐裏出生，慢慢才感受到人世的艱辛。

認識藥性，品味人生，天地萬物，大道相通。這一切，需要閱歷，需要時間。

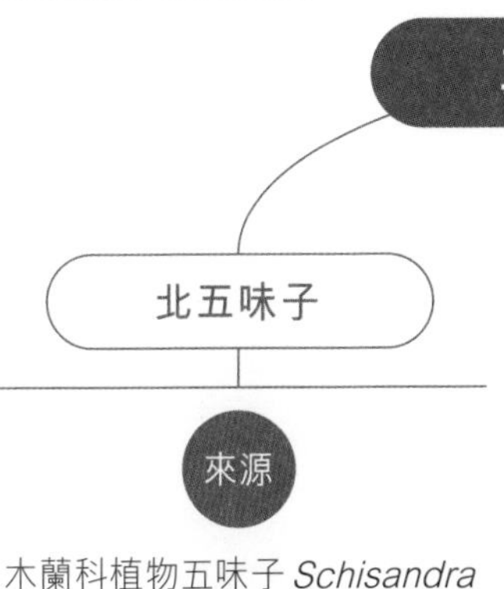

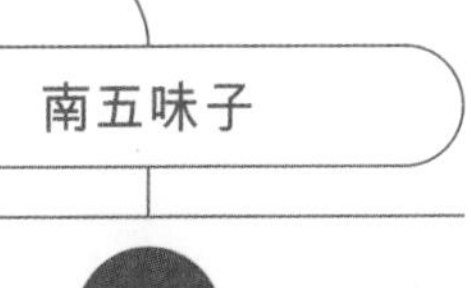

北五味子

來源

木蘭科植物五味子 *Schisandra chinensis* (Turcz.) Baill. 的乾燥成熟果實

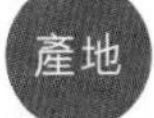

- 中國東北地區的道地藥材之一：野生與栽培均有，現在市場供應的以栽培者為主
- 朝鮮半島也有出產

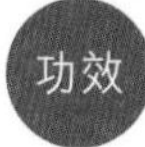

適用於虛損勞傷，滋補

南五味子

來源

木蘭科植物華中五味子 *S. sphenanthera* Rehd. et Wils. 的乾燥成熟果實

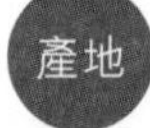

陝西、甘肅、河南、四川

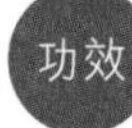

主要用於外感風寒咳喘

73

覆盆子

五子衍宗賴此君

/ 五子衍宗丸 /

《神農本草經》記載了一項「蓬虆」(péng lěi)。虆字草木之中有 3 個田字，呈品字形排列，充滿生機，纍纍碩果。蓬虆分佈廣、資源豐富、長勢繁茂。它是薔薇科懸鈎子屬植物，為灌木、半灌木或多年生匍匐草本。

蓬虆被普遍認為是中藥覆盆子。雖然相似，但嚴格從現代植物分類學角度看，蓬虆 *Rubus hirsutus* Thunb. 和覆盆子是兩種不同的植物。現在《中國藥典》中規定，中藥使用的覆盆子是華東覆盆子 *Rubus chingii* Hu 的乾燥成熟果實。這類植物的果實是聚合果，多個小漿果的聚合體。蓬虆的聚合果內部是空心的，覆盆子是實心的。覆盆子又被稱為樹莓，成熟的果實味道酸甜可口。

李時珍認為蓬虆和覆盆子的功用大致相同。關於覆盆子的命名，李時珍在《本草綱目》中解釋，覆盆子就像個翻過來的小瓦盆。覆盆子有一個功效，可治療小兒尿床。吃了覆盆子後，孩子夜裏就不尿床了，尿盆也可以倒扣過來閒置不用了。

覆盆子味甘、酸，性溫，具有益腎，固精縮尿，養肝明目等功效，可以單獨使用，也可以組方和其他中藥合用。

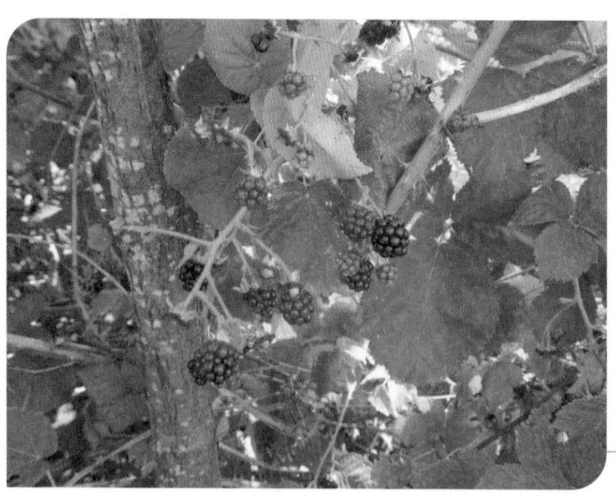

野生的覆盆子

中醫有一個著名的補肝腎常用方——五子衍宗丸，由 5 種果實、種子類中藥組成，「衍宗」寓意是可以幫助傳宗接代。五子分別是枸杞子、菟絲子、覆盆子、五味子、車前子。五子衍宗丸是中醫男科和中醫婦科的常用成藥，藥性平和，以補腎填精着稱。臨床上主要用於治療肝腎不足引起的不孕不育症。

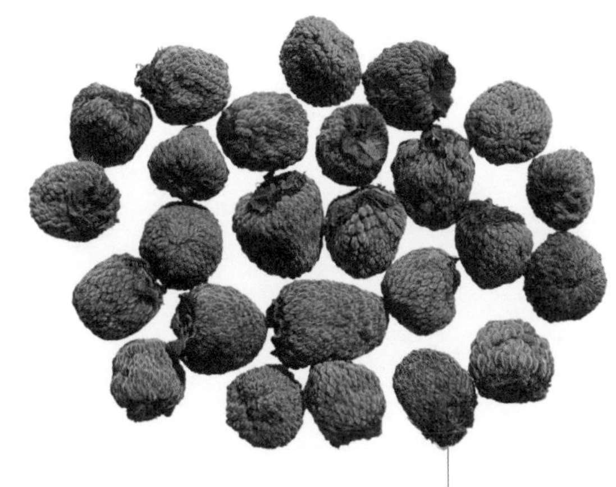

覆盆子藥材

如果把這 5 味藥打成粉製成丸藥，單憑性狀鑑別不出，需要在顯微鏡下進行鑑別，顯微鑑別可迅速發現裏面包含了哪些藥材。

我曾指導過一個學生劉蘋廻，她的研究課題就是五子衍宗丸。我們還共同在日本的《生藥學雜誌》上發表了相關的顯微鑑別研究論文。

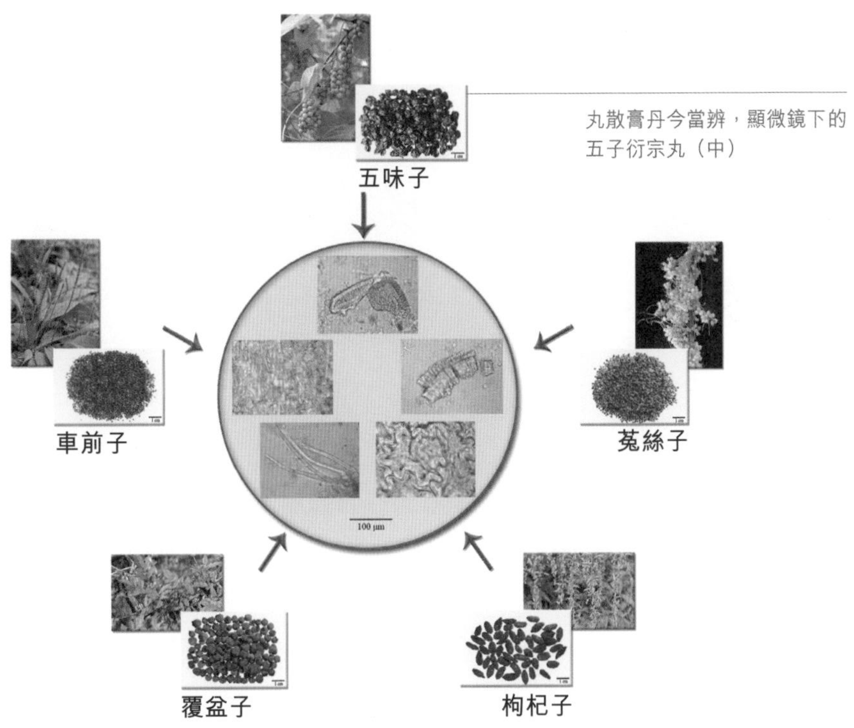

丸散膏丹今當辨，顯微鏡下的五子衍宗丸（中）

第3章 • 各部專論：草部

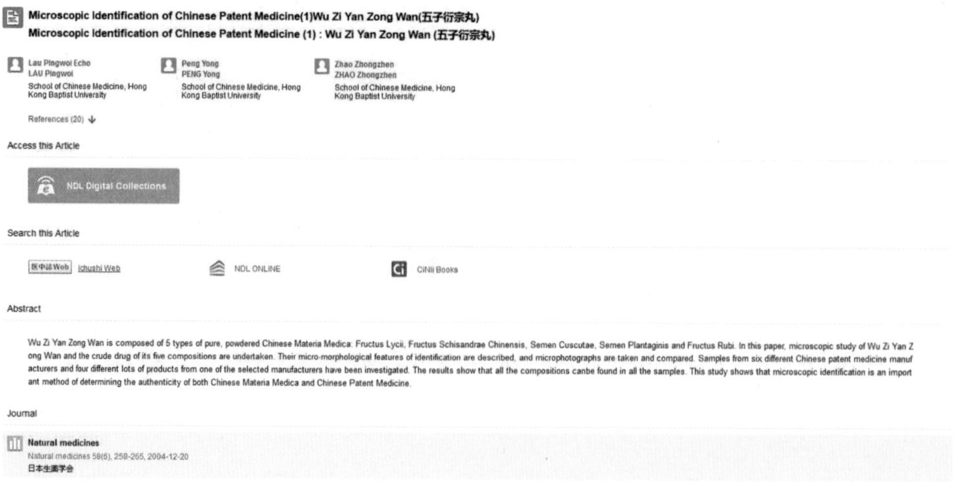

Microscopic Identification of Chinese Patent Medicine(1)Wu Zi Yan Zong Wan(五子衍宗丸)
Microscopic Identification of Chinese Patent Medicine (1) : Wu Zi Yan Zong Wan (五子衍宗丸)

Lau Pingwoi Echo
LAU Pingwoi
School of Chinese Medicine, Hong Kong Baptist University

Peng Yong
PENG Yong
School of Chinese Medicine, Hong Kong Baptist University

Zhao Zhongzhen
ZHAO Zhongzhen
School of Chinese Medicine, Hong Kong Baptist University

References (20)

Access this Article

NDL Digital Collections

Search this Article

医中誌Web Ichushi Web　NDL ONLINE　CiNii Books

Abstract

Wu Zi Yan Zong Wan is composed of 5 types of pure, powdered Chinese Materia Medica: Fructus Lycii, Fructus Schisandrae Chinensis, Semen Cuscutae, Semen Plantaginis and Fructus Rubi. In this paper, microscopic study of Wu Zi Yan Zong Wan and the crude drug of its five compositions are undertaken. Their micro-morphological features of identification are described, and microphotographs are taken and compared. Samples from six different Chinese patent medicine manufacturers and four different lots of products from one of the selected manufacturers have been investigated. The results show that all the compositions canbe found in all the samples. This study shows that microscopic identification is an important method of determining the authenticity of both Chinese Materia Medica and Chinese Patent Medicine.

Journal

Natural medicines
Natural medicines 58(6), 258-265, 2004-12-20
日本生薬学会

筆者和研究團隊發表在 *Natural Medicines*（生藥學雜誌）上的研究論文

/ 莓果種種 /

覆盆子所在的薔薇科懸鈎子屬，拉丁文是 *Rubus*，原意是鈎刺，逮哪兒掛哪兒，見誰掛誰。掛在動物身上，就隨之傳播向遠方。懸鈎子的植物遍佈全球，在世界各地廣泛分佈。這個屬的植物全世界有 700 多種，中國有將近 200 種，入藥的大約有 50 種。

懸鈎子的植物大多是落葉灌木或木質的藤本，莖和葉片背面都有很多刺。有一次我在美國野外考察，路途遙遠，開車出去了一天，一路上都沒見補給食物和飲水的地方。同行的美國博士 Eric Brand 開車帶我到一片叢林，摘野果子充飢，摘的就是野生懸鈎子。

野生懸鈎子味道好極了，但要想摘下那些紅紅的亮晶晶的小果子着實不容易，要付出點兒代價。我記得那天我沒有穿長袖衣服，結果手上、胳膊上留下了一條條被懸鈎子勾出來的血印子。但當我把懸鈎子塞進嘴裏那一刻，覺得一切都是值得的。

如今見慣的草莓來自薔薇科草莓屬，拉丁名 *Fragaria × ananassa* Duch.，英文 Strawberry，Straw 是稻草的意思，

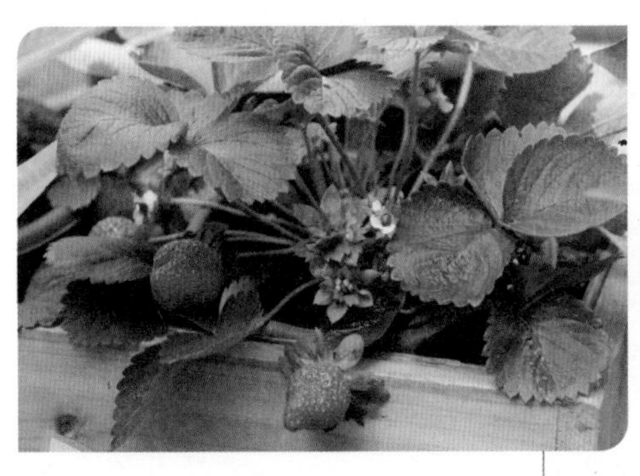

草莓

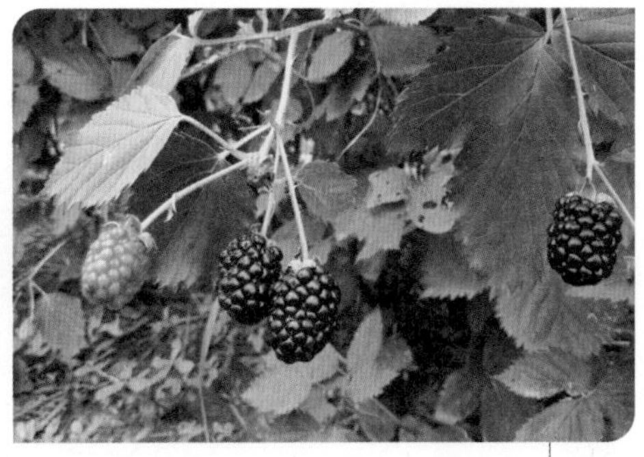

黑莓

草莓長起來也是一片茂盛景象。草莓雖是水果，食用的部分並不是果實，而是肥厚多汁、肉質的花托。草莓真正的果實是表面的「小芝麻粒」。有時候一顆草莓上能有 200 多個果實。

草莓的樣子鮮紅可愛，現在更栽培出各種顏色性狀的品種。無論是生日蛋糕還是冰淇淋或是果醬，常常都以它為原料，老少皆宜。

黑莓，英文為 Blackberry，是懸鉤子屬下黑莓亞屬植物，可以鮮食，也可熟食，還能做成蜜餞、果醬和餡餅。黑莓有着烏黑發亮的外表，佐餐搭配特別誘人。

懸鉤子屬的植物都結聚合果。獨立的小果集中生長在膨大的花托上聚合成一顆，彷彿聽到一聲集合令，所有的小兄弟們都集合到一起。不僅好看、好吃，內含的營養成分也很豐富。懸鉤子屬的果實內，大多含有超氧化物歧化酶（SOD），具有抗衰老作用。

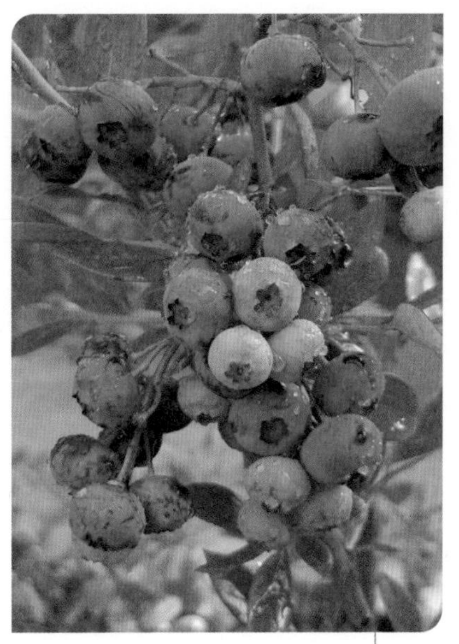

藍莓

藍莓在世界各地都很受歡迎。藍莓的英文名 Blueberry 中也有 Berry，但它並不是懸鉤子屬植物，而是來源於杜鵑花科越橘屬植物黑果越橘 *Vaccinium myrtillus* L.，與美麗的杜鵑花是同科，果實是單獨的漿果而非聚合果。

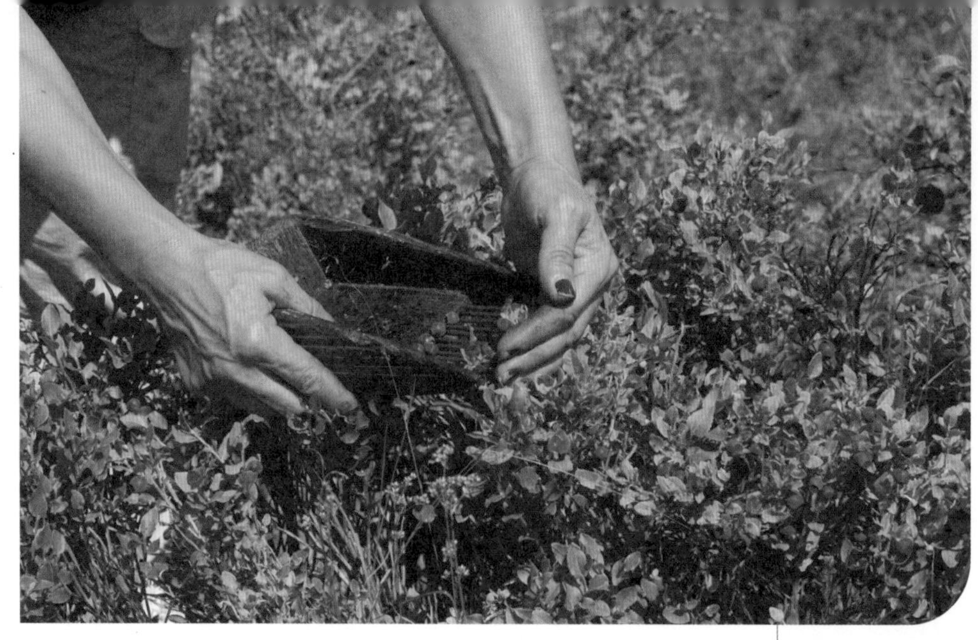

採黑果越橘（藍莓）

藍莓的主要活性成分為花青素和黃酮。現代藥理研究表明，藍莓具有降低膽固醇、防止動脈粥樣硬化、增強視力和抗衰老的作用。在第二次世界大戰期間，歐洲的飛行員常吃藍莓來保持良好的視力。隨着人們健康意識的逐漸增強，許多國家都把藍莓視為功能性食品和保健品，被收錄進《歐洲藥典》和《英國藥典》。

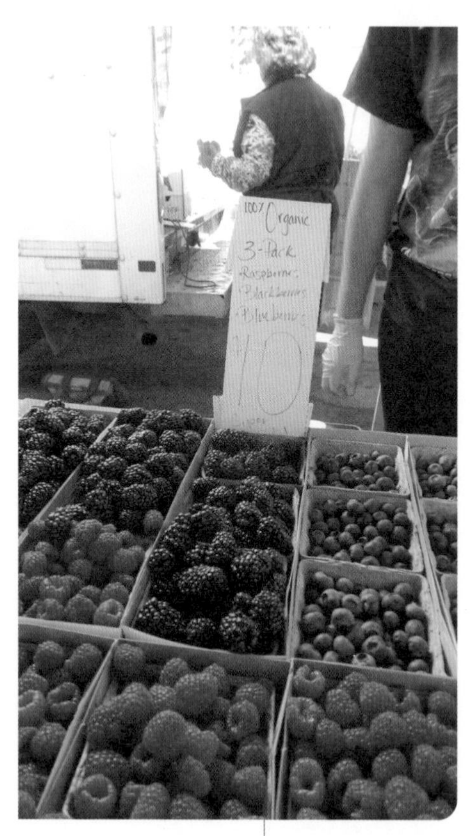

市售各類小莓子

歐亞大陸和美洲大陸都有藍莓的身影，現在國內很多地方也在栽培，而且國內產的藍莓味道不遜於進口的。

在國外，經常把枸杞子比喻成中國的藍莓，英文是 Gojiberry。每當我介紹到枸杞子時，就會説它是中國的藍莓，這樣就讓海外的朋友通過他們所熟悉的藍莓對枸杞子有了更直觀的認識，也就更容易讓他們記住了。

薔薇科草本植物的果實多被叫作莓，英文的後綴為 berry。這個單詞本身有漿果之意。我們在市場上可以見到各式各樣的小果小莓，它們有國產的，有外來的，可藥用，可食用，看似繁雜，實則繁中有序。

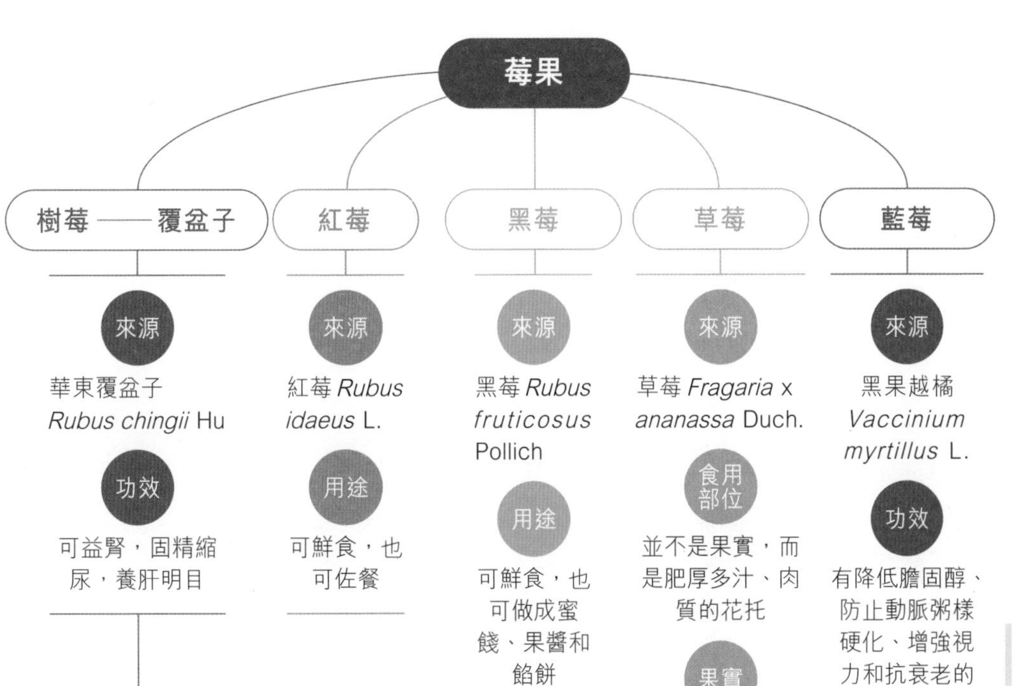

74

馬錢子

桀驁不馴是非多

/ 牽機藥毒酒 /

「問君能有幾多愁，恰似一江春水向東流。」流傳後世的這首《虞美人》，出自亡國之君南唐後主李煜筆下。相傳正是這首詞給他引來了殺身之禍。宋太宗賜他一壺毒酒。李後主飲下毒酒之後，全身抽搐，角弓反張，肌肉痙攣，好似織布的梭子來回牽動。因此這毒酒有了「牽機藥毒酒」的名字。牽機藥傳説裏涉及一味有毒中藥——馬錢子。

馬錢子在古時候被稱為番木鱉。李時珍在《本草綱目》第 18 卷中記載：「番木鱉生回回國。」回回國是中亞西部地區的古國名，在今天烏茲別克斯坦及土庫曼斯坦一帶。馬錢子是馬錢科植物馬錢 *Strychnos nux-vomica* L. 的種子，印度及東南亞各國也有分佈，我國雲南、福建、廣東、香港、台灣有同屬的植物分佈。

馬錢子是一種喬木，圓形葉片表面光滑、革質，與菝葜的葉子特徵相似，有 3 條明顯的葉脈。馬錢子的果實也呈圓形，乍一看像個小橙子。但它鮮艷的外表下藏着猛烈的毒性，誤食會造成嚴重後果。

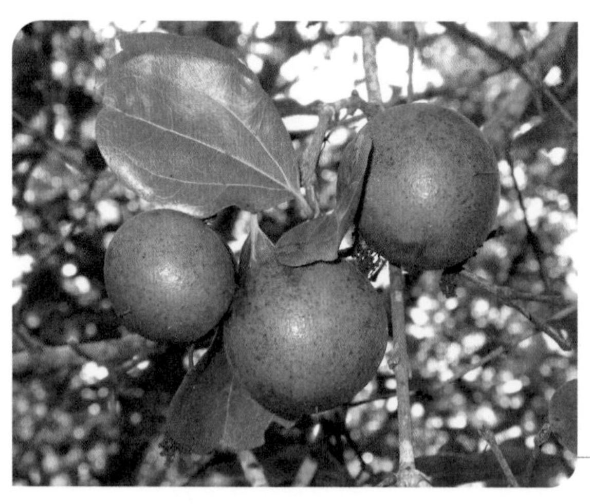

馬錢子原植物

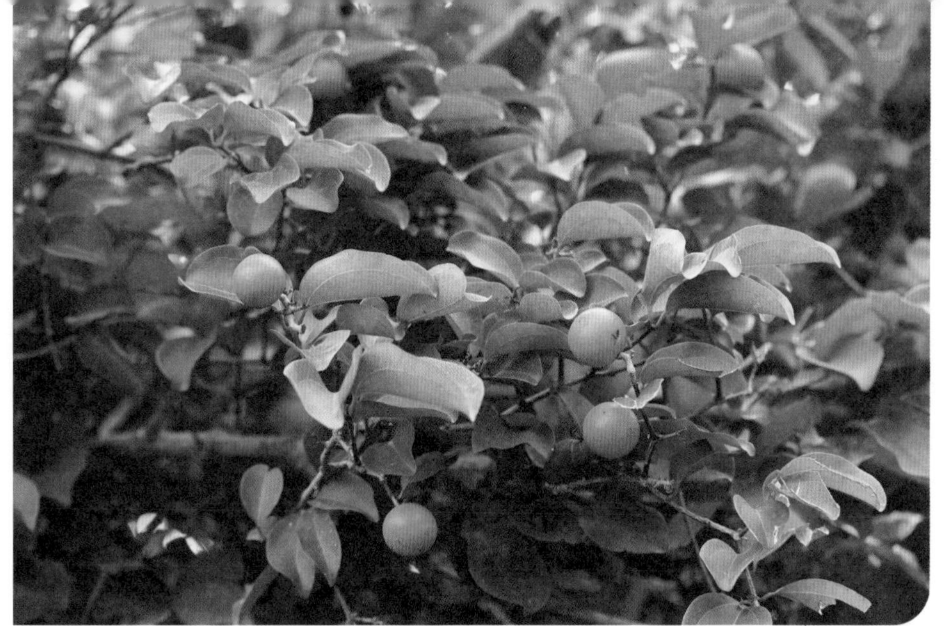

牛眼馬錢原植物

每次我帶學生上山認藥採藥之前，一定會叮囑學生們不要亂採，更不要亂嘗。學習神農的精神固然好，但是毒藥需提前辨認清楚並敬而遠之。一般上山時我會走在前面，以防萬一。

中國香港有「四大毒草」，去野外的時候要格外注意。分別是斷腸草、羊角拗、洋金花和牛眼馬錢。牛眼馬錢是馬錢科植物，果實大小如牛眼睛一樣。

有一次，我正好見到一棵馬錢子樹，枝頭掛着果實。我把它採下來，砸開，看到裏面排列着 3 枚種子，形狀很像圍棋子，表面密被銀色柔毛，像上好的灰褐色綢緞一樣。對應了李時珍的記載，馬錢子「大如圍棋子」。

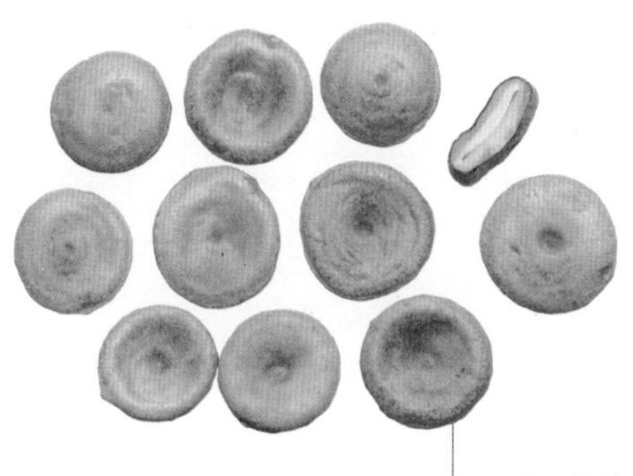

馬錢子藥材

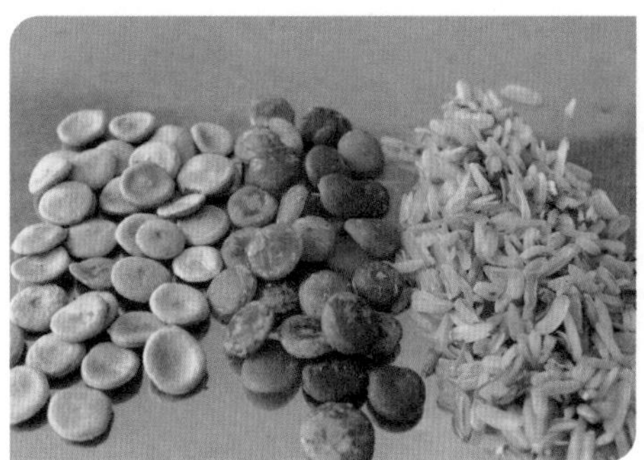

馬錢子炮製品

/ 番木鱉與木鱉子 /

馬錢子被記作番木鱉。名中有「番」字，一是指外來品種，二是提示本土有參照物，在番木鱉之前已經有了木鱉子的記載，但這兩味藥絕對不能張冠李戴。

木鱉子外形也呈圓形，就像一個頭縮進去的甲魚，呈墨綠色。番木鱉（馬錢子）來源於馬錢科植物馬錢 *Strychnos nux-vomica* L. 的種子。而木鱉子是葫蘆科苦瓜屬植物木鱉 *Momordica cochinchinensis* (Lour.) Spreng. 的種子，分佈於中國中部及南方各省。

我在泰國街頭見過售賣木鱉子果汁的攤販，先用離心機把木鱉子的假種皮和種子分離，然後打成果汁，味道很甜，當時，折合人民幣約 6 元一杯。

木鱉子種子和馬錢子的形狀相似，不同之處在於木鱉子種子邊緣有波狀的彎曲，而馬錢子種子邊緣非常平滑。

功效方面，馬錢子和木鱉子都有消腫散結，攻毒療瘡的功效。現在木鱉子仍是東南亞的傳統食物，常和米飯混在一起吃，還作為兒童、孕婦和身體虛弱者的營養品。馬錢子的種子有大毒，而木鱉子的種子有小毒。

關於木鱉子的毒性，李時珍在《本草綱目》中講了這樣一個故事，他引用了明代文人劉績《霏雪錄》裏面的記載。以前，一戶人家有兩個兒子，因平日吃喝無度傷了脾胃。家中的老父親得到一個偏方給孩子治病，用木鱉

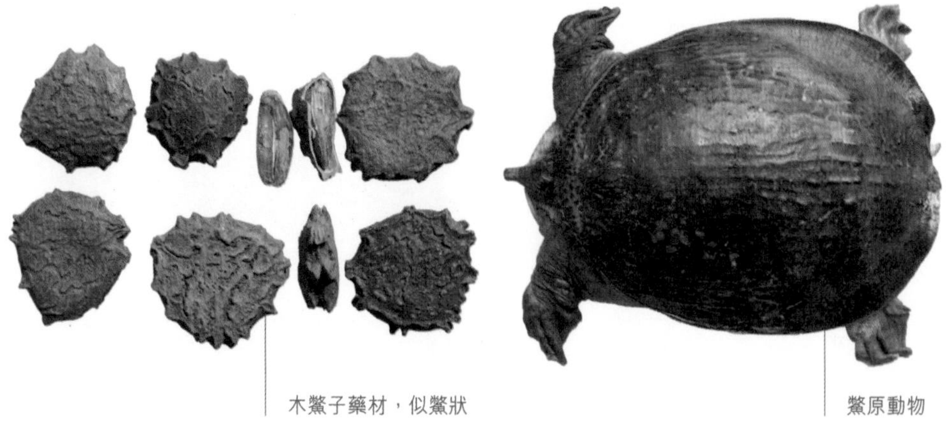

木鱉子藥材，似鱉狀

鱉原動物

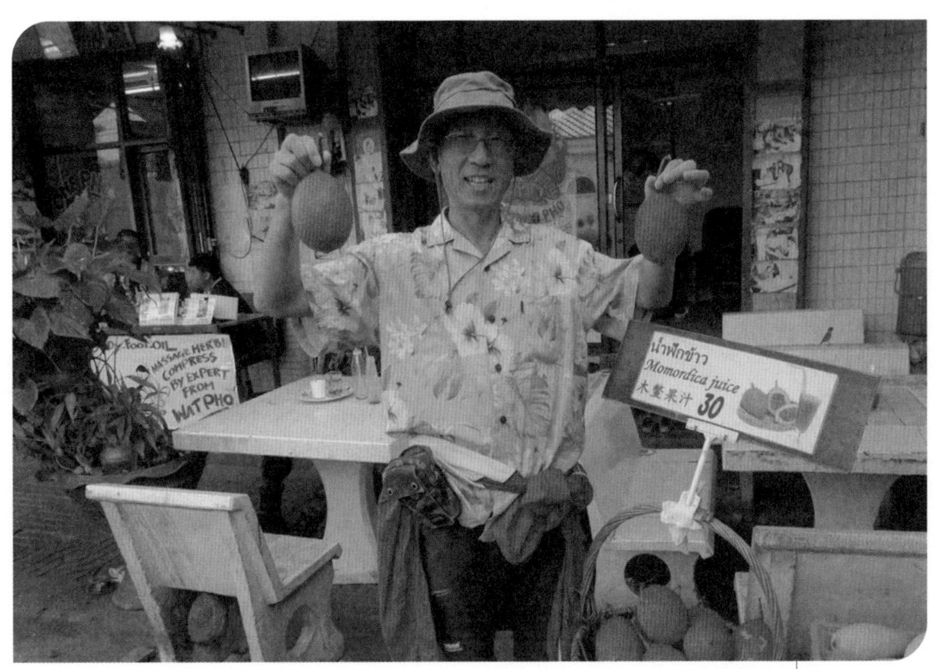

泰國街頭販賣的新鮮木鱉果和鮮榨木鱉飲料

子煮豬肉一起吃。沒料想，吃完以後，當天就出大事了，小兒子當晚就斷了氣，大兒子第二天也跟着送了命。

李時珍也提出質疑。南方人吃木鱉子已成習慣，不但苗可以吃，剛長出來的果實也能吃，都沒出過人命，木鱉子的毒性不應該那麼劇烈。

所以李時珍懷疑要麼是木鱉子與豬肉不和，一起煎煮產生了不良反應，要麼是他們吃錯了別的東西。李時珍在這裏留下了一個問號。在我看來，這個故事裏的人家可能是誤吃了混淆品馬錢子。木鱉子不會有這麼大的毒性，更不至於吃死人。

/ 毒性和療效 /

馬錢子是被《本草綱目》首次記錄的中藥品種，這是李時珍的貢獻，但第一次記錄難免出現一些模糊的概念和錯誤。

李時珍記載：馬錢子蔓生，彼人言治一百二十種病。或云能毒狗而死。且氣味苦，寒，無毒。「彼人言」「或云」都表達這些內容是李時珍聽説的。實際上這段有關馬錢子的描述不甚準確。

第一，馬錢子不是蔓生，而是木本植物小喬木。馬錢子是從海外輸入的，李時珍可能沒見過真正的原植物，把馬錢子當成了和木鱉子同樣的蔓生藤本。第二，馬錢子有毒。李時珍雖然聽説並且記錄下來馬錢子可以把狗毒死，但在氣味項目下卻寫了此藥無毒。其實馬錢子不僅有毒，而且有大毒。

我見證過一個有驚無險的事件。我的一位中醫朋友，他初到臨床時遇到了一位強直性脊柱炎的患者，病情很嚴重，需家屬扶着才能過來看病。當時年輕的醫生想到馬錢子有很好的通絡止痛作用，但又記不清馬錢子的常用量是多少了。他想開 1 克應該不多吧。處方這麼開出去後他再查資料，馬錢子大毒，常用量參考僅為 0.3～0.6 克！他的心一下子提到了嗓子眼，心想這回可能要出人命了。接下來的幾天裏，這位年輕醫生惶惶不可終日。門診當班，他會時不時瞄一下門口，看看有沒有家屬來鬧事，有沒有警察來抓人，戰戰兢兢、度日如年。

沒想到，一週之後，這位患者突然出現在他的面前，而且是自己走着來的。他向醫生講述了這一週以來的感受。患者説，這個藥效果真好，只是吃藥的頭一天全身發麻，躺在床上動都動不了。但是麻勁兒過了以後，疼痛就減輕了一大半。這位患者真是命大，也可以説這位醫生命也很大。直到現在，這位醫生每當回憶起當年這段經歷還不由自主地冒冷汗，覺得很後怕。

/ 番木鱉鹼與士的寧 /

馬錢子是一種中西匯通的好藥。2000 年時，我曾給香港所有的公立醫院藥房主任開設中藥講習班，普及中醫藥知識。當講到馬錢子時，我問大家是否知道這個藥。沒有一個人回應我。我又問到大家是否知道士的寧，所有學員都知道。

国家级非物质文化遗产代表性项目
中医诊疗法(镇氏风湿病马钱子疗法)
中华人民共和国国务院公布
中华人民共和国文化部颁发
2014年11月

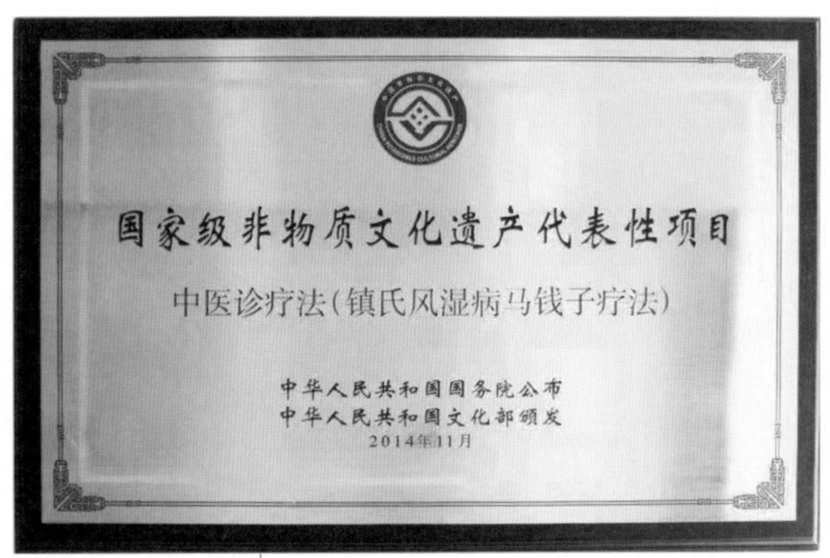

「鎮氏風濕病馬錢子療法」國家級非物質文化遺產代表性項目

番木鱉鹼又名士的寧（Strychnine），是一種西藥，學西藥的人沒有不知道它的。士的寧就是從馬錢子中提取的一種生物鹼。現代研究表明，馬錢子的有毒成分和有效成分都是士的寧。

關於馬錢子的功效，李時珍記載它能夠消除痞塊，具有通絡止痛的功效。清代名醫龍之章曾經寫下了一段歌訣來描述馬錢子：「馬錢大毒甚可驚，得了製法有殊功……上至顛頂下湧泉，百骨百節皆流通。」

民國時期，中西醫匯通派的泰斗張錫純給後人留下了名著《醫學衷中參西錄》，他講到馬錢子的效用是毒藥猛劑、善起沉疴。

在中醫臨床上，馬錢子常被用於治療風濕頑痹、麻木癱瘓、跌打損傷、類風濕性關節炎等。2014 年，湖北咸寧「鎮氏風濕病馬錢子療法」被列入國務院頒發的國家級非物質文化遺產代表性項目。

馬錢子就好似一匹桀驁不馴的野馬，要想用好它並不容易，只有醫術高超和膽大心細的良醫方能駕馭。馬錢子是劇毒藥，它的中毒劑量和有效治療劑量非常相近，醫生臨床用藥，必須小心、再小心！

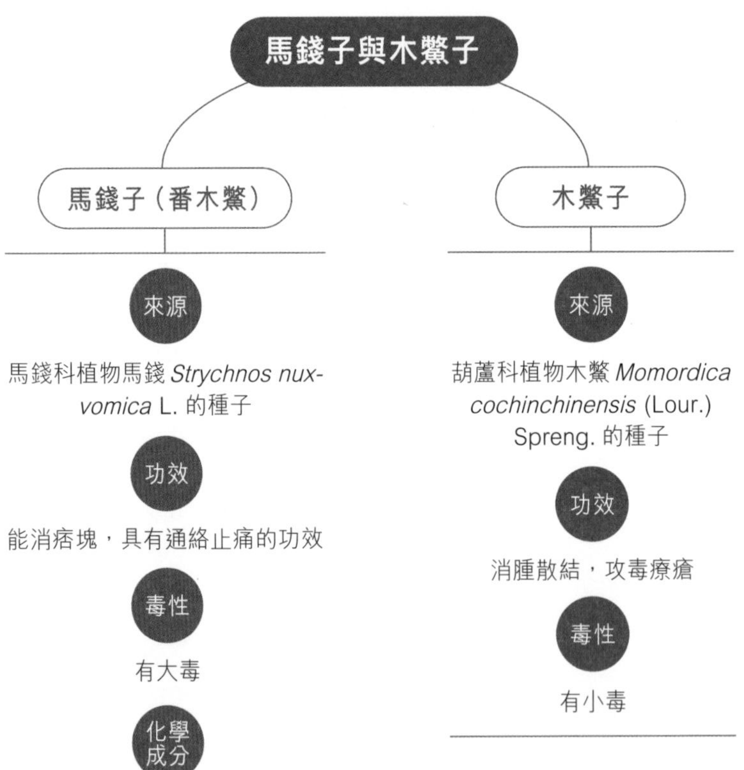

75
瓜蔞
樂家傳人與瓜蔞

/ 樂家二十五爺 /

1982 年，我考進了中國中醫科學院，跟隨謝宗萬老師，攻讀碩士研究生。《本草綱目》中的製藥、施藥技術內容非常豐富，不過分散在各個章節中，有的穿插記錄在附方之內。

謝老師曾教導我，一定要多跑野外、多去藥材市場、深入老藥店，多挖掘歷史和經驗，這些是最好的校外實踐課堂，有助於深入理解本草和《本草綱目》。

在上了一年基礎課以後，1983 年 1 月底，我正式來到了中藥研究所報到。為了趕在我研究的中藥辛夷（望春花）開放之前能夠採到標本，我得在春節之前盡快出發去野外採藥。

當年，研究所裏只招了兩個碩士研究生，周圍的老師對學生都特別熱情，也很照顧。出發前，我去問謝老師有甚麼要注意的事項，我本想請老師介紹幾個熟識的當地人指引方向。

但謝老師更希望鍛煉學生的獨立工作能力。老師只對我說了 4 個字：「依靠組織。」

於是我跑到了中藥研究所辦公室，開了一沓介紹信，借了一個野外的採集包，帶好標本夾，就準備出發了。那是我第一次到野外採藥，獨自「闖江湖」，心裏一點兒底都沒有。

這時，身材魁梧、談吐儒雅的樂老師，出現在了我的面前。

樂老師跟我講了他剛進研究所時的經歷。謝老師曾經 3 次帶他到大江南北、深山老林採藥，第一次 81 天，第二次 4 個月，第三次 4 個半月。

樂老師囑咐我，不怕吃苦還遠遠不夠，在出發之前一定要做足功課。他毫不保留地分享了他在一次外出途中，因放鬆了警惕，行李被盜的慘痛教訓。

聽說我可能會去湖北，樂老師還把他的老朋友湖北省藥檢所的馬元俊主任介紹給了我。就是循着這條線索，才有了

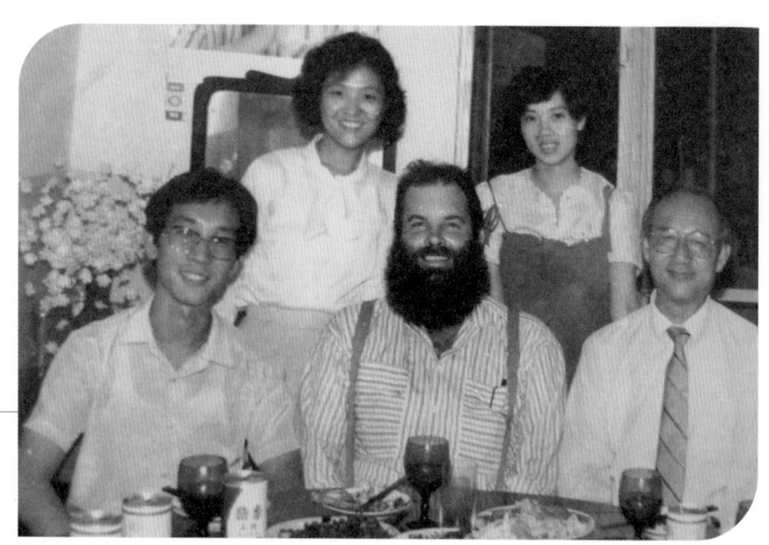

左為筆者、中間為 Steven Foster、前排右為樂崇熙老師（1987 年於北京）

我後來三進大別山，發現了辛夷新種的成果。

考察研究有了進展，我非常興奮，尚在出差途中我就給樂老師寫了一封感謝信寄回研究所。

在野外跑了整整 89 天後，終於滿載而歸，回到中藥所的當天，我做的第一件事就是去看望樂老師。

一見面，樂老師就非常幽默地對我説：我是 Music 樂，不是 Mountain 岳。

這一句話，搞得我很不好意思。原來樂老師的姓，是音樂的樂，而我在信中卻寫成了山岳的岳。本來是禮節性的致謝，結果卻失禮了。也是在那一刻我才知道，站在我面前的這位老師就是同仁堂樂家的第十三代傳人，大名鼎鼎的樂崇熙先生。

在中藥研究所學習工作的那幾年裏，幾乎每週我都會抽出半天時間，到樂老師的辦公室與他暢談、聊天。我同樂老師也成了忘年之交。

那段時間裏，正好我和樂老師都在準備出國，也正好一起練習英語口語。我們聊天話題最主要的有兩個：一個是同仁堂，另一個就是瓜蔞。

/ 同仁堂 /

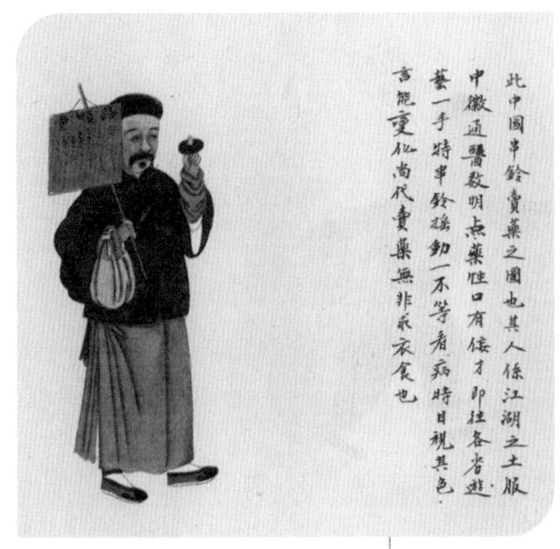

串鈴賣藥圖（摘自《北京民間風俗百圖》）

説到同仁堂，我並不陌生，我小時候住在北京花市上頭條胡同，對面的打磨廠胡同就通往前門外同仁堂老店。西花市大街上有一家同仁堂的分店，也是我當年經常去的一家店舖。

我國古代藥舖、醫館都是前店後坊，坐堂醫、藥店、製藥三位一體。這是中醫藥傳統且特有的經營方式。李時珍不僅著書立説，同時他也自己採藥、製藥、坐堂出診。

中藥老字號同仁堂，由樂氏家族創辦。樂氏家族的先人樂良才在明朝永樂年間，從寧波來到了京城。他的後人樂顯揚在1669 年創辦了同仁堂藥室。清康熙四十一年（1702），樂鳳鳴在前門外鬧市裏建立了同仁堂藥舖。雍正元年（1723），同仁堂被指定為宮廷供藥的藥舖，這些歷史都被原原本本地記錄

同仁堂店訓

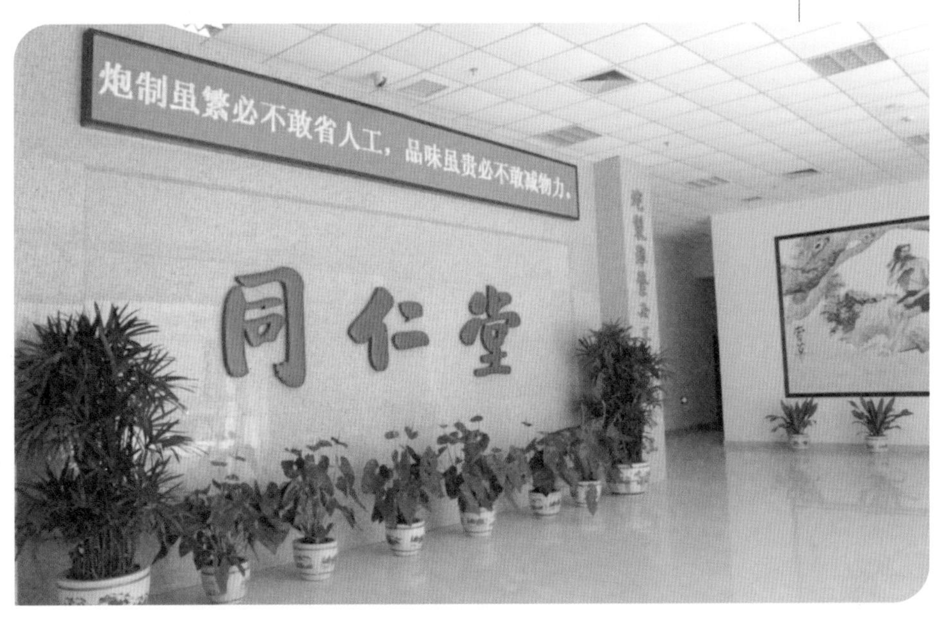

在御藥房的檔案裏。

同仁堂有一副享譽中外的名聯：

「炮製雖繁必不敢省人工，品味雖貴必不敢減物力。」

幾百年來，同仁堂的藥以優異品質贏得了信譽。

在新中國成立以後，同仁堂從老藥舖逐漸轉型成了現代化的製藥企業，同仁堂也成了國家民族工商業的一面旗幟。同仁堂的掌門人樂松生曾經受到毛澤東主席的接見，並且擔任過北京市副市長。

2006 年，同仁堂被列入了國家公佈的第一批中華老字號。

諸多傳統的老藥舖中，有現代中藥製藥廠的前身。坊店文化也是中國藥學史研究的一個重要組成部分。

樂老師一生謙虛謹慎，也很健談。從他嘴裏講出來的都是他接觸到的第一手資料。我很幸運，能面對面地聽樂老師口述歷史。

我曾建議樂老師把老店鮮為人知的歷史寫出來，讓更多人了解。當時樂老師只説他還沒有時間，如果以後有機會、有時間了再説吧。

20 世紀 80 年代末，我留學去了日本，後來又輾轉到了香港。其間我與樂老師雖有通信、電話聯繫，但很遺憾沒能再見到面。

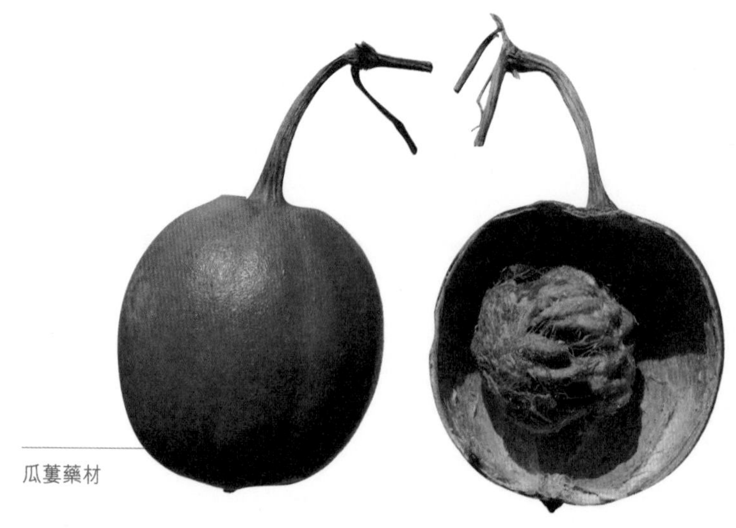

瓜蔞藥材

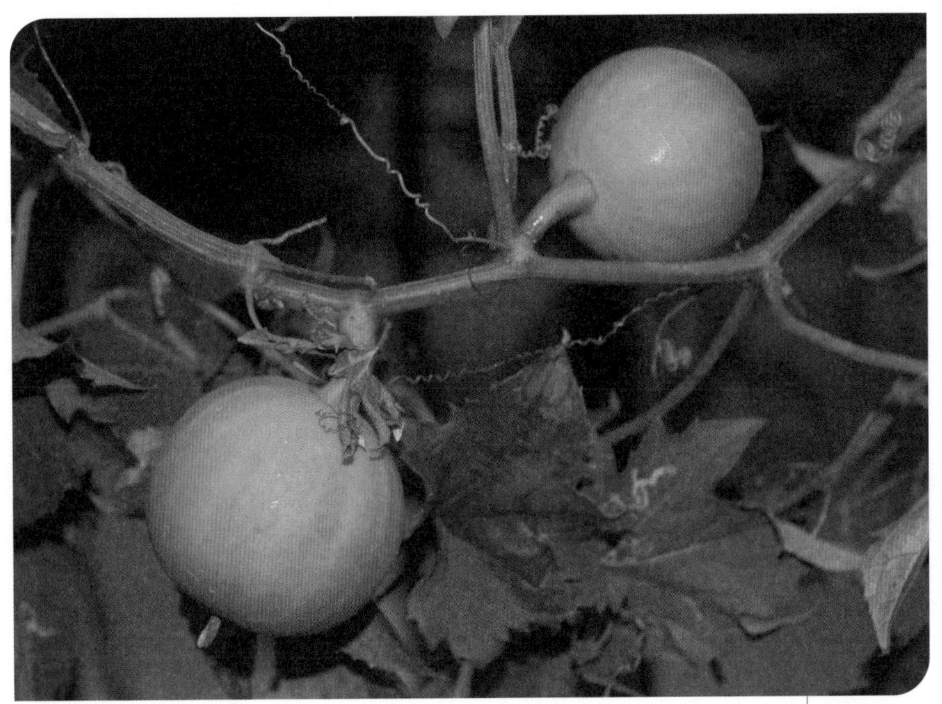

栝樓原植物

/ 瓜蔞研究三代人 /

我和樂老師聊天的另一個主題是一味重要的常用藥——瓜蔞。

瓜蔞廣泛分佈在我國各地。提起瓜蔞這個名字，可能很多人都熟悉，但溯清基原則不是件容易的事。

瓜蔞是藥材名，植物名是栝樓。原植物與藥材的名稱同音不同字。栝樓也是一物出多藥。

果實入藥是瓜蔞，果皮入藥是瓜蔞皮，種子入藥是瓜蔞子，地下的根入藥是天花粉。

栝樓是一種藤本植物，葉子深裂，藤上有卷鬚，開白色花，花瓣的末端呈流蘇狀，像皇帝的冕旒冠一樣，在綠葉襯托下，花朵顯得格外美麗。栝樓成熟的時候，橙黃色圓滾滾的果實外形似一個個小南瓜吊在藤蔓上。

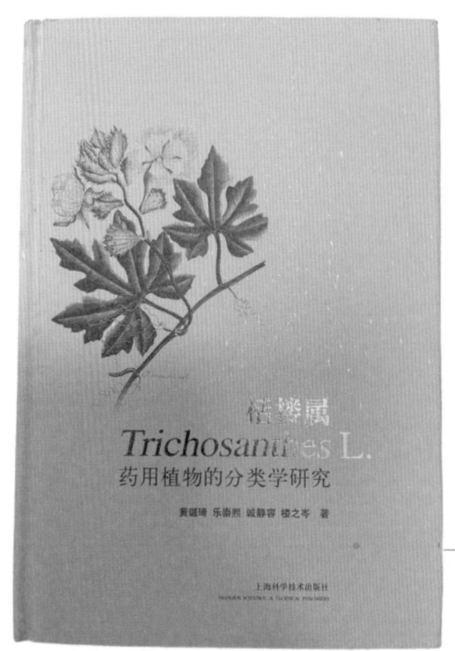

《栝樓屬 *Trichosanthes* L. 藥用植物的分類學研究》黃璐琦、樂崇熙、誠靜容、樓之岑著

栝樓屬的植物性狀特徵雖然明顯，但由於同屬的近緣植物數量多，分清品種十分困難。

栝樓屬的分類學研究，在植物學界數得上是難度較大的課題。該屬有許多種藥用價值高且經濟潛力大的植物，因此在國際上頗受關注。

1956 年，樂老師在北大醫學院上大學時做的畢業課題就是栝樓。當年他的指導老師是樓之岑院士。40 年後，樂老師指導的碩士研究生，做的專題還是栝樓，這個研究生就是黃璐琦院士。樂老師的老師是院士，他的學生也是院士，他是一位承前啟後的引路人。

2009 年，我從黃璐琦院士手裏得到了一本贈書，由黃璐琦、樂崇熙、誠靜容、樓之岑 4 位教授共同編撰的著作《栝樓屬 *Trichosanthes* L. 藥用植物的分類學研究》。打開這本書，只見樂老師寫的這樣一段深情寄語：「栝樓屬的研究成果，實為三代人共同努力的結果。」

兢兢業業，孜孜以求，就是中華醫藥人的精神。

/ 瓜蔞和天花粉 /

《中國藥典》記錄藥材瓜蔞的基原植物有兩種：葫蘆科栝樓 *Trichosanthes kirilowii* Maxim. 和雙邊栝樓 *T. rosthornii* Harms。

瓜蔞有清熱滌痰，寬胸散結的功效。醫聖張仲景是用瓜蔞的高手，治療胸痹必用瓜蔞。胸痹臨床表現以胸部悶痛為主，嚴重時胸痛徹背，躺在床上呼吸都困難，和現代醫學所指的冠心病十分相近。

張仲景開創了 3 首治療胸痹的經典名方：瓜蔞薤白半夏湯、瓜蔞薤白白酒湯和瓜蔞薤白桂枝湯。這 3 首方裏瓜蔞都是君藥。在張仲景的時代，瓜蔞用的是完整的果實連瓜瓤帶瓜子和瓜皮。

但是因為新鮮的瓜蔞不易儲存，在應用實踐中慢慢地一分為二，衍生出了瓜蔞皮和瓜蔞子兩味藥。栝樓根，天花粉，粉性強，澱粉含量多。李時珍在《本草綱目》中寫道：「其根直下生，年久者長數尺，秋後掘者……其根作粉，潔白如雪，故謂之天花粉。」天花粉白得像天上的落雪一樣，又能做成粉，由此而得名。天花粉在秋天採收，剛好和時令可以治療秋天的燥邪。

目前在海內外，天花粉的研究還在繼續深入，並不斷有新發現。從天花粉當中提取的天花粉蛋白，具有引產作用。天花粉另有抗腫瘤、抗病毒的作用，特別是抗艾滋病病毒。可以説它是老藥新用，有着廣闊的應用前景。

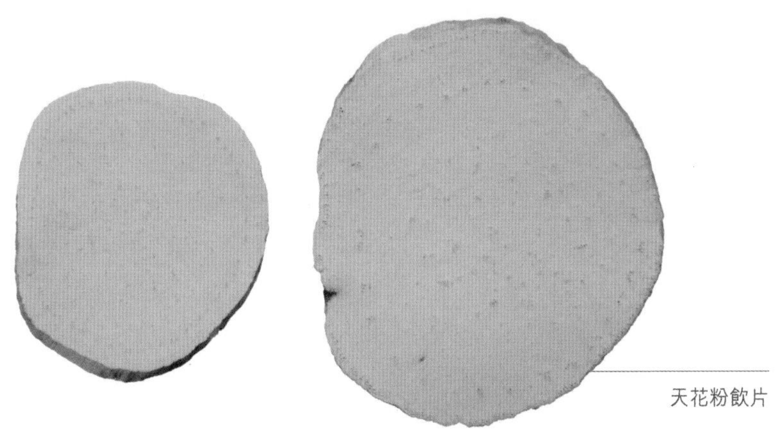

天花粉飲片

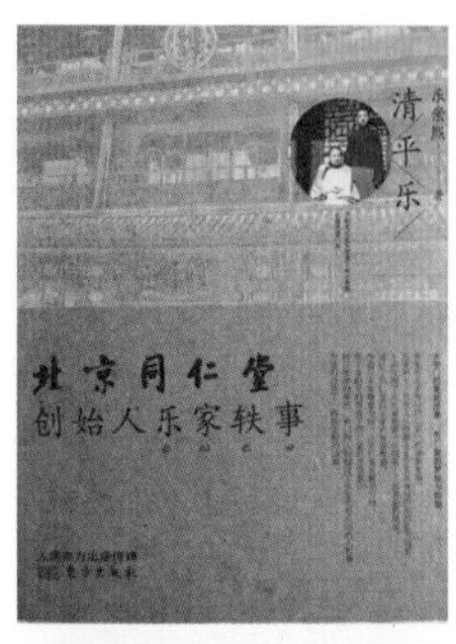

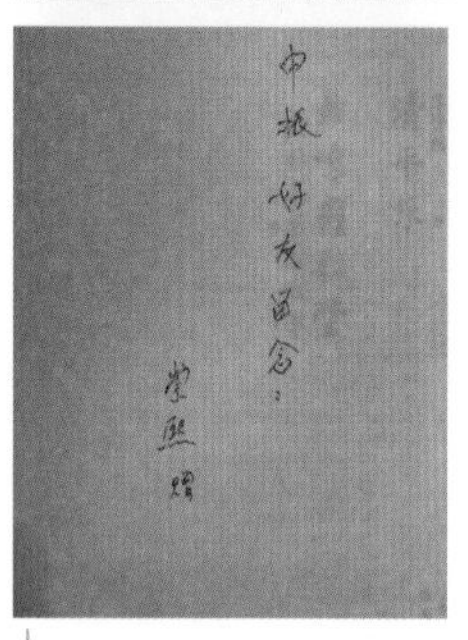

《清平樂——北京同仁堂創始人樂家軼事》樂崇熙著

樂家老舖同仁堂經歷了 300 多年的風風雨雨。

2013 年，同仁堂國藥在中國香港正式上市，中醫藥走向國際市場又邁上一個新的台階。

2017 年，樂老師已經臥病在床。他托朋友把自己的回憶錄《清平樂——北京同仁堂創始人樂家軼事》轉交給了我。

我收到書後，在書的扉頁上看到了樂老師用顫抖的手寫下的「中振好友留念」幾個字。那一刻，我的心不由地顫動，眼睛也濕潤了。同仁堂裏被塵封的那些往事，終於通過樂老師之筆寫了出來。

如今，樂老師已經離世，但是這本書一直放在我的書桌旁，不時地拿起來看一看，彷彿又在和樂老師一起歡快地聊天。

瓜蔞

來源

葫蘆科植物栝樓 *Trichosanthes kirilowii* Maxim. 和雙邊栝樓 *T. rosthornii* Harms

功效

果實：瓜蔞
清熱滌痰、寬胸散結
果皮：瓜蔞皮
清化熱痰，利氣寬胸
種子：瓜蔞子
潤肺化痰，滑腸通便
地下根：天花粉
治秋燥，新用於抗腫瘤、抗病毒

76
葛根
一條葛根延千年

/ 葛根資源 /

葛根分為兩種，一種是野葛的根，稱為葛根；另一種是甘葛藤的根，稱為粉葛。自古兩種都可藥用，均被收入了現在的《中國藥典》。不過，現在藥用以來自野葛的葛根為主，食用以來自甘葛藤的粉葛為主。

野葛在我國分佈廣泛，儲量也十分豐富。

《詩經》云：「彼採葛兮，一日不見，如三月兮。」

詩中描寫了男子思念採葛的情人，那採葛的人兒，一日不見如隔三秋。

野葛可以長得很長，攀爬到其他植物上，也可以自己匍匐在地面上生長。如果走入原始森林，就可見到漫山遍野的葛根。有的參天大樹也能被巨大的野葛纏繞上，似蟒蛇纏身。

野葛和蔬菜豆角同科，花和葉都長得特別相似，野葛更粗大一些，表面的柔毛更多一些。

葛的用處實在豐富，織布、造紙、食用、入藥，日常生活的言談話語也會提到它。瓜葛這個形容社會關係的詞語，源自瓜和葛兩種蔓生的藤本植物的形態。與某人或某事毫無牽連就是毫無瓜葛。

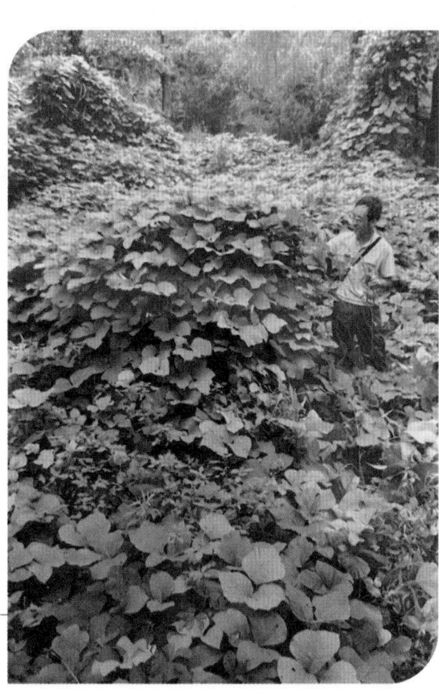

1986 年筆者初識野葛，於遼寧千山

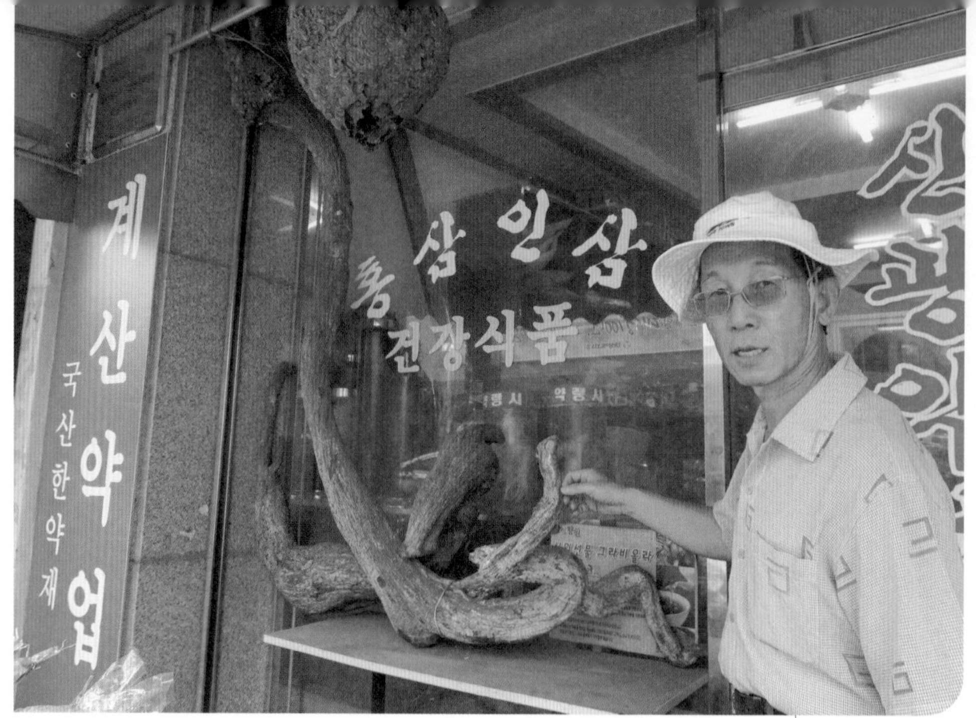

韓國藥店展示的野生大葛根

葛，一直以來都與生活密不可分。

日本和韓國使用的中藥 70% 以上都是來自中國，不過他們當地也有自產的藥材，葛根是其中之一。

我在韓國大邱的藥材市場考察時，見過一根野生的大葛根，有幾米長、幾十千克重，特大的外觀有些不可思議。

在日本工作時，我曾在東京的葛飾區住了 3 年，那邊的田野中，野葛的藤蔓糾纏成了一道景觀。

野葛能給人類帶來益處，有時也會給人類帶來煩惱。野葛曾經給美國帶來過一場所謂「綠色災難」。

20 世紀初，美國南部面臨嚴重的水土流失問題，讓當地人一籌莫展。就在這時，世界博覽會上有日本學者提出建議，葛是一種可利用的植物資源，種植它可避免水土流失，而且纖維可用於紡織、造紙，藤葉可做飼料，花可供蜜蜂採蜜。美國人一聽，立馬行動了。1930 年，他們把野葛引種到美國的南部地區。由於野葛生命力特別強，生長速度極快，一片片地瘋長，比美國人預期的速度快得多。雖然葛藤幫助他們防止了水土流失，牛羊也有了豐富的飼料，但沒想到的是，葛藤瘋長導致佐治亞州和周邊地區很多當地植物都乾枯而死，生態平衡被打亂，造成了一場「綠色災難」。

/ 葛根湯 /

20 世紀 80 年代，我經常搭乘京廣線的火車出行去實地考察，到達河南許昌之前有個長葛站；過了信陽，進入湖北境內有一個葛店站；古代曾經有一個諸侯國葛國。姓葛的名人也有不少，複姓諸葛也源自葛姓。歷史上有「太極仙翁」葛玄，是三國時吳國的道士，他是《肘後備急方》的作者葛洪的祖輩。

葛根在中醫藥王國中聲名顯赫。早在醫聖張仲景的《傷寒論》中就有一首名方——葛根湯。

野葛原植物

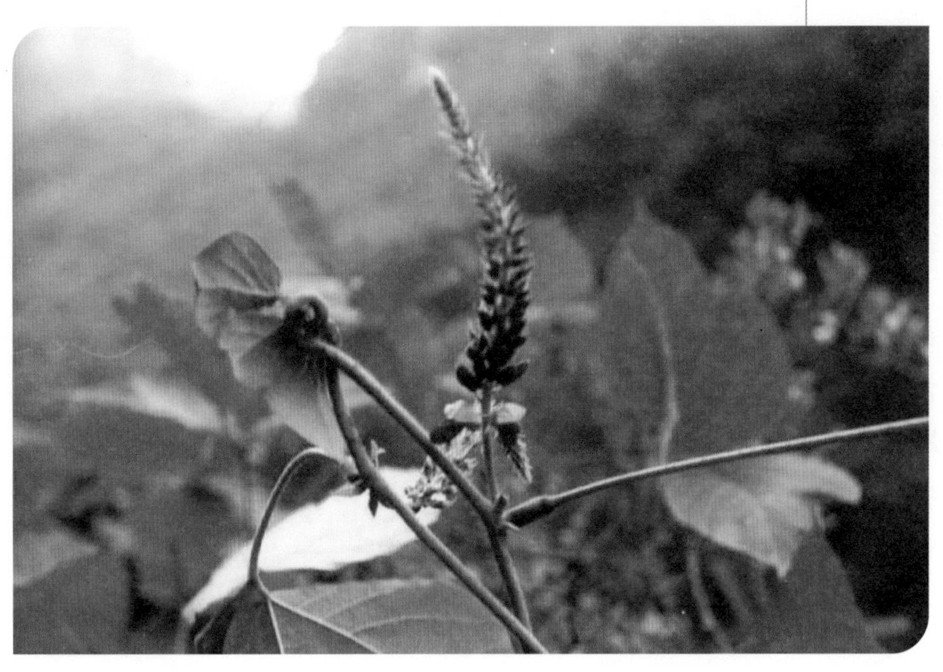

《傷寒論》中記載：「太陽病，項背強几几[註1]，無汗惡風，葛根湯主之。」葛根湯用於外感風寒之邪，侵犯經絡，氣血運行不暢，經絡不通導致的肩背發緊不靈活。如果感冒、落枕、頸椎病等導致頸項肩背痛，這時可以試試葛根湯。

在日本中醫臨床上，葛根湯是僅次於小柴胡湯的臨床常用藥。很多人感冒了就用葛根湯，家中會常備一盒葛根湯的中成藥，有風寒感冒伴隨頸項肩背痛等症狀時，喝上一兩次，症狀會有所緩解。

張仲景另一首名方葛根芩連湯，也以葛根為主藥。這首方中重用了葛根，同時加上黃芩、黃連、甘草，擅於解表清裏，常用於治療既有外感又有胃腸濕熱所造成的各種腹瀉，如急性腸炎、胃腸型感冒等。

註1
「几」不是「幾」的簡體字，字義和臨床上大意為：不靈活，拘緊的狀態。

/ 葛根食用 /

「不治已病治未病」，藥膳養生是中醫的一大特點。葛根是代表性的藥食兩用藥物之一。

在中國和日本，人們自古都有長期食用葛根的習慣。南北朝時期，陶弘景在《本草經集注》中寫道「人皆蒸食之」，那時葛根的吃法就像蒸芋頭一樣。

北宋時，蘇頌在《本草圖經》裏寫道：「今人多以作粉食之。」把葛根磨成葛粉，然後加熱煮食，再加些蜂蜜、生薑，應該也美味。

剛採挖出來的粉葛

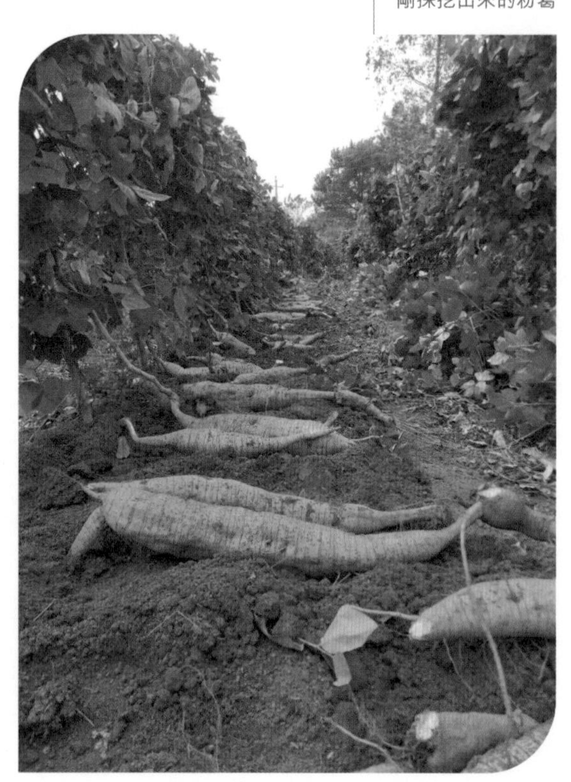

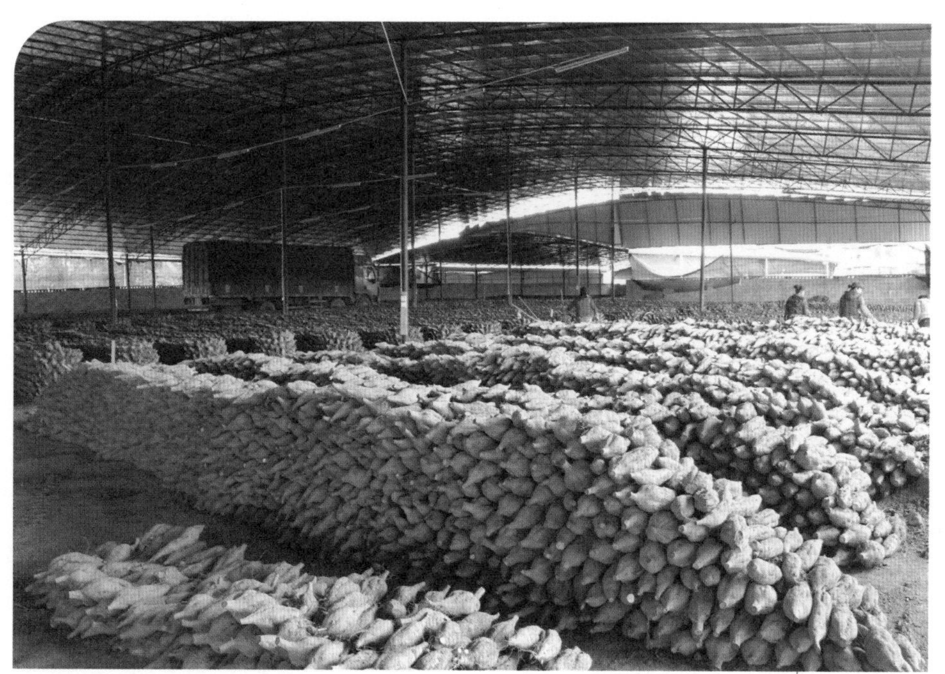

在產地堆集的粉葛藥材

日本流行一種叫葛餅的甜點。煮好的葛粉放涼了以後會凝固變硬，可以切成小塊，再淋上黑糖漿，撒上黃豆粉，十分受歡迎。現代化學研究表明，葛根中含有黃酮類、葛根苷類、香豆素類、三萜類和三萜皂苷類的成分。

現在《中國藥典》中收錄葛根與粉葛的來源分別為豆科野葛 *Pueraria lobata* (Willd.) Ohwi 的乾燥根和豆科甘葛藤 *P. thomsonii* Benth. 的乾燥根。

從藥材的外觀性狀來區分粉葛和葛根，差別之處一辨即明。

粉葛，顧名思義，粉性大，澱粉足，乾燥的藥材顏色偏白，用手一摸，手上會殘留一些澱粉。野葛，柴性大，纖維性很強，顏色偏棕色，觸摸後手上基本不會留下澱粉。二者的功效類似，野葛主要作為藥材，粉葛主要作為食材。

一般菜市上可買到的多是新鮮的粉葛，口味比較清甜，也叫甘葛。特別在南方的菜市場，基本一年四季都可以買到。

從 20 世紀 90 年代開始，粉葛逐步實現了規模化人工栽培，產區主要分佈在廣西、江西、湖南、廣東等地，其中廣西粉葛的種植面積在全國名列前茅。

我國地大物博，南北氣候差異很大。夏季北方多暑熱，而南方多暑濕，特別是廣東一帶，煲湯文化由來已久。煲湯與涼茶是嶺南人防病、治病、康復、養生的特色。廣東的老火湯中就有一款粉葛赤小豆湯。

我在大學工作，一年到頭大部分時間午餐在學校食堂裏解決。每到夏天，一定能在食堂套餐的湯裏找到粉葛。我喜歡把湯料和粉葛一塊吃掉，它含的膳食纖維也是人體必需的，煲過湯後的粉葛口感格外綿軟。

/ 葛花解酒 /

中國人喜歡喝酒，有的人喝酒一定要喝醉，覺得喝到醉才盡興。醉酒傷身，如何解酒成了飲酒者時常面臨的一大問題。

葛根有解酒毒的作用，其實葛花在解酒方面效果更勝一籌。正所謂：「葛花滿把能消酒。」

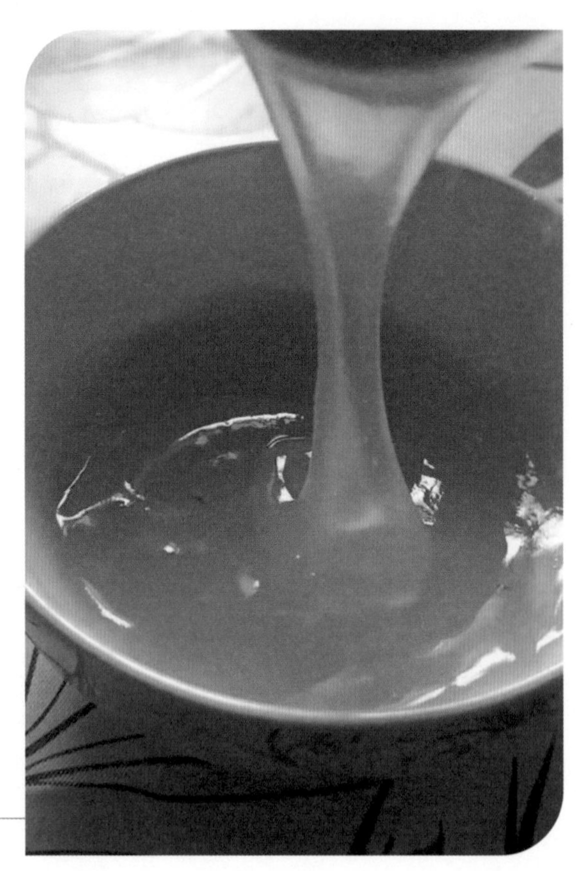

葛粉可以沖着喝

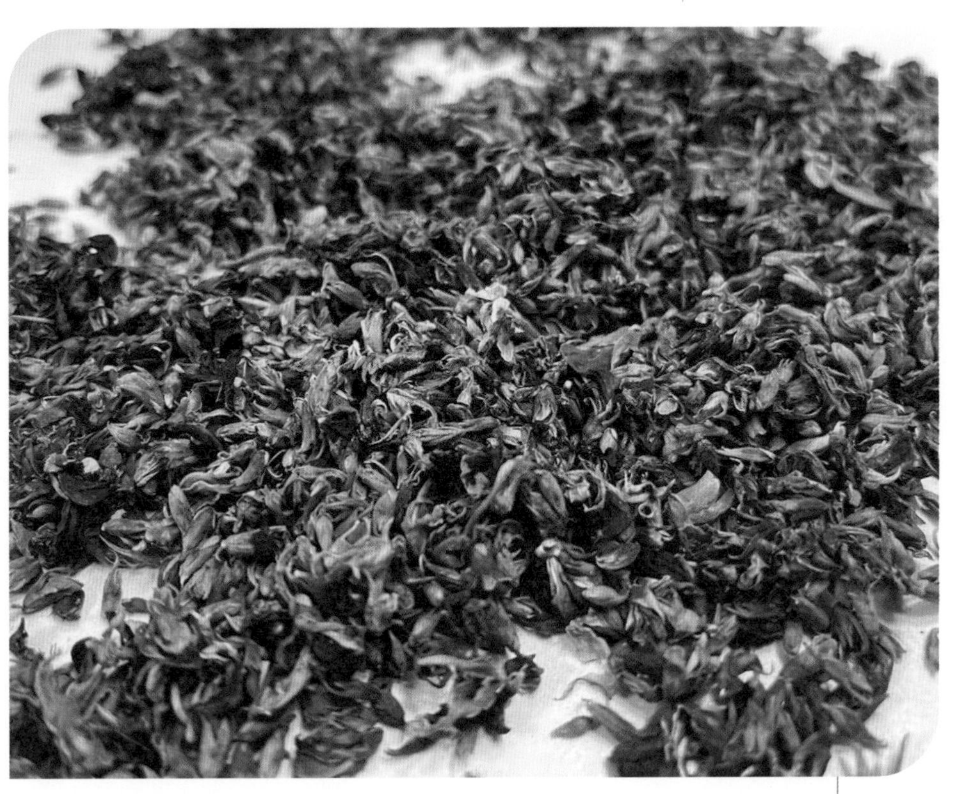

葛花藥材

葛花是野葛或甘葛藤的花蕾，含苞待放的花呈粉紫色，外觀似豌豆花、扁豆花，在花尚未開放時採摘，曬乾後備用。使用時，可像沏茶一樣沏泡飲用。

葛花自有記載以來就是解酒護肝的良藥，最早被記載在《名醫別錄》中，其中葛根項下寫道：「花，主消酒。」《本草綱目》裏也記載了葛花。金元四大家之一的李東垣有一首葛花解酲湯。酲是形容醉酒以後神志不清的樣子。民間也有「千杯不醉葛藤花」的説法。

在中醫手裏，雖有解酒的妙方，但喝酒應適量，喝醉酒是百害而無一利的。但求天下無醉鬼，寧願架上藥生塵。

一條長長的葛根延綿了數千年，從《詩經》、《神農本草經》到《本草綱目》，再到現在的《中國藥典》。從中醫經方到時方，梳理葛根的藥用歷史，也是一次複習古今中醫藥典籍的過程。藥材、食品、飼料、蜜源，多種用途的葛根把大自然與人類的日常生活緊緊地聯繫在了一起。

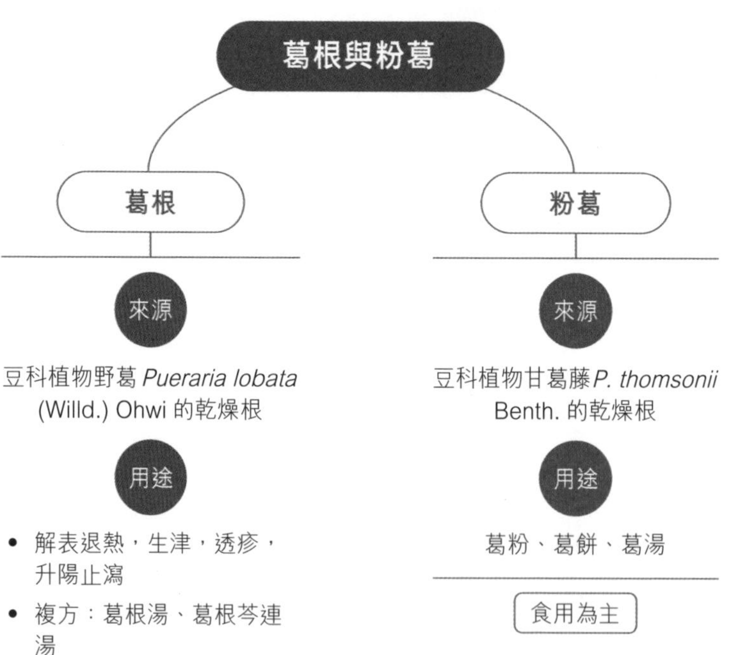

77

何首烏

解鈴還須繫鈴人

「人形」何首烏

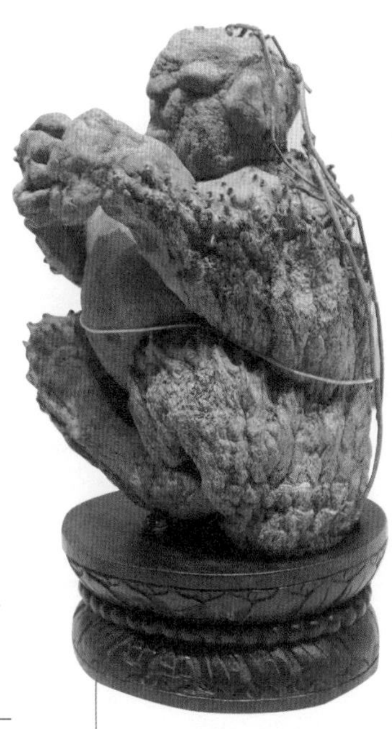

「人形」何首烏（台北故宮博物院藏），人工塑形古已有之

何首烏曾被傳為「仙草」，雖具有神秘色彩，但實為荒腔走板的謠傳。

2019 年在中國台北故宮博物院的「壽而康」特展上，展出了一尊清代宮廷中的「人形」何首烏，何首烏的樣子看上去就是一個壯漢。原來「人形」何首烏 300 年前就有了，看來「仙草」不僅欺騙現在的老百姓，還騙過清代的皇帝。

1982 年，謝宗萬教授曾交給我一個作業，《北京晚報》送來一對人形的何首烏，老師讓我來鑑別。

那對何首烏不但是人形，而且還是一男一女，生理特徵都特別明顯。經過鑑定後，確定該何首烏的形狀是人為造出來的。種植它的人先設計一個人形模具，再把何首烏的根放在模子裏定型生長。西瓜可以種出方形的，蘋果可以種出有字的，人為定型培養出的植物塊根也並不是甚麼難事。以這種方式冒充野生藥材謀取利益，實在不可取。

何首烏的傳説

何首烏最早的出處是唐代文學家李翺的《何首烏錄》。李翺的另一篇寓言《白馬非馬》更為人們熟知，寓言故事當然可以想像、誇張。

《何首烏錄》的故事是這樣的。有一位何老先生，他偶然服用了一種植物的根，不僅治癒了先天陽痿，還活到了 160

歲，生了 19 個孩子。他的兒孫也都長壽，且生育了許多後代。何老先生的孫子名叫何首烏，後人就把這個藥稱為何首烏了。

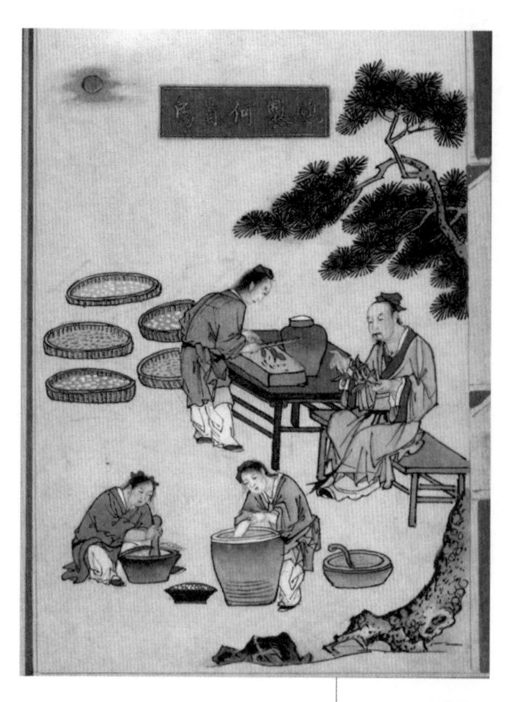

炮製何首烏圖（摘自《補遺雷公炮製便覽》）

唐代對於何首烏的記載只停留在傳説裏，沒有實際作為藥物的記錄。到宋代的時候，開始出現何首烏的藥用記載，主要作外用。金元時期的《藥性賦》寫何首烏是治瘡疥之資，用法也是外用。

從北宋《太平聖惠方》到明代前期，何首烏這味藥主要用於治療瘰癧，也就是俗稱的鼠瘡脖子，及治療瘡毒癰腫等，並沒有被過多關注。

/ 七寶美髯丹 /

李時珍在《本草綱目》中詳細地講述了何首烏「走紅」的來龍去脈。明朝嘉靖年間，有一個邵真人獻給皇帝一種七寶美髯丹，該藥中就有何首烏，這種藥的組方裏其實還有赤茯苓、白茯苓、牛膝、當歸、枸杞子、菟絲子、補骨脂。據説嘉靖皇帝服用之後就開始誕生龍子了，於是引得王公貴族競相效仿。上有好者下必甚焉，何首烏便開始在坊間受到追捧，被「炒作」起來了。後世的百姓跟着效仿服用，一直延續至今。

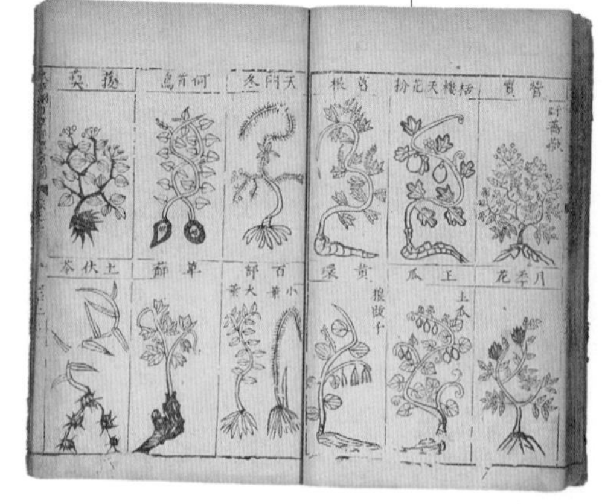

何首烏圖（上排左二）（摘自《本草綱目》金陵本）

現在越來越多的人關注自己的頭髮健康，很多中藥類的洗髮露、烏髮保健產品也應運而生了，其中大多會加入一些何首烏。

何首烏考辨

唐代的《何首烏錄》並不是本草書籍，只是一則傳説故事。最早記載何首烏的本草書是宋代開寶年間的《開寶本草》，不過其中的描述十分簡單，無法判斷何首烏的具體基原植物。

後來人們依循這一傳説，憧憬並開始尋找這種神奇的植物，一找就是幾百年。到了明代，補益之風盛行時，人們還在找何首烏。李時珍根據當時找到的何首烏配以圖畫，圖中何首烏有兩個地下塊根，有地上纏繞的藤蔓，心形的葉子，單葉互生，花序腋生。《本草綱目》中畫的這種植物就是蓼科蓼屬的植物，現在的人們按圖索驥的話，可以找到現在的何首烏原植物。

《本草綱目》在何首烏【釋名】條目下指出：「赤者，能消腫毒。」同時也記載了何首烏：「苦補腎，溫補肝，澀能收斂精氣。所以能養血益肝，固精益腎，健筋骨，烏髭發，為滋補良藥。」

何首烏原植物

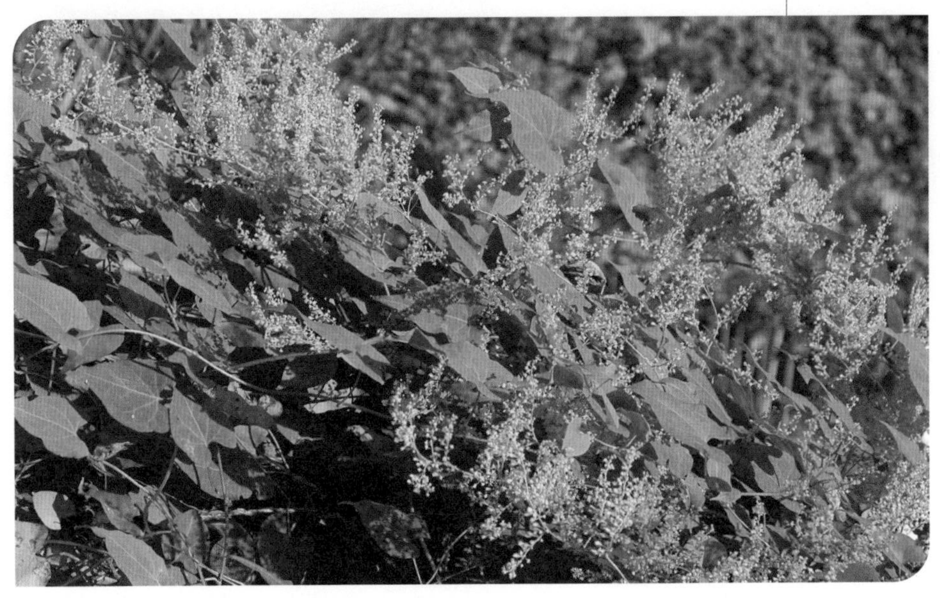

限於當時的歷史條件，李時珍寫在《本草綱目》中的觀點不一定都是對的。通過系統的本草考證，可以發現，李時珍本人對何首烏的評價有其局限性。李時珍説何首烏「苦補腎」，明末的醫家葛小溪不贊同這種觀點，他曾針對此句，指出：何首烏「苦澀腥劣，寒毒損胃」。

清代醫家陳修園根據 20 多年的臨床經驗，觀察到很多服用何首烏的人身上都發生了何首烏中毒的情況。

翻查歷史資料不難發現，無論是明末到清代的醫學典籍，還是現代臨床與實驗中的報道，不少醫家和學者都針對何首烏的補益功效提過反對意見。《日本藥局方》裏記載了何首烏的功效遵從了中國的古訓，他們從來沒有提過何首烏有補益的功效。

近幾年，國內外的期刊經常發表有關何首烏中毒的臨床報道。

梁鸝博士、鄭金生教授和我一起對何首烏進行了系統的比較研究，論文《何首烏考辨》，發表在 2016 年第 23 期的《中國中藥雜誌》上。何首烏的來源是蓼科植物何首烏 *Polygonum multiflorum* Thunb. 的乾燥塊根。的確，經過用黑豆汁等輔料的炮製，何首烏的毒性是大為減少，但炮製之後毒性的降低，並不代表何首烏生品無毒。七寶美髯丹有效是組方集體的力量，並不代表何首烏單品有補益的功效。

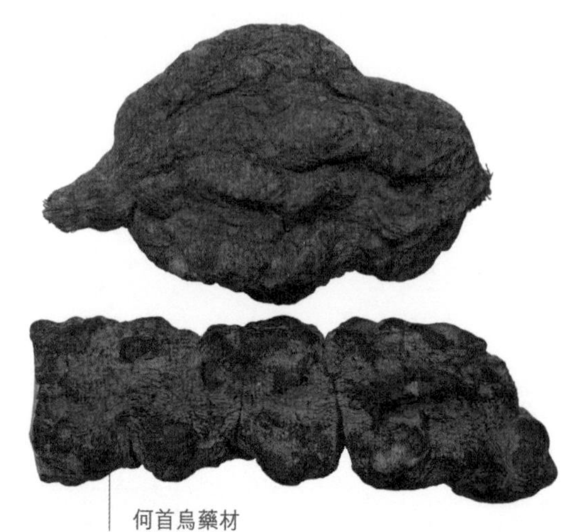

何首烏藥材

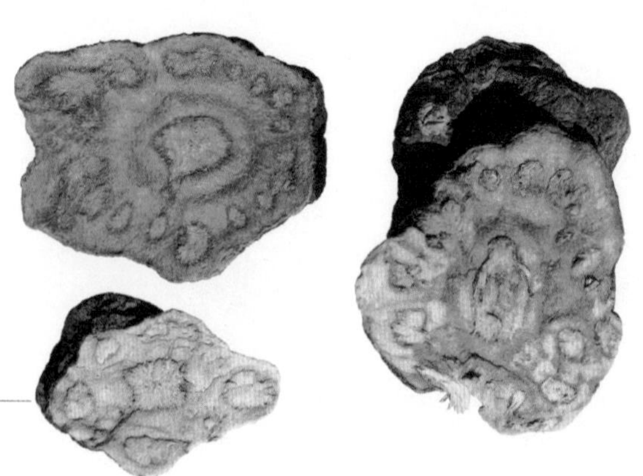

何首烏藥材橫切面可見「雲錦花紋」

·本草考证·

何首乌考辨

梁鹂[1]，郑金生[2*]，赵中振[1*]
（1. 香港浸会大学 中医药学院，香港 00852；2. 中国中医科学院，北京 100700）

[摘要] 何首乌作为传统补益中药活跃在中医药市场，人形何首乌的出现更从侧面反映出人们对何首乌补益功效的追捧。然而，近年来，何首乌的中毒报道频频出现，引起人们广泛关注。该研究通过对古代本草书籍中关于何首乌的绘图与文字记述进行系统梳理，探讨了何首乌的起源、植物形态、功效、炮制以及白首乌来源的历史沿革，以求正本清源，为何首乌的安全、有效用药提供启示。

[关键词] 何首乌；本草；起源；功效；白首乌

Bencao literature investigation of *Polygonum multiflorum* (Heshouwu)

LIANG Li[1], ZHENG Jin-sheng[2*], ZHAO Zhong-zhen[1*]
(1. *Shool of Chinese Medicine, Hong Kong Baptist University, Hongkong* 00852, *China*;
2. *China Academy Chinese Medical Science, Beijing* 100700, *China*)

[Abstract] Heshouwu, derived from the root of *Polygonum multiflorum* (= *Fallopia multiflora*), is widely used in the Chinese medicine market as a traditional tonic. The emergence of heshouwu material with a human shape reflects a pursuit of its supplementing effects. However, reports of Heshouwu toxicity have repeatedly surfaced in recent years, attracting widespread concern. To clarify the situation surrounding the safety and efficacy of Heshouwu, this research utilizes a systematic review of the text and illustrations in historical bencao (materia medica) literature to investigate the origin, botanical characteristics, actions and processing of Heshouwu, as well as the origin and historical evolution of Baishouwu ("white Heshouwu").

[Key words] Heshouwu; bencao; botanical origin; medicinal processing; Baishouwu
doi:10.4268/cjcmm20162326

何首乌是当下海内外备受关注的中药之一。媒体上不断出现人形何首乌的渲染，有人将何首乌誉为“中国古代四大仙草之一”。与此同时，何首乌的毒性报道在海内外杂志报刊上也屡屡出现[1-4]。对于何首乌，医生、患者、药检机构、药材种植者与经营者们都在关注。

何首乌出现于何时？何时走红？功效分类方面应当如何定位？是不是补药？为何中日药典对何首乌的记载不一？炮制前后发生了哪些变化？为何近年何首乌的报道屡见不鲜？

本文将从本草学的角度，加以系统梳理，以求正本清源。

1 何首乌源自寓言

何首乌，最早见于唐·李翱《何首乌录》（见《李文公集》卷十八，该书撰于公元813年）[5]。传中讲述的是发生在距李翱200多年前的传奇故事（或曰寓言）：一人偶然服用一植物根，治愈了先天阳痿，且寿命160岁，有子女19人；其子寿命160岁，有子女30人；其孙寿命130岁，有子女21人。其孙名何首乌，后人遂称此药为何首乌。此故事之荒诞，自不待言。

[收稿日期] 2016-07-21
[基金项目] 国家自然科学基金项目（81373923）
[通信作者] * 赵中振，教授，博士生导师，主要从事本草学、中药鉴定学研究，Tel：(00852) 34112424，E-mail：zzzhao@hkbu.edu.hk；* 郑金生，教授，博士生导师，主要从事本草文献研究，E-mail：13910393720@163.com
[作者简介] 梁鹂，博士研究生，E-mail：liangrb@163.com

筆者研究團隊的《何首烏考辨》
發表於《中國中藥雜誌》

回顧中藥探索發現的歷史，神農嘗百草、口嘗身試，通過千百年來臨床實踐的檢驗，一直是古代藥物發現的主體。同時我們也會看到，不同時代的社會風尚和思潮對中藥所產生的影響。

解鈴還須繫鈴人，由歷史文化造成的問題，光靠實驗和臨床去解決是無能為力的，必須得通過歷史文化的解析才能找出答案。這對於以後的實驗研究、臨床研究的設計都將提供更多參考借鑑。

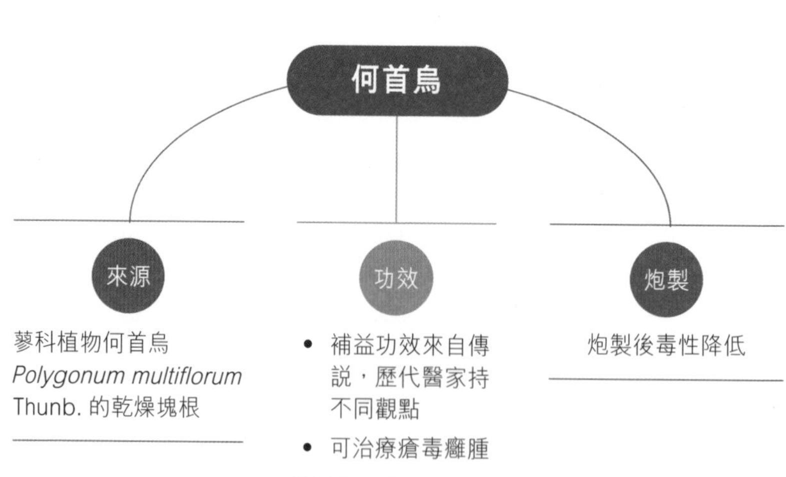

蓼科植物何首烏 *Polygonum multiflorum* Thunb. 的乾燥塊根

- 補益功效來自傳說，歷代醫家持不同觀點
- 可治療瘡毒癰腫

炮製後毒性降低

78

土茯苓

風靡歐洲中國根

土茯苓與茯苓

土茯苓和茯苓名字雖然相像，但不是一種藥。從親緣關係看，二者沒有任何關係，土茯苓是種子植物，茯苓是菌類。它們僅有的共同點就是都生長在地下，名字中都有茯苓二字。

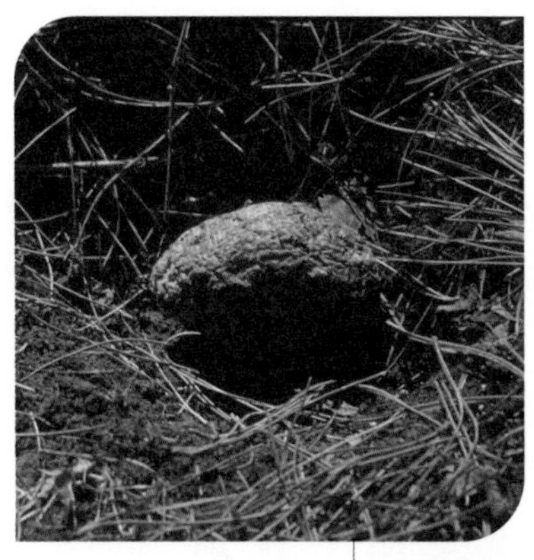
茯苓原植物

李時珍在《本草綱目》中提到了土茯苓的一個別名山豬糞，同時引用了古代本草的記載：「茯苓、豬苓、山地栗，皆象形也。」茯苓、豬苓、土茯苓都因疙裏疙瘩的粗礪形狀而得名。把它們剖開來，內部大多呈白色。

土茯苓始載於漢代末期的《名醫別錄》，最初的名字為禹餘糧，意為大禹留下的糧食。不過這個「禹餘糧」與現在的礦物藥禹餘糧重名了，礦物禹餘糧是以鐵的氫氧化物為主的褐鐵礦，和植物禹餘糧風馬牛不相及。

《本草綱目》引用陶弘景在《本草經集注》中對土茯苓的記載：「南中平澤有一種藤，葉如菝，根作塊有節，似菝而色赤，味如薯蕷，亦名禹餘糧。言昔大禹行山乏食，採此充糧而棄其餘，故有此名。」

明代之前的本草著作中，關於土茯苓的記載很少，説明土茯苓在明代之前並沒有引起重視。明代中後期，土茯苓的藥用價值開始被醫家重視，名聲也越來越大。

土茯苓成名於《本草綱目》，在書中第一次以「土茯苓」的名字收錄。李時珍在《本草綱目》中詳細記載了土茯苓用於治療楊梅瘡。楊梅瘡就是梅毒，這是一種嚴重的性病。感染後，患者皮膚會生瘡，而瘡的外形就像楊梅，因而又叫楊梅大瘡。

李時珍在土茯苓的發明項下寫道：「楊梅瘡古方不載，亦無病者。近時起於嶺表，傳及四方……今醫家有搜風解毒湯……其方用土茯苓一兩，薏苡仁、金銀花、防風、木瓜、木通、白鮮皮各五分，皂莢子四分，氣虛者加人參七分，血虛者加當歸七分。」李時珍不但明確記載了配伍，而且記載了劑量：「病深者月餘，淺者半月即愈。」

/ 梅毒與中國根 /

土茯苓直到《本草綱目》才引起重視，之所以以前用得少，是因為它能治療的傳染病梅毒在明代以後才從國外傳入中國。當時廣州作為通商口岸，有許多外國人出入，梅毒便由此入侵了中國。正因如此，梅毒一開始在民間被稱作「廣瘡」、「廣東瘡」。患上此病後，不但皮膚潰爛，而且病死率特別高。

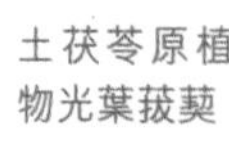

土茯苓原植物光葉菝葜

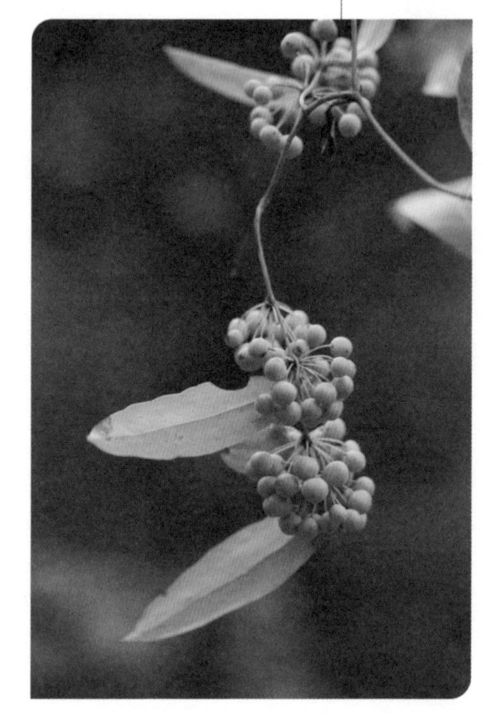

很長一段時間內，人們對梅毒一無所知，一旦感染上以後，如同被判了死刑。更有傳說清朝的同治皇帝是因染上梅毒而身亡的。

梅毒很難根治，起初人們並沒有好的應對辦法。從 15 世紀開始，人們普遍利用毒性很強的汞製劑，如輕粉，來治療梅毒。汞是一種毒性很強的金屬元素，中毒後會導致肢體痙攣，當時被汞毒死的人比患梅毒而病死的人還多。對於這個「絕症」，人們束手無策了。

直到土茯苓的登場才把梅毒克制住。當時在梅毒全球傳播的情況下，各個國家

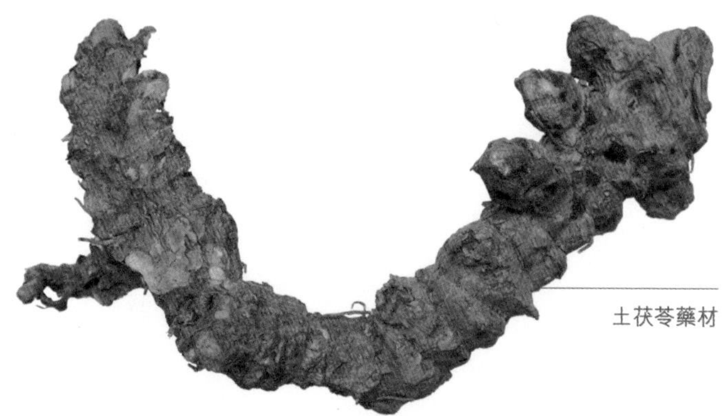
土茯苓藥材

都沒有很好的藥物來治療，而土茯苓湯治療梅毒簡便有效，土茯苓不僅能治療梅毒，還能解除汞製劑的毒性，效果卓然。這味藥由船員帶到了世界各地。土茯苓經印度輾轉至歐洲，被稱為「China Root」即「中國根」，並大受歡迎。1563 年由葡萄牙籍醫師奧爾塔編寫的一本《印度香藥談》中已有記載：「用中國根（Raiz da China）來治療梅毒。」

除了用作治療梅毒外，文藝復興時期的著名解剖學家維薩里（Andreas van Wesel）還用土茯苓治好了西班牙國王查理五世的痛風，同時他留下了記錄：「人們對土茯苓這種傳奇藥物讚不絕口，有幾位西班牙貴族都向皇帝推薦。在治療所有的疾病上，沒有任何藥物能同土茯苓相比。」「China Root」中國神草就此譽滿歐洲。

早期運送到歐洲、印度的土茯苓數量有限，價格奇高。那時的土茯苓價格是胡椒、丁香等香料的幾十倍。

商人們曾嘗試將土茯苓移植到西班牙，但沒能成功，一直到 17 世紀末 18 世紀初，土茯苓還是要從中國進口。

英國商人按捺不住了，他們想賺中國土茯苓的錢，但是貨源來自中國，不好控制。後來他們在中美洲發現了一種土茯苓的近緣種墨西哥菝葜 *Smilax regelii* Killip et C. Morton，作為土茯苓的替代品使用，並且配合市場的營銷手段，將替代品墨西哥菝葜變成了老百姓認可的正品。

中國土茯苓的海外市場由此慢慢萎縮，來自牙買加島的墨西哥菝葜開始成為主流的抗梅毒藥。之後又出現了特效藥青霉素，土茯苓治療梅毒慢慢淡出了歷史舞台。

/ 華麗轉身 /

土茯苓能清熱，除濕，解毒，尤其對一些無名的毒瘡、紅腫痛癢有獨特的療效，臨床上被廣泛用於治療痛風、風濕性關節炎、復發性口瘡、頭痛、胃潰瘍等。

正因為土茯苓有很好的清熱、利濕、解毒的功效，對於濕熱所致的皮膚病，如濕疹，有很好的療效，而且降尿酸的效果很好，在嶺南地區，新鮮去皮的土茯苓常用於煲湯。

粉葛土茯苓赤小豆湯是一道親民且美味的藥膳。粉葛、赤小豆和扁豆都有利水祛濕的功效，配上土茯苓，再加一些豬瘦肉或豬排骨、蜜棗，不僅可以清熱祛濕，還可以預防濕疹，很適合春夏之際飲用。

在嶺南地區，有一種傳統的藥用食品廣受歡迎，就是口感像果凍的龜苓膏。龜苓膏能滋陰潤燥，清熱解毒，祛濕降火，家家涼茶舖都在售賣，也有不少知名品牌批量生產。龜苓膏中的「龜」指的是中藥龜板，「苓」指的就是土茯苓。

不過有研究表示，土茯苓的有效成分和重金屬都富集在表皮部分，因此藥用時療程短，可以不去皮，但長期服用則需要注意。作食材用時，為了避免重金屬積蓄，也最好選用去皮的原料。

龜苓膏

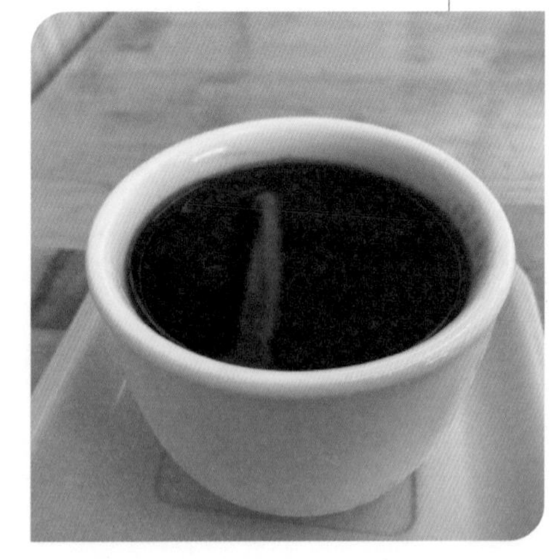

/ 品種鑑別 /

《中國藥典》記載，土茯苓是百合科植物光葉菝葜 *Smilax glabra* Roxb. 的乾燥根莖。在夏天或秋天採挖，除去鬚根，洗淨，乾燥；或趁着新鮮時，切成薄片，乾燥後使用。

市場上土茯苓的混淆品不少，常見的有同科菝葜屬多種植物的根莖，還有薯蕷科的綿萆薢和粉萆薢。

土茯苓（摘自 1656 年出版的《*Flora Sinensis*》（中國植物誌））

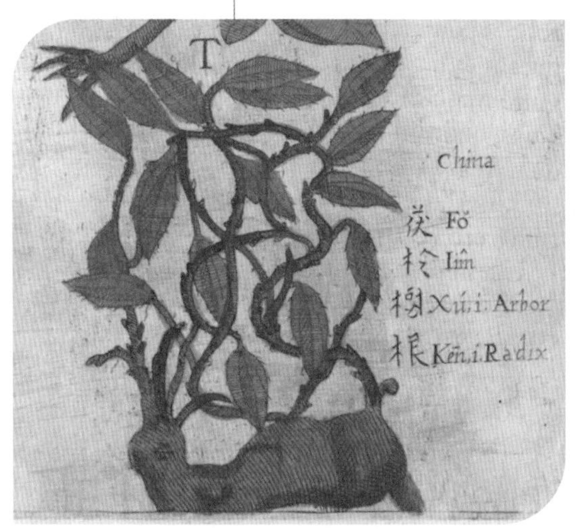

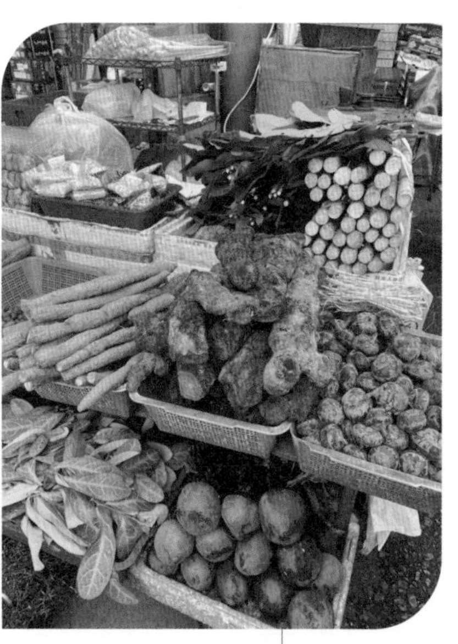

香港市場售賣的新鮮土茯苓

李時珍在《本草綱目》集解項下，詳細地描述了土茯苓原植物和藥材的特徵。菝葜別名金剛藤，有一句諺語：「有刺金剛藤，無刺土茯苓。」土茯苓的一個鑑定特徵就是藤上沒有刺，葉片薄革質狹橢圓狀，常伴有兩條蝦鬚一樣纖細的卷鬚。李時珍在《本草綱目》中記載土茯苓有紅、白兩種。正品土茯苓斷面是淡紅色的。

影響中藥品質的因素很多，除了品種、產地外，也與採收加工的方法密切相關。

土茯苓是多年生植物，目前來源主要以野生資源為主。一般在廣東和中國香港的菜市場都可見到有鮮品售賣，但是要想在山中把它挖出來可不容易。

在我以往採挖藥材的經驗裏，土茯苓屬比較難挖掘的藥材。土茯苓的地上藤較細，但地下的根莖碩大，也很堅韌，不用鐵鍬或鎬頭根本挖不出來。在我國的土茯苓產區，新鮮的土茯苓四季都有，四季都可採挖。

土茯苓名稱中雖以土字開頭，但它一點都不土。早在 500 年前就曾遠渡重洋，在歐洲因可治療梅毒而名聲大振，為中醫藥贏得了聲譽。

如今，土茯苓華麗轉身，在現代社會防病治病中扮演着新的重要角色。

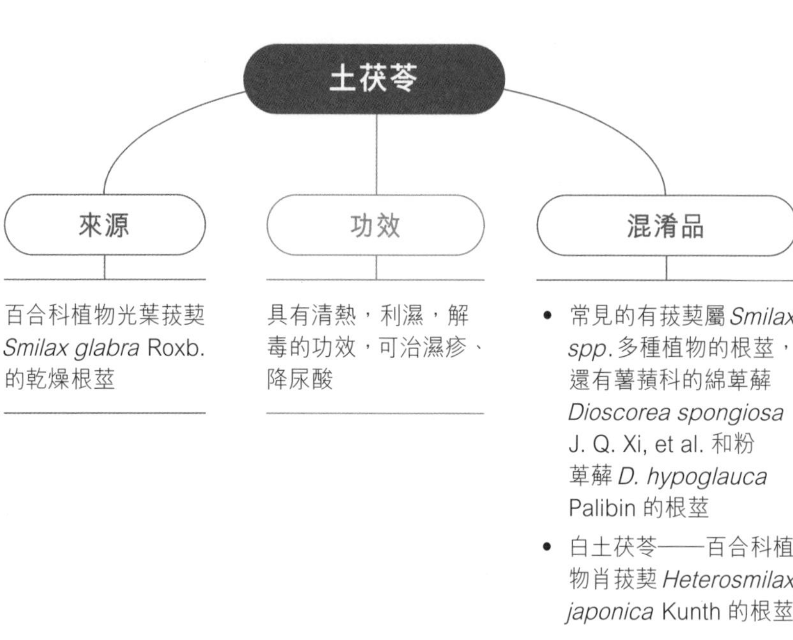

79 金銀花與連翹

形影不離兩兄弟

金銀花與《蘇沈良方》

在抗擊新冠肺炎疫情的戰役中，有不少中成藥受到了大量關注，其中就有雙黃連。藥名裏有黃連，其實配伍中並沒有黃連。「雙」指的是金銀花，「黃」指的是黃芩，「連」指的是連翹。

金銀花一名最早出現在北宋的方書《蘇沈良方》當中。《蘇沈良方》是兩本古籍的合編本，蘇是指蘇軾所撰寫的《蘇學士方》，沈是指沈括所撰的《良方》。

蘇軾的人生經歷實在太豐富，故事傳説屢屢為後世傳唱，他又像是宋代文學藝術領域的「百科全書」。沈括則是同一時代科學技術領域的「百科全書」。

沈括所著的《夢溪筆談》內容涉及政治、經濟、文化、軍事和科技等各個方面，包括許多當時處於世界領先地位的科學成就；在藥物學方面，也翔實記載了一物多名或多物一名藥材的考證。例如，杜若即為高良薑，赤箭就是天麻。在藥物的採集和使用方面，沈括也糾正了不少前人的錯誤。

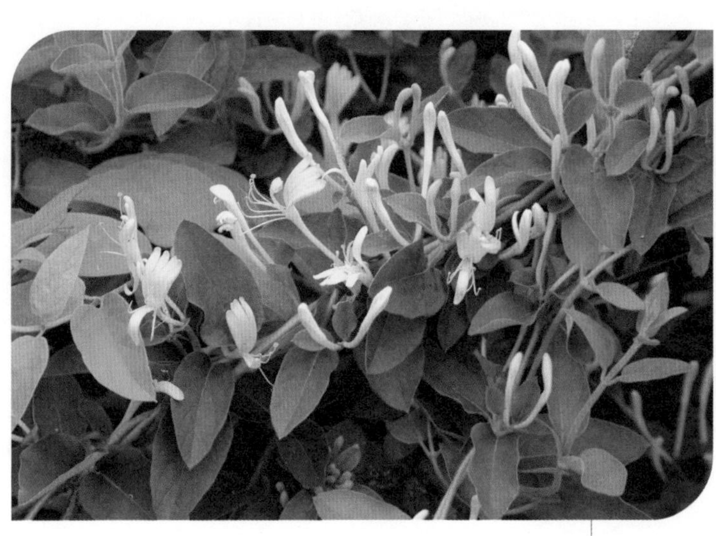

忍冬原植物

李時珍非常認可沈括的學術成就，在《本草綱目》中引用了《夢溪筆談》中的 39 個條目。

/ 金銀花與山銀花 /

金銀花是忍冬科（Caprifoliaceae）植物忍冬 *Lonicera japonica* Thunb. 的乾燥花蕾或帶初開的花。

金銀花分佈較廣，基本上遍佈全國。金銀花味甘，性寒，具有清熱解毒，疏散風熱的功效。它與近緣的山銀花臨床功效相似。

山銀花現在也收錄到《中國藥典》中，目前共有 4 種同屬的植物來源。它們分別來源於灰氈毛忍冬 *Lonicera macranthoides* Hand.-Mazz.、紅腺忍冬 *L. hypoglauca* Miq.、華南忍冬 *L. confusa* DC. 或黃褐毛忍冬 *L. fulvotomentosa* Hsu et S. C. Cheng 的乾燥花蕾或帶初開的花。山銀花也具有清熱解毒，疏散風熱的功效，主要分佈於南方的大部分地區。

考察市售不同種類的山銀花（左起：筆者，嚮導，陳虎彪，彭勇，Eric Brand）

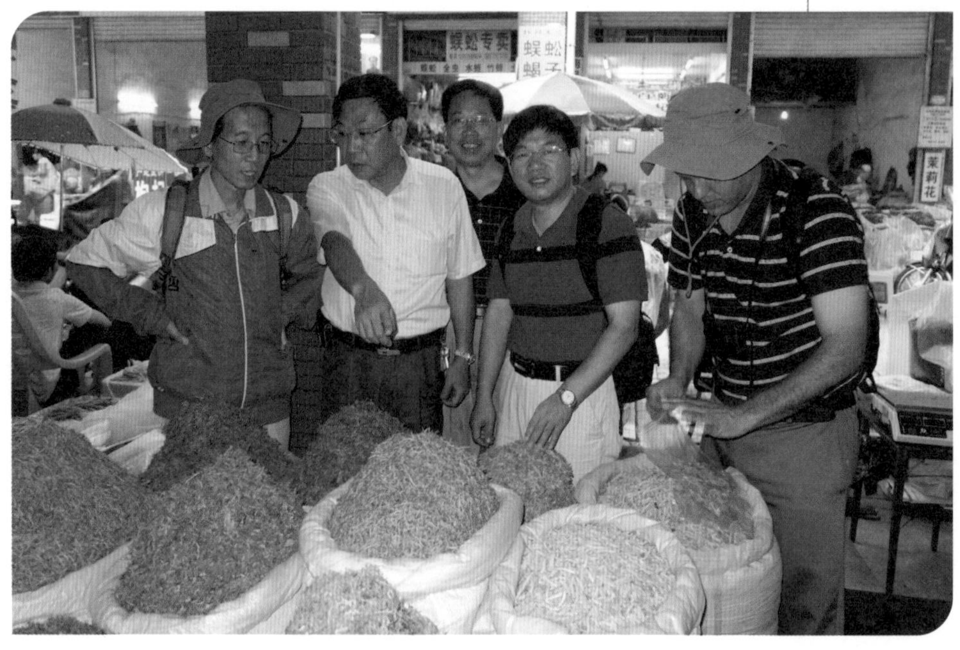

儘管金銀花和山銀花同屬，但它們所含成分有所不同，功效有異。所以，金銀花和山銀花不能相互替代。藥物基原一定要分清楚，不能混淆。

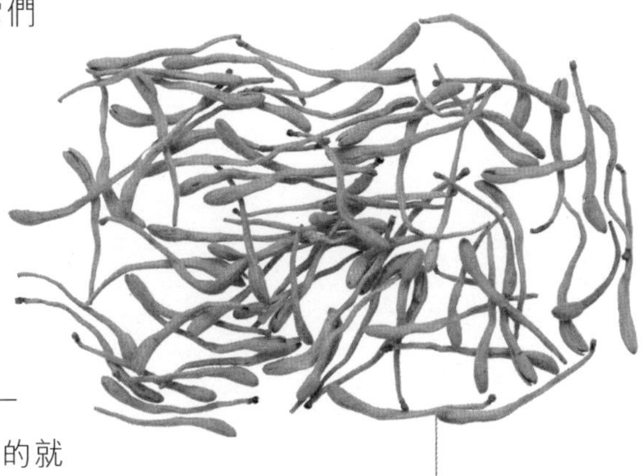

金銀花藥材

一般在藥材市場上，金銀花與山銀花也較容易鑑別。金銀花的表面有很多細密的柔毛，抓起一把，用力握緊，如果感覺到扎手的就是金銀花。老藥工稱這種效果為「頂手」。如果表面上柔毛少，沒有明顯頂手感覺的就是山銀花。

/ 金銀花與忍冬藤 /

顧名思義，忍冬可以忍受冬天的嚴寒。陶弘景在《名醫別錄》中把它列為上品，「凌冬不凋，故名忍冬」。

一種植物出了兩味藥。

忍冬的莖枝是另一味常用藥，具有清熱解毒，疏風通絡功效的忍冬藤。

李時珍在《本草綱目》裏詳細記載了金銀花顏色的由來：「三四月開花……花初開者，蕊瓣俱色；經二三日，則色變黃。新舊相參，黃白相映，故呼金銀花。」金銀花需在「四月採花」，剛剛長出花蕾的時候採收最適宜，開放了的花朵就不宜入藥了。

忍冬藤的藥用歷史比金銀花還要長，

銀翹散（摘自《百方圖解》）

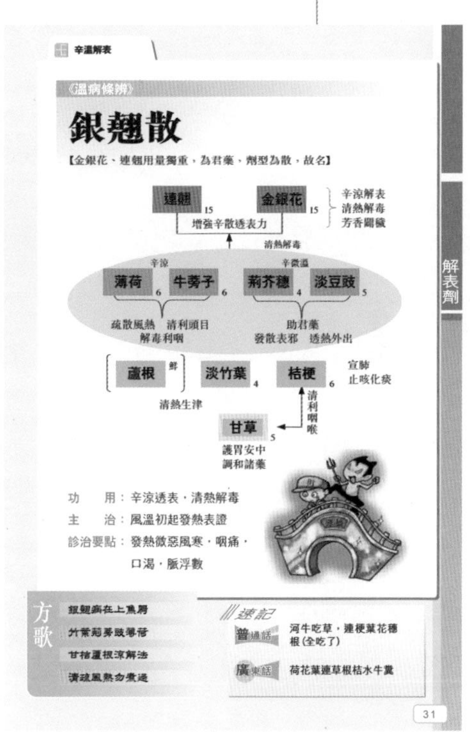

辛溫解表

《溫病條辨》

銀翹散

【金銀花、連翹用量獨重，為君藥，劑型為散，故名】

功　　用：辛涼透表，清熱解毒

主　　治：風溫初起發熱表證

診治要點：發熱微惡風寒，咽痛，口渴，脈浮數

方歌

竹葉荊蒡豉薄荷

甘桔蘆根涼解法

清疏風熱勿煮過

速記

普通話　河牛吃草，連梗葉花穗根(全吃了)

廣東話　荷花葉連草根桔水牛糞

31

解表劑

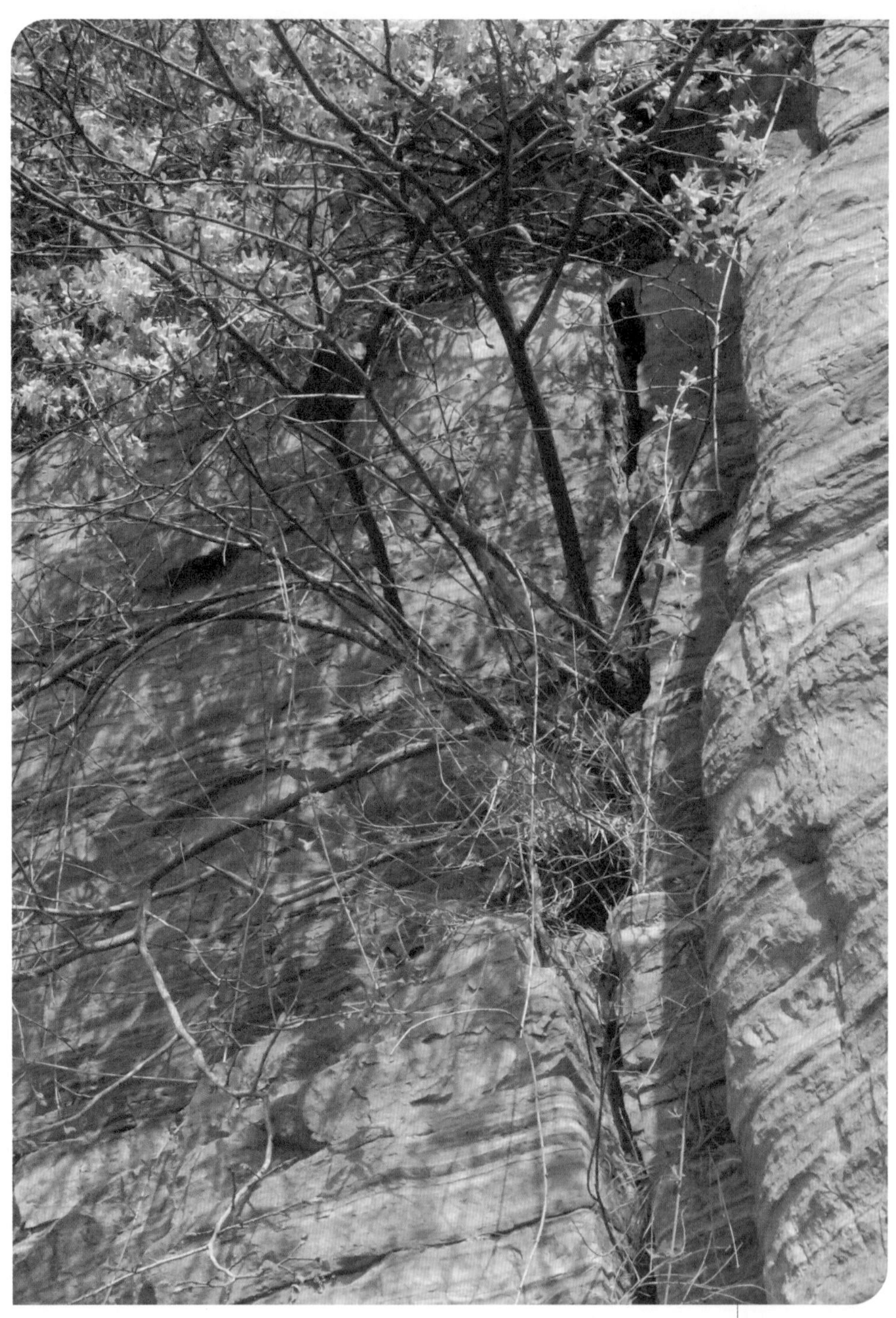

太行山裏的連翹

金銀花後來居上，在「溫病學派」的醫家手中大放異彩。溫病學派是形成於明末清初的中醫學派，與傷寒學派並稱中醫兩大學派。溫病學派的著名代表人物有清代醫家葉天士、吳鞠通等。吳鞠通的代表著作是成書於 1798 年的《溫病條辨》。他所用的代表方有以金銀花、連翹為君藥的經典名方銀翹散。

/ 銀翹散與連翹 /

在銀翹散的組方中，金銀花離不開連翹，連翹也離不開金銀花，銀和翹是形影不離的藥對，一起使用可以增強芳香透表，清透熱邪之功。藥對是中醫臨床上相對固定的一種藥物配伍，像一個戰鬥小組，發揮的功力遠勝於單味藥，一加一大於二。

中成藥中銀翹作為藥對配伍很常見。例如，銀翹解毒丸、清熱解毒口服液、小兒金翹顆粒、金嗓開音丸等，數量超過了 400 種。

木犀科植物連翹 *Forsythia suspensa* (Thunb.) Vahl 是一種落葉灌木，藥用部位是乾燥的果實。連翹在早春的時候先開花，

連翹原植物

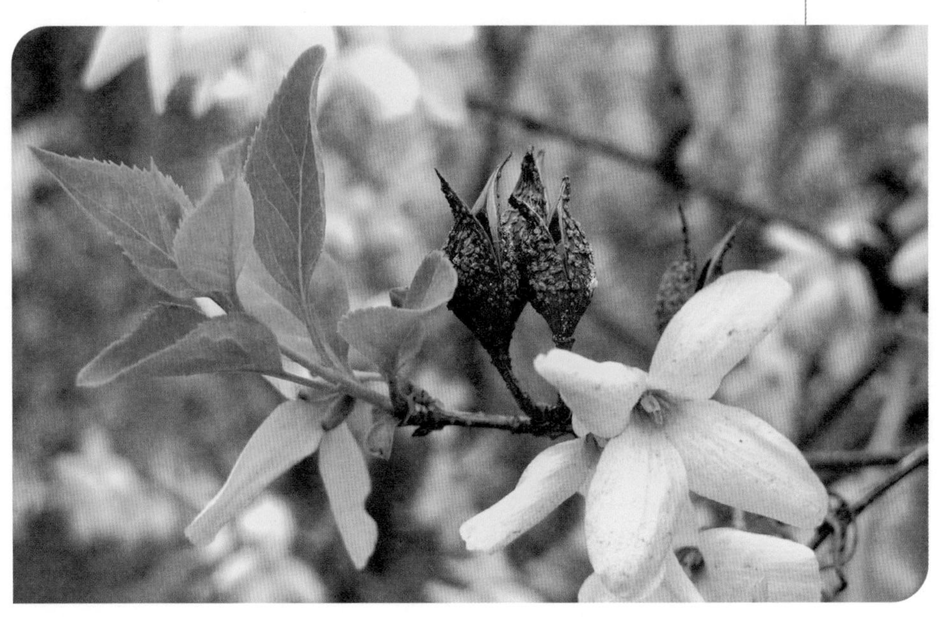

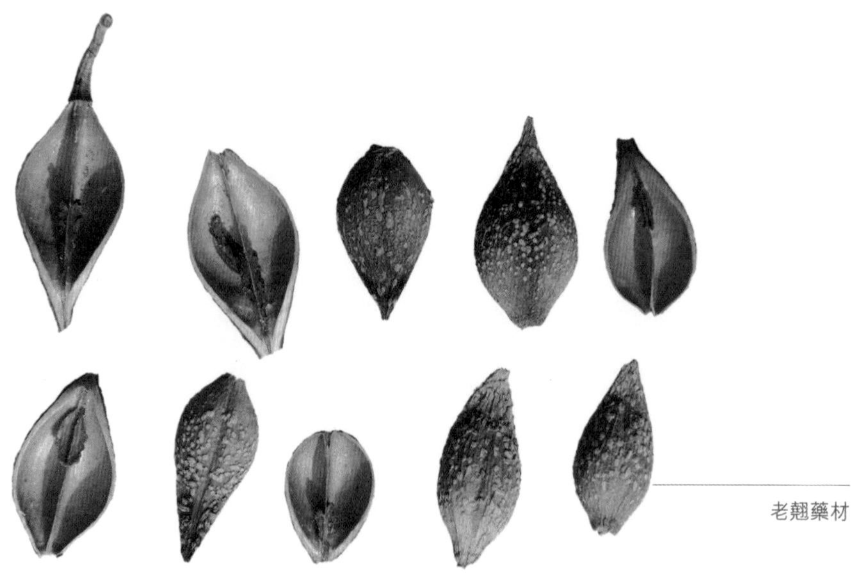
老翹藥材

後長葉子。每年到了連翹盛開的時節，有的零星分佈點綴於青山綠水之間，也有的黃燦燦一大片開在公園裏，耀眼奪目。

現在城市綠化帶也會見到連翹，第一次見到連翹的人，很容易把它認成迎春花。同為木犀科植物的連翹和迎春外形極為相似，幾乎同一時間綻放嫩黃色的花，但有一處特徵可立即區分二者。

區分迎春花和連翹，較為直接的方法就是數花瓣。連翹的花是 4 裂的，有 4 個花瓣，而迎春花多是 5～6 裂的，通常有 5～6 個花瓣。

秋季，連翹果實成熟了，白露節氣前採的果實，顏色是青綠的，稱為青翹。到了寒露節氣前，果實已經熟透了，果殼開裂，顏色呈黃色，稱為黃翹、老翹。青翹清熱解毒之力較強，藥性也比較峻烈，多服容易傷及脾胃。老翹可以透體表之熱，長於疏散風熱。採收需要注意季節，過早「搶青」採摘或打掃落在地下的老翹，都是不合適的。

連翹有一個重要作用，可以散結，去除紅腫熱痛。中醫所説的結，包括癰腫和毒素聚集導致氣血不通暢等。足見連翹的用途廣泛。

有的人生病吃藥，恨不得一下就把病魔徹底消滅。但需要注意藥量，藥不是吃的越多越好。

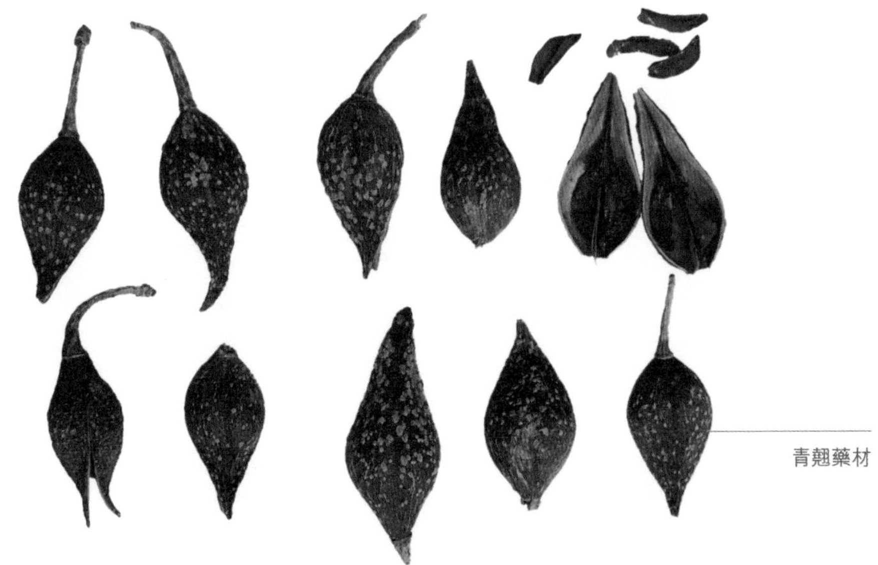

青翹藥材

銀翹散原方是散劑，打成粗末煎煮，可治療溫病初起時的症狀。全方的一天用量只有 6 錢，也就是 20 克左右。金銀花和連翹治療表證，一邊清透表邪，一邊給病邪通出路，治療風熱感冒似四兩撥千斤。如果用量過大，反而太過寒涼，會傷及脾胃，引起藥源性疾病。藥源性疾病是現在社會的大問題，因服藥不當所導致的病，有吃西藥引起的，也有吃中藥引起的。

少量的金銀花可以泡茶飲用。不過，金銀花屬辛涼解表藥，體質平和或體質內熱的人可以淺嘗，不適合長期飲用。而經常腹痛、腹瀉、腹部發涼，或者手腳發涼，脾胃虛寒的人則不適合喝金銀花茶。

銀翹散在民間廣為應用，家喻戶曉，也是市售涼茶的基礎方。其組方一共 10 味藥，我編了一個順口溜：「河牛吃草，連梗葉花穗根，全吃了。」前面 10 個字是實詞，一個字代表一味藥。具體對應的中藥是：薄荷、牛蒡子、淡豆豉、甘草、連翹、桔梗、淡竹葉、金銀花、荊芥穗、蘆根。

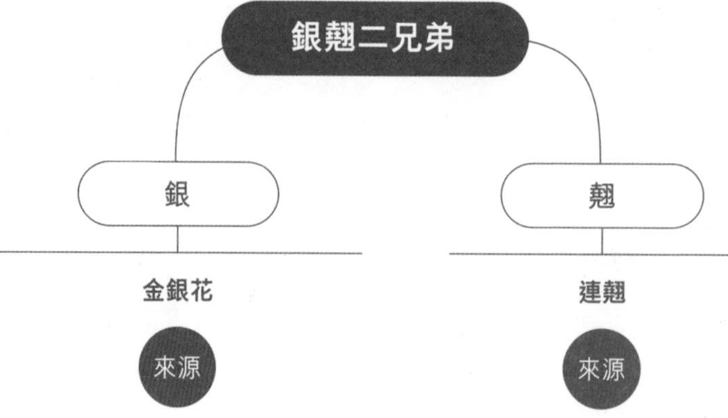

- 忍冬科植物忍冬 *Lonicera japonica* Thunb. 的乾燥花蕾或帶初開的花
- 忍冬的莖枝也入藥——忍冬藤

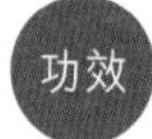

- **金銀花**：清熱解毒，疏散風熱
- **忍冬藤**：清熱解毒，疏風通絡

山銀花

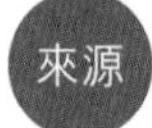

忍冬科植物灰氈毛忍冬 *L. macranthoides* Hand.-Mazz、紅腺忍冬 *L. hypoglauca* Miq.、華南忍冬 *L. confusa* DC. 或黃褐毛忍冬 *L. fulvotomentosa* Hsu et S. C. Cheng 的乾燥花蕾或帶初開的花

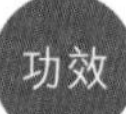

清熱解毒、疏散風熱

木犀科植物連翹 *Forsythia suspensa* (Thunb.) Vahl 的乾燥果實

用途

消腫散結

金銀花和連翹一起使用，芳香透表，清透熱邪——銀翹散

斯隆與大英博物館

在倫敦的市中心，有一個斯隆廣場（Sloane Square），得名於一位名叫漢斯・斯隆（Hans Sloane）的爵士。漢斯・斯隆（1660 — 1753 年）出生於愛爾蘭，博物學家、內科醫生、收藏家。他曾擔任英屬殖民地牙買加總督的醫生。斯隆熱愛收藏。他有一項發明專利，至今人們都還喜歡，那就是巧克力牛奶。

有文字記載的第一個吃巧克力的中國人可能是清朝的康熙皇帝。康熙五十二年（1713），有人進貢給康熙一些巧克力，並被告知巧克力味甘苦而性溫。康熙品嘗後隨手寫下了 4 個字——毋庸寄來。言下之意這吃食不合口味，別再送了。純的黑巧克力確實很苦，如果那時斯隆的巧克力牛奶配方傳到中國，皇帝吃到的可能就是甜品了。

巧克力牛奶專利和殖民地的經歷讓斯隆有了豐厚的收入，他去世的時候稱得上家財萬貫。他的藏品超過 70,000 件，而這個數目還沒有細算到植物標本、藏書及手稿。他生前留下一份遺囑，要把畢生收藏全部捐給社會。但有一個條件，希望政府建一個正式的博物館展覽其藏品。這個博物館的倡議得到了很多有識之士的響應。英國政府通過發售彩券籌集到資金，建立了博物館。後來隨着該博物館規模的壯大，分成了大英博物館、自然歷史博物館和大英圖書館。

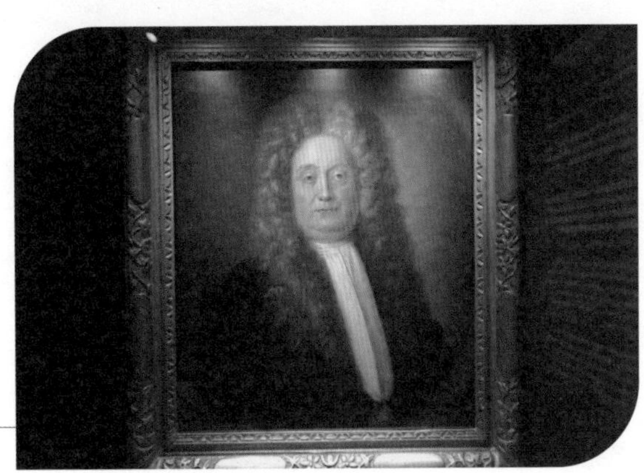

漢斯・斯隆像

在斯隆去世 150 年以後，達爾文在研究進化論的過程中，也參考了斯隆收藏的標本。可以說斯隆的收藏對於人類科學的進步具有重要的意義。

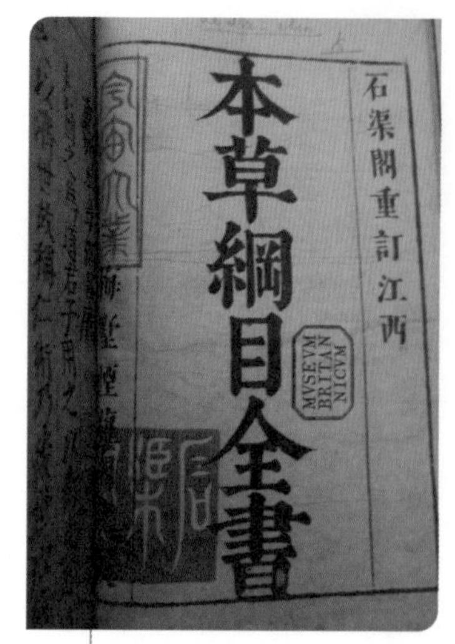

斯隆收藏中的《本草綱目》（石渠閣刻本）

/ 館藏中藥 /

斯隆 300 年前收集的這些藏品當中，有一部比較早期的《本草綱目》刻本——石渠閣刻本。收藏品中還有一批中藥標本，現存放在自然歷史博物館的達爾文研究中心。

由於這批標本沒有經過系統的鑑定，網上也檢索不到，博物館的工作人員即使想研究也感到起步艱難。幾年前，博物館托人找到了我，請我幫助他們鑑定這批珍藏的標本。我聞之大喜，竟然在遙遠的英國還保存着珍貴的古代中藥標本。待我實地到了英國自然歷史博物館的達爾文研究中心，藏品數量之多和種類之廣超乎我的想像。

經英國自然歷史博物館批准，筆者進入非開放區，深度接觸斯隆的收藏

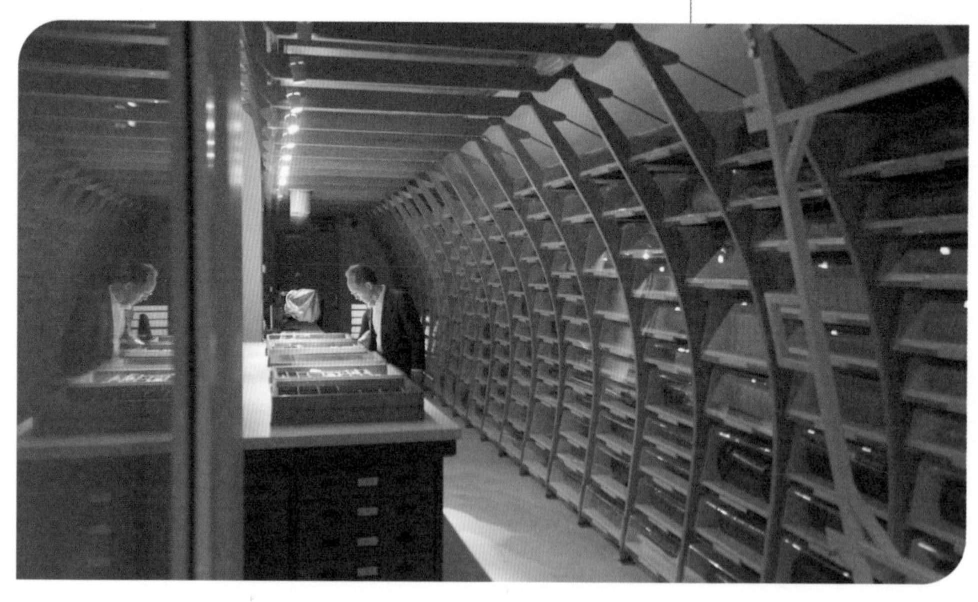

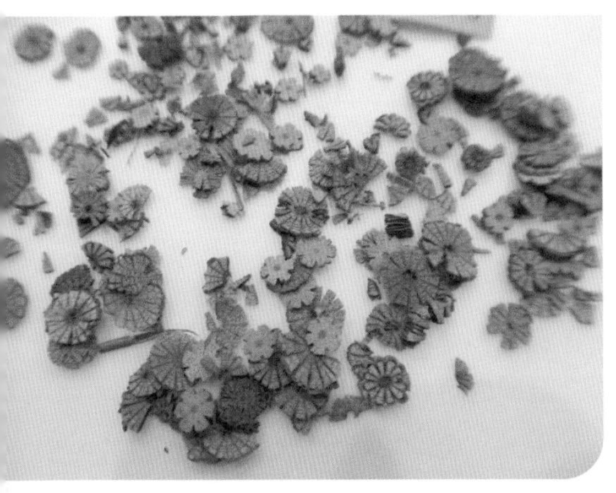

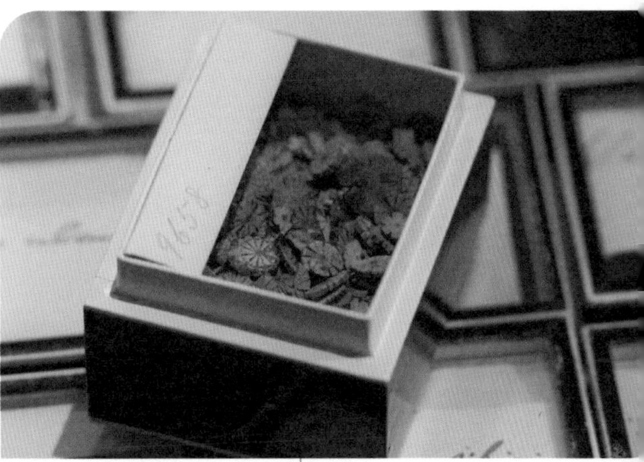

英國自然歷史博物館收藏的中藥木通標本

博物館工作人員搬出來 5 個大箱子，箱子裏滿載大大小小裝着標本的盒子，共有 93 種中藥。除了幾種被蟲蛀無法辨別原型的中藥之外，我們一共鑑別了 85 種。這 85 種中藥大部分是常用中藥飲片，如麻黃、厚朴絲、陳皮絲、檳榔片等，以及一些特色炮製品和南方的代表品種，如木鱉子、楮實子、紫草茸、榼藤等。根據藥材的種類，我基本可以判定這是當年東印度公司從中國南方收集到的。雖然大部分藥材的形態還能夠分辨，但經過了 300 年光陰，即使被妥善保存，很多藥材的味道也早已消散殆盡。不過有一味藥，打開盒子的時候當場嗆了我一下，是辣椒。

眾多藏品中的中藥材，收納在大小不一的盒子中

不過，此行最珍貴的收穫，是看到了 300 年前的木通標本，幸有這批中藥標本的佐證，幫助我們釐清了這些年一直爭論不休的木通問題。歷史上的木通沒有毒，因植物品種誤用造成的情況不該歸罪於木通。

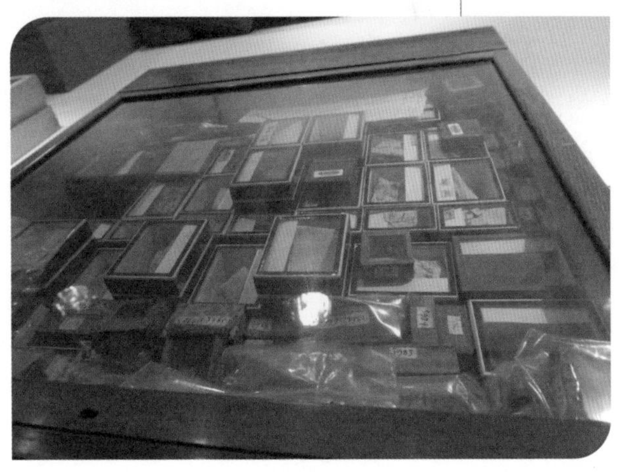

/ 馬兜鈴風波 /

20 世紀 90 年代，比利時曾出現一則嚴重的中藥中毒事件。有比利時市民因服用一種中藥片減肥，造成腎功能衰竭的不良反應。調查發現，原因是其中用了毒劇藥馬兜鈴科的「廣防己」，其中所含馬兜鈴酸導致了腎損傷。

「廣防己」並非中藥「防己」，造成這類病症的原因是防己的用量太大，還是防己的品種不對，這其中有先後之別。糾清病因應先判斷用藥的真偽，再判斷劑量的問題。

之後又有人將中藥製劑龍膽瀉肝丸當中的正品木通，用成了馬兜鈴科的關木通，再次引發了腎功能衰竭病例的出現。一時間，有關「馬兜鈴酸事件」的消息滿天飛，人們談「馬」色變。甚至還出現了一個不負責任的名詞「中草藥腎病」。可真是眉毛鬍子一把抓。叫木通的、叫防己的中藥一度都不能用了。

實際上，不是所有的「木通」都有毒。引起不良反應事件的藥物是用錯了藥材品種。

《中國藥典》中所載的正品木通是木通科的木通，也是李時珍《本草綱目》第 18 卷通草項下所載之木通。但現在市場上，除了木通科的木通，有時還能看到馬兜鈴科的關木通。

/ 真憑實據 /

300 年前的中藥標本是最好的憑證，證明了那時用的木通就是一直在用的正品木通科的木通 *Akebia quinata* (Thunb.) Decne.，當時並無關木通的混淆。

使用正品的木通不會出現毒副反應，正品的防己也沒有中毒的記錄。木通科木通的成熟果實，果汁豐沛可以當水果吃。8 月果實成熟會裂開，別名八月札，入藥稱為預知子。

那次倫敦實地考察後，我和趙凱存博士、Eric Brand 博士共同發表

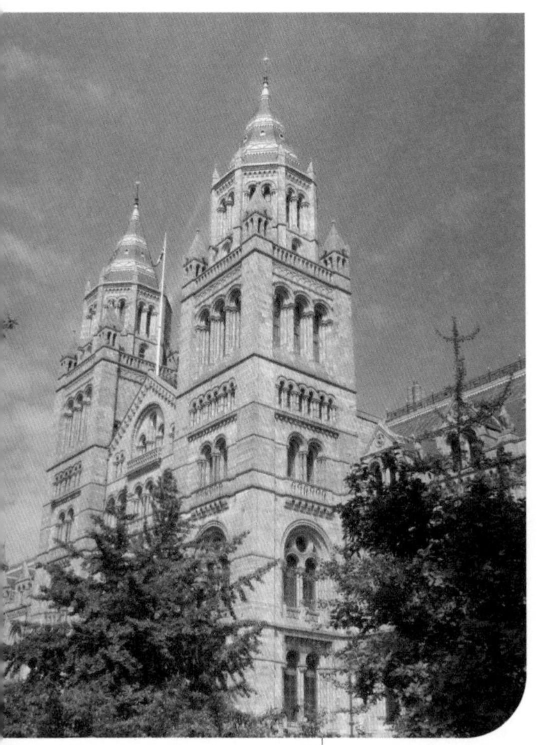

英國自然歷史博物館

2015 年 12 月 | 第 40 卷第 24 期　中国中药杂志　Vol. 40, No. 24 | December, 2015

·学术探讨·

伦敦自然历史博物馆珍藏古代中药考

赵中振[1,2*]，赵凯存[3]，白效龙[1]
（1. 香港浸会大学 中医药学院，香港；2. 中国中医科学院 中药研究所，北京 100700；
3. 英国 Middlesex 大学 中医部，伦敦 NW44BT）

［摘要］ 经实地考察，鉴定了珍藏于英国伦敦自然历史博物馆的一批古代中药饮片。这些珍贵的文物，是斯隆爵士藏品的一部分。近百种的中药标本，客观地记录了 300 年前中药商品的实际情况。这些宝贵的数据，对于研究中药品种的沿革与变迁、中药炮制与饮片的历史，探索大航海时代东西方的药物交流史都极具参考价值。
［关键词］ 中药标本；中药品种鉴定；英国自然历史博物馆；中药商品交流史

Identification of ancient Chinese medicinal specimens preserved at Natural History Museum in London

ZHAO Zhong-zhen[1,2*], ZHAO Kai-cun[3], Eric Brand[1]
(1. School of Chinese Medicine, Hong Kong Baptist University, Hong Kong, China;
2. Institute of Chinese Meteria Media, China Academy of Chinese Medicinal Sciences, Beijing 100700, China;
3. School of Health and Education, Middlesex University, London NW44BT, Britain)

［Abstract］ On-site field investigation was conducted to authenticate a batch of ancient Chinese medicinal decoction pieces that have been preserved in a rare collection at the Natural History Museum in London. These treasured artifacts comprise a portion of the Sloane Collection, and the nearly one hundred Chinese medicinal specimens examined within provide an objective record of the real situation regarding the Chinese medicinal materials in commercial circulation three hundred years ago. The precious data from this collection provides an extremely valuable reference for the research into the history of medicinal exchange between China and the West during the Age of Exploration, shedding light on the evolution and historical changes in the species used in Chinese medicine, as well as the history of medicinal processing and decoction pieces.
［Key words］ Chinese medicinal specimens; origin identification of Chinese medicinals; Natural History Museum; historical exchange of Chinese medicinal materials

doi:10.4268/cjcmm20152433

英国伦敦自然历史博物馆珍藏了一批古代中药饮片，作者通过实地考察，鉴定了近百种的中药标本。这些中药标本，客观地记录了 300 年前中药商品的实际情况。此次鉴定结果对于研究中药品种的沿革与变迁、中药炮制与饮片的历史，探索大航海时代东西方的药物交流史都极具参考价值。

1　伦敦的自然历史博物馆

1.1　斯隆爵士与大英博物馆　大英博物馆（British Museum）又称大不列颠博物馆，建于 1753 年。藏品来源遍及五大洲，时间跨度从远古到当代，其数量在全球名列前茅。大英博物馆的诞生机缘，则要从斯隆爵士谈起[1]。汉斯·斯隆（Hans Sloane）（1660—1753 年），出生于爱尔兰，是一名出色的英国医生，他曾经担任牙买加总督的随扈医生。斯隆爵士自幼致力于科学研究，同时他还酷爱收藏，尤其对动、植物报以极大的热忱。他所制作的植物标本，是后世腊叶标本的雏

［收稿日期］ 2015-07-11
［通信作者］ *赵中振，教授，主要从事于本草学、中药资源、中药鉴定、中药品质控制方面的研究，Tel：(00852) 34112424，E-mail：zzzhao@hkbu.edu.hk

·4923·

筆者和研究團隊對該批中藥標本的考察報告發表於《中國中藥雜誌》

了一篇學術論文，澄清了這一歷史懸案。兩年後，我又協同專業的浣一平導演和柴林攝影師，再次進入博物館，用影像把真實的史料記錄下來，製作成紀錄片《本草無疆》中的一段內容。

/ 標本珍貴 /

世界上已知現存最早的中藥，就是 1972 年從長沙馬王堆漢墓出土的 9 種中藥標本。李時珍編撰《本草綱目》時不僅收集了大量的前代醫藥文獻，而且繪製了大量實物圖片相配。《本草綱目》是一部圖文並茂的科學巨作，但受限於歷史條件，沒能留下一份藥物標本。

中藥標本是中藥鑑定的憑據。古代的藥物標本彌足珍貴，具有重要的文物價值和學術價值。

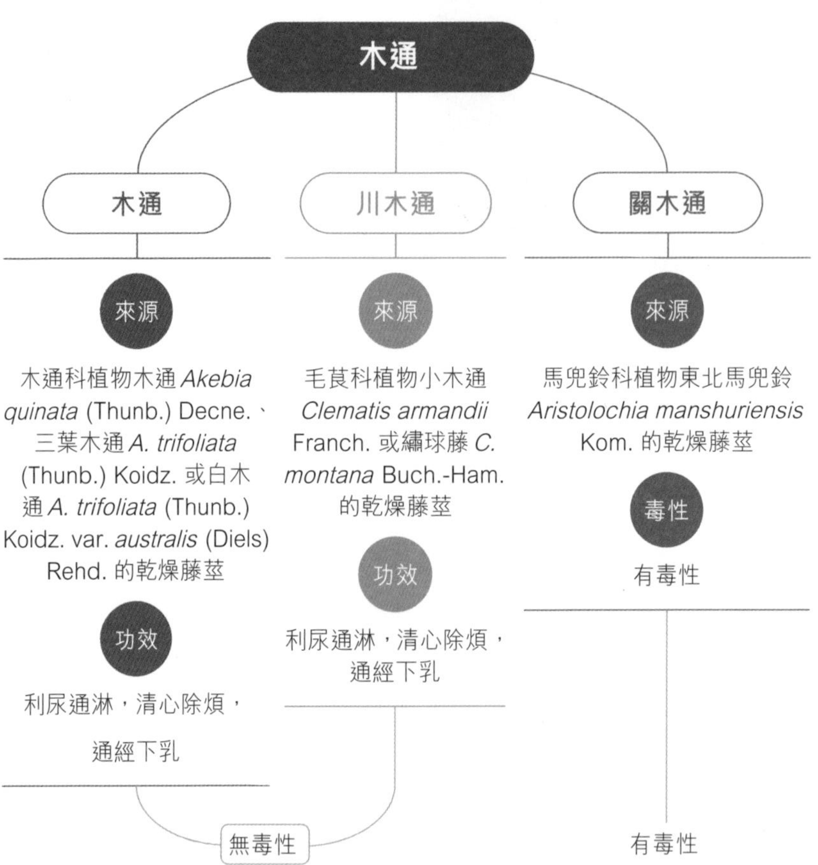

81

菖蒲

芳驅五毒避瘟神

/ 端午菖蒲 /

中醫傳承至今，留下了很多防疫、抗疫的方法。民間有端午節掛艾葉、懸菖蒲、灑雄黃酒、送香包等習俗，意圖都是驅毒避瘟。以菖蒲為名入藥的藥材，一直混亂不清，加之各地用藥習慣不同，便成了困擾醫生的一個老問題。

李時珍説：「菖蒲，乃蒲類之昌盛者，故曰菖蒲。」水菖蒲植株比較高，有 1 米多，葉片像一柄利劍，又被稱為「水劍草」。這把「劍」可以驅妖除邪。端午節家宅門前懸掛的就是水菖蒲。

藥物應用的其中一種載體是香包，用作芳香療法。香包大多是一個小三角布包，裏面放些芳香類藥材，石菖蒲也常見於香包配方中。我開始認識中藥是從 1965 年上小學的時候，當時經常暴發流行性乙型腦炎。每天老師在學校門口檢查學生戴沒戴香包，如同現在疫情期間檢查戴口罩一樣。

長沙馬王堆漢墓出土文物中也發現了香包和香爐等香熏器物，容器內仍存有芳香的藥材。唐宋時期出現了香藥匣、香藥袋，也是裝填芳香藥材的物品。香包是中醫「治未病」思想在現實生活中的一種體現。

1995 年，在東京召開的一次亞洲傳統醫藥會上，日本藥學史學會的會長川瀨清教授邀請我做了一次《中藥與民俗》的專題報告，我介紹的就是中藥香包。那次會議還有來自印度、印度尼西亞等地的學

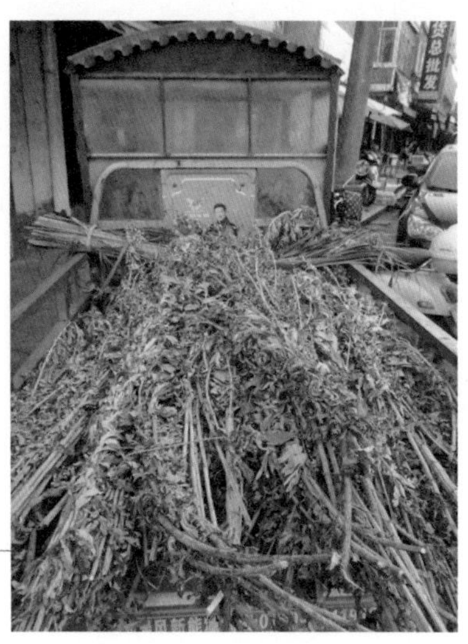

端午節的大集上，新鮮菖蒲和艾葉上市了

者，他們對我講的香包都十分感興趣。因為在熱帶地區，用香包防疫更容易就地取材，也容易普及。

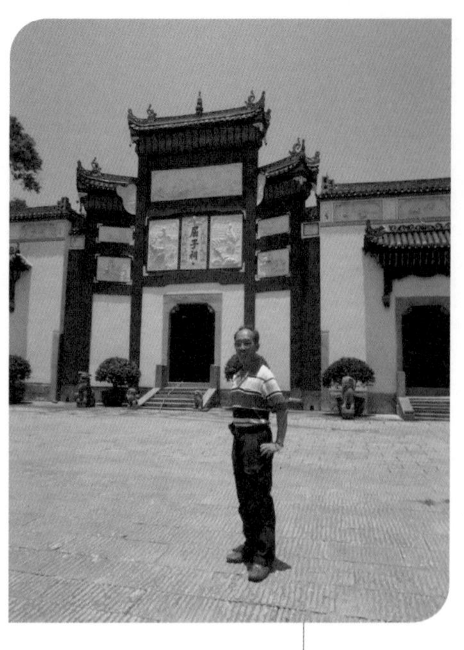

筆者在汨羅江畔屈子祠

/ 花有四雅 /

藥中有「四維」，花中有「四雅」。明代名士、書畫家文徵明的後人文震亨曾經稱讚：「花有四雅，蘭花淡雅，菊花高雅，水仙素雅，菖蒲清雅。」四雅當中的菖蒲後被文人墨客稱為「天下第一雅草」。很多文人都喜歡在書案上擺設一小盆菖蒲，視為文房雅趣。

石菖蒲除了氣質清雅以外，還有一個優勢就是好養。栽石菖蒲可以「添水不換水」。即使在同一個盆裏泡上幾年，水都是清亮的。石菖蒲本身對污水有種天然的淨化能力。

石菖蒲生於石上，又可叫石上菖蒲。我經常上山，山澗溪水旁常見石菖蒲。蘇軾曾稱讚石菖蒲：「忍寒苦，安澹泊，與清泉白石為伍，不待泥土而生者。」石菖蒲無須泥土也能生長。其實石菖蒲長得很慢，根莖小，莖節多，但香氣十足。

人們習慣形容長江、黃河為洶湧澎湃，氣勢宏大；形容溪水時，潺潺流水清澈透明；水溝往往給人的印象不太清澈且氣味擾人。如果水溝裏長着菖蒲，那給人的感覺就完全不一樣了，轉而是一種美麗、清香、衛生的感覺。北京天安門東側的南河沿有一條菖蒲河，河裏長着很多菖蒲，又名外金水河，現在改造為菖蒲河公園。

屈子祠屈原像

/ 石菖蒲和水菖蒲 /

到香港工作以後，我帶的第一個博士張文軍研究的課題就是石菖蒲。為了把石菖蒲栽活、栽好，小張在野外採集時，把附着有石菖蒲的大石頭背回了學校，安置在了教學樓天台的小藥園。那裏，我們前後栽了 10 幾種石菖蒲。我的大師兄鄔家林教授還特意把從峨眉山收集的樣品都支援了過來，用於鮮品取樣做 DNA 分析。石菖蒲的系列研究進行得很順利。

石菖蒲與水菖蒲近緣，同科同屬，都來源於天南星科菖蒲屬（*Acorus*）。無論是石菖蒲 *Acorus tatarinowii* Schott，還是水菖蒲 *A. calamus* L.，都有肉質的花序軸以及佛焰苞。

水菖蒲多生於水邊，植株高大，葉直立，別名也叫泥菖蒲，因為從水中生出來拖泥帶水。水中營養足，水菖蒲根莖比較粗，環節比較稀疏，質地鬆泡，斷面呈海綿狀。

清泉石上流，石菖蒲生於溪石旁

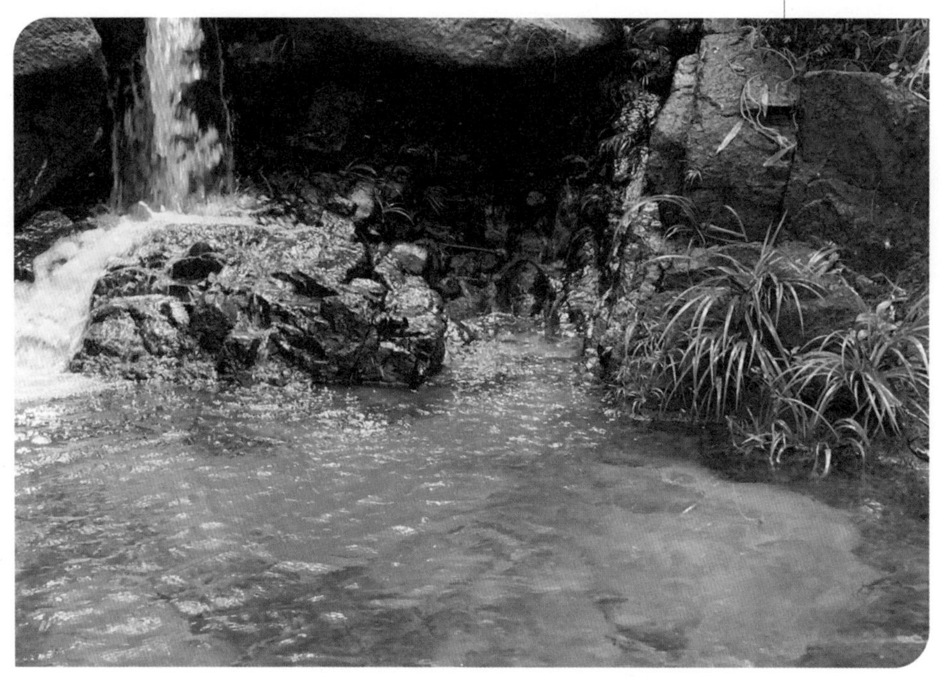

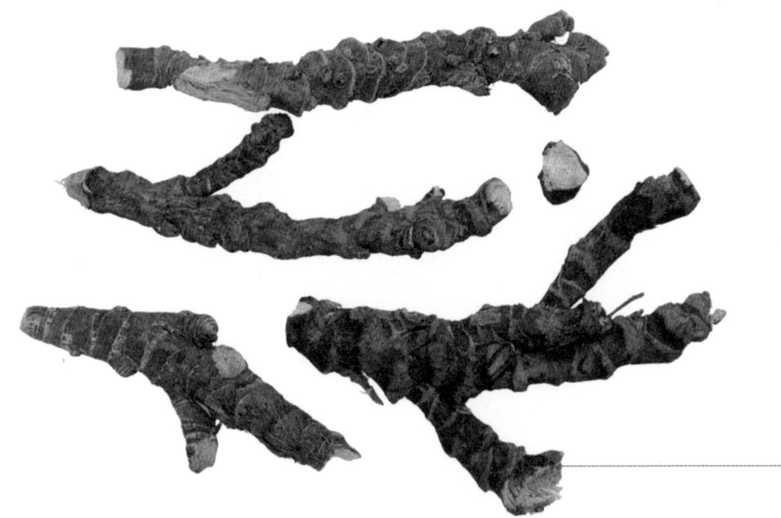

石菖蒲藥材

石菖蒲長在山澗溪流和石隙縫裏，植株比較矮小。葉子彎曲下垂，形態有些像沿階草。石菖蒲根莖直徑一般小於 1 厘米，環節又多又密，因此又名九節菖蒲。九代表極數虛數，意為節多。1 寸 12 節的是菖蒲中質量最好的。

但不能反過來説九節菖蒲就是石菖蒲。在陝西、山西等地藥材市場銷售的九節菖蒲，指的是毛茛科的阿爾泰銀蓮花 *Anemone altaica* Fisch. 的根莖，且有一定毒性，不能與石菖蒲混淆。

水菖蒲原植物

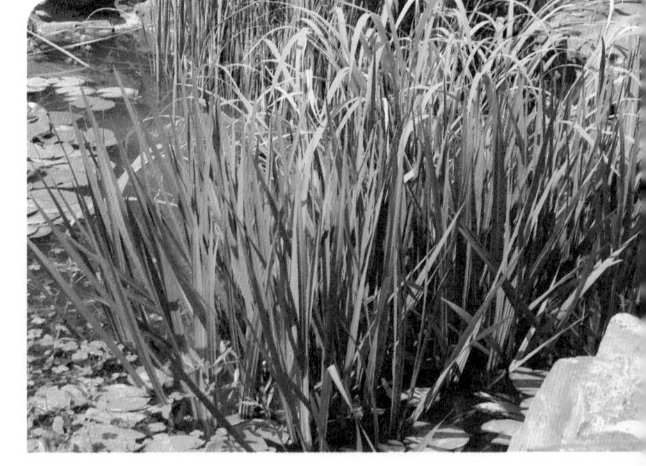

臨床上石菖蒲主要有兩大功效：開竅豁痰和化濕開胃。《神農本草經》中已記載其久服輕身、不忘、不迷惑、延年。用現代含義理解就是石菖蒲有類似預防阿爾茨海默病的作用。現代研究也表明，石菖蒲具有抗抑鬱、抗癡呆、抗衰老等作用。隨着老齡化社會的到來，它的應用前景會更廣闊。

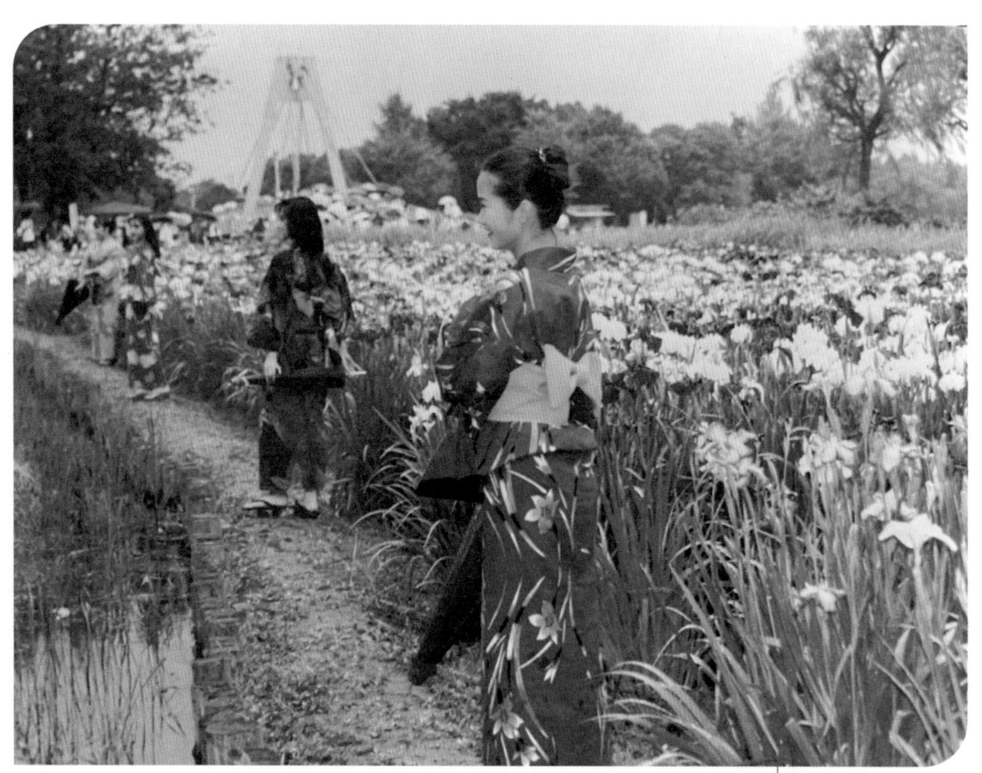

日本「菖蒲節」上，鳶尾花在綻放

水菖蒲入藥，《中國藥典》記載其藥名為藏菖蒲。它的香氣和功效都比石菖蒲稍弱。水菖蒲民間的用途廣泛，一些地方的《中草藥手冊》中有記載，水菖蒲可以治療痢疾，煮水外用可治療風疹瘙癢、疥瘡。

/「菖蒲節」遇鳶尾花/

旅居日本期間，我曾經居住在東京葛飾區。每年 6 月中旬，端午時節，那裏都會舉辦「菖蒲節」。屆時，女孩子都會穿上夏季清爽漂亮的和服，街上還有歌舞表演，外國人也在此時雲集，成為東京的一道風景。

1993 年，正趕上「菖蒲節」，我和幾位來自國內的學者同人一起去觀賞。我的專業是中藥，又是當地住戶，責無旁貸當了一回導遊。但我眼前看到的所謂菖蒲，與中藥的石菖蒲、水菖蒲完全對不上號，總覺得不對勁。這時候，有一對西洋夫婦擦肩而過。他們不認識「菖蒲節」的文字，可大概認識到處裝點的植物，只聽到他們大聲讚歎：Iris, so beautiful! 一句話提醒了我。Iris 是鳶尾的英文。原來我們眼前的「菖蒲」是一種鳶尾科鳶尾屬植物，拉丁文學名是 *Iris japonica* Thunb.，中文名叫日本鳶尾。這種植物的葉子與水菖蒲有些相像，而花瓣排列形態類似老鷹尾巴上的羽毛。

曾有日本學者認為，鳶尾科的一些植物就是中國本草書上記載的一種菖蒲。這也就是日本人把菖蒲節的漢字用在了鳶尾節上的原因吧。

其實，我國也有稱作「菖蒲」的鳶尾科植物。被譽為「世界四大切花」之一的唐菖蒲 *Gladiolus × gandavensis* Van Houtte，別名叫十三太保，在廣東一帶春節時被當作年花，開花時熱烈成串，嬌嫩欲滴，節節高升。其他 3 種「切花」是月季、香石竹（康乃馨）和非洲菊（扶郎花）。

鳶尾原植物

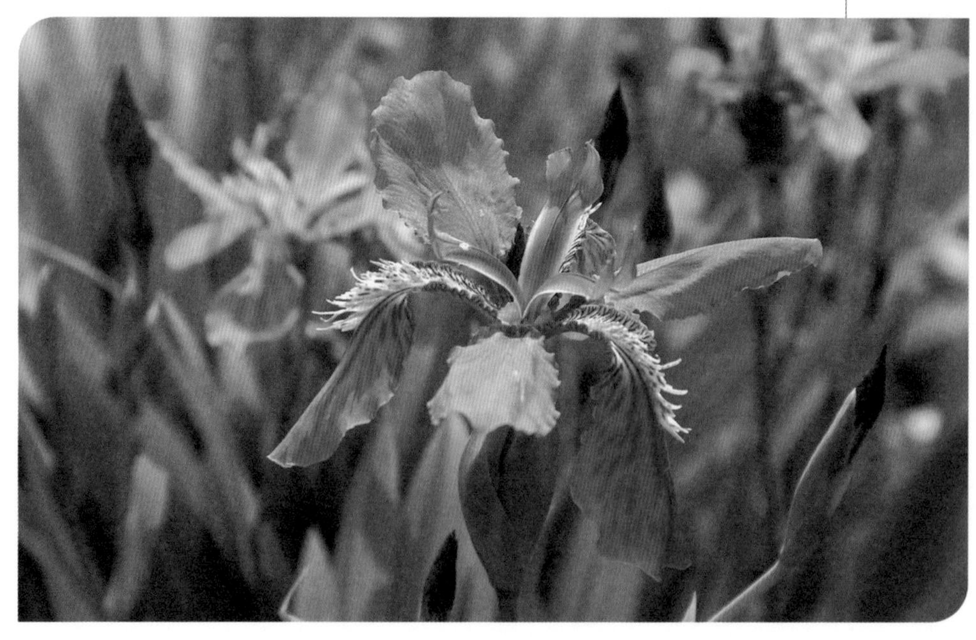

端午節，三件寶，糉子、菖蒲艾葉和香包。作為中國香文化的一部分，佩戴香包的習俗由來已久。雖説各地各家製品中的中藥組方不同，但一定會用到菖蒲。滄桑變幻，菖蒲的香氣一直伴隨着人們。

石菖蒲與水菖蒲

稱作「菖蒲」的鳶尾科植物

- 日本鳶尾 *Iris japonica* Thunb.
- 唐菖蒲 *Gladiolus* × *gandavensis* Van Houtte

石菖蒲

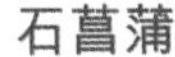
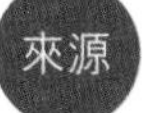

石菖蒲 *Acorus tatarinowii* Schott 的乾燥根莖

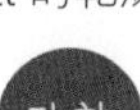

開竅豁痰，化濕開胃

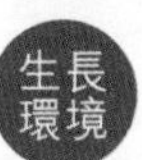

生於山澗溪流和石隙縫裏

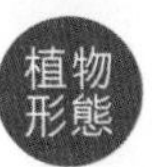

植株矮小，葉子彎曲下垂

水菖蒲（藏菖蒲）

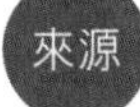

藏菖蒲 *A. calamus* L. 的乾燥根莖

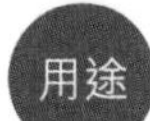

治療痢疾；煮水外用於風疹瘙癢，疥瘡

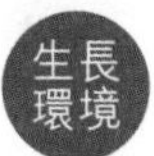

多生於水邊

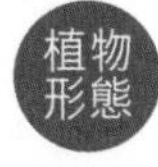

植株高大，葉直立

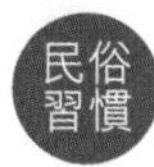

端午節懸掛之辟邪藥草

天南星科兄弟

82

仙人掌

故鄉源自墨西哥

/ 仙人掌到中國 /

幾年前，我自己養了一小盆仙人掌，養它不需要特殊照料。有時我出差幾個月不管它，它還照樣活得很好。

宋代蘇頌的《本草圖經》記載了一種「仙人掌草」，但結合配圖和文字來看，此仙人掌草並不是現在人們認識的仙人掌科的植物。根據楊競生先生的考證，仙人掌草應該是一種蘇鐵科植物。

大概在明末清初，仙人掌才真正傳入中國。現在，仙人掌已經傳遍了全世界。仙人掌是植物園裏必不可少的一道風景，即使不在室外，也會栽培在溫室裏。

仙人掌科植物是多年生草本，全世界有 140 個屬 2,000 餘種，以美洲為分佈中心，亞熱帶的沙漠或者乾旱地區也有分佈。

/ 墨西哥尋源 /

中南美洲是世界古代文明發祥地之一，在歐洲人到達美洲大陸之前，這裏與其他大陸隔絕。殖民者離開後，現在仍保存着古代的瑪雅文明、阿茲特克文明和印加文明的遺跡。

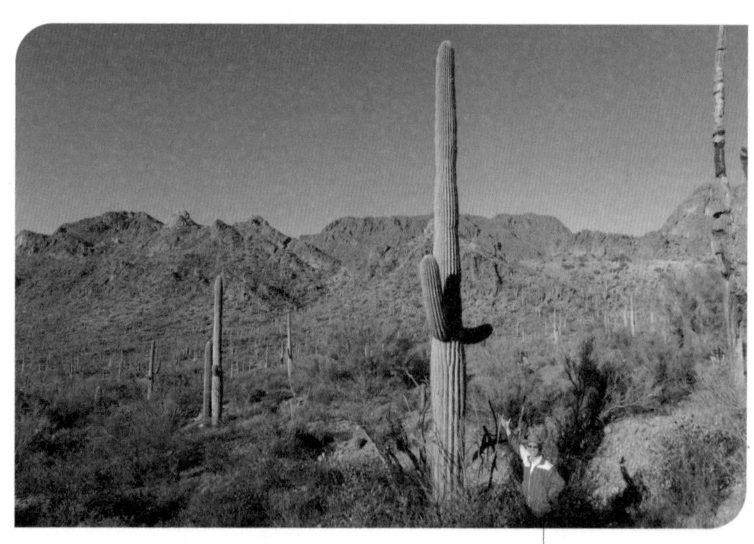

與巨人柱仙人掌邂逅

墨西哥的國土面積大約是中國的20%，人口約是中國的9%，相對而言算是地廣人稀。從地理位置來看，南臨危地馬拉，北靠美國，東西兩岸，一面是大西洋，一面是太平洋。墨西哥南部濕熱，北部乾旱。北部有很多仙人掌叢林，高矮錯落有致，10～20米高的仙人掌隨處可見。仙人掌的地下根系很發達，可吸收儲備大量水分。當地人還利用巨人柱仙人掌的乾燥骨架來蓋房子。雖然源自草本植物，卻也可做「頂樑柱」。

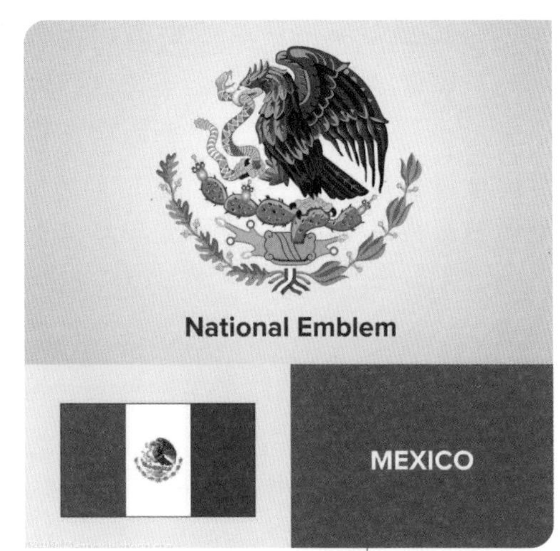

墨西哥國徽上一隻雄鷹口銜毒蛇立在仙人掌上

墨西哥是仙人掌的故鄉，更是仙人掌的國度。墨西哥的首都墨西哥城，坐落在海拔2,200米的高原盆地上。關於這個城市的建立，當地有這樣一個傳説。原住民阿茲特克人在大遷徙的過程中得到神的旨諭：如果看到一隻嘴裏叼着蛇的神鷹佇立在一棵仙人掌上，那個地方就是他們的落腳之地。在傳説中，他們真的看到了這樣的景象，於是就在那片土地上安營紮寨，建立了城市，後來發展成為墨西哥城。至今在墨西哥，仙人掌的圖案無處不在。仙人掌是他們的圖騰，被定為國花。墨西哥國徽上就有一隻站在仙人掌上叼着蛇的雄鷹。

/ 墨西哥傳統草藥 /

2019年，我實地感受了墨西哥的風土民情。一下飛機，我便跟隨旅居當地的墨西哥通王維波先生，馬不停蹄地直奔草藥市場。

墨西哥擁有豐富的草藥資源，在當地6,000多種草藥中約有四分之一是墨西哥特有的。

墨西哥城的草藥市場處於大農貿市場中，有固定的攤位，也有臨時來擺攤的小販，十分熱鬧，生意一派興隆。人群熙熙攘攘，有些地方都擠不進去。草藥攤與農貿市場交織在一起，水果種類十分豐富，有牛油果、百香果、番石榴、波羅蜜、火龍果、杧果、無花果等。所售草藥以本地出產的新鮮草藥為主，如檸檬、香茅、仙人掌、蘆薈、迷迭香、薰衣草等，其中最顯眼的還是仙人掌。

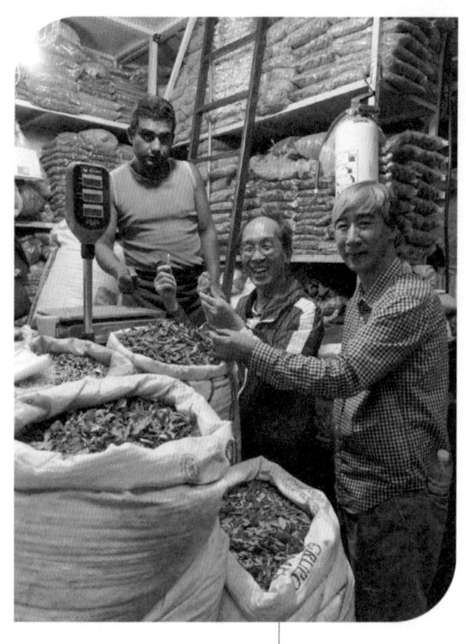

筆者與王維波在墨西哥草藥市場考察，手中即是帶樹皮的「沒藥」

我在墨西哥城參觀了一家私人博物館，博物館的主人 Lic. Ignacio Merino 是一位 80 多歲的老先生。他的家族擁有自己的工廠和店鋪。我和這位老先生十分投緣，他見我對仙人掌感興趣，就滔滔不絕地向我介紹仙人掌的歷史和功能，從古説到今。原來在墨西哥的土地上，仙人掌的食用和藥用的歷史，可以追溯到遠古。

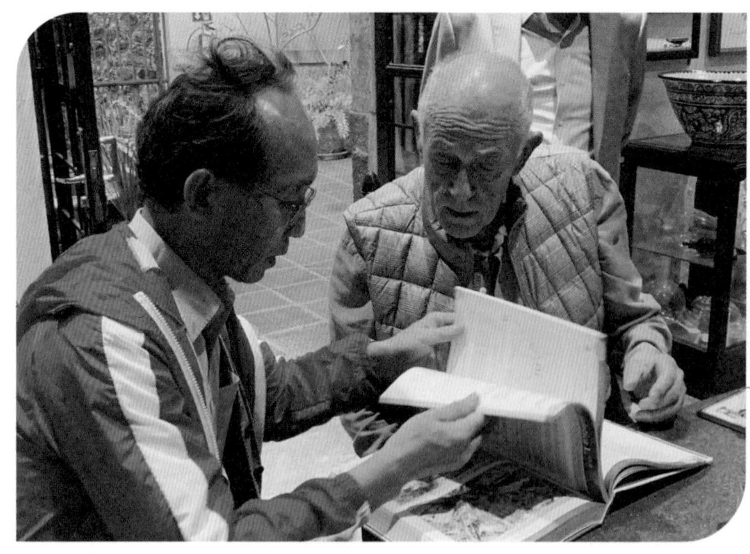

博物館的主人 Lic. Ignacio Merino 贈送《墨西哥傳統植物藥圖典》，筆者回贈《當代藥用植物典》

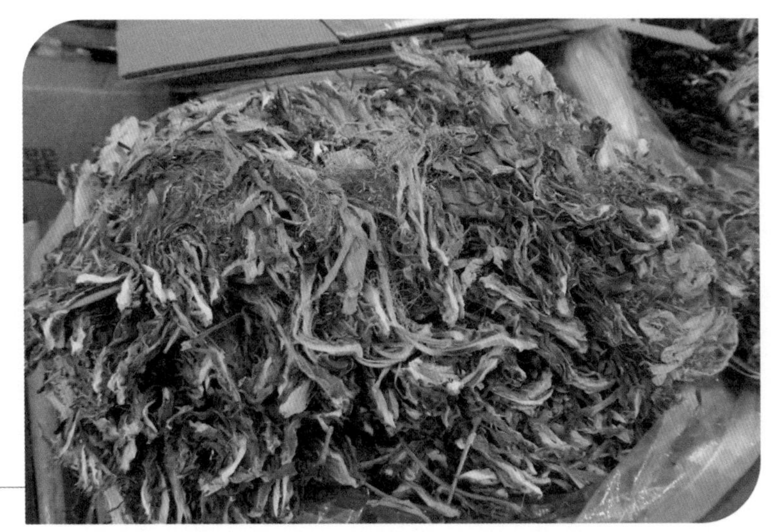

霸王花藥材

離開墨西哥之前，老先生將家族珍藏的一部 500 多年前的《墨西哥傳統植物藥圖典》，裝訂製作了一個彩色影印本贈予我，書中有一幅代表性的仙人掌插圖。

/ 仙人掌的用途 /

關於仙人掌的功能用途，我總結為：葉可怕、花好看、果可食、莖可藥。

葉可怕，仙人掌的葉子不尋常。仙人掌因多生長在乾燥少雨、陽光充足的半沙漠地帶，葉子慢慢退化成了刺，以減少水分的流失。

除了大刺以外，仙人掌身上還有許許多多小細刺。輕輕觸摸觀賞仙人掌也可能一不小心把小刺扎進肉裏，用膠帶才能把小刺粘出來。仙人掌的刺兒還是不碰為好。

花好看，仙人掌的花開得艷麗。

曇花也是仙人掌科植物，曇花和仙人掌的花形狀非常相似。曇花一年中也開不了幾次花，而且只在晚上開花，綻放的時間只能維持幾個小時，這才有成語曇花一現。

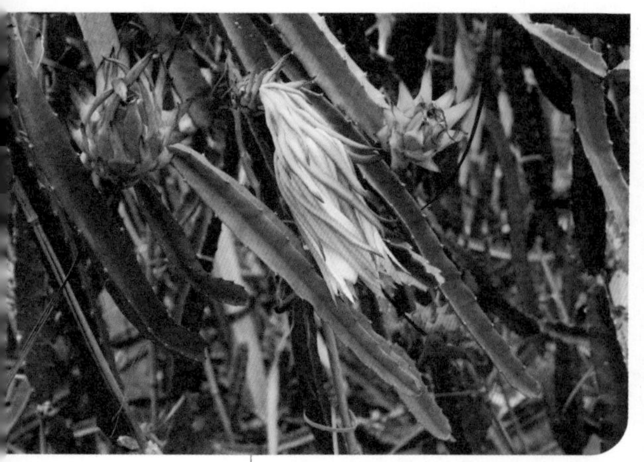

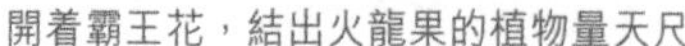

開着霸王花，結出火龍果的植物量天尺

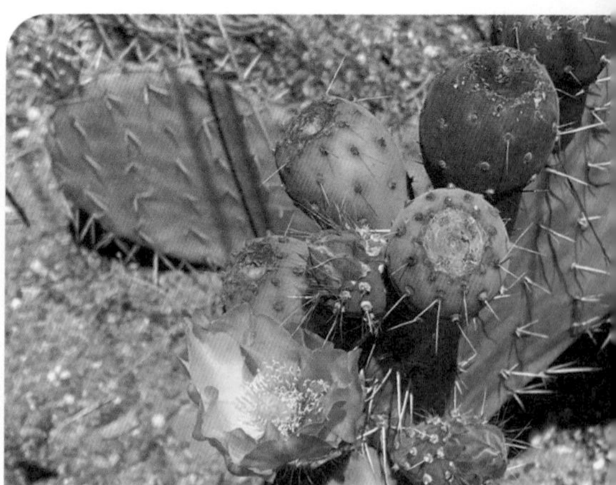

黃花紅果仙人掌

仙人掌的花期相對要長得多，一般在莖的頂部開出鮮艷的花朵，紅的、黃的或粉的，在野外荒漠中，顯得格外嬌艷。

果可食。火龍果是暢銷的常見水果，它來自仙人掌科植物量天尺。仙人掌的果實比火龍果小得多，果實鮮美多汁，甜度適中。

在墨西哥，人們會把仙人掌的鮮果加工成罐頭，或加上鮮奶、蜂蜜打成飲料，還可以做成冰淇淋。

莖可藥。中醫中有一個病名「大頭瘟」，也就是腮腺炎，俗名「痄腮」「腮腫」等。腮腺炎發作時，症狀輕的患者一側面頰腫脹，嚴重的兩側一起腫脹，發作起來又癢又脹又痛，腮部的腫脹就像蛤蟆的嘴一樣鼓起來，又叫蛤蟆瘟。

記得我上小學一年級的時候，得了腮腺炎，兩側的腮幫子腫得很高。班主任看到了，怕我傳染別的同學，馬上把我請出了教室，命令我回家好好休息。我眼淚汪汪地回到家裏，我父親從家裏養的仙人掌上取下了一小節，去掉硬刺和外皮搗爛後幫我敷在兩腮上，疼痛一下就減輕了。多年之後，我的兒子上小學時也患上了腮腺炎，我如法炮製，再次奏效。

仙人掌的莖也可食用，仙人掌的肉質莖肥厚多汁，在墨西哥人的眼裏，仙人掌就是一種蔬菜，可以涼拌仙人掌、炒仙人掌，還可以烤仙人掌。

用一個小噴槍燎去仙人掌表面的刺，用小刀片飛快地刮去外皮，然後放入淡鹽水中浸泡幾分鐘，去掉苦味，便可以做菜了。據當地朋友介紹，仙人掌內的汁液有保護口腔黏膜和胃黏膜的功效。墨西哥人很少得胃病，大概也得益於此吧。

筆者在墨西哥品嘗去皮的仙人掌果，注意不去皮的不可食用

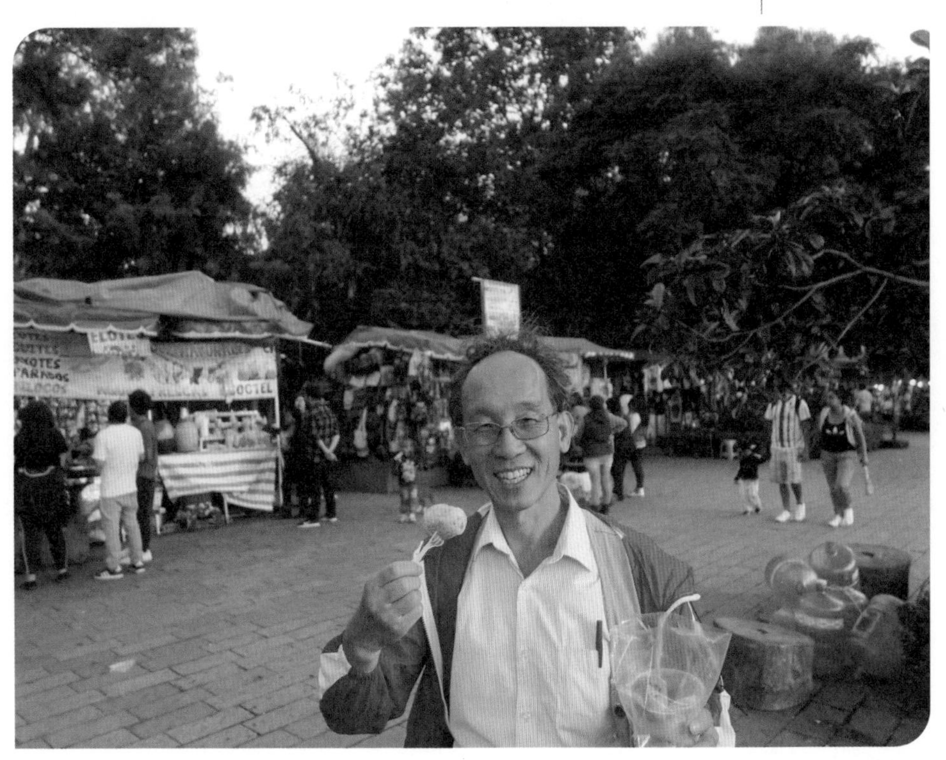

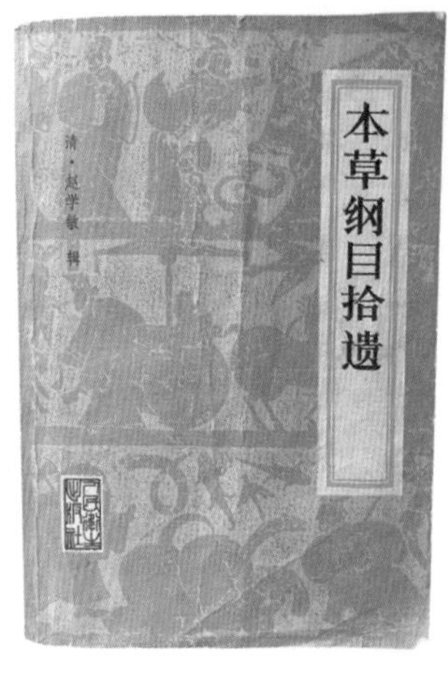

《本草綱目拾遺》
趙學敏著

自《本草綱目》成書以後，過了約 200 年（1765 年），趙學敏在《本草綱目拾遺》中新增了 716 種《本草綱目》沒有收錄的藥物，附錄中又有 205 種，共計 921 種。這部書的特點之一，是收集了許多來自少數民族用藥的資料，如太子參、金果欖、鴉膽子和葛仙米；亦有外來藥，如金雞納、胖大海、燕窩、獅子油等。《本草綱目拾遺》也是首部記錄仙人掌的本草古籍，書中記載仙人掌科補脾健胃，與墨西哥人的用法相似。

仙人掌

來源與產地

來源

仙人掌科多年生草本植物，全世界有 140 屬 2,000 餘種

產地

- 中美洲為主，亞熱帶的沙漠或乾旱地區也有分佈
- 現在，仙人掌已經傳遍了全世界

不同部位

葉似針
仙人掌的刺是其退化的葉子

花好看
曇花

果可食
火龍果

莖可藥食
- 入藥可治療腮腺炎
- 食用可涼拌等

83
石斛
莖為佳藥花為蘭

/ 石斛為何物 /

開着五顏六色美麗花朵的石斛包括許多品種，園藝品種固然鮮艷，卻不能入藥。藥用石斛其實是來自蘭科石斛屬多種植物的新鮮或乾燥莖。

石斛的神秘在於它居無定所，不僅可以生長在土壤裏，也可出現在懸崖峭壁之上。它是種子植物，但很少有人見過它的種子。

蘭科的種子微若粉塵，很難被肉眼觀察到，植物分類學上蘭科處於微子目，特徵就是種子特別微小。它們主要靠營養器官莖來繁殖。

石斛有「落地生根」的能力，且有時不落地也能生根。

關於石斛的栽培，《本草綱目》裏有這樣的記載：「節上自生鬚根，人亦折下，以砂石栽之，或以物盛掛屋下，頻澆以水，經年不死。」

有一位朋友曾送給我幾株新鮮的鐵皮石斛，我隨手把它們放在了辦公桌上。香港夏天濕度大，出差兩個星期回來，我發現被忽視了的石斛的莖節上長出了嫩嫩的根與葉。後來我把它們栽到了花盆裏，沒過多久就綻放出了嬌嫩的花朵。

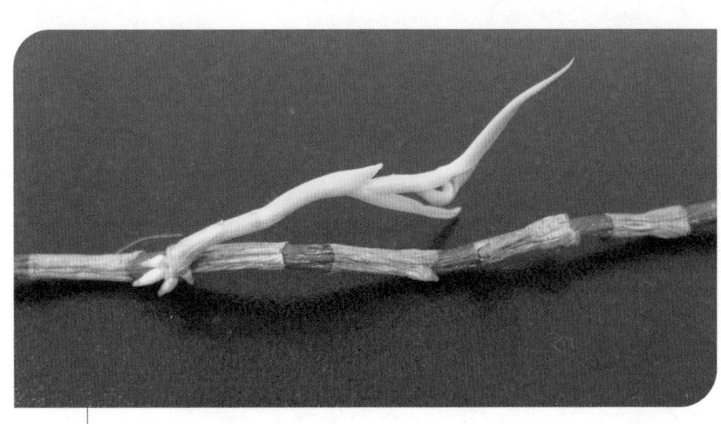

採下鐵皮石斛莖，放在辦公室裏，一週過去，長出了嫩芽，可喜可喜

/ 藥用來源 /

以植物物種的數目計算，蘭科是種子植物裏僅次於菊科的亞軍，有 17,000 種植物，廣泛分佈於亞洲熱帶和亞熱帶地區。蘭科植物當中最出名的，要數新加坡的國花——胡姬花。胡姬花與中藥石斛都是來自蘭科的植物，花型相似，但胡姬花的莖不入藥。

龐大的蘭科石斛屬有 1,000 多種植物。

鐵皮石斛藥材，「鐵皮楓斗」

中國分佈有 70 多種石斛屬植物。《中國藥典》規定可以入藥的石斛只有兩類：鐵皮石斛與石斛，二者均以人工栽培為主。

鐵皮石斛 *Dendrobium officinale* Kimura et Migo，市售的商品呈捲曲起來的陀螺狀，被稱作「楓斗」，也是市面上所謂「霍山石斛」藥材的主要來源。

石斛則包括多種蘭科石斛屬植物，金釵石斛、鼓槌石斛、流蘇石斛和霍山石斛。金釵石斛藥材和古代婦女的髮釵類首飾外形和顏色都比較相似，故而得名。

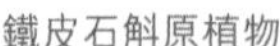

鐵皮石斛原植物

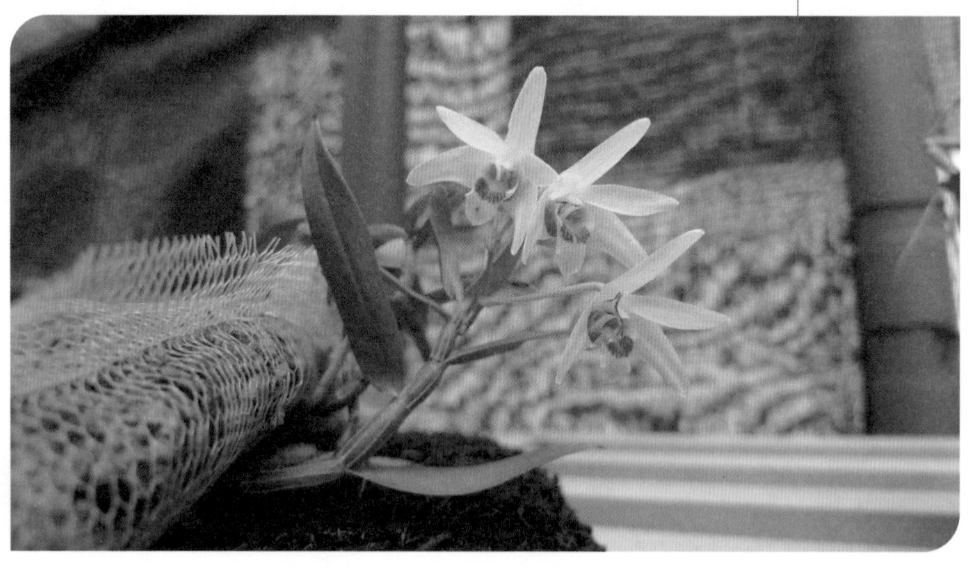

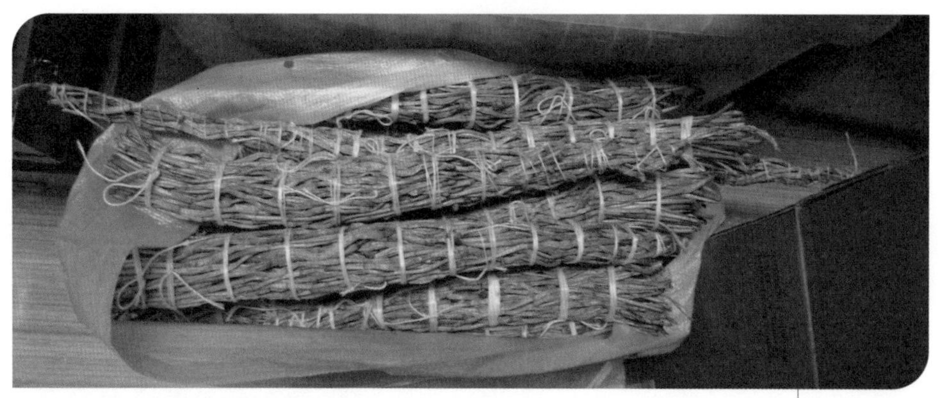

金釵石斛藥材商品

石斛不以個頭論功效。市面上粗壯的石斛裏反而是造假的比較多。不法商人常將幾條偽劣的馬鞭石斛纏繞在一起，拗成螺旋狀冒充鐵皮石斛。把馬鞭石斛放入水中展開，就能呈現出它本身似鞭子一樣長的形態，與正品區分開。

/「霍山尋石斛」/

清代中期，有位著名的醫藥學家趙學敏。他是《本草綱目拾遺》的作者，這部書實際上起到了《本草綱目》續編的作用，為《本草綱目》拾遺補闕，在清代本草著作中獨樹一幟。

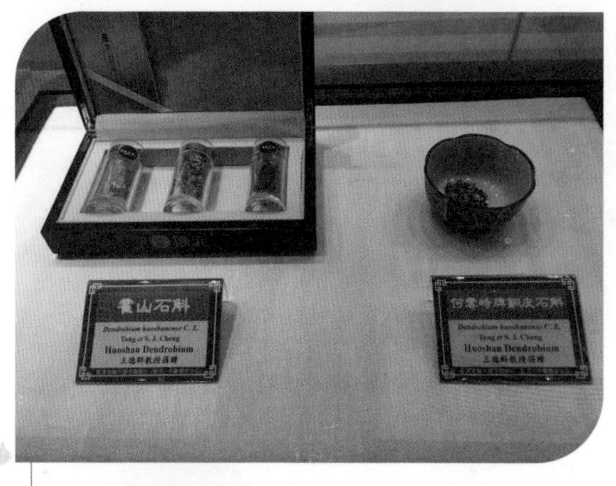

霍山石斛（香港浸會大學中藥標本中心藏王德群捐贈）

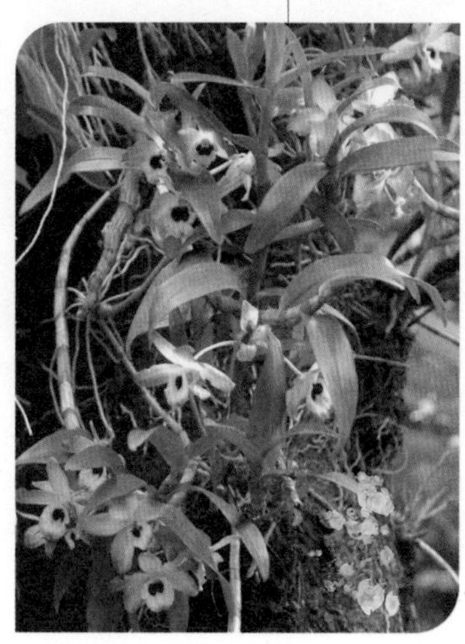

金釵石斛原植物

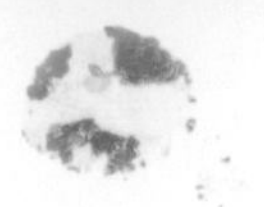

趙學敏在《本草綱目拾遺》中首次提到了霍山石斛一名，並對霍山石斛推崇備至。

但究竟有沒有霍山石斛這種植物呢？起初人們以為它就是鐵皮石斛，後來才發現霍山石斛與鐵皮石斛實為兩種藥材來源。莫説古代，就是現在每天同植物打交道的人，也很難辨清來源。

直到 1984 年，安徽省的科技工作者開展了對霍山石斛的全面研究。霍山石斛 *Dendrobium huoshanense* C. Z. Tang et S. J. Cheng 作為一個新種，終於在大別山的安徽省一側被發現。從此在植物分類學上，霍山石斛也有了明確的學術地位和名稱。記得謝宗萬教授曾應邀參加過霍山石斛成果的鑑定會，還留下題字「霍山石斛，仙草之最」。

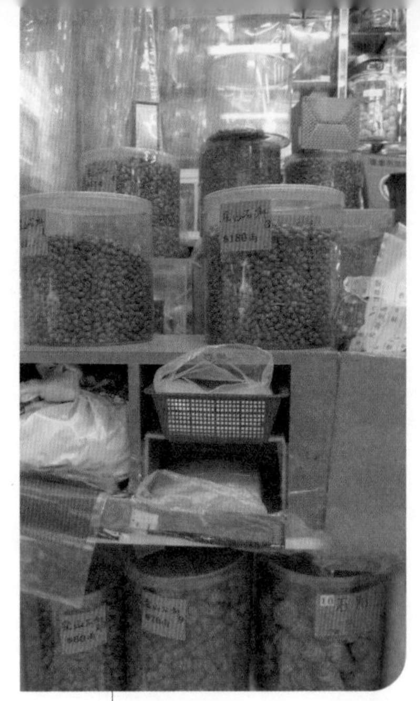

香港藥材市場中的多種石斛藥材商品

筆者與霍山石斛之父何雲峙在石斛栽培基地

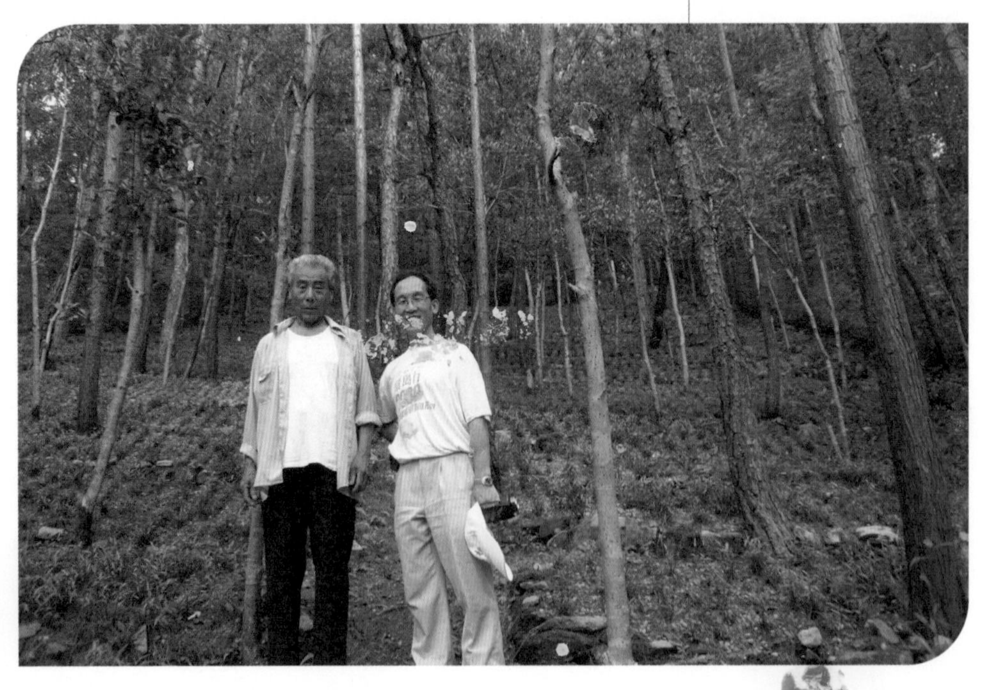

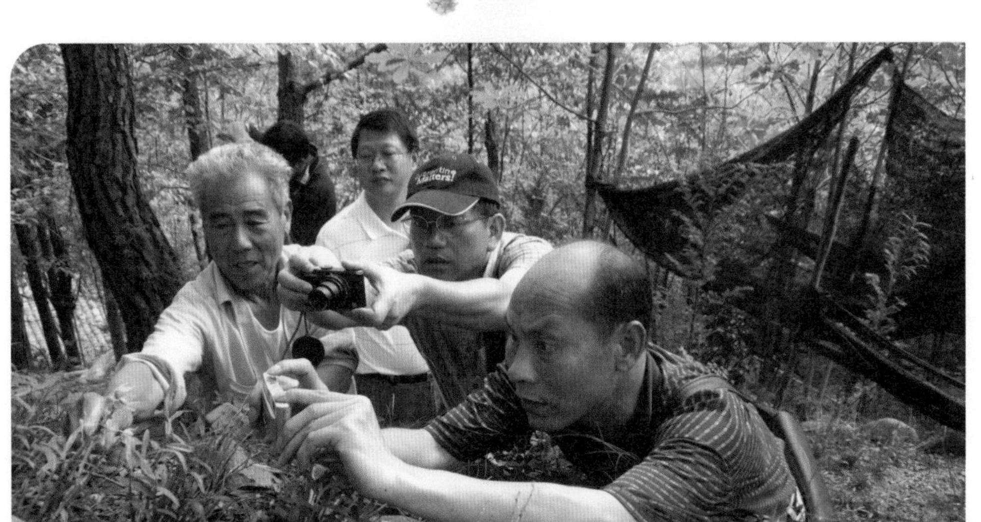

霍山腳下尋石斛

霍山在鄂豫皖交界的大別山區，一側是安徽的金寨，另一側是湖北的羅田。20 世紀 80 年代初，我曾經到湖北羅田考察辛夷，與霍山石斛擦肩而過。

為了一睹霍山石斛的真容，2008 年在安徽中醫藥大學方成武教授的帶領下，我們從合肥出發，乘車在崎嶇的山路上顛簸了 7 個多小時，終於到達了大別山。

我們不但有幸見到了霍山石斛，還拜見了霍山石斛的發現者，有「石斛之父」稱號的何雲峙老人，他把霍山石斛從深山中帶了出來。

何老先生告訴我，霍山石斛雖説名氣很大，但長得極小，又被稱為米斛。霍山石斛一般只有 3～7 厘米高，直徑也不過 2.5～3 毫米，表面金黃色，節間很短，呈梭形，當地的藥農比喻它是螞蚱腿。

2020年版的《中國藥典》收錄了霍山石斛，終於明確了它的基原。此時距《本草綱目拾遺》問世已有250多年，這一成果來之不易。

/ 石斛功效 /

在中醫臨床上，石斛有滋陰清熱，生津止渴之功效，擅長養胃陰，清胃熱。

目前商品中的鐵皮石斛，有乾品和鮮品兩個規格，鮮品清熱之力勝過滋陰，乾品滋陰之力勝過清熱。

平時用嗓過多的人可服用適量的石斛，或泡水或咀嚼，咽喉不適可得到緩解。

中成藥石斛夜光丸，石斛是其主藥，方中還有枸杞、熟地黃、菟絲子等，共同發揮滋陰補腎，清肝明目的作用。

京劇大師梅蘭芳、馬連良，粵劇女皇紅線女都喜歡用石斛的故事，傳為佳話。伴隨這些名人效應，石斛更是名聲大震。

有一個簡單的方法可鑑別甚麼是好的石斛。以口試咀嚼之，如果嚼着有黏液，不粘牙，說明是好石斛。金釵石斛除外。

曾經，採集石斛需要經歷艱險。現在，人們攻破了栽培技術上的一道道難關，對適合石斛生長的濕度、溫度、光照、肥料、繁殖方式都已經瞭如指掌。栽培時可以把組織培養的石斛幼苗轉移到田裏，再移植到野外。栽培的石斛生長 3 年便可收穫，一年四季可以採收。市場需求促進了生產，種植石斛也使農民逐步走上了富裕之路。

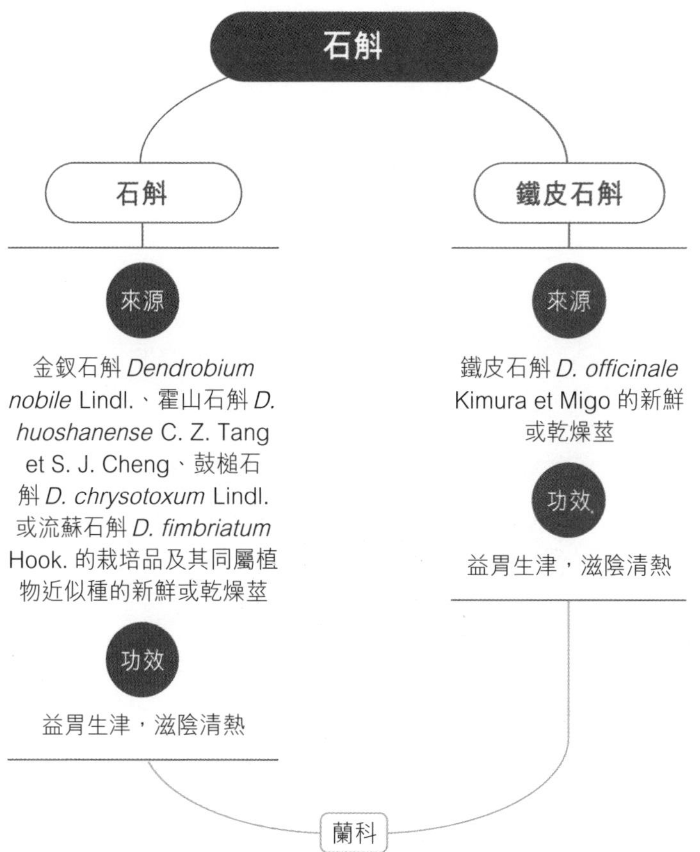

石見穿與石打穿

《本草綱目》的草部共分了 11 類，第 21 卷草部的最後單列一類【有名未用】共 153 種，有石見穿、九里香草、百兩金、透骨草、墓頭回等。

李時珍盡量將有名之物都記錄了下來，未能解釋的，留待後人補充。

1982 年我在讀碩士研究生時，看到《本草綱目》中有一種「石見穿」，就想起了中藥裏還有個石打穿。於是，我便去請教謝宗萬教授二者的區別。謝老師為此專門給我們講了一堂課。

石打穿、石見穿，只有一字之差。二者都屬民間草藥，名字常互用，臨床使用有共同點，也有不同之處。

《本草綱目》沒有收錄石打穿，只有石見穿，關於內容，李時珍只寫了「主骨痛，大風，癰腫」7 個字，並沒有詳細記載其產地和形態。

而石打穿，最早見於清代的《本草綱目拾遺》。謝老師是一位文史兼通的本草學家，在進行中藥品種考證時，提倡要全方位地看問題，文獻研究只是本草研究的一部分，不要僅局限於文字考證，除了參考歷代本草文獻，還需結合植物分類學的實地考察和市場的藥材調查。

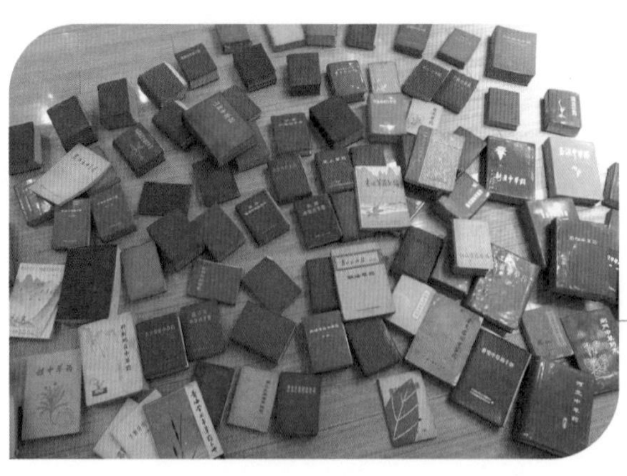

筆者收藏的地方中草藥手冊，這裏展示的只是冰山一角

石打穿 鐵筅帚

葛祖方一名龍芽草石見穿地胡蜂地蜈蚣○百草鏡地蜈蚣與神仙對坐相似惟葉上有紫斑為別且神仙對坐草之花每節兩朶此則攢聚莖端或三四或五六相聚為別疑即石見穿○龍芽草生山土立夏時發苗布地葉有微毛起莖高一二尺寒露時開花成穗色黃而細小根有白芽尖圓似龍芽頂開黃花故名金頂龍芽一名鐵胡蜂以

石打穿最早見於《本草綱目拾遺》

謝老師在考證石打穿時，參考了清代蔣儀的《藥鏡拾遺賦》的記載，其中有描述石打穿的一首歌訣。

誰人識得石打穿，綠葉深紋鋸齒邊。
秋發黃花細瓣五，結實扁小針刺攢。
大葉中間夾小葉，層層對比相新鮮。

詩中將石打穿的生長環境、植物形態、功效描繪得惟妙惟肖。謝老師講課時的音容笑貌還時常浮現在我的腦海，他操着濃濃的揚州口音朗誦歌訣，細細講解，學生們都聚精會神地聽着。

謝老師根據大葉夾小葉的典型特徵，以及秋開黃花、結實有針刺的描述，判定此處所稱的石打穿就是薔薇科植物龍芽草。龍芽草以全草入藥，稱為仙鶴草，主要用於收斂止血。

謝老師還將課上講稿詳細整理出一篇論文《石打穿與石見穿的品種考證》，發表在2000 年的《中國中藥雜誌》上。文章中也說明了《本草綱目》中的石見穿為菊科植物鬼針草。

在謝老師的指導下，我釐清了石見穿與石打穿的區別，也讓我對本草品種考證摸到了一些門路。

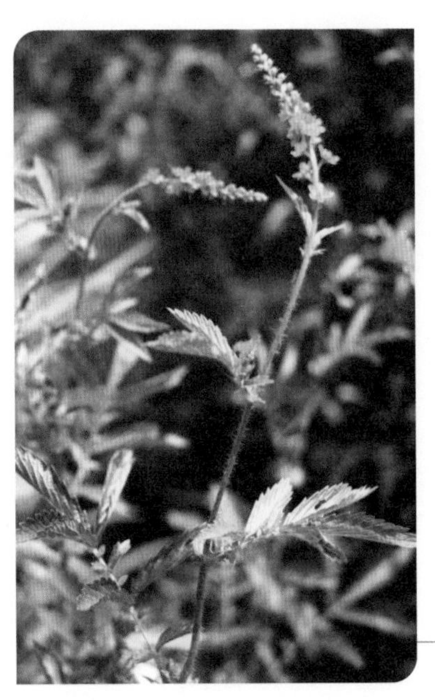

鶴草芽原植物龍芽草

/ 仙鶴草與鶴草芽 /

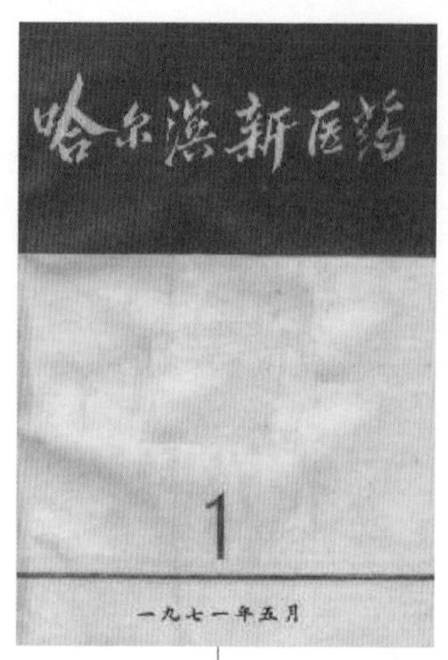

《哈爾濱新醫藥》，1971 年 5 月

20 世紀 70 年代，全國開展了一次中草藥運動。那時農村醫療衛生力量非常薄弱，針對基層嚴重缺醫少藥的情況，1965 年 6 月 26 日，毛澤東主席提出了「把醫療衛生工作的重點放到農村去」的號召。隨後幾年，高等醫藥學校的師生、城市醫院的醫護人員遵照上述指示精神，紛紛上山下鄉，組織醫療隊到農村去。

限於中國當時的經濟水平，上級提倡醫療隊採用「一根針，一把草」的原則去開展工作，此後還舉辦了各種展覽會，介紹、交流和推廣各地治療疾病的經驗。「一根針」，就是用針灸治病；「一把草」，就是就地取材，用當地草藥治病。

在遼寧省舉辦的一次展覽會上，撫順市第四人民醫院介紹了採用鶴草芽（薔薇科植物龍芽草 *Agrimonia pilosa* Ledeb. 的冬芽）治療絛蟲病的經驗，引起了眾人的關注。

我查到了當時的兩篇原始文獻：撫順市第四人民醫院革委會，《哈爾濱新醫藥》，第 1 期，30～31 頁，1971 年。瀋陽藥學院等，《中華醫學雜誌》，第 6 期，346 頁，1974 年。

狼牙草驅絛虫以土胜洋

抚顺市第四人民医院革委会

一、"狼牙草"驱绦虫的发掘与推广，是毛泽东思想的伟大胜利

我院广大医药卫生工作者，在伟大领袖毛主席"备战、备荒、为人民"和《六·二六指示》的光辉指引下，走出医院，拜工农兵为师，接受工农兵的再教育，发掘民间土方、验方，为贫下中农防病治病。今年三月，我们走访了抚顺县河北公社施家大队老贫农、老药农洪老大爷，得到了狼牙草驱绦虫的验方，当我们走访洪大爷时，他激动地说："过去刘少奇所控制的医药卫生部门，

30

撫順市第四人民醫院革委會，《哈爾濱新醫藥》，第 1 期，30-31 頁，1971 年。

·346·　　中华医学杂志1974年第6期

仙鹤草根芽中驱绦虫成分——鹤草酚的结构研究（简报）

沈阳药学院
辽宁省药物研究所　中草药研究室
中国医学科学院药物研究所　合成室

仙鹤草（*Agrimonia pilosa* Ledeb.）又名龙芽草，系蔷薇科龙芽草属植物。野生于我国各地。全草用于止血、消炎，根茎治痢。在史无前例的无产阶级文化大革命运动中，从民间发掘出其根芽具有显著的驱绦虫作用，经临床试验肯定了根芽石油醚提取物的疗效，进而从中分离出主要驱绦虫成分——鹤草酚。通过药理与临床试验表明，鹤草酚的驱绦虫效果较驱绦虫药灭绦灵、硫双二氯酚等为优，并且副作用较小。

鹤草酚是浅黄绿色斜方棱晶，熔点138.5～139.5°C，易溶于氯仿和苯，微溶于甲醇、乙醇和石油醚，几乎不溶于水。其醇溶液与三氯化铁反应生成棕褐色，遇浓硫酸变成橙红色，加热后形成深紫红色。鹤草酚的醇溶液加入少量浓硫酸后加热，逸出浓厚的酯样香味。

瀋陽藥學院等，《中華醫學雜誌》，第 6 期，346 頁，1974 年。

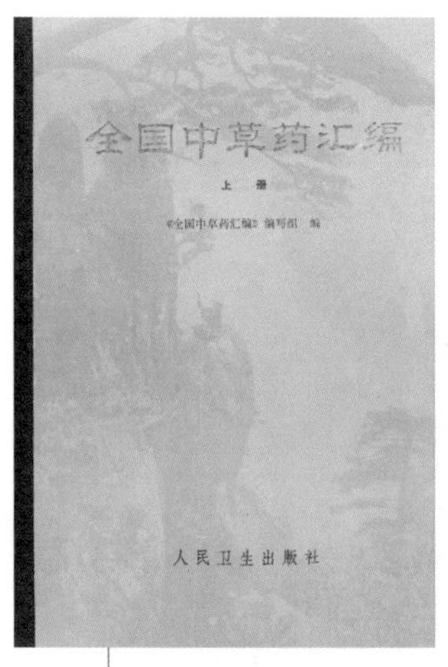

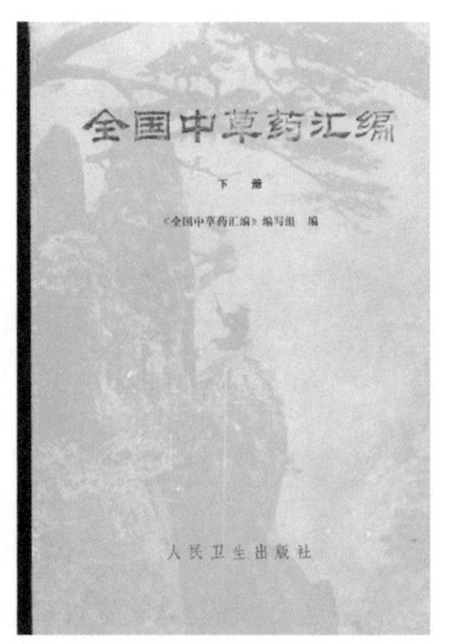

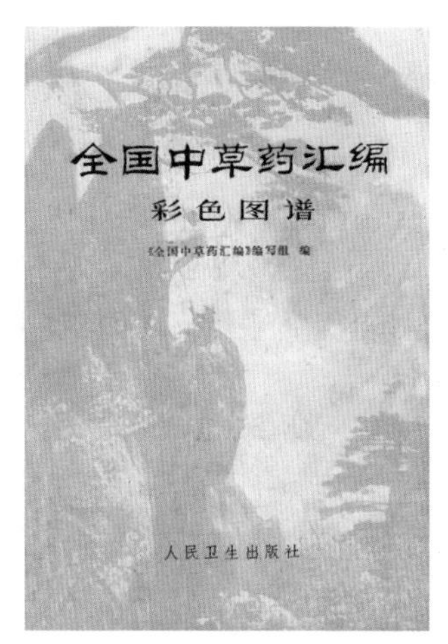

《全國中草藥彙編》及彩色圖譜

上述論文只署名研究機構，並沒有留下任何作者的名字。在那個特殊的年代，學術著作都沒有作者名，署名的都是編寫組或所在單位的名稱。

《全國中草藥彙編》是謝宗萬老師組織的全國九省二市的大協作項目，書內也沒有記錄作者是誰，署名就是《全國中草藥彙編》編寫組。這套書，在 1978 年全國科技大會上受到了獎勵。其實，這套書傾注了謝老師多年的心血，上、下兩冊一共收錄了 4,200 多種草藥，他是這套書的真正主編，是一位無名英雄。

/ 鶴草芽的研究 /

關於鶴草芽的研究，我欲找當事人了解具體情況，很幸運地尋訪到了當時在瀋陽藥學院工作的姚新生院士。姚老師是我們赴日本留學生中的老前輩。一聊起天來，才得知原來姚老師就是這個項目最初的參與者。作為一線研究者與歷史的見證人，姚老師向我講述了當時的情況。

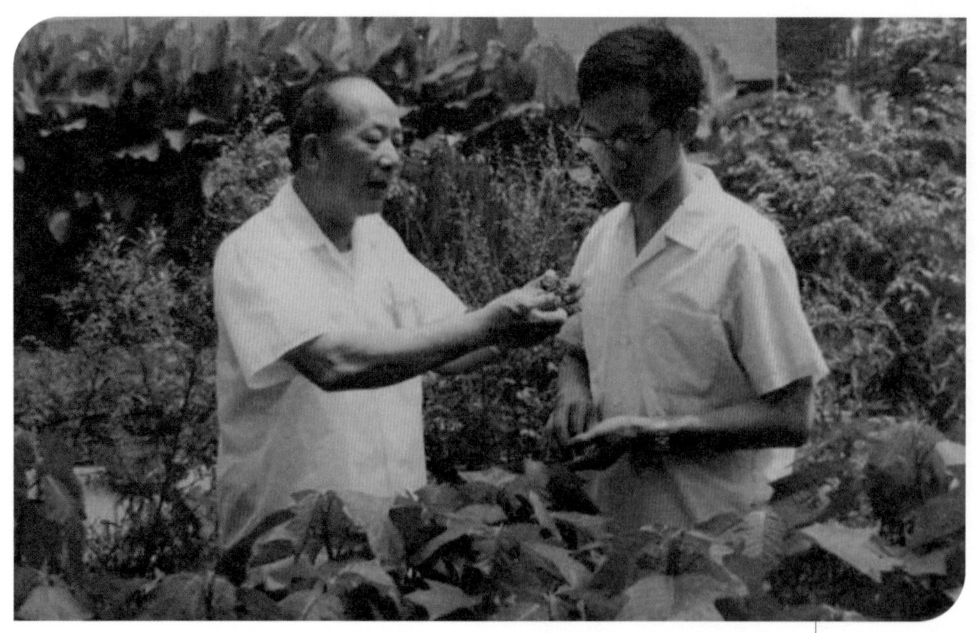

恩師謝宗萬在指導學生辨認草藥

當年，東北地區農村十分貧困，衞生條件極差，農民的廁所往往就建在豬圈上面或者旁邊，有時農民的大便也成為豬的飼料。豬吃了絛蟲病患者的大便，又會在體內產生寄生囊蟲。這樣的病豬肉被叫作「米豬肉」，豬肉切開後，會掉落下來許多米粒樣的蟲卵。人在吃了「米豬肉」後又會得囊蟲病，這種寄生蟲進入體內可引起癲癇、失明等種種疾患，形成一個惡性循環。

撫順的朝鮮族農民洪大爺獻出了他的祖傳秘方，可將患者絛蟲打下。具體的方法是讓患者吞服 50 克仙鶴草的根芽（也就是鶴草芽）的乾粉。

雖然鶴草芽可將絛蟲打下，但用量非常大，需要 50 克乾粉，極難吞服，而且不良反應很大，常引起患者反胃、噁心、嘔吐。

當時遼寧省衞生廳下指示要求瀋陽藥學院着手解決這個問題。學校把這個任務交給了時任科研處處長姚新生。姚老師帶着助手一起到撫順市城鄉進行調查，找到了洪大爺，並徵詢了鶴草芽應用最廣的醫院撫順市第四人民醫院許多醫生的意見。

研究首先確認了療效的可靠性，服用乾粉 50 克確實可以將絛蟲打下來。驅蟲的有效成分鶴草酚不溶於水，煎煮後無效，所以只能服用乾粉。

但如果能找到有效成分或有效部位，就能選擇更好的服用方法與手段。接下來，姚老師與研究人員反覆試驗，終於找到鶴草芽中抗絛蟲活性的有效成分。做藥理實驗是需要動物模型的，緊急情況下，沒有找到適當的動物模型，又鑑於原藥材已在臨床使用多時，於是決定直接上臨床，也就是在絛蟲患者身上進行試驗。

為了保證患者的安全，姚老師他們決定把自己作為試驗對象，自己先吃藥，在自己身上做安全性試驗。

今天的人們可能覺得科學家帶頭試藥不可思議，但在那個年代，知識分子都是帶着階級感情做科學研究的，所謂「吃感情藥，打感情針」。當年屠呦呦老師研究青蒿素時也是這樣做的。

筆者與姚新生老師

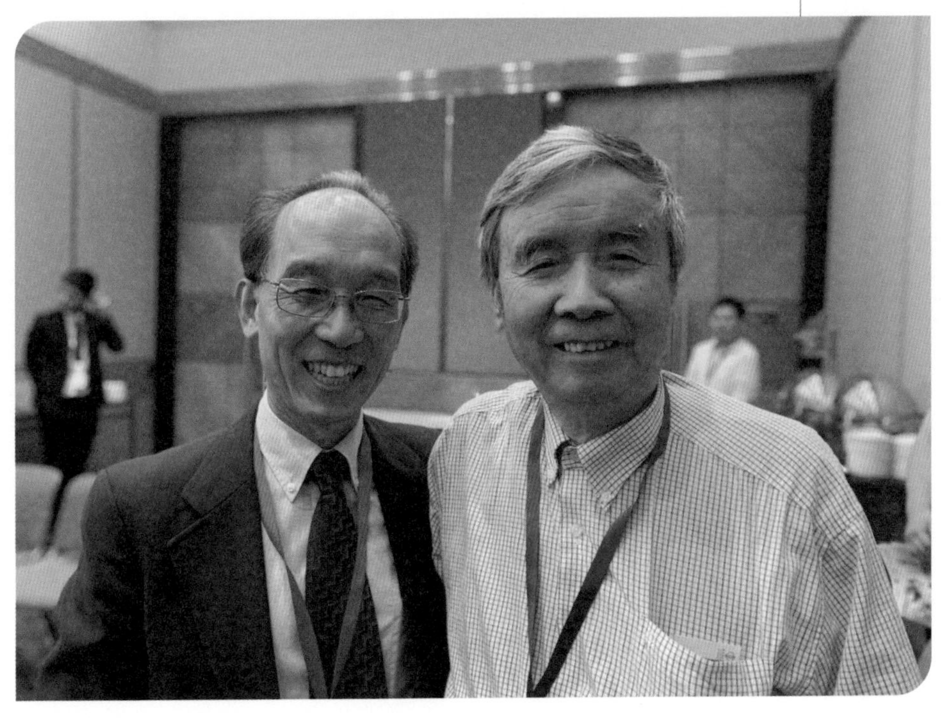

通過以身試藥，姚老師發現鶴草芽的石油醚提取物有效。這樣一來，原先難以服用的一大包 50 克鶴草芽乾粉，變成鶴草芽提取物後，可裝入 3 個小小的硬膠囊中了。

可當時農村條件太差了，沒有足夠的石油醚做提取用，只能採用土方法，用汽油代替石油醚來提取鶴草芽。儘管膠囊外殼還都殘留着汽油味兒，但比原來的服用方法方便多了，也不會造成反胃、噁心、嘔吐。

姚老師參加了這項研究的初期階段工作，後因工作需要，被調離了科研組，鶴草芽的後續研究工作由其他老師接手了。

姚老師回憶，他雖離開了科研課題組，但心還在那裏。每當有患者被成功打下絛蟲後，學生都會第一時間給他打電話報喜。每當從電話另一頭傳來患者興奮的歡呼聲時，姚老師的眼淚都會情不自禁地落下來。

經過多方科研的大協作，在 1978 年，鶴草芽的研究由中國醫學科學院北京藥物研究所牽頭，與瀋陽藥科大學一起申報，並共同獲得了全國科學大會獎。

「一根針，一把草」的那段歷史背後還有許許多多為群眾默默奉獻而不留名的醫藥工作者。

李時珍認為，古今藥物的使用有浮有沉，有興有廢。有些古代常用的藥物，到了後世就不常用了。有些古代不常用的，到了現代會成為老百姓熟悉的藥。藥物隨着時代更替而變遷是很正常的現象。

李時珍編纂《本草綱目》的品種取錄原則是「不厭詳悉」。切不可因一時的不了解、不理解，而去譏諷古人的廣採博收。本草書中提到的某些不被現代人認識或使用的藥物，不妨先放一放，也許在未來會發揮作用。

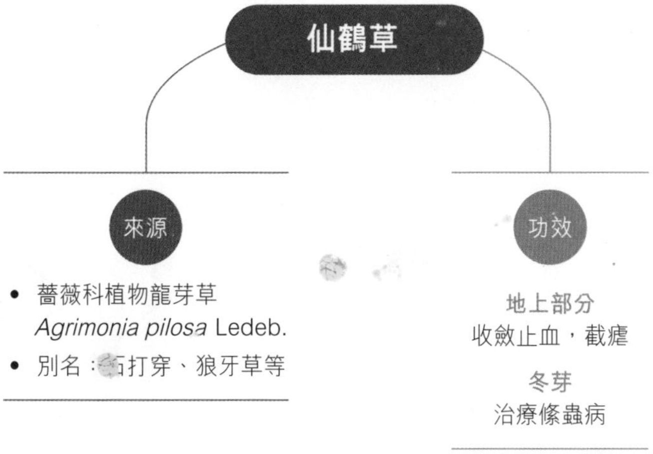

仙鶴草

來源

- 薔薇科植物龍芽草 *Agrimonia pilosa* Ledeb.
- 別名：石打穿、狼牙草等

功效

地上部分
收斂止血，截瘧

冬芽
治療絛蟲病

85

冬蟲夏草

一物二身價如神

/ 身世之謎 /

近些年來，品質稍微好一些的野生冬蟲夏草價格都沒有低於每千克 20 萬元，計算下來每一根冬蟲夏草大概要 150 元人民幣。

有一次我到雲南，一位當地朋友告訴我，他們雲南的冬蟲夏草也不錯，是《本草綱目》裏面說的。

我告訴他《本草綱目》沒有冬蟲夏草這個藥。冬蟲夏草是在清代的《本草備要》和《本草從新》中才有收錄。

清代《聊齋誌異》的作者蒲松齡也提到過冬蟲夏草，文中這樣寫道：

冬蟲夏草名符實，變化生成一氣通。
一物竟能兼動植，世間物理信難窮。

冬蟲夏草以前的價格並非如此高昂。

藥用植物學老前輩蕭培根院士，曾給我講過這樣一段經歷：20 世紀 60 年代初，他曾到西藏考察。那時無論你用甚麼牌子的香煙，一包就可以換到一千克的冬蟲夏草。20 世紀 50 年代到 70 年代的香煙，「大豐收」、「大前門」、「牡丹」，從 8～9 分錢到最貴的，不過幾毛錢。當地人把冬蟲夏草當作蔬菜和土豆一同炒着吃。

我父親是西醫，我小的時候，他曾帶回幾根冬蟲夏草，我還拿來當玩具玩兒。誰能想到如今冬蟲夏草的價錢上漲了成千上萬倍。

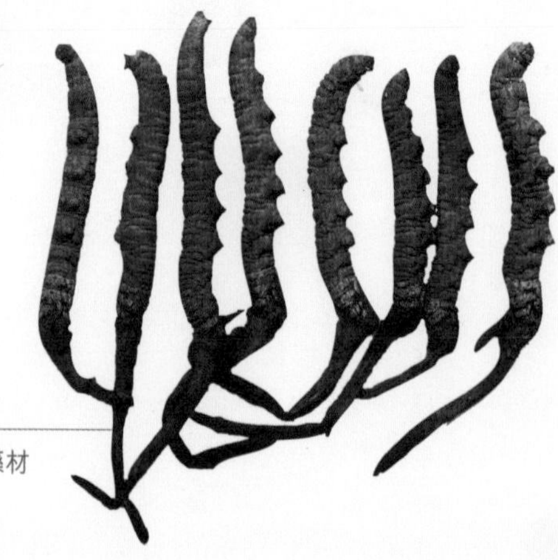

冬蟲夏草藥材

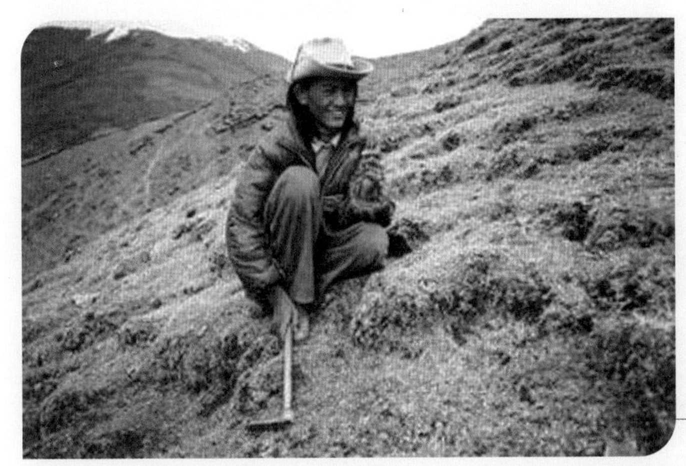

採挖冬蟲夏草

/ 物以稀為貴 /

2013 年 9 月，香港有線電視台播放了一部海外拍攝的兩集紀錄片《喜馬拉雅大淘金》（*Himalayan Gold Rush*），講述的是一個尼泊爾村落的居民，每年冒着生命危險，翻山越嶺到西藏，挖掘冬蟲夏草的故事。

香港有線電視台放映該片時，邀請我擔當了專業解說。

冬蟲夏草之奇，只是在它的生長特性上。冬蟲夏草是蟲與草的結合，冬天是蟲，夏天是草。

在青藏高原夏天的高山草甸之上，蝙蝠蛾在翩翩起舞，撒下蟲卵，孵出幼蟲。冬天到來，土壤上凍之前，蝙蝠蛾幼蟲蟄伏在土地裏度過嚴寒。這時，它的天敵冬蟲夏草菌就來了，這種菌悄悄地進入了冬眠的幼蟲，靠着吸取蟲體內的營養物質而生活，鳩佔鵲巢，説來這種習性很類似僵蠶。

等到下一年，高原上積雪消融，冬蟲夏草菌絲體形成的子座就從幼蟲的頭部生出，形如長棒狀。不明真相的人，還以為是蟲子頭上長出來一棵草。因此得名「冬蟲夏草」，簡稱蟲草。

冬蟲夏草這種特殊的生物學現象，出現在人煙稀少的高原之上，讓人覺得神秘而不可思議。於是，在互聯網上也被列入了「仙草」的行列。

常言道：物以稀為貴。

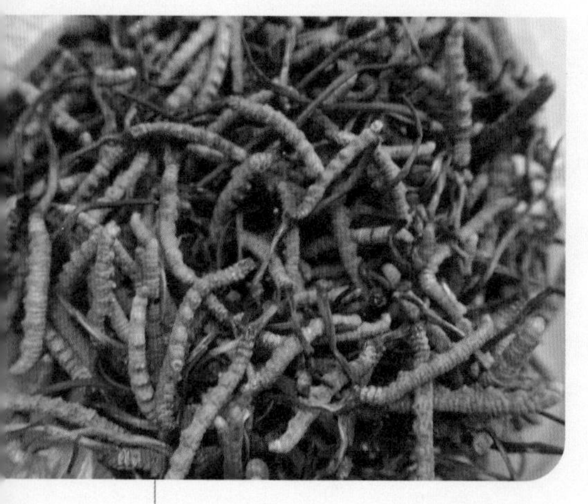

拉薩藥材市場上的冬蟲夏草

冬蟲夏草之所以貴，其中一個主要的原因，在於它的難以獲得。冬蟲夏草主要分佈在海拔 3,500～4,500 米的高寒草甸。

我到拉薩冬蟲夏草交易市場考察過，蟲草的貿易現在非常活躍。蟲草藥價依舊是居高不下。當地人還是採用傳統的，把手插入袖筒裏、兩人掐着手指議價的方式。

昂貴的價格刺激了人們的逐利心理，當地早已出現了競爭「蟲草王」的比賽，現在還有尼泊爾人越境挖藥的新聞。

2012 年，我曾和陳虎彪教授、張永勳教授，專程到四川康定藏區冬蟲夏草培殖基地進行考察，就是出康定情歌的地方，海拔 4,000 多米，那裏經歷的是真正的嚴寒。當時雖是盛夏，但寒風刺骨，還時不時飄來漫天飛雪。在那個地方，要完成蟲草的人工培殖談何容易！

蟲草的顏色與周圍的植被相似，體形細小，很難被發現。採藥人在採挖蟲草時，往往是趴在地上，匍匐前進，好似梳頭發、篦頭髮一樣地進行地毯式搜索。近年來由於草場被破壞，生態環境改變，導致雪線上升，蟲草蝙蝠蛾的數量鋭減，天然冬蟲夏草資源瀕臨滅絕。野生冬蟲夏草在 1999 年已經被列為國家二級重點保護物種。

野生蟲草陷入越挖越少、越少越挖的惡性循環。

我們要尊重自然、保護自然。如何做到中藥資源保護和中藥的永續利用，是未來開發利用冬蟲夏草[illegible]。

/ 藥用價值 /

冬蟲夏草出自青藏高原，藏醫認為冬蟲夏草能強身補腎。

中醫臨床處方中，其實用到冬蟲夏草的並不多，古方中更是看不到。

中醫理論認為，冬蟲夏草能補肺、益腎、止血、化痰。

《中國藥典》是這樣記載的：冬蟲夏草用於肺腎兩虛引起的咳嗽，咳血。

目前蟲草的化學成分、藥理研究的報道相對比較多，但是其臨床評價仍然不足，因為冬蟲夏草的價格太昂貴了，蟲草臨床觀察的第一手記錄實在是有限，缺乏大數據。

我不否認冬蟲夏草的功效，但在中藥悠久的臨床應用歷史中，可供大眾選用的，具有補腎益肺功效的常用中藥，其實還有很多，冬蟲夏草並不是不可替代的。

/ 真 偽 鑑 別 /

冬蟲夏草療效獨特，資源匱乏，加上社會上的炒作，價格飛漲。不法之徒為了牟利不擇手段，製造出了各種各樣偽劣蟲草商品，令消費者提心吊膽。

冬蟲夏草的正品應該是甚麼呢？《中國藥典》中僅有一種，蟲是昆蟲蝙蝠蛾科蟲草蝙蝠蛾 *Hepialus armoricanus* Oberthür 的幼蟲體；草是真菌麥角菌科冬蟲夏草菌 *Cordyceps sinensis* (Berk.) Sacc. 的子座。

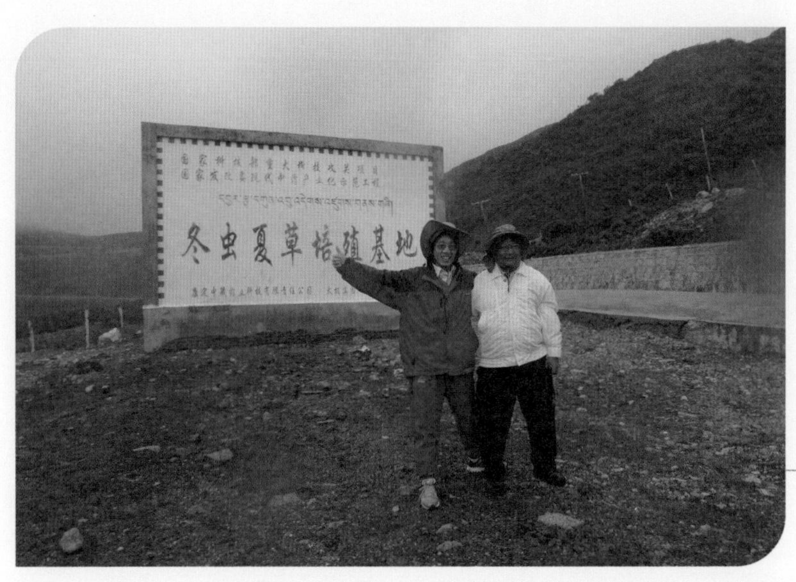

筆者與張永勳在冬蟲夏草培殖基地

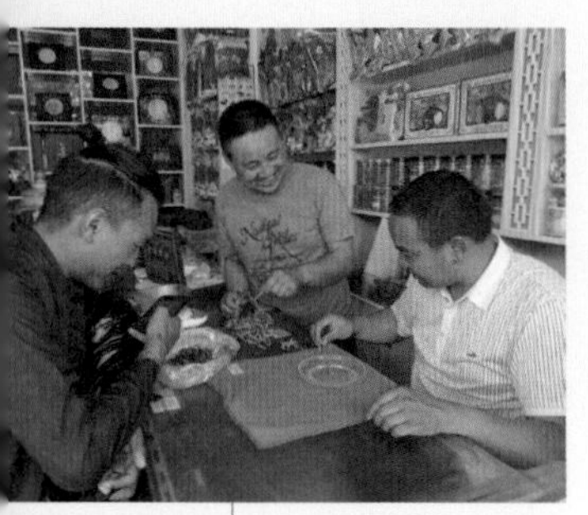

拉薩售賣冬蟲夏草的店鋪

我自己在市場考察時，發現市場中冠以蟲草之名的，至少有 8 類不同的東西。簡言之，可分為偽品與混淆品兩類。

丸散膏丹，神仙難辨。有經驗的用肉眼看，那麼打成粉末的產品則需要進行顯微鑑別。

這裏我要強調一種被《中國藥典》收載但往往被人們忽略的顯微鑑別法。這種方法鑑別冬蟲夏草及其偽品十分有效。

我指導的一位博士研究生胡雅妮，發表過一篇《顯微鑑別冬蟲夏草的研究》論文，曾獲得日本生藥學會頒發的大獎。

綜合治理冬蟲夏草的混亂情況，必須靠發展檢測技術，靠規範管理，靠法治。消費者要理性認識冬蟲夏草。

由於蟲草價格高，一般人享用不起。近年來市面上又出現了一個新的商品，名字叫「蟲草花」。蟲草花其實是蛹蟲草，是人工接種培養的，有草的部分，而沒有蟲的部分，與冬蟲夏草不能混為一談。

據監測，冬蟲夏草出現了有害元素超標的現象，作為保健品長期服用也會帶來不良反應。所以 2020 年版《中國藥典》一部在冬蟲夏草的下面加了「久服宜慎」4 個字。

冬蟲夏草，肯定有一定的藥用價值，但未必「神」。

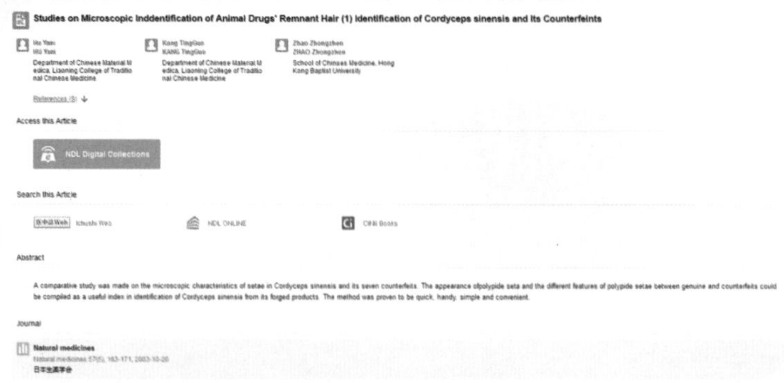

Studies on Microscopic Inddentification of Animal Drugs' Remnant Hair (1) identification of Cordyceps sinensis and Its Counterfeints

Hu Yani / HU Yani — Department of Chinese Material Medica, Liaoning College of Traditional Chinese Medicine
Kang TingGuo / KANG TingGuo — Department of Chinese Material Medica, Liaoning College of Traditional Chinese Medicine
Zhao Zhongzhen / ZHAO Zhongzhen — School of Chinses Medicine, Hong Kong Baptist University

References (8)

Access this Article

NDL Digital Collections

Search this Article

Ichushi Web　NDL ONLINE　CiNii Books

Abstract

A comparative study was made on the microscopic characteristics of setae in Cordyceps sinensis and its seven counterfeits. The appearance ofpolypide seta and the different features of polypide setae between genuine and counterfeits could be compiled as a useful index in identification of Cordyceps sinensis from its forged products. The method was proven to be quick, handy, simple and convenient.

Journal

Natural medicines
Natural medicines 57(5), 163-171, 2003-10-20
日本生薬学会

筆者在 *Natural medicines* 上發表的鑑定冬蟲夏草論文

世上並沒有神藥與神草。今天我們揭開了冬蟲夏草神秘的面紗，對於任何一種中藥，都要客觀地評價，不應過度地渲染。這才是真正地尊重中醫、愛護中藥。

有療效的藥、有資源的藥、百姓能夠見得到、吃得起的藥、安全的藥才是好藥。

冬蟲夏草

來源

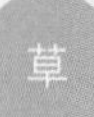

昆蟲蝙蝠蛾科蟲草蝙蝠蛾 *Hepialus armoricanus* Oberthür 的幼蟲體

真菌麥角菌科冬蟲夏草菌 *Cordyceps sinensis* (Berk.) Sacc. 的子座

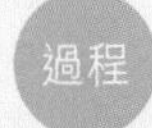

冬蟲夏草菌 ➡ 使蝙蝠蛾幼蟲感染 ➡ 吸取蝙蝠蛾幼蟲營養物質 ➡ 菌絲體形成的子座從幼蟲頭部生出【形似蟲子頭部長出一棵草】

藥用價值

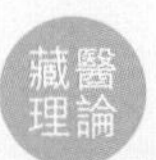

能強身補腎

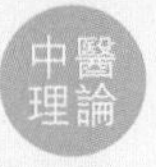

補肺、益腎、止血、化痰
久服宜慎

86 天山雪蓮
冰山盛開雪蓮花

/ 雪蓮溯源 /

愛看武俠小說的人對天山雪蓮一定不會陌生。小說中偶有情節，吃了天山雪蓮不僅可以百毒不侵，還可以功力大增，甚至能夠恢復青春、起死回生。

《本草綱目》裏沒記載過天山雪蓮。首次記載天山雪蓮的本草書籍，應該是清代趙學敏的《本草綱目拾遺》。書中這樣記載:「雪荷花產伊犁西北及金川等處大寒之地，積雪春夏不散，雪中有草，類荷花，獨莖，亭亭雪間可愛。」又說:「其地有天山，冬夏積雪，雪中有蓮。」性大熱，能補陰益陽。

雪蓮是維吾爾醫學和藏族醫學當中的常用藥物。

藏醫藥文獻《晶珠本草》(1835 年）中有「雪蓮生長在雪山雪線附近碎石地帶」的記載。

/ 天山採雪蓮 /

出產天山雪蓮的新疆也是絲綢之路通向西亞的必經之處。

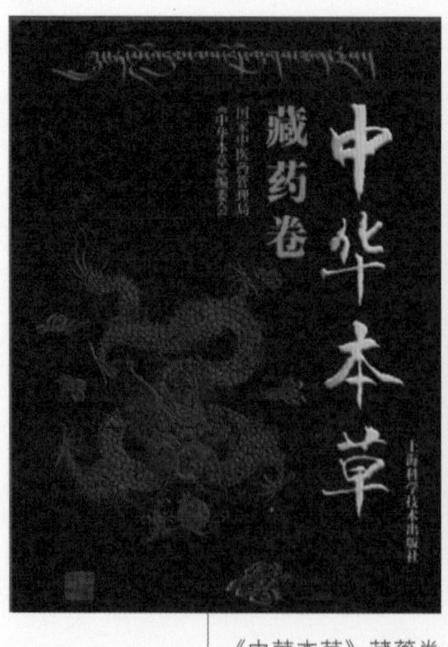

《中華本草》藏藥卷

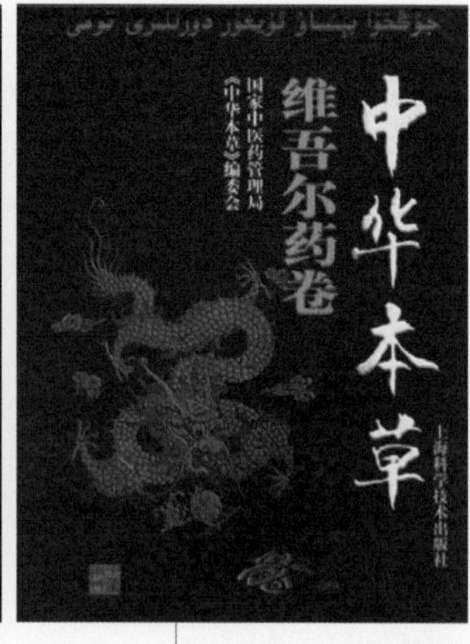

《中華本草》維吾爾藥卷

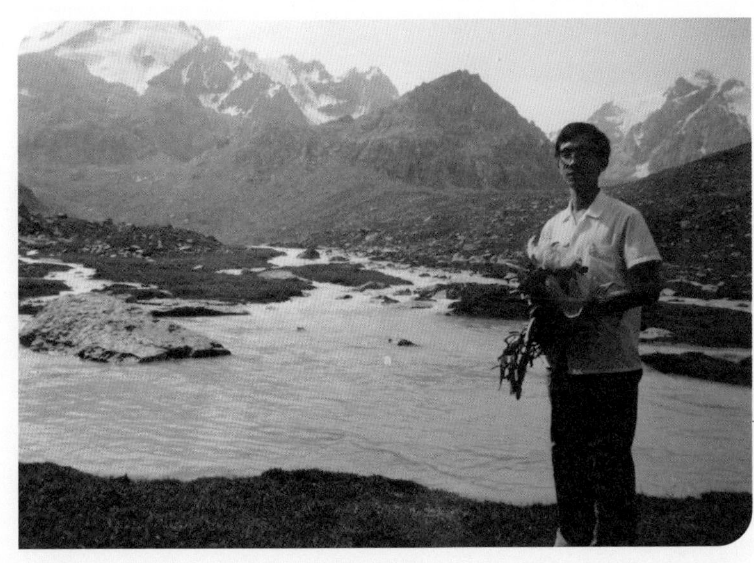

1986 年筆者在天山雪線處（海拔 3,500 米）採到雪蓮

20 世紀 80 年代，我曾去新疆天山海拔 3,500 米的雪線附近採過雪蓮。雪線區域就是冰雪融化到此為止的分界線。盛夏之時，雪線以上的冰雪也是終年不化的。

天山氣勢磅礡，資源豐富，無論是高山、深谷，還是草原、湖泊，到處都是奇幻的美景。

天山雪蓮原植物

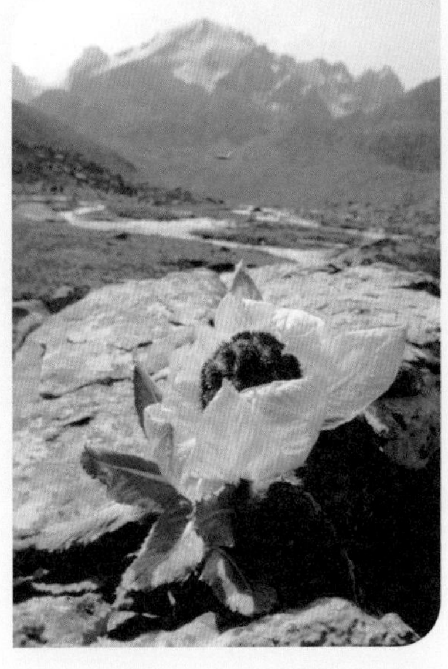

新疆的天山天池，又稱瑤池，神話中西王母宴請周穆王的地方就在那裏。這個仙境瑤池，海拔 1,980 米，湖水清澈，四周群山環抱，綠草如茵。

8 月盛夏，天山腳下雖是烈日炎炎，但往山上去卻是涼風習習，行至半山腰時，山上的雪水融化匯成小河流淌下來，清亮亮的，用手一探，感覺冰涼沁心。

這時，一個少數民族的小夥子騎着馬迎面飛奔過來，他可能看見我在水邊躍躍欲試，大聲呼喊着：「這裏的水不能下去，會得關節炎的。」我非常感謝他的提醒，隨口問：「您是維吾爾族人嗎？」他笑着告訴我：「我是哈薩克族人。」

天山雪蓮花又名雪荷花，原植物為菊科多年生草本植物天山雪蓮 *Saussurea involucrata* (Kar. et Kir.) Sch.-Bip.，因生於高山積雪之中，外形似蓮花而得名。雪蓮花素有「雪山花王」之稱，是唯一能夠在雪線附近生長的大型草本植物。

在生命幾乎絕跡的雪線附近，在皚皚白雪的襯托之下，雪蓮的倩影閃着格外奪目的光彩。

雪蓮花獨特的外表，因適應高寒環境而生，是大自然的傑作。葉子上着生很多綿毛，可以禦寒，大型的總苞片，好似一件防風外衣，確保它可以在寒冷的高山環境中生存繁衍。

人們在欣賞雪蓮花美妙風韻的同時，更敬佩它堅毅的性格，任憑天寒地凍，狂風驟雪，它都能茁壯成長。

/ 雪蓮藥用 /

武俠小說中寫到過天山雪蓮能將白髮變黑，神化了天山雪蓮的功效，藝術的創作往往不能當真，對此我們要有客觀的認識。

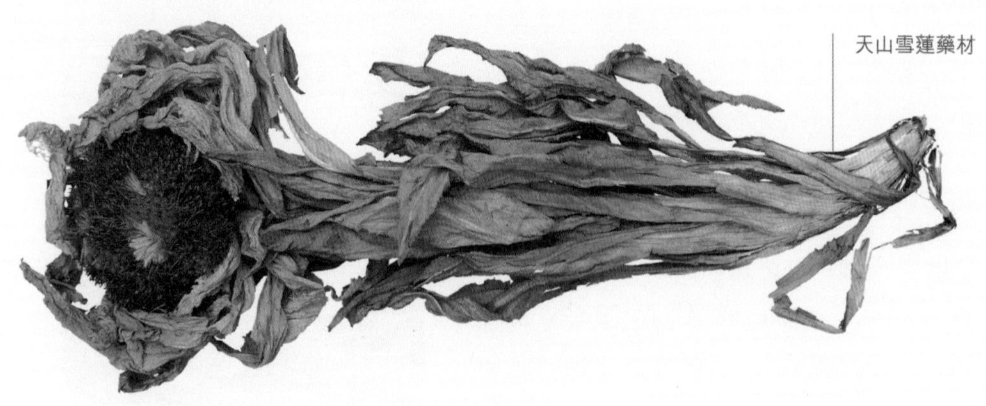

天山雪蓮藥材

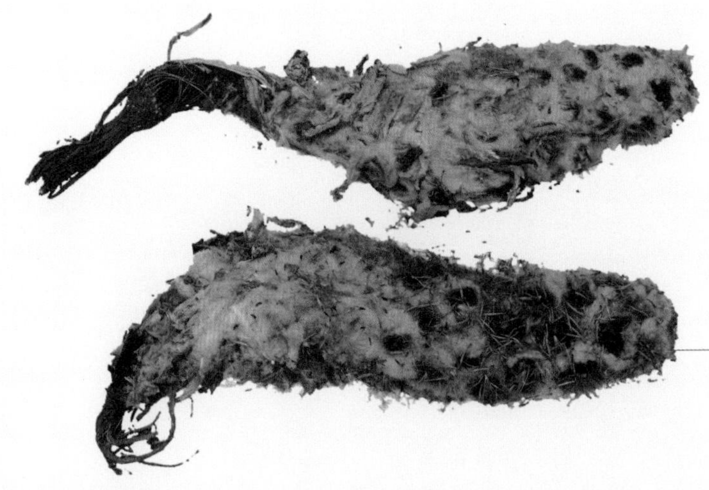

西藏雪蓮藥材

金庸的小說《書劍恩仇錄》描寫過天山雪蓮長在數十丈高的懸崖上；梁羽生的小說《白髮魔女傳》寫天山雪蓮要 60 年才開一次花。事實上，天山雪蓮從種子萌發到開花，需要 6～8 年的時間。

《新疆中草藥》一書中記載：「雪蓮花味微苦，性熱，有毒。」它的主要功效是溫腎壯陽，調經止血。主治陽痿、腰膝酸軟、女子帶下、月經不調、風濕痹證、外傷出血等。用曬乾的雪蓮泡酒，既可以健身提神，又可以治療腰酸背痛、風濕性關節炎等。

雪蓮花的家族中，姊妹眾多，都歸屬於菊科風毛菊屬（*Saussurea*），有綿頭雪蓮花、鼠曲雪蓮花、三指雪蓮花、槲葉雪蓮花等。

目前市場上最常見的雪蓮藥材來源主要有兩種：天山雪蓮花和水母雪蓮花 *Saussurea medusa* Maxim.。這兩種植物都是傳統民族藥，功效也有所不同。

天山雪蓮與西藏雪蓮（摘自《百藥鑑別》）

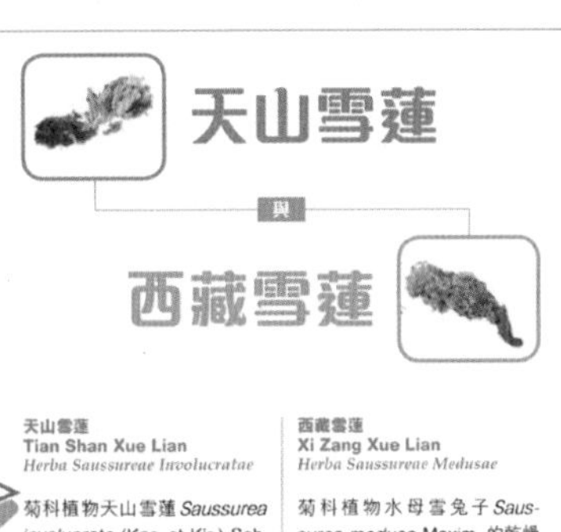

	天山雪蓮 **Tian Shan Xue Lian** *Herba Saussureae Involucratae*	西藏雪蓮 **Xi Zang Xue Lian** *Herba Saussureae Medusae*
來源	菊科植物天山雪蓮 *Saussurea involucrate* (Kar. et Kir.) Sch. Bip. 的乾燥地上部分。	菊科植物水母雪兔子 *Saussurea medusa* Maxim. 的乾燥地上部分。
性味功效	味微苦，性溫。 溫補腎陽，祛風除濕，通經活絡。	味微苦，性溫。 溫補腎陽，通經止血。
品質要求	無明確規格。	無明確規格。

評註：《中國藥典》(2005 版) 已收載天山雪蓮。天山雪蓮主要分布在新疆，為維吾爾族慣用藥材，亦稱“新疆雪蓮”。西藏雪蓮主要分布在西藏，又稱“水母雪蓮”，為藏醫常用藥。兩者在中醫臨床功效類似，但兩者的化學成分和藥理活性仍待深入比較研究。

天山雪蓮花主要分佈在新疆，又稱為新疆雪蓮花，民間主要用來治療風濕性關節炎。水母雪蓮花則主要分佈在西藏，亦被稱為西藏雪蓮花，民間常用來溫腎壯陽，調經止血。

由於雪蓮的原植物為國家保護植物，珍稀的雪蓮物種生境涉及脆弱的高原流石灘環境，故產地有關部門應注意藥物的保護、引種、馴化與合理利用。

/ 民族用藥 /

在中國傳統醫藥的大家庭裏，不但有漢族的醫藥，更有少數民族藥，民族藥是中國傳統醫藥的重要組成部分，是中華民族的瑰寶。

20 世紀 90 年代，國家中醫藥管理局組織全國的中醫藥專家，用了 10 年的時間編著了一部大書——《中華本草》。我很榮幸參與了這項重大工程，並擔任學術秘書。這部書前 10 卷是

甜脆的雪蓮果，卻與天山雪蓮無關

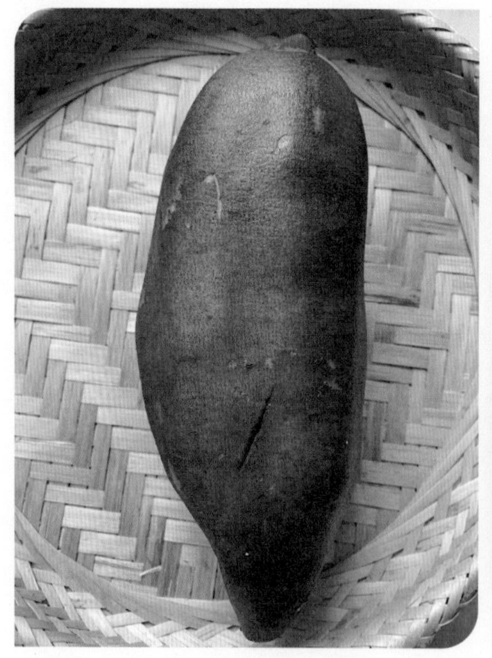

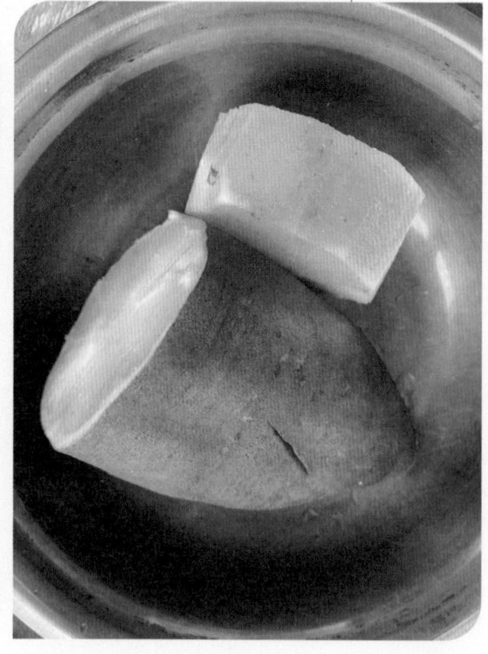

新疆特产:啊味
主治:脾虚胃寒、胃疼、
胃酸、胃胀、用法:水煎服

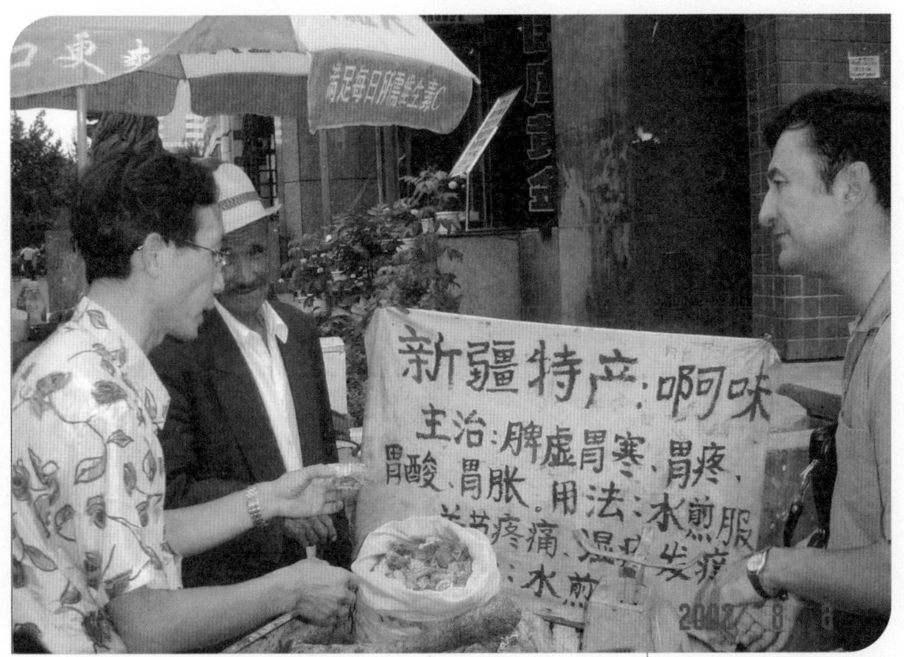

探訪新疆維吾爾族草藥攤

中藥的內容，後幾卷就是民族藥部分，包含蒙藥、藏藥、傣藥、維藥，有很多寶貴的用藥經驗載入其中。

我在新疆市場調查期間，看到新疆民族藥有自己專門的草藥攤，很多特色藥在出售，多是在華北、華東地區很少見的。我到西亞的阿曼和地跨歐亞的土耳其考察過，那邊有很多藥材和新疆的民族藥是相似的。

我曾兩次去西藏實地考察，認識到藏醫藥也很有特色。中醫藥的典籍浩如煙海，其實藏藥也有大量的典籍，著名的如《四部醫典》《晶珠本草》。西藏的草藥市場很多，可以看到不少地方特色藥，如藏茵陳、紅景天，還有藏香等，值得我們進行更深入的研究。

近期我在市場上見到一種雪蓮果，外形和顏色有些像紅薯，可以當水果吃，口感有點像鴨梨，脆甜可口。這是一種原產自南美的菊科植物 *Smallanthus sonchifolius* (Poepp.) H. Rob. 的塊根。它的別名叫菊薯，與雪蓮沒有任何關係，用菊薯做正名才比較合適。

雪蓮如今已經被列為國家二級保護植物。在資源保護的前提下，開發有價值的民族藥，加強基礎研究，才能夠使這些藥走下高原，走向世界，更好地造福人類。

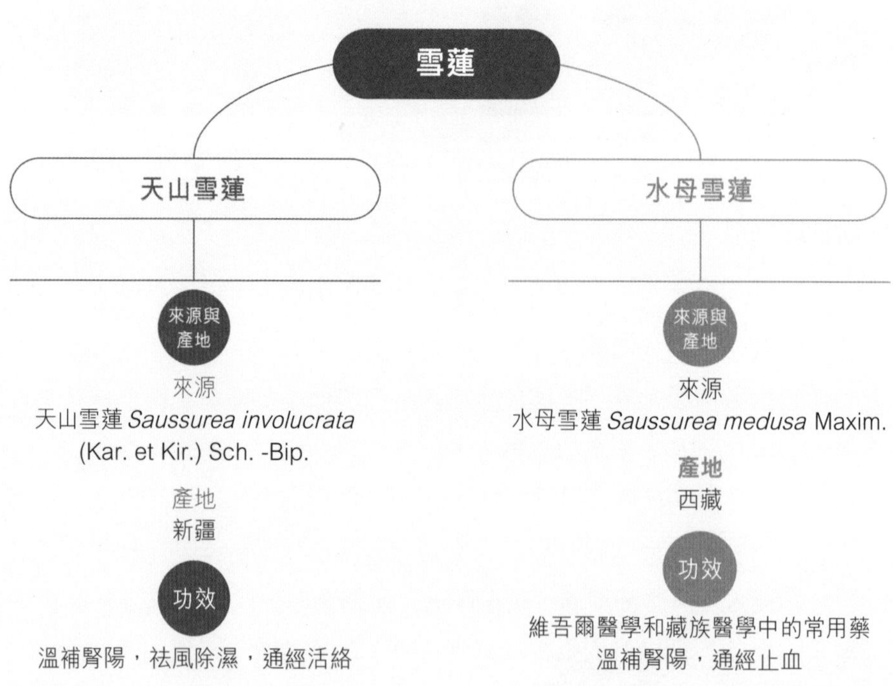

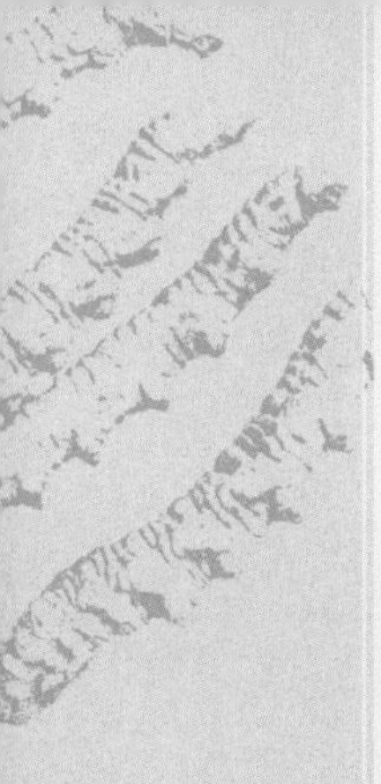

部外漫談

87 蕨類

潔身自好長生草

/ 蕨類植物 /

蕨類植物是 4 億多年前恐龍時代已有的植物，也是食草類恐龍的主要食物。

蕨類與種子植物一樣，都屬高等植物中的維管植物，但是不結種子，而是靠具有種子功能的孢子來繁殖後代。

全世界現存的蕨類植物約有 13,000 種，與 30 萬種子植物相比要算少了。唯一倖存的蕨類木本植物是桫欏，其他的都是草本。桫欏也被稱為世界的「植物活化石」，現在東南亞和我國南方的一些山區裏能發現它。桫欏的莖幹可以藥用，藥材名為「飛天蠄蟧」（qín láo）。

蕨類植物有三大特徵。

第一個特徵：葉捲曲。蕨類植物通常生活在森林中，它的幼葉捲曲，成葉展開後為特有的羽狀葉片。蕨類植物還有一個別號——羊齒植物，幼葉沒有展開的時候，也如山羊的牙齒般整齊。

第二個特徵：孢子囊群。蕨類植物的葉背分佈着密密麻麻的棕點，乍一看像蟲卵，其實是孢子囊群。

第三個特徵：鱗片。蕨類植物的根狀莖有棕色披針形毛狀結構，就是鱗片。

李時珍在《本草綱目》中記錄了很多蕨類植物，有蕨菜、卷柏、石韋和金毛狗脊等。

/ 山菜之王 /

蕨菜被收錄在《本草綱目》菜部第 27 卷。

1983 年，我到河南伏牛山採藥時碰到兩位日本學者。我問起他們到此的原因，他們説來這裏是為了尋找大山裏的礦泉水和蕨菜。這兩樣東西在他們眼裏都是無價之寶。

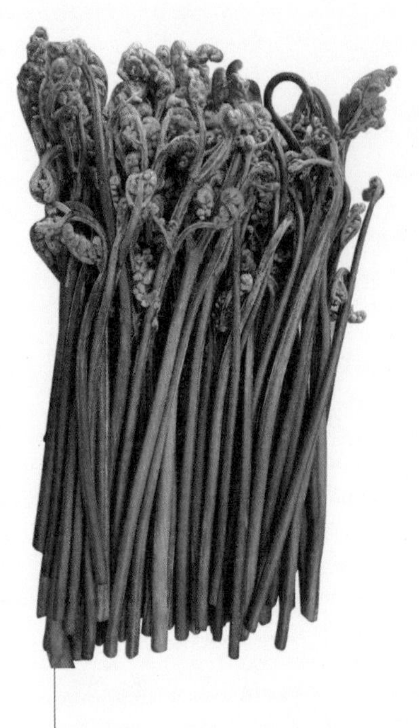

新鮮蕨菜

蕨菜是蕨科植物蕨 *Pteridium aquilinum* var. *latiusculum* (Desv.) Underw. ex Heller 的嫩苗，做成菜餚口感嫩滑，還有一股淡淡的清香味。用蕨菜的根提煉出來的澱粉，可以做成涼菜蕨根粉。我國食用蕨菜的歷史已超過了2,000年，早在《詩經》中就已有記載。《爾雅》中也有：「蕨生如小兒拳，紫色而肥。」蕨菜因此得名「拳頭菜」。

李時珍在《本草綱目》中記載，蕨菜有利尿，退熱的功效。現代研究發現，蕨菜中含有大量的蛋白質、礦物質、賴氨酸、胡蘿蔔素、維生素、葉酸等，且含量都高於一般蔬菜，蕨菜這個「山菜之王」當之無愧。

雖然蕨類植物的營養價值已得到認可，但凡事都有利有弊，李時珍曾從中醫的角度評價過：「蕨性冷而滑，能利水道，泄陽氣，降而不升，耗人真元也。」簡單地説，蕨菜能治病，但好似一把「雙刃劍」，吃多了會耗損人的陽氣。

現代研究發現，蕨菜中的原蕨苷成分會誘發食管癌和胃癌，它的食用安全性引起了人們的擔憂。

原蕨苷容易溶於水，在烹飪之前，先把蕨菜用熱水焯一下，或者用鹽水浸泡，原蕨苷的含量就會大為降低了。食用這種方法處理過的蕨菜是安全的，偶爾解解饞是可以的，但不能貪嘴。

/ 九死還魂草 /

卷柏科蕨類植物卷柏有個極賦傳奇色彩的名字——九死還魂草。我大學時的一位學長林瑞超教授做的就是卷柏專題，一直做到博士畢業，受其影響，從那時起我也開始關注卷柏。

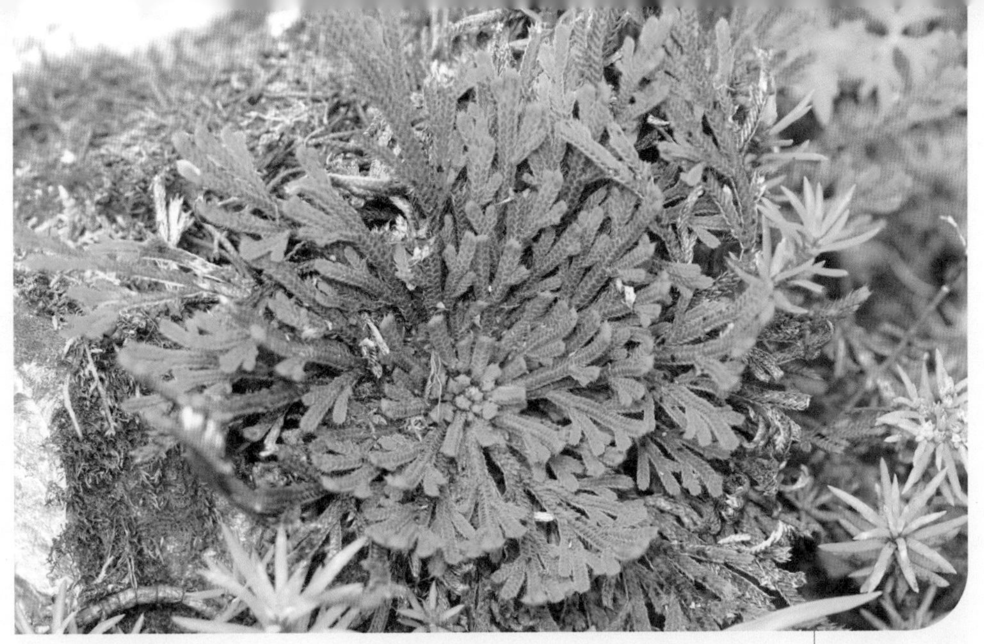

卷柏原植物

卷柏喜生於向陽的山坡，哪怕是在岩石的石縫中。卷柏鬚根會緊貼在石壁上，就像喜歡攀岩的勇士，手指緊扣在石壁上，維繫着全身。

在空氣潮濕的環境中，卷柏可以自由生長；若是遇到乾旱季節，出於自我保護它會卷成一團，避免水分流失。

李時珍在《本草綱目》裏説卷柏是「長生之草」。卷柏即便被曬乾也不會死，只要下一場雨，就能迅速吸水，重新煥發生機，「九死還魂草」名副其實。

卷柏藥材

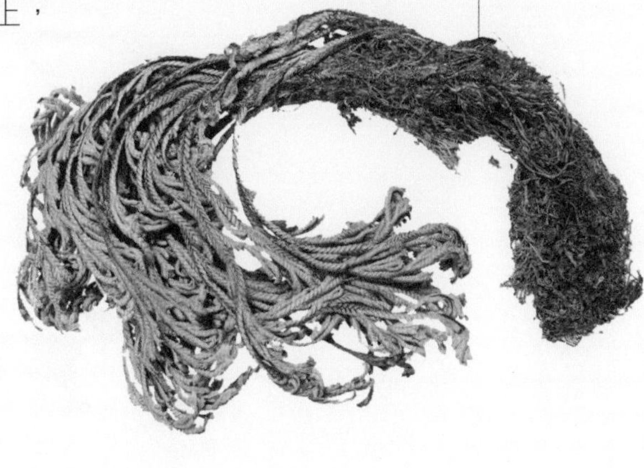

成語「借屍還魂」用在卷柏身上，也非常合適，借「濕」還魂，卷柏可借助濕氣恢復活力。

卷柏在臨床上是化瘀止血的藥材，常用於痛經、閉經、癥瘕痞塊、跌打損傷。炮製成卷柏炭，可用於治療吐血、崩漏和便血，外用內服均可。

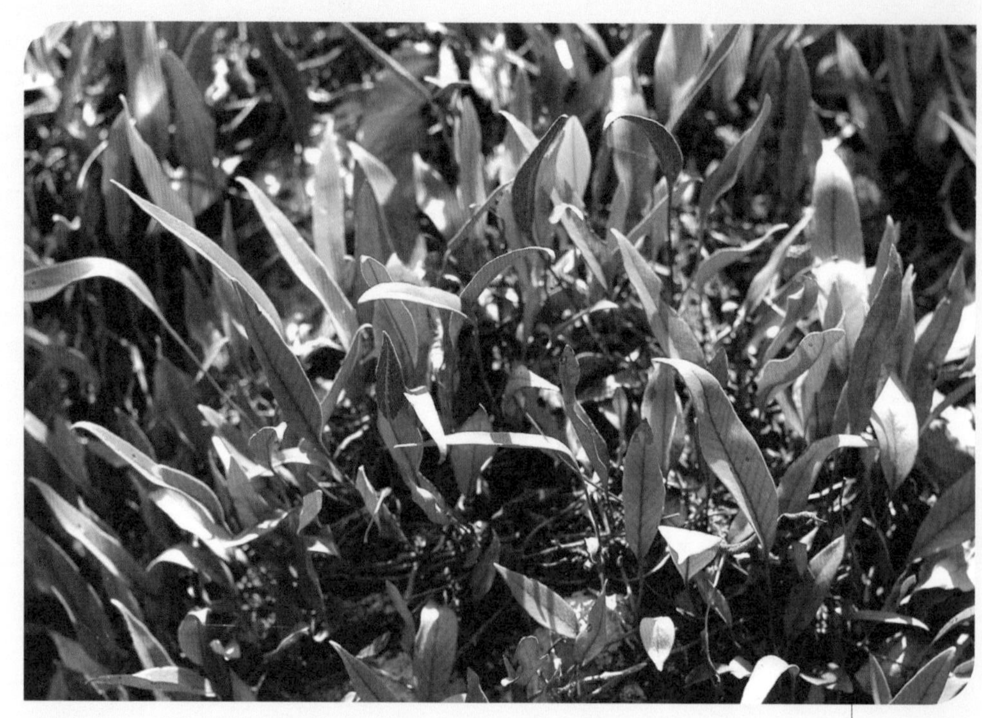

石韋原植物

/ 石韋 /

來自水龍骨科植物的石韋生長在石頭上，古人把鞣製過的皮革叫作韋。孔子讀《周易》，刻苦治學反覆翻看竹簡書，用來穿竹簡的皮繩都被磨斷了好幾次，後來有了成語韋編三絕。石韋的葉子是革質葉，如生於石上的皮革。

石韋藥材

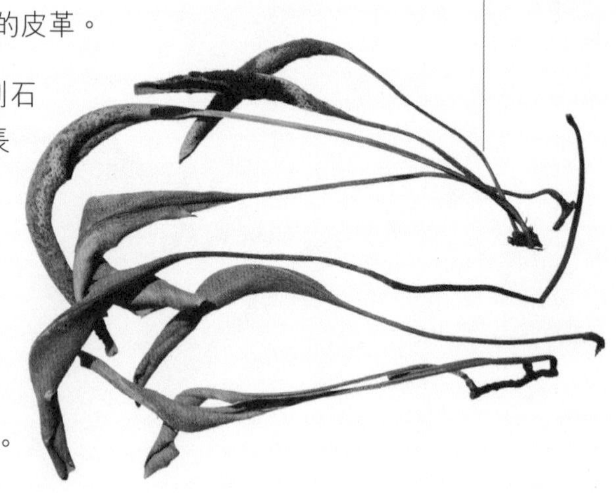

李時珍在《本草綱目》裏寫到石韋：「多生陰崖險罅處。其葉長者近尺，闊寸餘，柔韌如皮，背有黃毛。」

石韋在沒有土壤、陽光的石壁或樹幹上依然能頑強地生長。我在野外採藥時，常常在佈滿青苔的大樹幹上看見石韋。

在藥用植物王國當中，石韋是元老，最早被收錄在《神農本草經》中。過去 2,000 年來，它久經沙場，從未敗下陣來。石韋與車前子是一對「好搭檔」，為利水通淋的常用藥，主要用於治療熱淋、血淋、石淋。

藥材石韋的原植物不止一種，有長柄的、有短柄的，現在《中國藥典》收錄了 3 種，分別是廬山石韋 *Pyrrosia sheareri* (Bak.) Ching、石韋 *P. lingua* (Thunb.) Farwell 和有柄石韋 *P. petiolosa* (Christ) Ching。

/ 狗脊 /

狗脊也是蕨類植物，又名金毛狗脊或金毛狗，來自蕨類植物蚌殼蕨科金毛狗脊 *Cibotium barometz* (L.) J. Sm. 的乾燥根莖。香港浸會大學中醫藥學院的標本中心存放着一個金毛狗脊標本，遠遠看過去還真有點像一隻非常可愛的金毛犬。

狗脊有祛風濕，補肝腎，強筋骨的功效。直到現在，它在中醫臨床上的使用頻率依然很高。

金毛狗脊根莖，像不像一隻毛茸茸的小狗

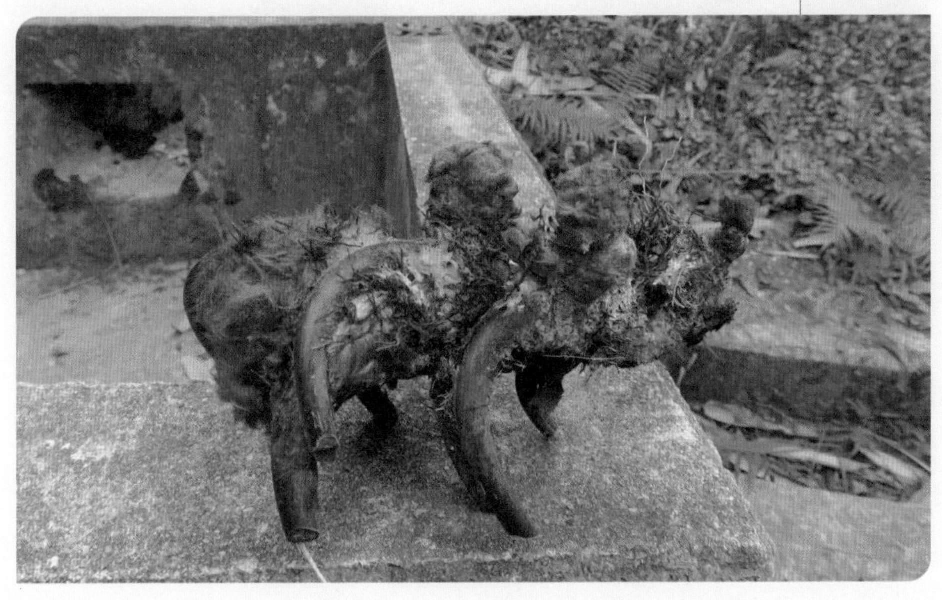

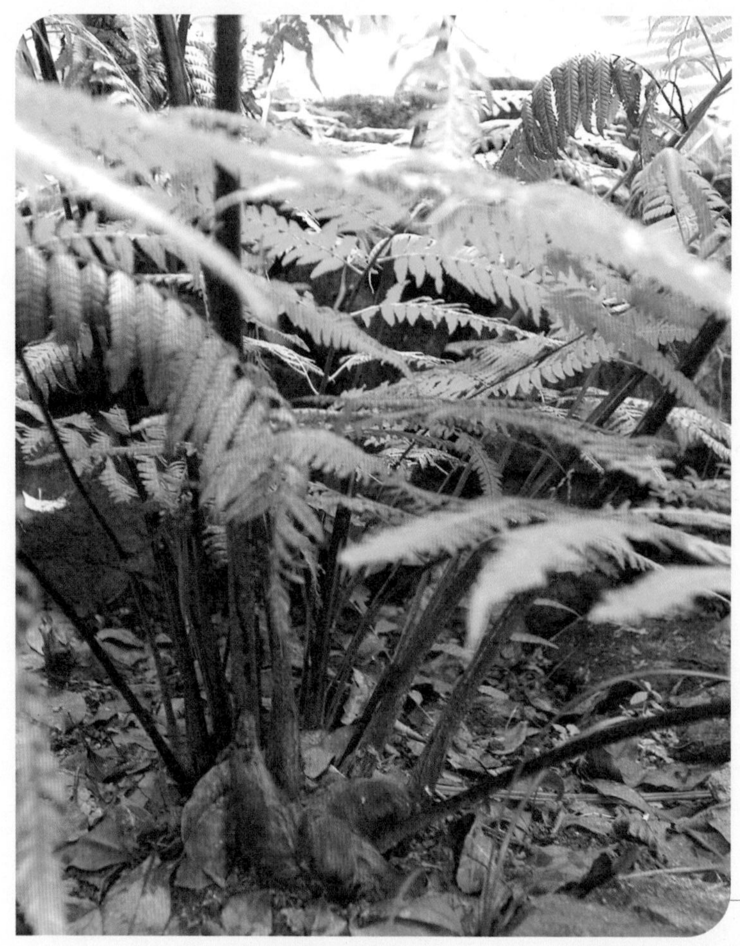

金毛狗脊原植物

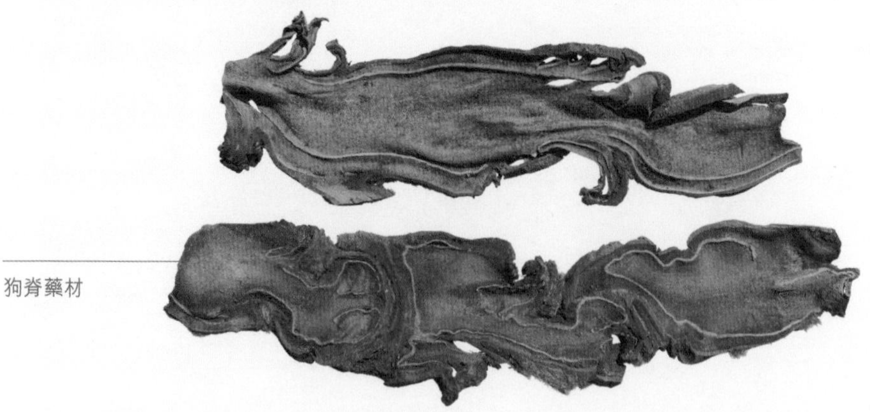

狗脊藥材

蕨類植物從遠古走來，在這個地球上比人類生活的歷史久遠得多。蕨類曾經覆蓋陸地，與恐龍相伴。古老的蕨類植物化作煤炭深藏在地下，成為一大能源。

現在地球上殘存的蕨類數量不多，如今也已被列入保護植物的名單。蕨類對外界環境具有高度的敏感性，它們潔身自好，絕不與被污染的環境共存，就像警覺敏感的哨兵一樣，時刻在發出信號，提醒着人類要愛護自然、保護自然。

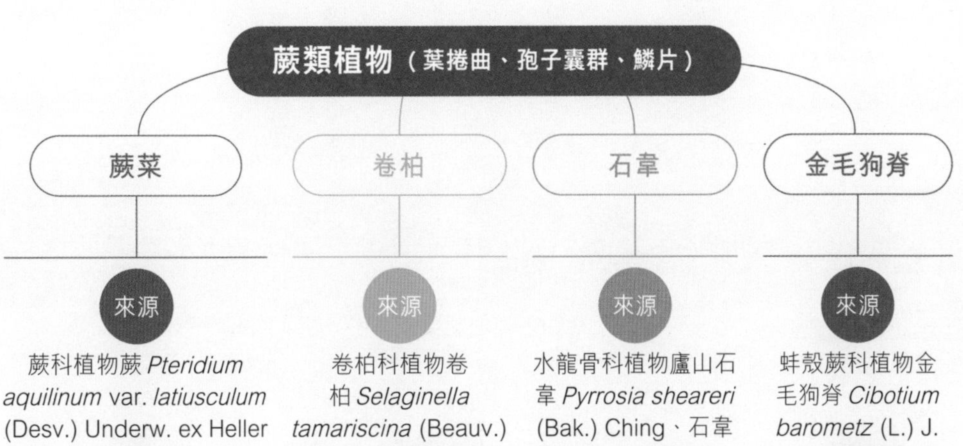

蕨菜

來源：蕨科植物蕨 *Pteridium aquilinum* var. *latiusculum* (Desv.) Underw. ex Heller 的嫩苗

用途：
藥用
利尿、退熱
食用
注意食用前處理和食用量

卷柏

來源：卷柏科植物卷柏 *Selaginella tamariscina* (Beauv.) Spring 或墊狀卷柏 *S. pulvinata* (Hook. et Grev.) Maxim. 的乾燥全草

用途：
藥用
化瘀止血

石韋

來源：水龍骨科植物廬山石韋 *Pyrrosia sheareri* (Bak.) Ching、石韋 *P. lingua* (Thunb.) Farwell 或有柄石韋 *P. petiolosa* (Christ) Ching 的乾燥葉

用途：
藥用
利水通淋

金毛狗脊

來源：蚌殼蕨科植物金毛狗脊 *Cibotium barometz* (L.) J. Sm. 的乾燥根莖

用途：
藥用
祛風濕，補肝腎，強筋骨

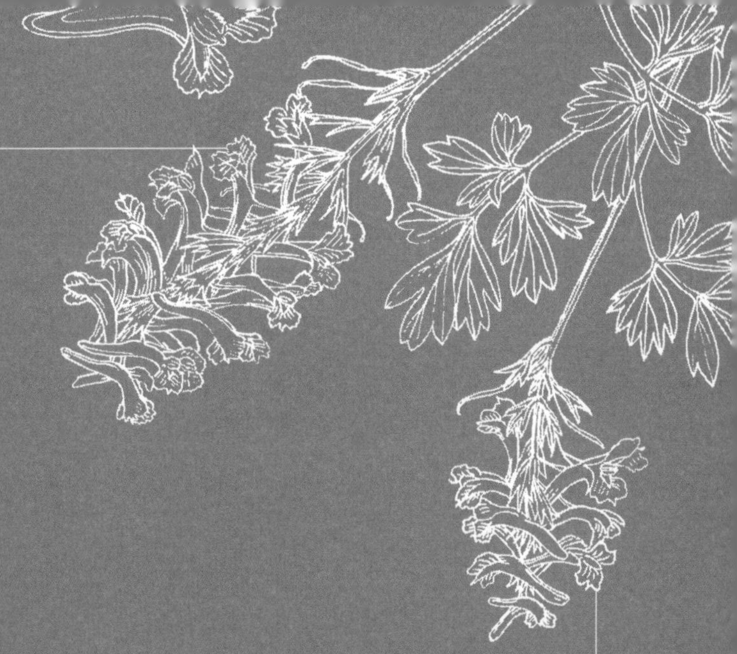

第4章 各部專論

穀部

88 芝麻與亞麻

身源西域入中原

/ 芝麻 /

芝麻與亞麻，既可榨油又可入藥，不僅收錄在《本草綱目》中，也收錄在現在的《中國藥典》中。芝麻曾名為胡麻，「胡」體現它是由外國進口的，「胡」地來的麻。《神農本草經》裏記載了胡麻，又名巨勝、方莖、油麻、脂麻。李時珍在《本草綱目》裏解釋了這些名稱的由來。

李時珍引用了宋代沈括《夢溪筆談》的記載，很久以前中原地區只有火麻仁，做麻布的麻，漢朝通西域後胡麻才從西域傳來。胡麻的莖是方的，古人叫它方莖。《本草圖經》的作者蘇頌說胡麻在八穀之中，最為大勝，因而叫巨勝，且出油多，又叫油麻、脂麻，這就進一步貼近芝麻的名稱了。

宋代《事物紀原》記載，京師皆食胡餅。南北朝十六國時期後趙的開國君主趙明帝石勒，是少數民族羯人。他避諱胡字，這時胡餅被改名為麻餅，也改胡麻為芝麻。也有學者認為，胡本身為黑的意思，以黑色種子者入藥，稱之為胡麻。

現在《中國藥典》規定，脂麻科植物脂麻 *Sesamum indicum* L. 的乾燥成熟種子入藥，藥名黑芝麻。

芝麻是一個廣泛分佈的物種，現在我國除了青藏高原外，各地區均有栽培。

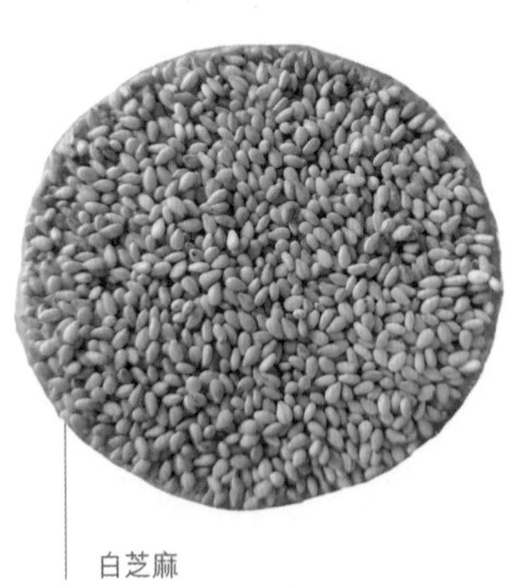

白芝麻

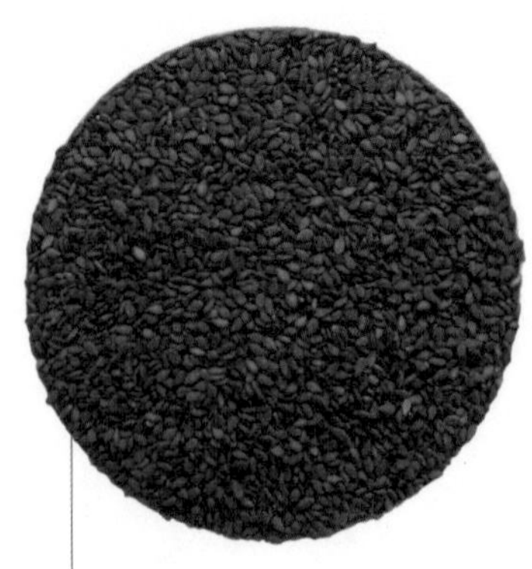

黑芝麻

芝麻開花節節高。芝麻在開花之後，就進入了成熟期。每開花一次，就拔高一節，接着再開花，再繼續拔高，每一節上都可結果。它的果實是蒴果，蒴果通常像個豆莢一樣，剝開外皮，裏面是兩排整整齊齊的種子。一顆芝麻果實裏可有 60～80 粒種子。

李時珍把芝麻分成了黑芝麻和白芝麻。李時珍認為，食用或榨油用白芝麻較好，因為白芝麻更香。入藥則用黑芝麻更好。黑芝麻味甘，性平，具有補益肝腎，養血益精，潤腸通便的功效。

/ 應用 /

關於芝麻，《本草綱目》中還敘述了一段神話故事。劉郎與阮郎兩個年輕的小夥子，來到天台山中採山貨，迷了路遇到仙女，仙女分給他們一些餐食，其中包括芝麻飯。李時珍同時詳細記錄了芝麻的具體食養方法。他引用了孫思邈的方子，用黑芝麻，挑除黃褐色者，蒸 30 遍，微炒香為末，加入白蜜，再搗藥 300 下，製成梧桐子大小的丸子。此丸藥可每天早上吃 50 丸。人過 40，久服明目，腸柔。

美食家、文學家蘇軾也有與芝麻食養的故事。蘇軾認為，胡麻和茯苓都有延年益壽的功效。他留下了一個養生方子，凡患有痔疾，宜斷酒肉、鹽和奶酪、醬菜、濃味，唯宜食淡麵一味。以九蒸九製的胡麻，同茯苓、白蜜一同製丸藥。服用後，日久氣力不衰而百病自去，痔疾也能慢慢好了。

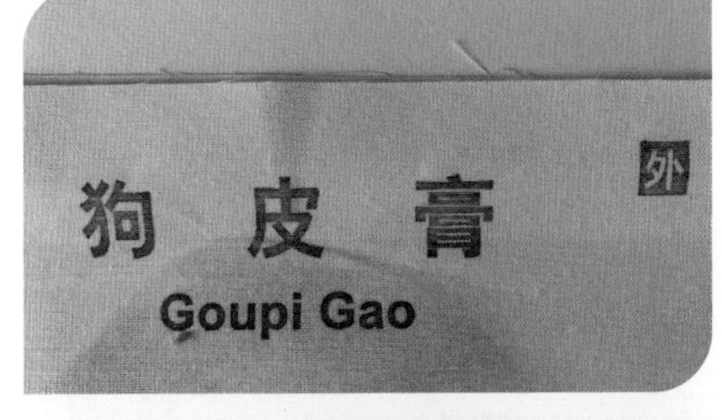

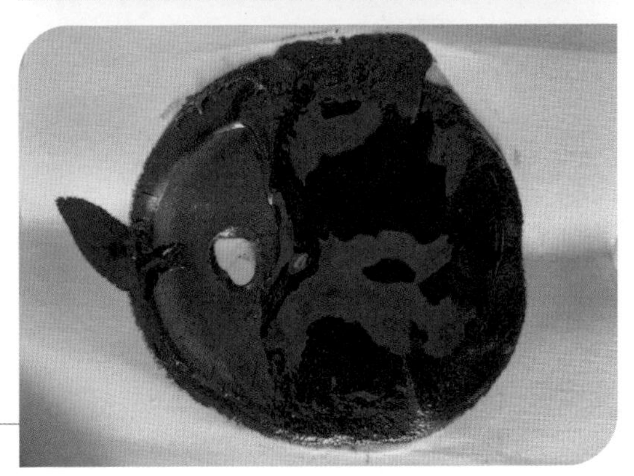

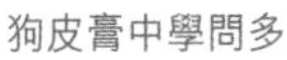
狗皮膏中學問多

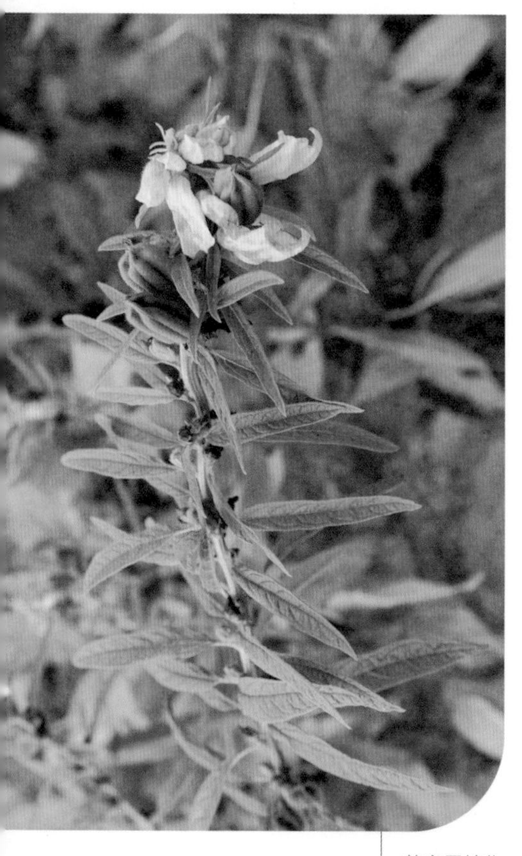

芝麻原植物

現在患痔瘡的人越來越多。凡是常年在辦公室電腦前工作的人士都容易患上痔瘡。除了適當增加運動以外，可以試試蘇軾的食養辦法，同時要養成良好的作息習慣。

《本草綱目》記載的含有芝麻的方子一共有 30 多個，其中有內服的，也有外用的。現代研究表明，芝麻具有補鈣作用。古人記錄了中藥的臨床療效，很多原理和作用機制，已被現代研究逐漸闡明。

芝麻油還有一個重要的用途，就是作為輔料製作傳統的狗皮膏藥。狗皮膏藥，名字有些不文雅，卻是個非常好的藥。傳統膏藥外邊的載體是狗皮，膏藥裏的藥，必須用芝麻油來熬，質量才好。腰腿痛時貼上起效快，附着力很強，而且不容易導致皮膚過敏。但由於多種原因，狗皮膏藥現在已經不怎麼生產了。

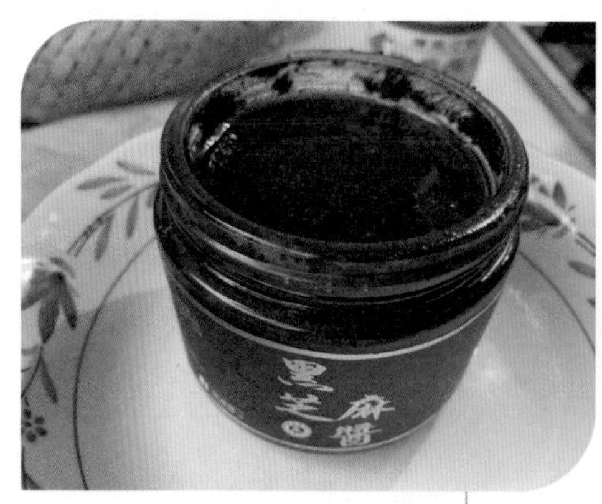

黑芝麻醬

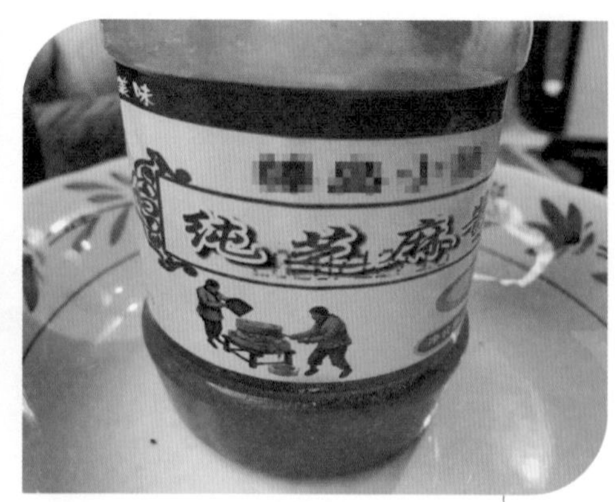

芝麻醬

芝麻裏的脂肪含量高達 50% 以上。因芝麻在加工過程中是被炒過的，所以芝麻製出的油可以直接用於涼拌菜。芝麻油的香是一種特殊的噴鼻的香氣，芝麻油便有了香油的簡稱。

芝麻可以榨油，剩下的殘渣還可以做芝麻醬。離李時珍故鄉不遠的湖北武漢，有名揚天下的熱乾麵，麵條上也離不開那兩勺芝麻醬。

我兒時有段深刻記憶，我家所在的花市大街上有一家新華書店和一家香油廠。每次我和小夥伴一起去街上玩，新華書店的油墨香氣和榨油廠飄出的芝麻清香是我最喜歡聞的氣味，一個是精神食糧，一個是物質食糧。我喜歡捧着新書，聞着油墨的香氣，走在香油廠前，做幾次深呼吸，在物質不太豐富的年代也是美好的享受。

亞麻

亞麻也是外來的植物，它的別名也叫「胡麻」，重名曾造成混淆。

水墨畫是中國的國畫，體現着民族的風格與傳統文化。西方油畫所用的工具與國畫完全不同，亞麻油是畫油畫必備的材料。歐洲繪畫中油畫的創造者凡·艾克兄弟，在 15 世紀用亞麻油和核桃油作為調和劑，改良了顏料，使其易於調和，色彩亮度高。這種新的材料和新技法很快在歐洲流行開來，亞麻油成為基礎材料，在油畫藝術的發展歷史中，起到了非常關鍵的作用。

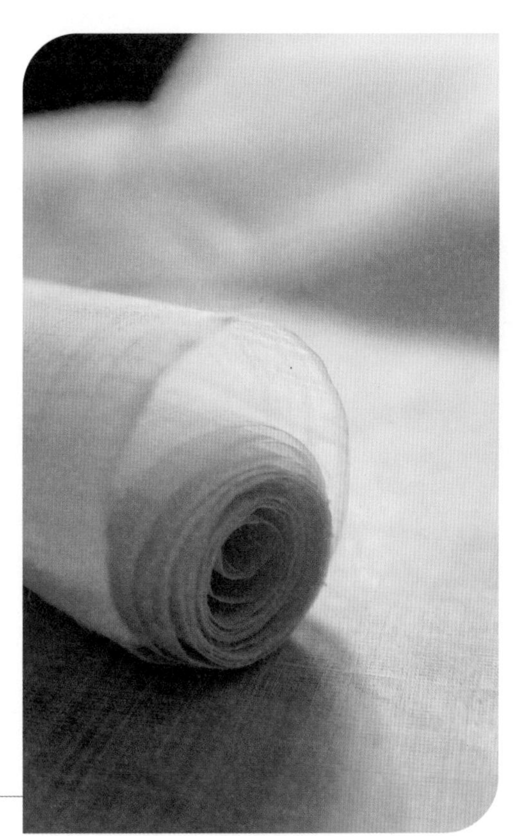
亞麻布

亞麻是亞麻科植物，人類使用亞麻的歷史，可以追溯到尼羅河流域的古埃及文明，人們發現木乃伊身上的裹屍布都是亞麻製的。亞麻做的衣服一直穿到今天，面料輕便，尤其夏天穿着涼爽。歐洲人最喜歡亞麻的服裝，在比利時、荷蘭、法國等地生產世界首屈一指的亞麻纖維。中國的生產企業也正在迎頭趕上。

人類栽培亞麻的過程也是定向發展的，有的側重用油、有的側重用纖維。到清朝末年，亞麻在我國引種的範圍已經比較廣泛了。最初我國亞麻的使用主要是做食用油。由於豆油、花生油、菜籽油及玉米油的大發展，亞麻油已經漸漸退出了市場。如今中國重彩畫也用亞麻畫布，國畫用上了水製亞麻布，油畫用油製亞麻布。

亞麻子的藥用歷史也頗長，早在古希臘時期，希波克拉底就推薦用亞麻子治療黏膜炎症。中國宋代的《本草圖經》已經記錄了亞麻子，《本草綱目》也有收錄。中醫理論認為，亞麻子味甘，性微溫，平和無毒，具有養血祛風，潤腸通便的功效。亞麻的多元用途開發仍在繼續。

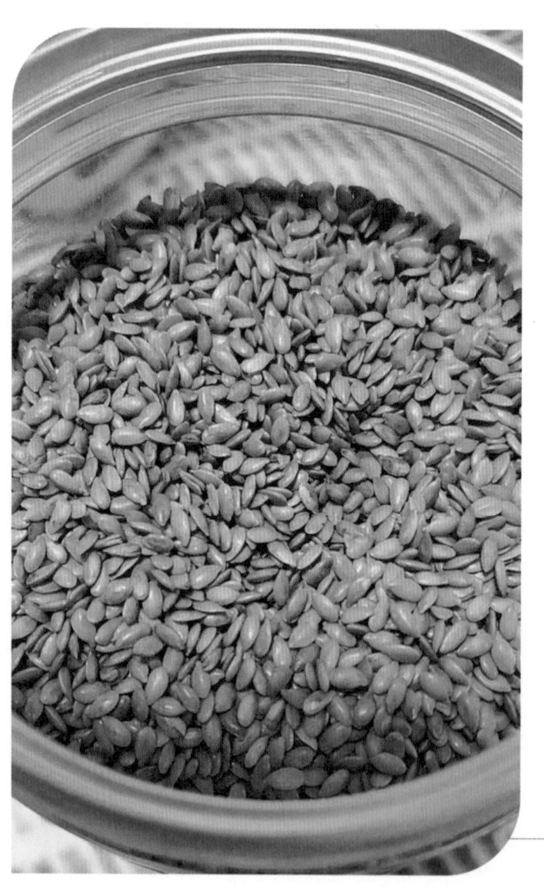

亞麻子

芝麻與亞麻均為外來品種，它們是絲綢之路的使者之一，受到東西方人們的歡迎，既可榨油，又是常用中藥，是重要的經濟作物。

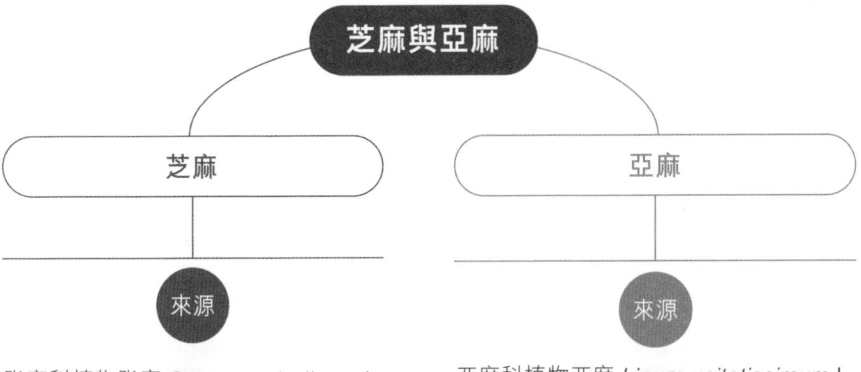

脂麻科植物脂麻 *Sesamum indicum* L.

用途

白芝麻
食用或榨油

黑芝麻
食用
藥用
補益肝腎，養血益精，潤腸通便

亞麻科植物亞麻 *Linum usitatissimum* L.

用途

亞麻
亞麻纖維，亞麻油

亞麻子
藥用
養血祛風，潤腸通便

小麥

五穀有兩種比較通行的説法。一種是稻、黍、稷、麥、菽；另一種是麻、黍、稷、麥、菽。無論哪種説法，「麥」都在其中。

小麥分冬小麥和春小麥，我國以冬小麥為主。在長城以南種植冬小麥，長城以北種植春小麥。1976 年我高中畢業後，插隊到北京市良種繁殖場，在那裏種了兩年冬小麥，對於種麥子、收麥子的勞作深有體會。

農諺説：「白露早，寒露遲，秋分種麥正當時。」在華北地區，9 月 23 日前後就可以開始種小麥了。冬天，人們盼着來一場雪，就好像一層厚厚的白棉被，既可以擋風寒，又可以為第二年儲存水分。在北京，小麥一般 6 月上旬成熟。

麥子成熟了，淩晨 3 點鐘就要下地搶收麥子，天色一片漆黑，在月光下幹活，卻有夏天難得的涼爽。一直忙到中午，天也熱了起來，累了就躺在麥垛上，抓一把新鮮的麥子放在手裏一搓，圓圓的麥粒就蹦出來了，放在嘴裏嚼着，越嚼越甜，這是最享受的。小麥的甜來自其主要成分澱粉，咀嚼澱粉時，唾液中的澱粉酶會把澱粉水解，變成甜味的麥芽糖。

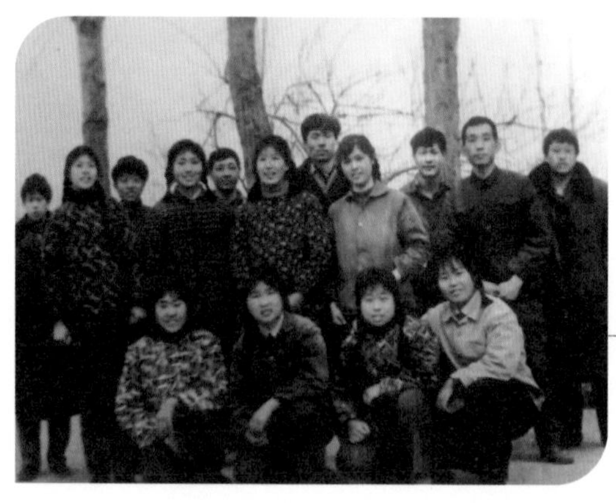

1976 年筆者（後排右二）與高中同學一同到北京市良種繁殖場當知青，幹了兩年農活

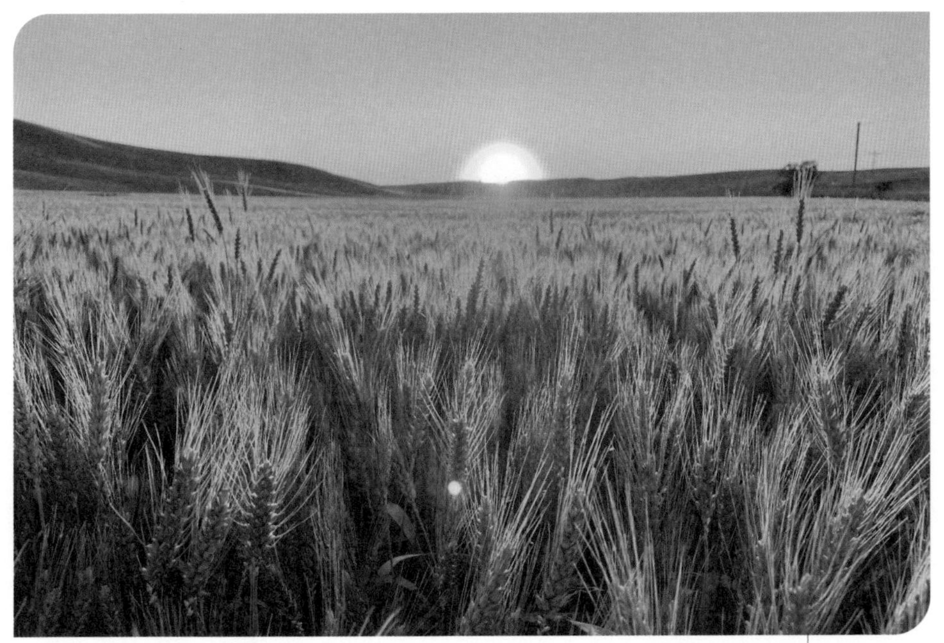

金色的麥田

麥收時最怕下大雨。要「龍口奪糧」，跟龍王爺搶時機收麥子。麥穗成熟時如果遇到一場大雨、一陣狂風，麥子一倒，在水裏一泡，兩三天麥子就變麥芽了，大半年的辛苦就全白費了。

李時珍在《本草綱目》曾引用宋代蘇頌的記錄：「大、小麥秋種冬長，春秀夏實，具四時中和之氣，故為五穀之貴。」中醫認為甘能補脾，味甘的小麥也有補脾的功效。

據《名醫別錄》記載，小麥可以養心氣。儲存時間比較長的為陳小麥，煎湯服用可以止虛汗。李時珍記載新麥性熱，陳麥平和。李時珍對麵粉評價極高，他認為麵能補虛，久食，實人膚體，厚腸胃，強氣力。但他生活的時代尚不能保障人們每天都有足夠的營養攝入，客觀地看，小麥是真正的藥食兩用佳品。

漢代張仲景在《傷寒論》和《金匱要略》當中分別收錄了兩首經典的方劑——小建中湯和大建中湯，兩首方裏有一味共同的藥——飴糖。藥用的飴糖指的是米、大麥、小麥等糧食經發酵糖化而製成的糖類食品，即麥芽糖。兩首方中的麥芽糖可以起到健中養胃的功效。麥芽糖是中國較傳統的小吃之一，北方的小吃關東糖就是麥芽糖。蔗糖來自甘蔗，甘蔗是外來的植物，張仲景的時代還沒有甘蔗，自然也就沒有蔗糖了。

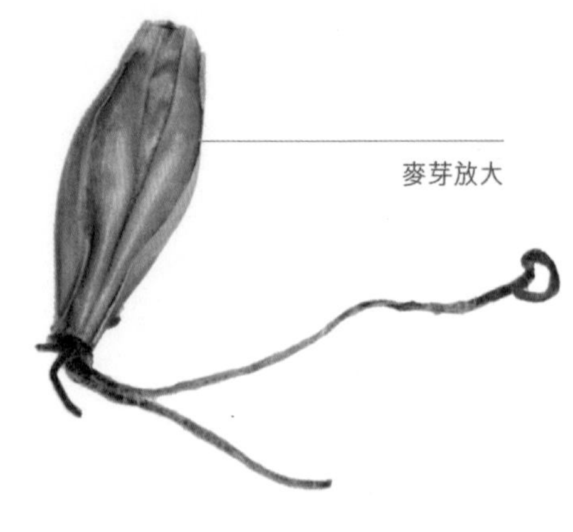
麥芽放大

《本草綱目》中小麥的項目下還有麥麩，即麥皮，為小麥加工成麵粉時的副產品。李時珍指出，麥麩跟浮小麥性味相同，但是止汗的功效不如浮小麥。麥麩本身富含纖維素和維生素，是瘦身保健的好食材。用醋拌麥麩蒸熱，裝在袋子裏熱敷，可以散血止痛，把它貼在手足風濕痹痛處，有一定的治療效果。

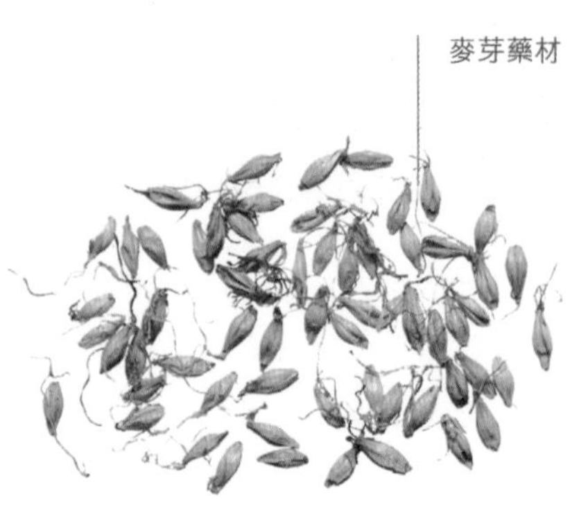
麥芽藥材

李時珍記載麵筋「古人罕知，今為素食要物，煮食甚良」。麵筋在古代用得並不多，但在明代已經成為重要的素食。麵筋可以做成素肉，口感和真的肉十分相似。現在的素食主義者對麵筋依然喜愛有加。麵筋是自家就能製作的食材，把麵揉成麵團，用豆包布包起來，在水中不斷搓洗，洗剩下的就是麵筋。

/ 浮小麥 /

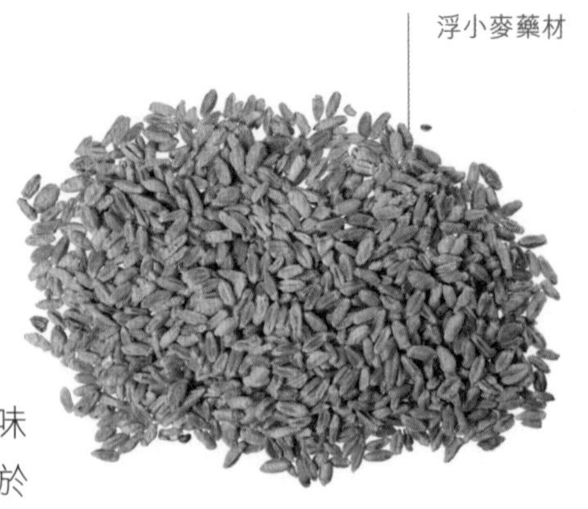
浮小麥藥材

小麥是成熟的籽粒飽滿的麥子。不成熟的小麥輕浮乾癟，做餐飯可能不夠美味，不過可以入藥，為中藥浮小麥。由於浮小麥尚不成熟，如果放在水裏，可能會漂浮在水面上。《本草綱目》記載，浮小麥性味甘、鹹、寒，無毒；能益氣除熱，可以用於治療自汗盜汗、骨蒸虛熱、婦人勞熱。

大麥

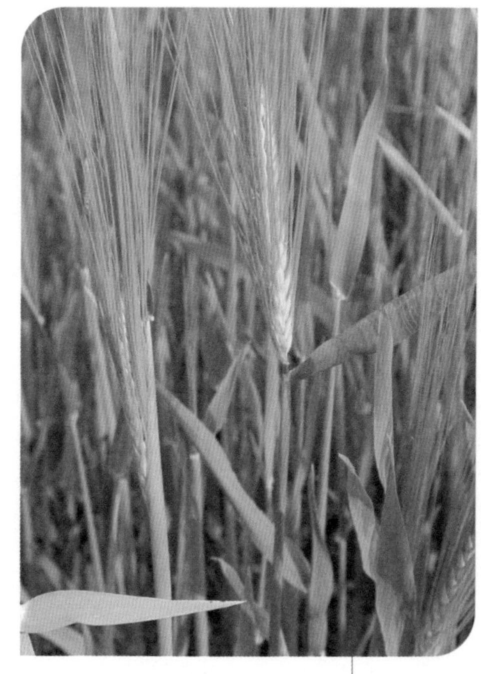

大麥原植物

大麥別名春大麥、皮大麥，也是製造啤酒的主要原料。大麥與小麥來自禾本科的不同屬。

大麥比小麥長得粗壯，而且小麥和大麥的外形也有區別。首先，大麥的麥芒較之小麥長了許多，具有扎手的細刺，小麥則可直接用手把麥粒搓出來。其次，大麥的麥粒偏長，小麥的麥粒偏圓。抽穗的時候，大麥麥穗軸上生 3 個小穗，小麥只生一個小穗。

常用中藥麥芽是大麥芽。麥芽性味甘，性平，無毒；可以行氣消食，健脾開胃，退乳消脹。常用中藥焦三仙是 3 味藥：焦麥芽、焦山楂和焦神曲，炒焦更有利於消化。

此外，大麥還能做成大麥茶，在中國、日本、韓國等地都非常流行。大麥茶的加工也需要把大麥炒到焦黃，飲用時用熱水沖泡能散發出濃濃的麥香、焦香，醒神悅脾。

青稞

青稞

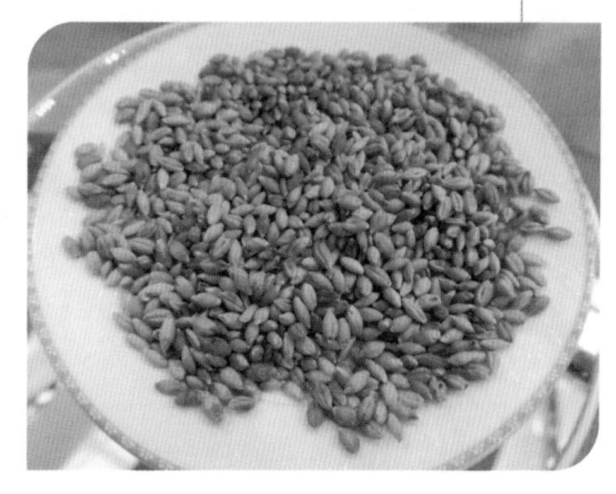

由於青稞的麥粒裸露在外，又叫裸大麥，在青藏地區叫青稞，與大麥一樣屬禾本科大麥屬。

脫穎而出的「穎」，指禾穗的末端，禾本科的果實為穎果，成熟時常黏着穎殼，脫穎而出非常困難。但青稞剛好相反，穎果容易脫出。

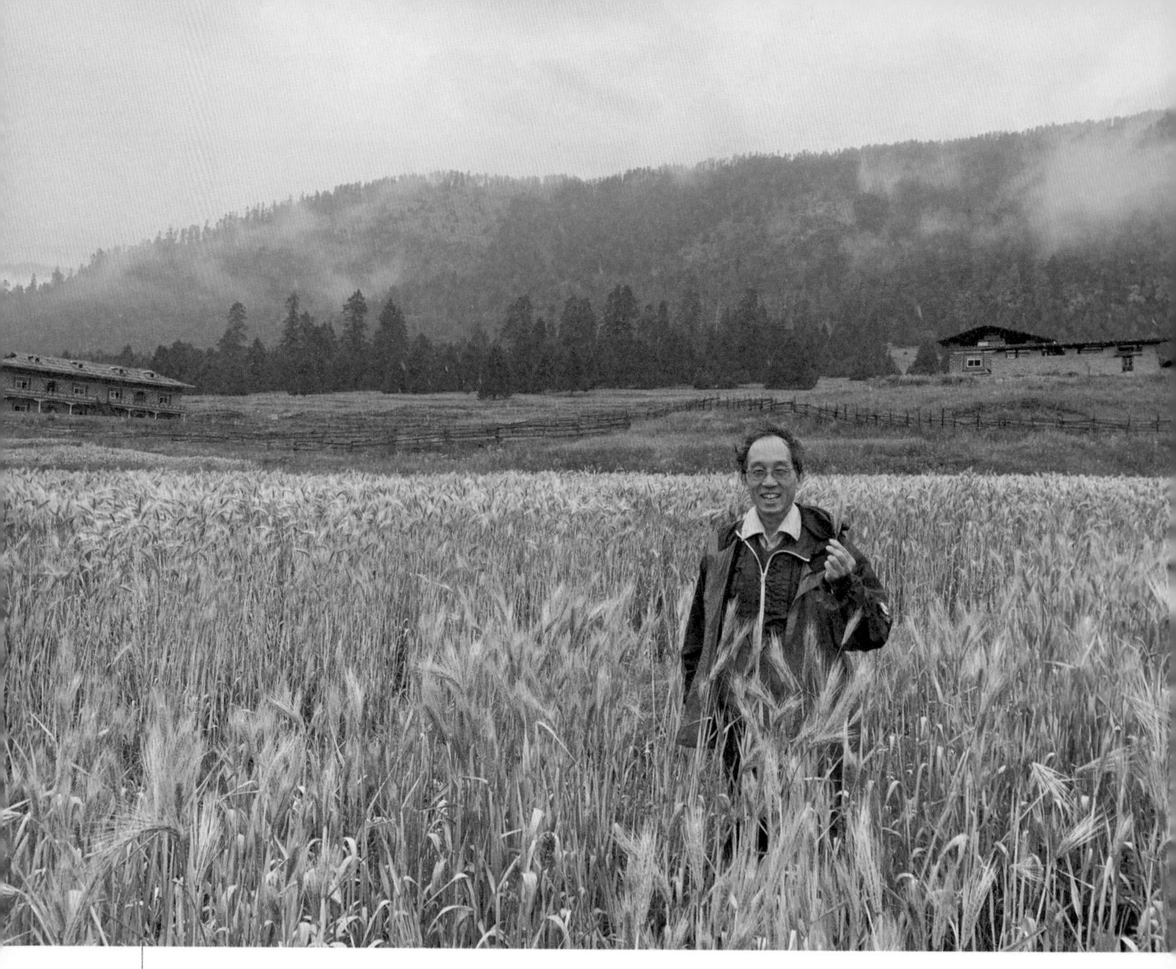

再赴西藏尋青稞

藏族人民待客有獻青稞酒、獻酥油茶、獻哈達的習俗。2000年我第一次到西藏時還能見到多種青稞做的餐食，不過 2019 年再赴藏考察時則沒見到幾道青稞做的食物。我走進一家餐館裏點了一盤餃子，以為能吃到青稞了，但是餃子端上來才發現餃子皮不是青稞麵做的。我就向老闆詢問，包餃子的麵粉是甚麼原料。老闆說：「這是小麥粉和青稞粉混在一起做的。這裏小麥栽培也容易，產量也高，而青稞產量低，現在想吃點青稞不容易了。」我又問他青稞做甚麼去了，回答是：「做酒了。」原來現在青藏高原的青稞多數用於釀酒。於是我品嘗了一種青稞酒，酒精含量 3%，味道類似南方的醪糟。

有人說中國南方是米文化，北方是麵文化。的確，北方人的食譜中，麥子做的麵食頻頻出現，為重要的主食。麵食的做法五花八門，餅、饅頭、餃子、麵條在《本草綱目》中都佔據一席之地。

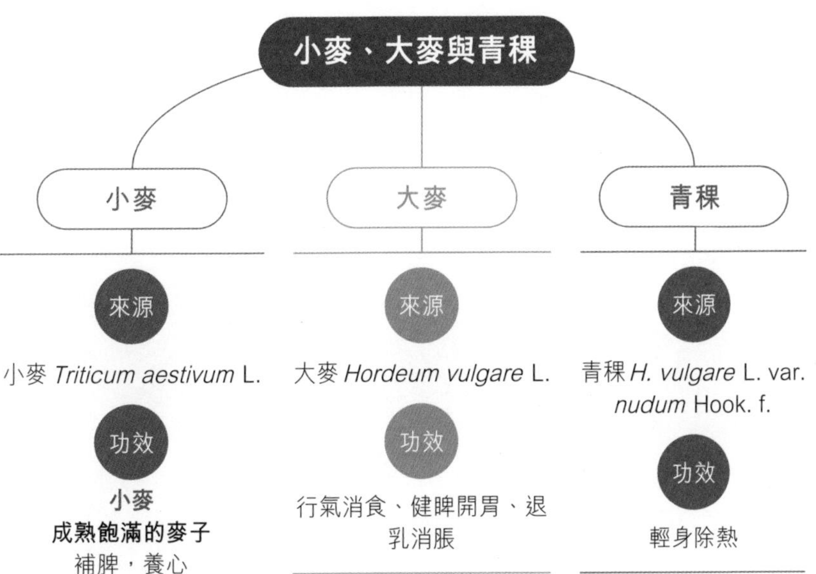

小麥 *Triticum aestivum* L.

功效

小麥
成熟飽滿的麥子
補脾，養心

麥麩
即麥皮
外用散血止痛

浮小麥
乾癟的麥子
益氣除熱

大麥 *Hordeum vulgare* L.

功效

行氣消食、健脾開胃、退乳消脹

青稞 *H. vulgare* L. var. *nudum* Hook. f.

功效

輕身除熱

蕎麥三兄弟

五穀中沒有蕎麥，它屬配角雜糧，卻在人類提倡回歸自然的今天紅得發紫。雖然名中有個麥字，但是與禾本科的大麥小麥不同，蕎麥是蓼科的植物。

蕎麥 *Fagopyrum esculentum* Moench，瘦果三棱形，呈褐色，原產於中國，營養非常豐富，栽培歷史悠久，約在公元前6000年已有記載。蕎麥最早出現在黃土高原地區，對環境的適應能力很強，後來向西傳入中亞和西亞，最後傳入了歐洲。

蕎麥的種子味甘、微酸，性寒，無毒；有開胃寬腸，下氣消積的功效。根據《本草綱目》的記載，它可以實腸胃，益氣力，續精神，能煉五臟滓穢，甚至在腸胃裏積攢了一年的積食也能夠消化掉。

但有句俗話說：「二十里的蕎麥餓斷腰。」蕎麥消化得快，走不了多遠的路就感到肚子餓了。

在不同的地方，蕎麥的吃法、做法也是不一樣的。

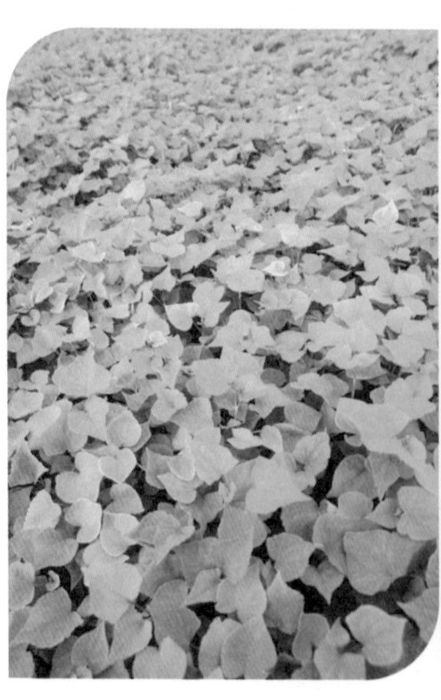

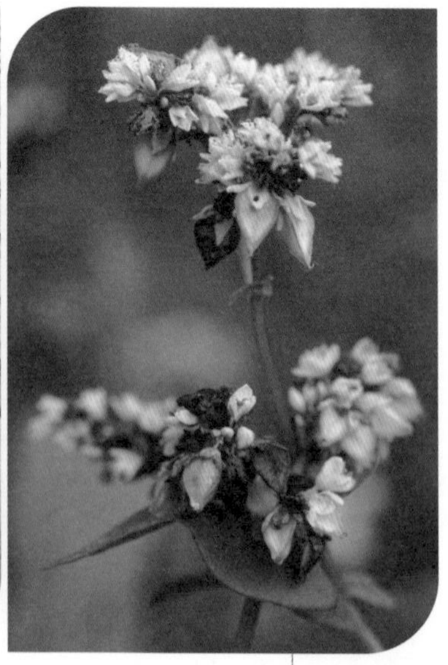

蕎麥原植物

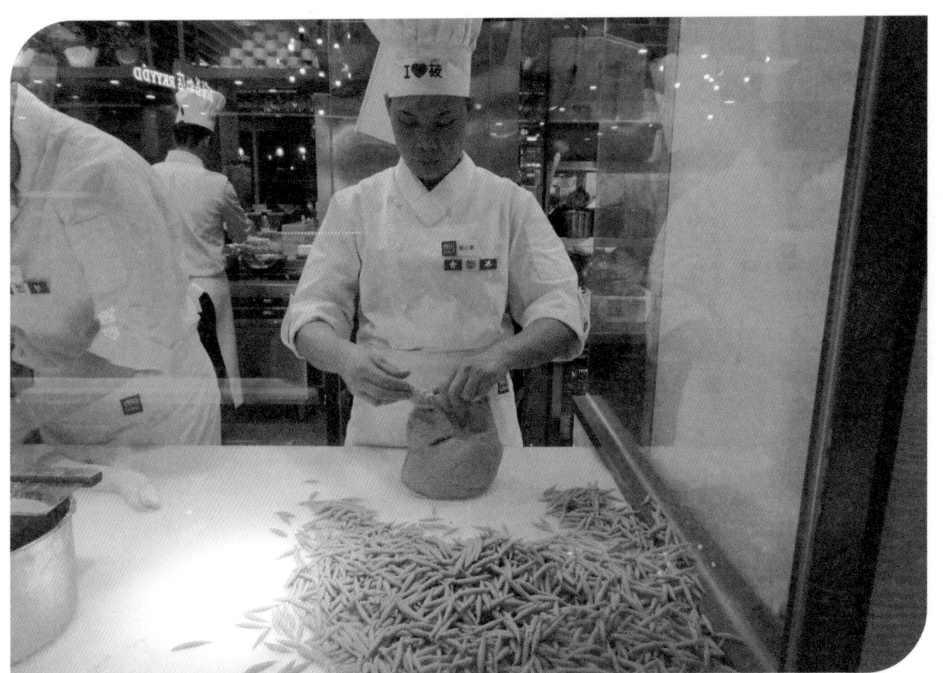

蕎麥麵做的撥魚兒

我國東北還有朝鮮半島都有蕎麥麵條，著名的延吉冷麵就是蕎麥麵。在我國西北地區有蕎麥做的餄餎和貓耳朵等特色麵食。

在日本吃蕎麥麵

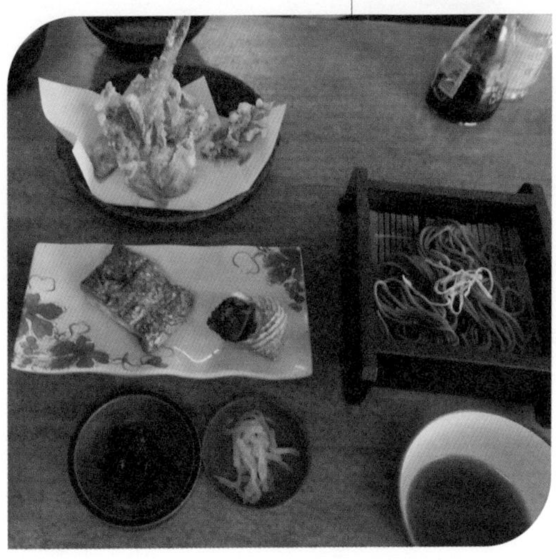

蕎麥麵在日本也大受歡迎，為日本的三大麵食之一。另外兩個一個是拉麵，一個是烏冬麵。日本蕎麥麵多是涼拌的，吃的時候蘸上蕎麥麵醬油汁、芥末、芝麻，和吃餃子一樣要原湯化原食，吃完蕎麥麵再喝一碗蕎麥麵湯。蕎麥麵的日文發音叫 soba，和日語的「鄰居」發音相同，所以日本人在慶祝喬遷之喜的時候，會向鄰居送上一把蕎麥麵，表示鄰里和睦。

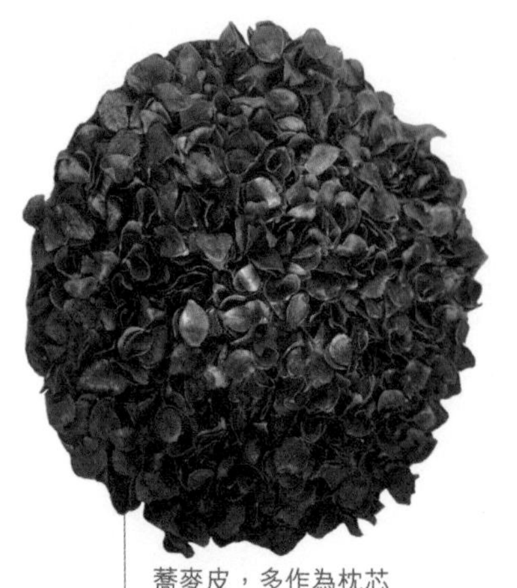

蕎麥皮，多作為枕芯

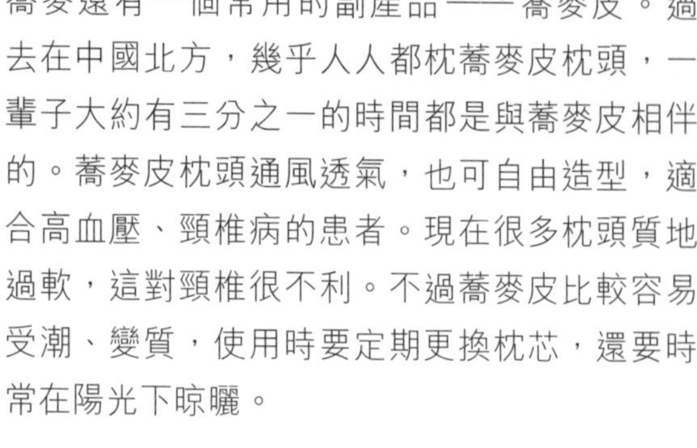

蕎麥還有一個常用的副產品——蕎麥皮。過去在中國北方，幾乎人人都枕蕎麥皮枕頭，一輩子大約有三分之一的時間都是與蕎麥皮相伴的。蕎麥皮枕頭通風透氣，也可自由造型，適合高血壓、頸椎病的患者。現在很多枕頭質地過軟，這對頸椎很不利。不過蕎麥皮比較容易受潮、變質，使用時要定期更換枕芯，還要時常在陽光下晾曬。

苦蕎麥

李時珍是第一個將苦蕎與蕎麥分列為兩味藥材的醫家，苦蕎麥正式入藥也是從《本草綱目》開始的。苦蕎麥和蕎麥關係很近，苦蕎麥味苦，蕎麥味甘，別名甜蕎，可以區別於苦蕎。

苦蕎麥受歡迎的主要原因是低熱量、口感好、營養成分比較豐富。現代臨床研究也表明，苦蕎麥有降血糖、降血脂、增強免疫力的作用，苦蕎麵條等食物很受糖尿病患者歡迎。

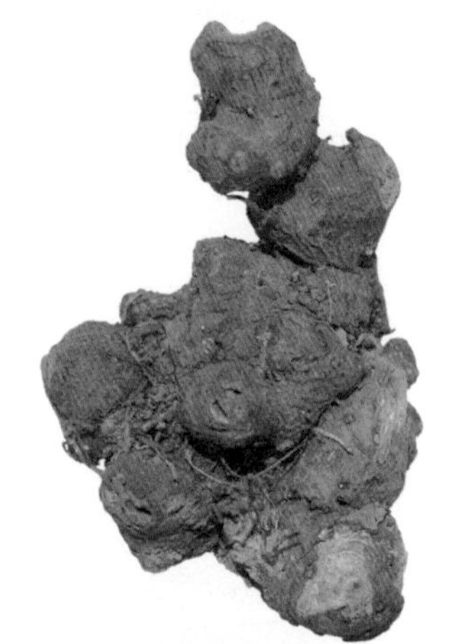

金蕎麥

與蕎麥名字相近的還有一味金蕎麥。金蕎麥又叫五毒草，全體微被白色柔毛，地上部分莖纖細直立且多分枝。雖然同是蕎麥屬植物，但金蕎麥的藥用部位是地下的根莖，根莖粗大，紅褐色，呈結節狀。

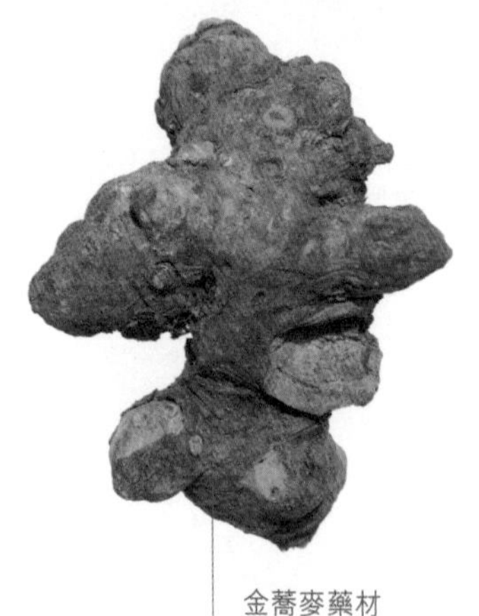

金蕎麥藥材

《本草綱目拾遺》記載金蕎麥可治喉風、喉毒、痰核瘰癧等證。喉風、喉毒類似現在的急性喉炎，特點是咽喉部突然腫痛、聲音嘶啞，甚至可以導致呼吸困難。遇到這種情況時，用

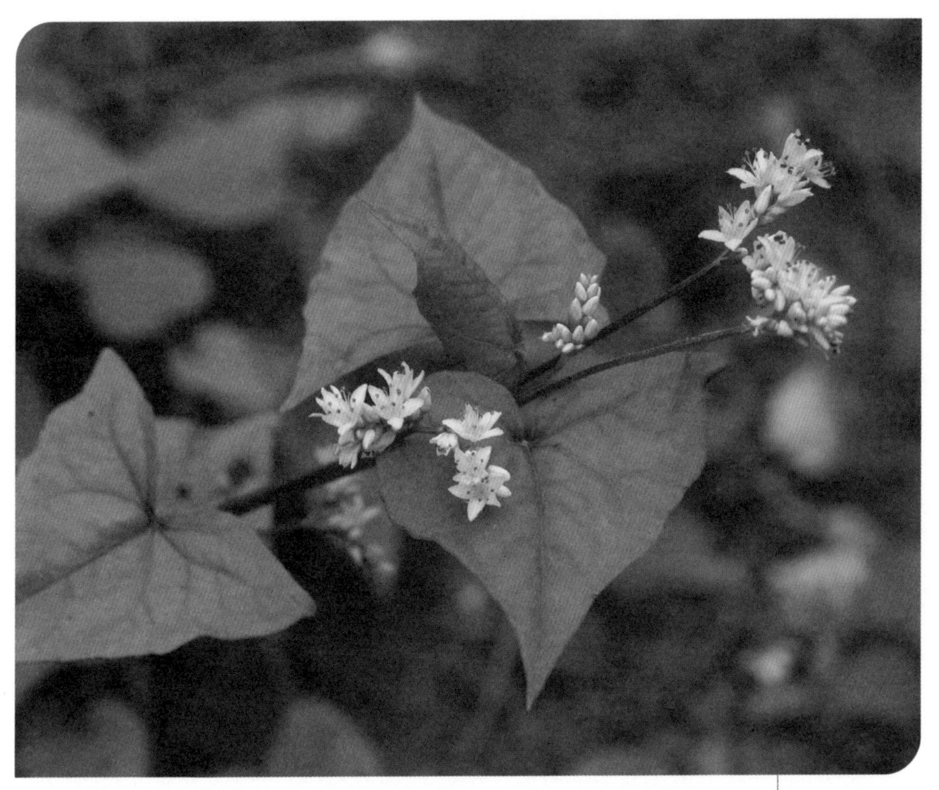

金蕎麥原植物

金蕎麥泡醋漱口、漱喉嚨，咽喉不適的症狀很快就消除了。痰核瘰癧又稱老鼠瘡，發病在頸部，別名又叫鼠瘡脖子。可用新鮮的金蕎麥根莖搗汁兑酒服下。《本草綱目拾遺》中提到一種餅餌的做法，將金蕎麥莖葉用水煮爛，和米粉做成小餅吃。

雀麥

據《本草綱目》記載，雀麥生長在野地中，又常有麻雀吃，所以叫作雀麥，來自禾本科植物雀麥 *Bromus japonicus* Thunb. ex Murr.。雀麥主要生長在山坡、荒野，外形像是比較細弱的小麥。在飢荒年代可以食雀麥充飢，通常先舂去外皮，再磨麵蒸食。

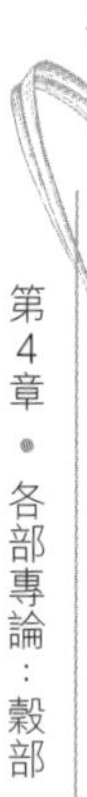

/ 莜麥 /

離北京不遠的河北張家口壩上地區盛產莜麥，莜麥和大小麥同屬禾本科、不同屬，莜麥是燕麥屬，大麥是大麥屬。

莜麥 *Avena chinensis* (Fisch. ex Roem. et Schult.) Metzg.，在成熟的時候，穀殼會自動脱去。它和雀麥很像，李時珍在《本草綱目》中把它列在了雀麥的條目之下。

莜麥是華北地區的叫法，西北地區稱之為玉麥，東北地區稱之為鈴鐺麥。原產於我國，在西北地區比較常見，除了張家口壩上地區以外，山西、陝西、內蒙古都有栽培。這種植物不怕貧瘠，相當耐寒、抗旱，對土壤的適應性很強。

和蕎麥容易消化的特點剛好相反，莜麥特別不容易消化，很能扛餓。「三十里的莜麵，四十里的糕，二十里的蕎麵餓斷腰。」對比之下，莜麵、油糕最扛餓。「四十里的糕」指的是北方常見的黃米糕。

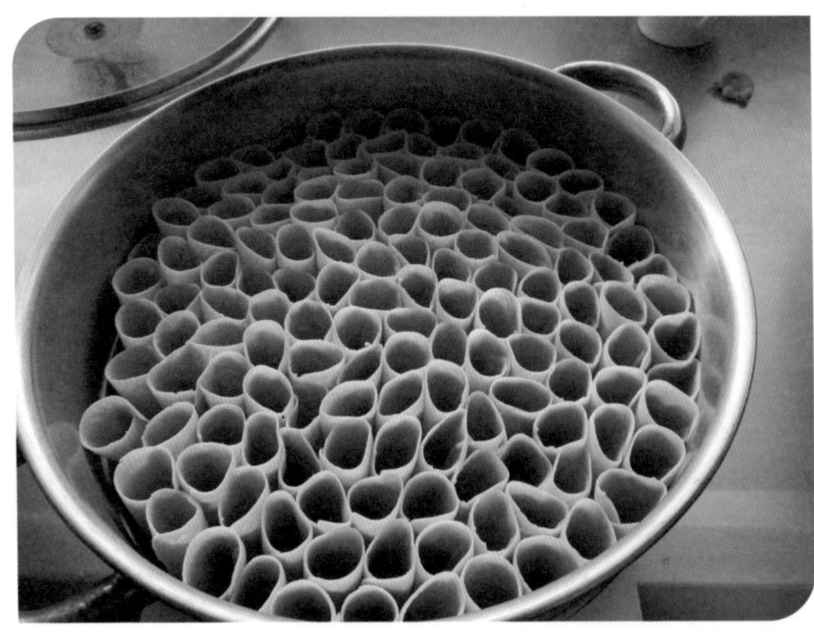

山西特色麵食莜麵栲栳栳

山西美食中有一種莜麥做成的特色麵食——莜麵栲栳栳，配以各種滷料食用。莜麥麵比較適合有脂肪肝、糖尿病的患者，以及體虛自汗、盜汗者食用。

莜麵的加工很費工夫，烹飪它需要「三生三熟」。先將生莜麥炒熟，是一熟；再磨成粉，因莜麥黏度不夠，得用開水燙麵，是二熟；再和麵，加工成莜麵窩窩、餄餎、麵條，才能上鍋蒸，總共經歷了炒熟、燙熟、蒸熟，是為三熟。

/ 燕麥 /

燕麥和莜麥是燕麥屬的「兄弟」，燕麥 *Avena sativa* L. 在成熟的時候，穀殼還會緊緊包裹在種子上，又叫皮燕麥。燕麥產在我國東北、華北、西北地區，許多省區都有栽培，國外栽培的多是皮燕麥。

燕麥在西餐中出現的概率比中餐要高，常做成各種麥片、燕麥餅乾、燕麥麵包等，很受歡迎。燕麥的特點是熱量低，膳食纖維豐富，有助於維持正常的腸道功能。

自然界有紅花，也有綠葉，在餐桌上，有主食，也有副食。雜糧各有特色，充實了人類的營養，豐富了人們的生活。我們在選擇食物的時候，更應注意粗細搭配、飲食均衡。

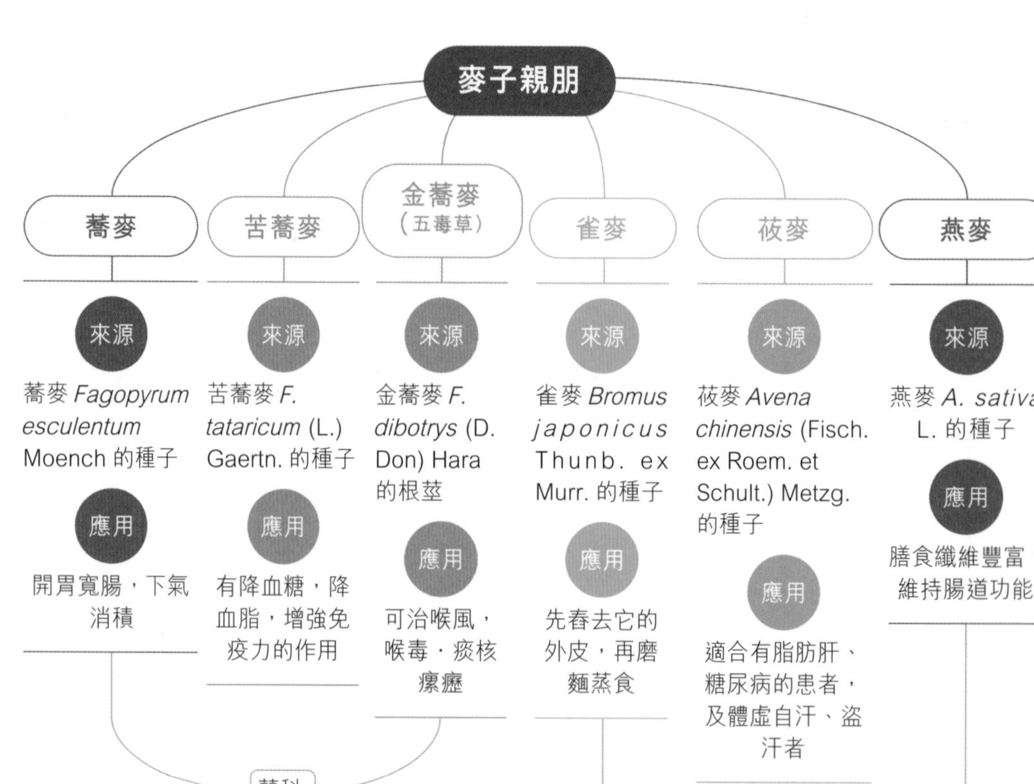
麥子親朋
蕎麥
苦蕎麥
金蕎麥
（五毒草）
雀麥
莜麥
燕麥
來源
蕎麥 *Fagopyrum esculentum* Moench 的種子
應用
開胃寬腸，下氣消積
來源
苦蕎麥 *F. tataricum* (L.) Gaertn. 的種子
應用
有降血糖，降血脂，增強免疫力的作用
來源
金蕎麥 *F. dibotrys* (D. Don) Hara 的根莖
應用
可治喉風，喉毒，瘰核瘰癧
來源
雀麥 *Bromus japonicus* Thunb. ex Murr. 的種子
應用
先舂去它的外皮，再磨麵蒸食
來源
莜麥 *Avena chinensis* (Fisch. ex Roem. et Schult.) Metzg. 的種子
應用
適合有脂肪肝、糖尿病的患者，及體虛自汗、盜汗者
來源
燕麥 *A. sativa* L. 的種子
應用
膳食纖維豐富，維持腸道功能
蓼科
禾本科

91
稻米類

五穀為養孰為先

五穀最養人

《黃帝內經》提出「五穀為養」，主張飲食養生。長江中下游地區是魚米之鄉，很久以前，稻米在我國南方就是主要的糧食作物了。

20 世紀 70 年代的考古發掘中，在浙江的河姆渡遺址，發現了炭化的稻米，是迄今為止全世界發現的最早栽培的稻米，也推動了人們對河姆渡文化更進一步的研究。後來，一次次新的考古發現，一次次刷新了我國稻米作業的歷史。

目前，植物考古界和農史學界較為公認的是，中國水稻栽種的歷史至少有 1 萬年。水稻的栽培發展至今，世界一半以上人口的主食是大米。

稻米分類

李時珍在《本草綱目》的稻米項下列出了稻、粳、秈 3 個條目，對應大米的類別分別是糯米、粳米和秈米。植物分類學上，它們都屬同一個物種稻 *Oryza sativa* L.。

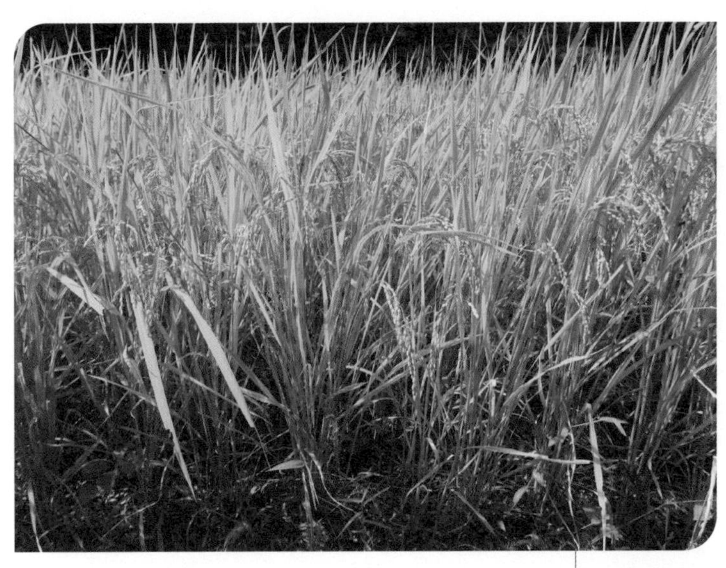

金燦燦的稻穀

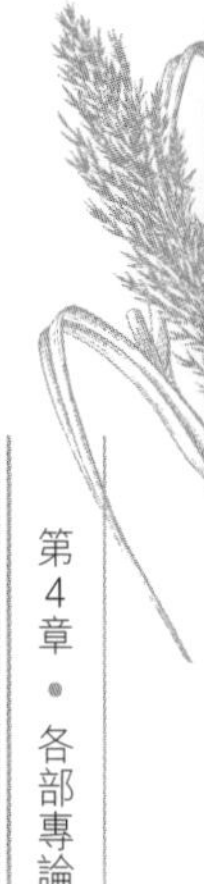

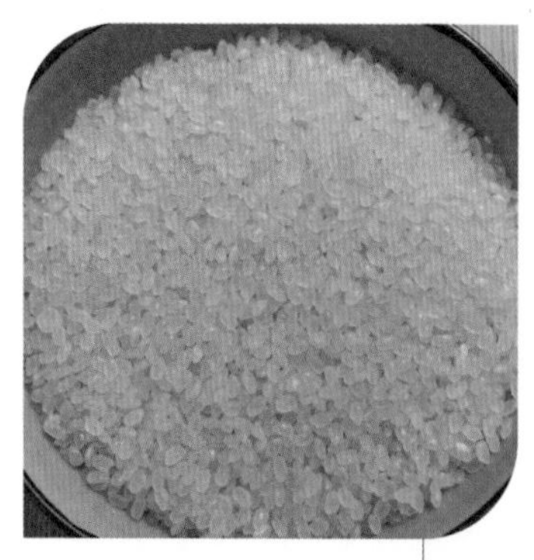

粳米

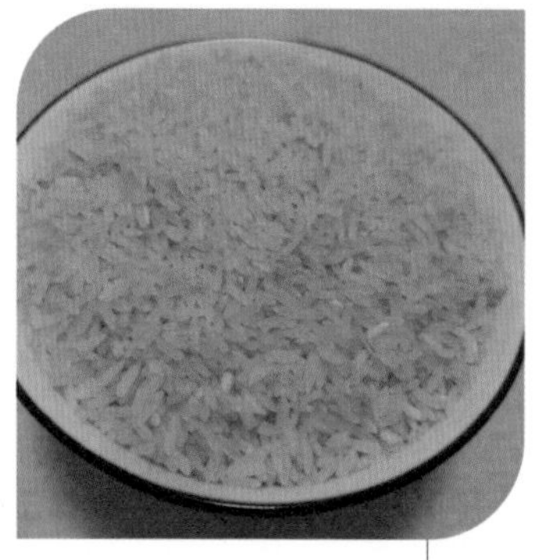

秈米

搖元宵和包糉子用的是糯米。中國北方大米飯和日本飯團用的是粳米。而我國南方常食用的米和泰國大米則是秈米的代表。

我國稻米主產於南方，過去大運河就是中國經濟的大動脈，將南方的大米一路北上運到北京。我原來工作過的中國中醫研究院的地點就在北京的海運倉，那裏過去就是糧倉。

糯米又名江米，是人們在千百年前培育野生稻的過程中，逐漸篩選出來的一種穀粒偏圓、黏度極強的米。糯米除了可以食用外還有一大功能——將熬熟的米漿與生石灰製成糯米灰漿，可修築古代建築物的牆壁。糯米灰漿一旦塗抹在城磚之間，古城牆的磚頭塊壘就緊緊地融為一體了。要想再把城磚分開，必須用鐵鉗子鉗、大錘子鑿，堅固程度絲毫不亞於現在的水

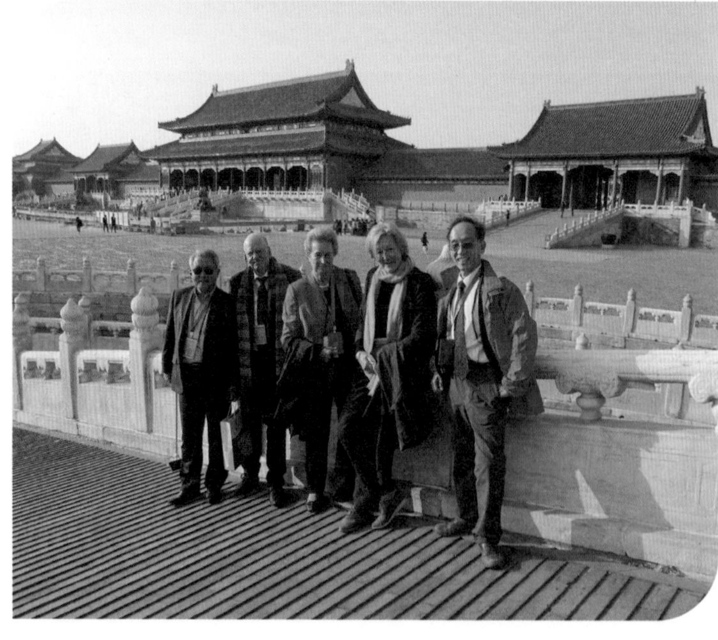

走過歷史的長河，故宮的巍峨紅牆之中也有糯米的功勞。德國漢學家文樹德（左二）與文淑德（左四）夫婦愛中國、愛北京，先後來華60 餘次，對故宮中的醫與藥很為關注。

泥。北京的一些皇家宮殿園林，還有曾經達官顯貴的府邸，都採用這種灌注米漿的建築方式。

由於糯米性黏、滯，難消化，多用來做小吃，如元宵、糉子、糯米雞等。由於糯米的這種特點，李時珍和眾多醫家都不建議小童、患者、脾胃虛弱的人食用。

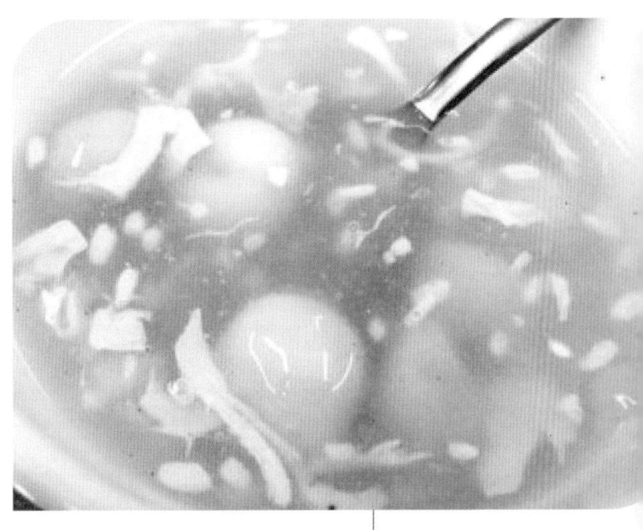

廣東風味的湯圓

一般來説，粳米煮出來的飯柔軟可口，口感比秈米要好，但是它的出飯率比秈米低。粳米的穀粒較短，因生長期比較長，特別是在大米灌漿成熟期的時候晝夜溫差大，所以才形成了黏性比較高的北方大米的特性，而且產出了不少「名牌」。

我上高中的時候，曾到北京郊區潮白河畔參加學農勞動，還有過一段插秧種稻米的經歷。

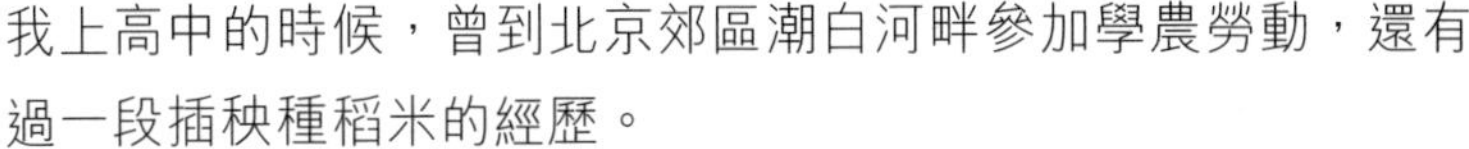

傳統的種稻子方法是先將種子育苗，等到種子發了芽長出幾片葉子時，再將種苗移種到水田中。

農民辛苦，糧食來之不易，我覺得最辛苦的農活就是插秧，一天不知要彎多少次腰。水田中有螞蟥，又給水田工作增加了一層危險。螞蟥也是中藥水蛭。螞蟥叮到人腿上，剛開始不會有任何感覺，哪怕鮮血直流。曾有農民告訴我，被螞蟥咬上後，用手揪是揪不出來的，一定要用鞋底子使勁拍，要螞蟥主動鬆口才行，這招學會了還真靈。現代種水稻，機械插秧機已普及，省了很多人工，避免了蛄蟥的叮咬。

秈米穀粒長，黏性較小，產量很高，一年可產兩季，部分地區可產三季。秈米適宜煮飯，煮粥則不如粳米粥那樣黏稠。

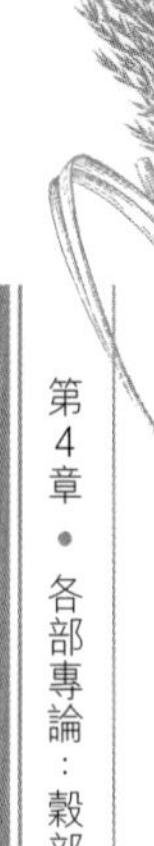

/ 米之藥用 /

中醫理論認為，糯米有益氣健胃的功效，主治腹瀉、胃口不好、小便渾濁。

《本草綱目》中記載糯米味苦，性溫，無毒。並且記載到糯米性黏，可以釀酒、蒸糕、炒食。

其實臨床應用的主要是粳米，很少用糯米或秈米。粳米有溫中和胃，益氣止瀉的功效。《本草綱目》中記載粳米能益氣，止煩，止渴，止瀉。《本草綱目》還收錄了歷代醫家對粳米的評價，由此可見，粳米入藥早已普遍應用於臨床。

經典的複方裏都有米的參與。《傷寒論》收錄的白虎湯和竹葉石膏湯中都有米，張仲景在使用石膏清熱的同時，會用粳米來保護脾胃。

粳米更可以作為藥膳的食材，和山藥、蓮子、扁豆等一起做成八珍糕，能健脾祛濕。

現代患者一般做完腹腔手術後，不能吃固體食物，往往是待排氣後首先服用米湯，待腸胃功能慢慢恢復後，再進食其他食物。

古代複方以散末劑型出現時多以「飲」送服，這種飲就是米粥湯汁。古代社會常遇到糧食不足的情況，很多疾病是由於營養不良造成的，人們考慮的也多是溫飽問題。現在很多疾病是由於營養過剩造成的，人們考慮更多的是如何幫助消化。

鍋巴是燜飯時緊貼着鍋底燒焦了的飯粒，取來用熱水一泡，散發着米的焦香，能幫助消化。這個功能類似焦稻芽。

稻芽是稻穀用水浸泡、發芽後的乾燥品，麥芽和穀芽與其功效類似。焦稻芽是稻芽的炮製品，可化積滯，治療消化不良。

關於秈米的藥用，《本草綱目》中記載不多，主要功效是溫中益氣，養胃和脾，除濕止瀉。現在的秈米更多作為炮製輔料使用。

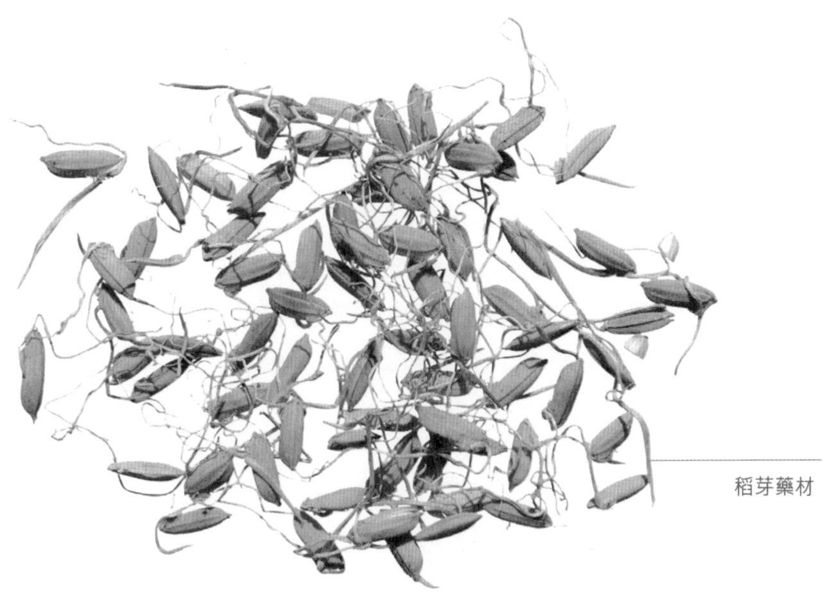

稻芽藥材

米為輔料

米、米泔水、米酒、米醋都是中藥炮製的重要輔料。

炮製工序米炒就是把淨製的藥材與米一起炒的炮製方法。米炒的功能主要有兩個，一是可以增強健脾止瀉的作用，如米炒白朮；二是可以降低藥物的毒性，包括矯正不良的氣味，特別是針對昆蟲類的藥物，如米炒斑蝥。

米泔水就是淘米水，也算一種廢物利用。米泔水是在淘米時過濾出的灰白色混濁的液體，含少量澱粉和維生素等。米泔水對油脂有吸附作用，用米泔水洗碗能洗得很乾淨，而且是純天然無污染的。

用米泔水炮製藥材，可增加藥材補脾和中的作用，可用來炮製蒼朮、白朮等。同時，米泔水還能降低藥物的毒性、偏性，可炮製大戟、半夏、白附子等。

在傳統中藥藥劑當中，大米澱粉和糊精可作為片劑、丸劑等的輔料。

人們平時總把精、氣、神掛在嘴邊，精、氣兩個字都離不開米。人體後天攝入的水穀精微是維持生命活動的基礎，稻米養育了中華民族，也豐富了中醫藥文化。

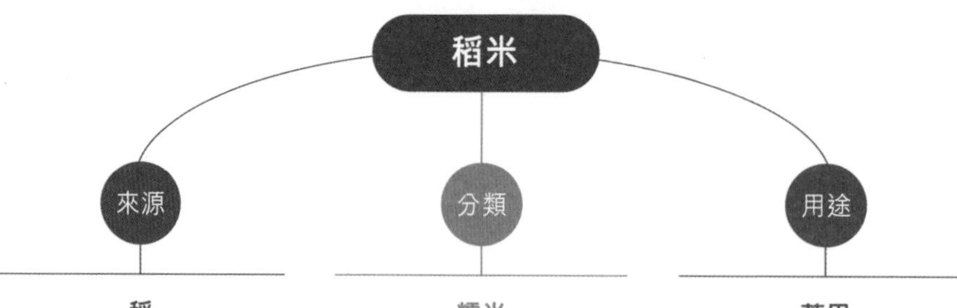

稻

Oryza sativa L.

糯米

- 代表食品：元宵、糉子
- 糯米灰漿，可修築古代建築物的牆壁

粳米

主產於北方，穀粒短，有黏性，即北方大米

秈米

主產於南方，穀粒長，不太黏

藥用

- **糯米** 益氣健胃
- **粳米** 益氣、止煩、止渴、止瀉
- **秈米** 溫中益氣、養胃和脾、除濕止瀉
- **焦稻芽** 化積滯

輔料

- **米** 米炒輔料，也可做片劑、丸劑的常用輔料
- **米泔水** 炮製藥材，增加藥材補脾和中的作用

92

高粱與玉米

─出蜀地─為番

蜀黍與玉蜀黍

中國人的飲食結構中，米和麵佔很大比例。其實玉米也是世界三大主食之一，煮玉米、玉米油、爆米花、玉米糝、玉米饃饃⋯⋯玉米已經深入人們日常生活當中。玉米其實是進口作物，在中國的歷史遠沒有水稻和麥子長。

玉米來自中南美洲。中國人給外來的植物起名字時，會先從已有的類似植物身上借鑑，再命名新來的物種，就有了番茄、番木瓜、番紅花、番石榴等名稱。玉米一粒粒晶瑩如玉，原植物長得最像高粱。高粱的正名是蜀黍，所以玉米就被稱為玉蜀黍。

高粱在糧食作物當中個頭最高。李時珍在《本草綱目》中記載高粱在北方比較常見，最初從四川蜀地開始種植，所以名字中有蜀。玉米像高粱一樣挺拔，而稍矮一些。高粱的果實結在植株的頂端，玉米的果實則長在植株中間部分。

高粱的葉子似蘆葦，穗比較大，稈是實心的，果粒大如花椒，呈紅黑色，去掉外殼的高粱米是橙黃色的，質地很堅實。過去北方用兵打仗的時候，高粱可用作軍糧，備戰備荒，富餘下來的可以做牲畜的飼料。

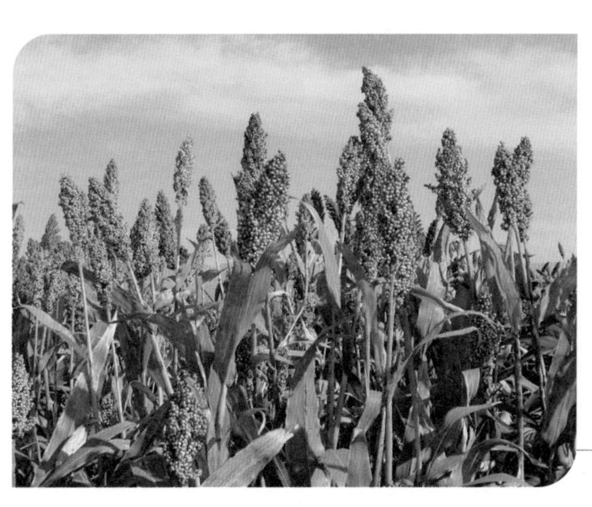

高粱原植物

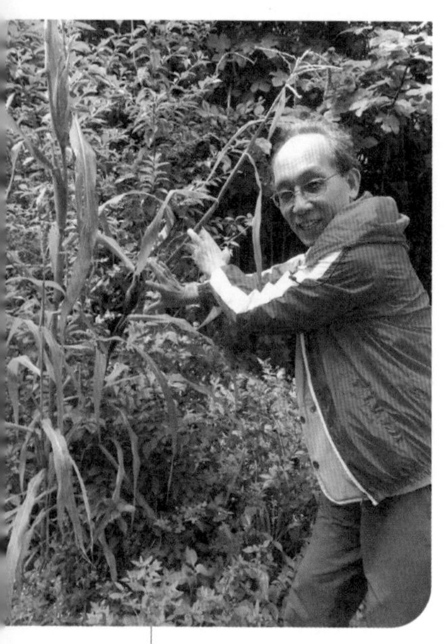

尋根問祖，終於在玉米原產地墨西哥見到野生種

高粱米分黏的和不黏的兩種，黏的適合釀酒，不黏的適合做成糕餅、煮粥，不過口感都不太好。現在高粱慢慢淡出了大眾食譜，年輕人吃過高粱米的好像也不多了。高粱穗和高粱稈都能綜合利用，可以做笤帚、炊具、蓋簾、炕席等，小到蟈蟈籠子，大到籬笆。

李時珍在《本草綱目》中記載下高粱之後，下一項就是玉米。中醫理論認為，高粱米味甘、澀，性溫，無毒，有溫中，澀腸胃，止霍亂之功效。

用高粱釀酒是我國白酒的一大特色。二鍋頭、老白乾等都以高粱為主原料。我國寶島台灣的名片之一就是金門高粱酒，很多遊客都喜歡買回一瓶當作手信。不過高粱酒普遍屬高度烈性酒，飲酒需要適量。

玉米與瑪雅文明

玉米起初是墨西哥原住民的主食，當地玉米種植的歷史至少可以追溯到 3,500 年前，古老的瑪雅文明的農業以玉米為主。瑪雅人的主食是玉米，經過瑪雅人的培育、改良，玉米變成了高產、高營養價值的糧食品種，也可以説玉米是瑪雅文明的基石。

2019 年，我到墨西哥考察時，在墨西哥植物園見到了被保存下來的野生玉米。那些「小玉米」只有手掌大小，一個植株上只能結 10 幾粒玉米粒。看着那乾乾癟癟的野生玉米，很難和現在充盈豐滿的大玉米棒子聯繫到一起。

玉米的元素體現在墨西哥多種文化形式當中，舞蹈、詩歌中都可以輕鬆找到玉米。過去這些年，我雖然經常在海外跑，但是還是不習慣頓頓吃西餐。那次拉美之行，對於我來説最大的胃腸享受，就是每天吃上幾個墨西哥玉米餅。那裏的玉米麵烙出來的小薄餅，韌性十足，越嚼越香甜。

玉米在明代時傳入中國。李時珍首次將玉米收錄於本草著作中。比《本草綱目》早半個多世紀的明代官修本草《本草品彙精要》薏苡的條目下有一張彩繪圖，畫的竟然是玉米。雖然書面記載張冠李戴，也説明在明代中期，中國已經引進玉米了，不過宮廷畫師大概不認識新物種，他們把玉米當作薏苡了。

我種玉米

玉米頗受現代社會歡迎，它在農產品中後來居上，這與玉米強大的適應能力有關。玉米不只在平原肥沃的土地上可以生長，即使在貧瘠的山地裏也能生長，而且與小麥、大米相比，玉米的投入產出比更高。

玉米可入藥的部分很多，分別有玉米根、玉米葉、玉米鬚、玉米苞片和玉米花穗。

玉米別名叫苞米，因玉米外面有幾層鞘狀大苞片，裏面才是玉米粒，一粒玉米就是一個穎果，一粒粒穎果緊緊貼在一起，整齊地排列在玉米芯上。

玉米在貧瘠的山地上也能生長

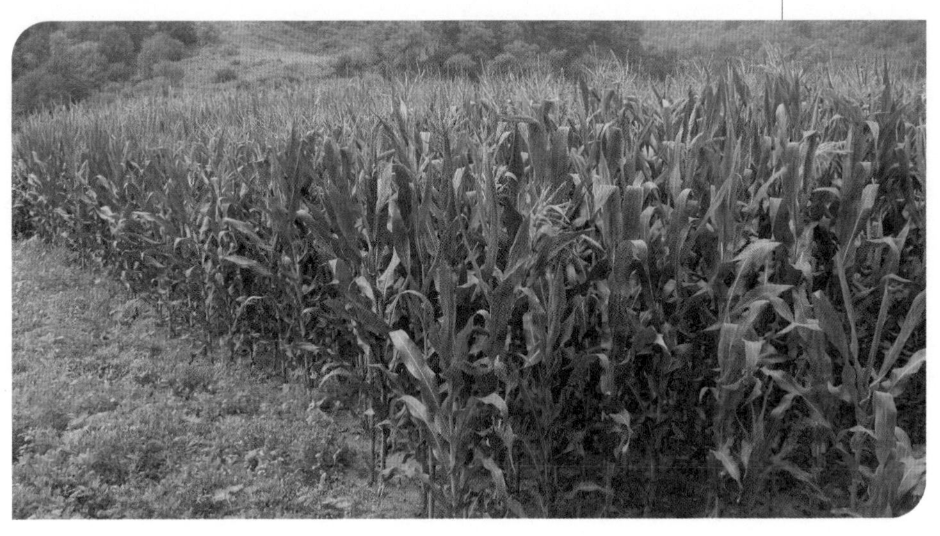

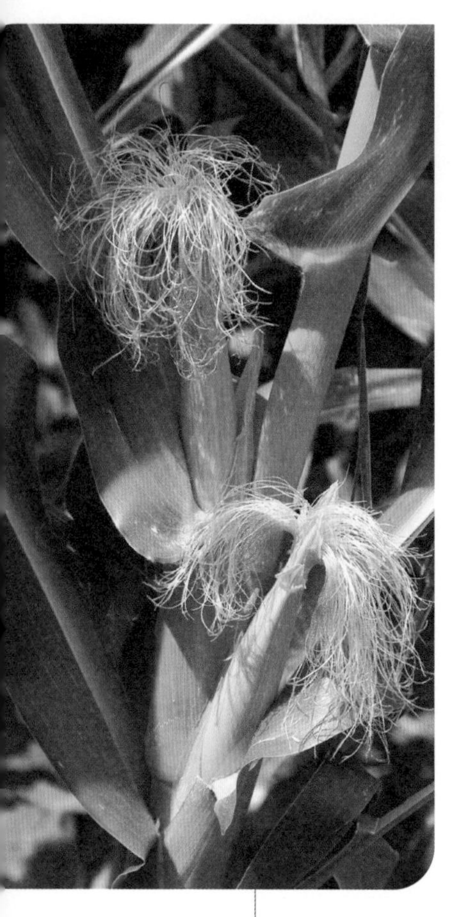

玉米原植物玉蜀黍

我曾種過一種「大馬牙」玉米，玉米粒像馬的牙齒一樣。

玉米長長的鬍鬚又叫龍鬚。玉米鬚鮮嫩，清香，呈絲狀，非常光滑柔軟，可長至 30 厘米或更長。從植物學角度講，玉米鬚其實是花柱與柱頭。每一根玉米鬚都在柱頭底部連接着一個胚珠，也就是未來的玉米粒。

在玉米花開的季節，這些玉米鬚就會從苞片中探出頭來，向花粉「招手」。玉米的雄花序生在莖的頂部，風一吹，花粉就傳播到玉米鬚上，通過空心的玉米鬚的傳導，接受花粉的胚珠，就能夠發育成飽滿的玉米粒。剝開玉米苞片時，有時也會看到一些乾癟的玉米粒，那就是沒有授粉成功的。

我在農場種玉米的時候，趕上過授粉期，如果這時沒有風幫忙的話，我們需要做人工授粉。我們用一個紙袋子收集花粉，再撒在玉米鬚上，過程中千萬不能用手接觸到花粉，因為人體的溫度太高，會導致花粉喪失活性。

/ 玉米功效 /

中醫理論認為，玉米性味甘平，無毒，可以調中開胃，可用於食慾不振、小便不利、水腫、尿路結石。此外，玉米根可以祛瘀止血，玉米的苞片可以和胃。

玉米鬚在中醫臨床應用中，有利尿消腫，清肝利膽的作用，可以治療水腫、小便不利、高血壓等證。現代藥理和臨床試驗證明，玉米鬚有顯著的降血糖、降血脂、降血壓功能，還可以用於食養，作為藥用資源開發大有前途。

玉米在北方一些地區習稱棒子。成熟的、鮮嫩的玉米可以直接蒸煮來吃。《本草綱目》有相關玉米食用方法的記載：「可炸炒食之。炒拆白花，如炒拆糯穀之狀。」由此可見，玉米在明代就已經可以做類似爆米花的食品了。現在但凡有電影院的地方就有賣爆米花的攤位，爆米花早已成為看電影必備零食。

玉米除了是很好的食物以外，還是常用的家畜飼料、造酒原料。玉米也是維生素 C 的生產原料。玉米發酵後還能生產醫用酒精。玉米澱粉更是《中國藥典》收錄使用的重要醫藥輔料，是製藥工業不可或缺的一員。玉米漿、玉米胚芽、玉米蛋白都可廣泛用於食品、紡織、造紙、化工、醫藥、建材等行業。玉米油在食用油行列中也是重要的一員。

玉米鬚藥材

粗糧不粗，粗中有細。玉米被哥倫布發現，他把玉米帶回歐洲，後來逐漸傳遍了全球，影響了世界近代文明的發展。

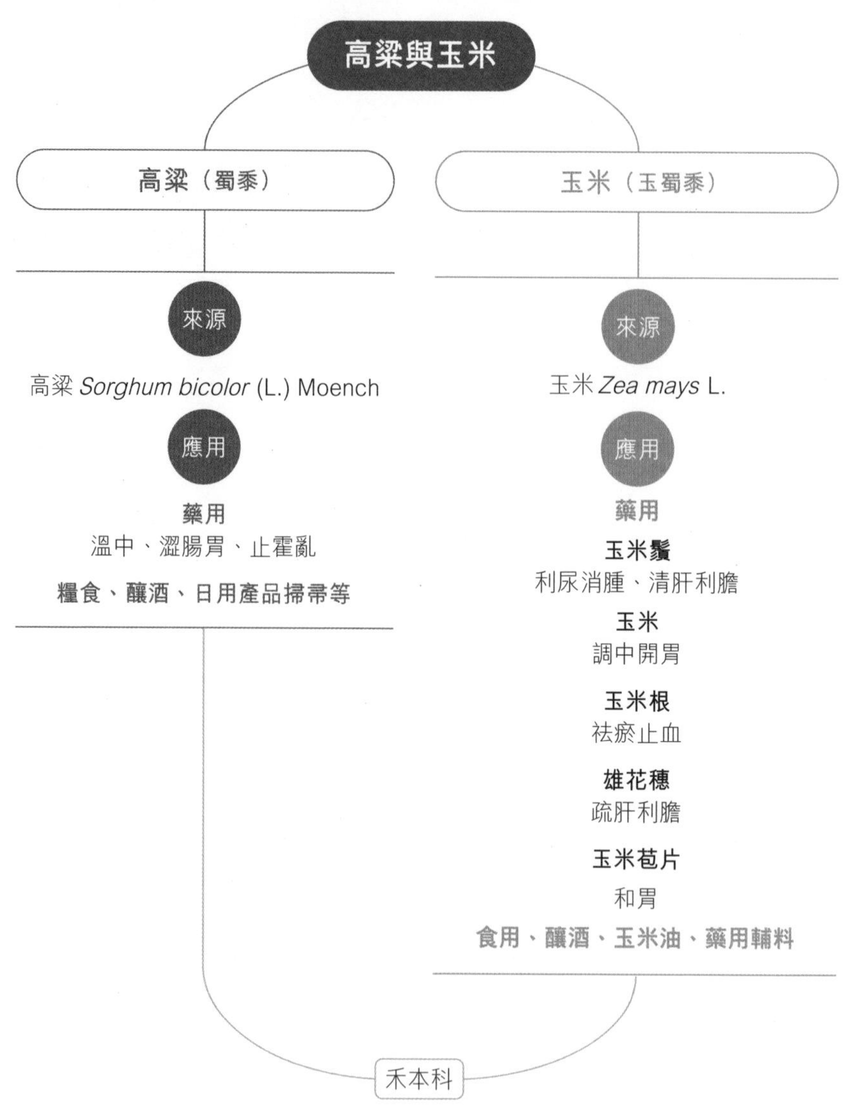
高粱與玉米
高粱（蜀黍）
玉米（玉蜀黍）
來源
高粱 Sorghum bicolor (L.) Moench
應用
藥用
溫中、澀腸胃、止霍亂
糧食、釀酒、日用產品掃帚等
來源
玉米 Zea mays L.
應用
藥用
玉米鬚
利尿消腫、清肝利膽
玉米
調中開胃
玉米根
祛瘀止血
雄花穗
疏肝利膽
玉米苞片
和胃
食用、釀酒、玉米油、藥用輔料
禾本科

93

薏苡仁

似米非米憶馬援

薏苡仁

薏米有很多名稱：薏苡、薏苡仁、薏仁、苡米，《救荒本草》裏稱之為回回米，俗名草珠兒。薏米不僅是草，也應該作為糧食與五穀並列。

薏苡仁營養非常豐富。我國南方地區多潮濕，南方人就喜歡食用薏苡仁來袪濕，薏苡仁不僅可以煮粥、煲湯，還可以放到涼茶、甜品裏。

薏苡仁是來源於禾本科植物薏米 *Coix lacryma-jobi* L. var. *ma-yuen* (Roman.) Stapf 的成熟種仁。薏米也是穎果，形狀像豆子，質地特別堅硬，內側有一條深色的縱溝。

每年 10～11 月，將成熟果實收下來，曬乾後除去外殼，去掉黃褐色的種皮及雜質，就得到可入藥的薏苡仁了。

《本草綱目》記載薏苡有兩種，一種「粘牙者，尖而殼薄，即薏苡也」，是藥用的薏米，可作粥飯及磨麵食，同時還可以釀酒。

另一種圓而殼厚堅硬者，有人把它叫作「菩提子」，因為可串起來做念珠、門簾、飾品等。

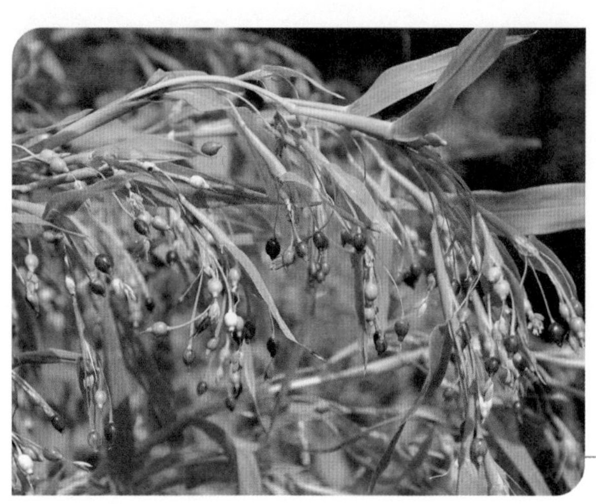

薏苡原植物

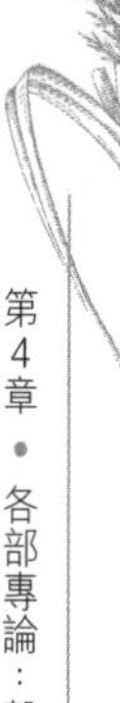

/ 薏苡明珠 /

薏苡在我國栽培的歷史很長，在浙江河姆渡遺址不僅出土過大量稻米，同時還有薏苡的種子，說明薏苡在中國至少有 6,000 年的栽培歷史。

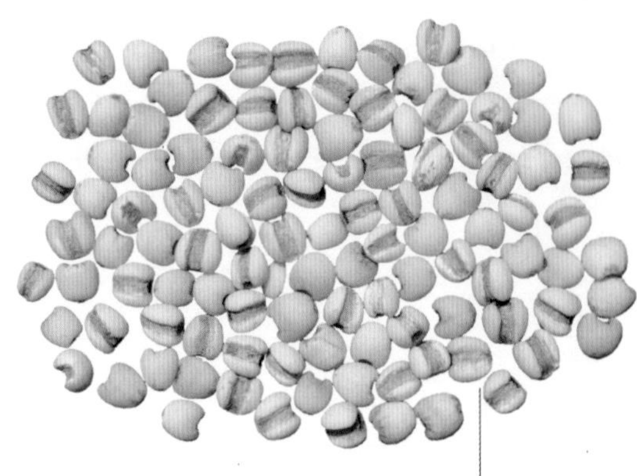

薏苡仁藥材

薏苡植株能長到一人多高，在禾本科植物中屬比較高大的植物，外形類似高粱，但比較瘦弱。

成語薏苡明珠就與薏苡白如米且形如珍珠的外觀有關。據《後漢書．馬援傳》記載，東漢的伏波將軍馬援南征交趾，當地人常服食薏苡仁以除山嵐瘴氣。馬援和他的部隊到了那裏也效仿此法。馬援也曾帶回一車薏苡，孰料馬革裹屍還。朝廷裏有小人造謠馬援搜刮了一車珍珠據為己有，恰好馬援駐紮的地方出產珍珠。漢光武帝劉秀誤信讒言，龍顏大怒，下旨不許馬援的屍首進城。馳騁疆場、叱吒風雲的伏波將軍馬援，身後事只在城外找了個地方，由他的妻子草草埋葬。馬援的侄子和馬援妻兒上書訴冤 6 次才讓馬援屍身得以安葬。

後人由薏苡想到馬援的冤屈，就有了「薏苡明珠」、「薏苡之謗」，比喻忠良被冤屈、被誹謗。北宋文學家蘇軾一生為官幾經波折，由己及人感歎馬援用薏米度飢荒救將士、去山嵐瘴氣，卻挽救不了自己被讒言中傷、被誹謗的命運，寫詩《小圃五詠．薏苡》：「伏波飯薏苡，禦瘴傳神良。能除五溪毒，不救讒言傷。」

/ 臨床應用 /

早在 2,000 年前，我國古代醫家已經將薏苡用於臨床。《本草綱目》記載：「薏苡仁屬土，陽明藥也，故能健脾益胃。」現代研究也表明，薏苡仁有抗腫瘤、調節免疫功能、降血壓、降血糖等作用。

薏苡仁的營養價值很高，容易被人體消化吸收，作用又比較緩和，所以常用於食養滋補，被譽為「世界禾本科植物之王」。在日本，它被列入了防癌食品名單。

根據炮製加工方法的不同，薏苡仁可分為生薏仁和炒製後的熟薏仁。生薏仁偏寒涼，有健脾滲濕，清熱排膿的功效。熟薏仁和生薏仁功效相似，只是炒後藥性平和，更擅長健脾止瀉。

《本草綱目》中還記載了一些薏苡的食養方，有薏苡仁飯、薏苡仁粥等。薏苡仁還可以用作甜品糖水，薏米綠豆湯是適合炎炎夏日食用的甜品。

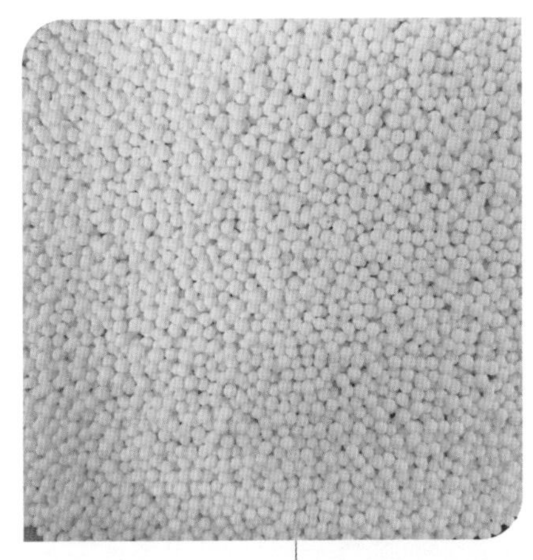

塑形後圓圓的西米

/ 西米 /

西米露是一款十分常見的飲品。西米圓潤、小巧、剔透，但其基原植物不太常見。西米又稱西谷米、沙谷粉，英文為 Sago。西米不是自然長成的，和大米、小米等主要糧食完全不同。西米是托米之名、塑米之形，卻是來自棕櫚科植物的澱粉製品。

西米澱粉的植物來源主要是原產自印度尼西亞群島的西谷椰子 *Metroxylon sagu* Rottb. 或桄榔 *Arenga pinnata* (Wurmb.) Merr. 等，從這些植物的樹幹中可提取出澱粉。也有的西米製作時需要加入木薯粉。

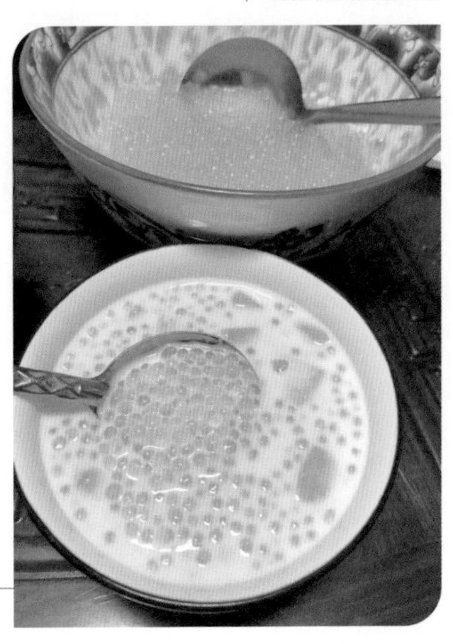

甜品西米露

印度尼西亞地跨赤道，70% 的國土被森林覆蓋，是典型的熱帶雨林國家，其植物資源十分豐富。印尼有 2.4 億人，民族 100 多個。禾本科是一個「大糧倉」，但人類靠吃禾本科的穀物還遠遠不夠。熱帶有更豐富的水果、蔬菜和穀類資源，生活在那裏的人們飲食也與其他氣候帶有所不同。印尼除了有代表性的香料胡椒、丁香、肉豆蔻以外，熱帶水果，如榴槤、山竹、鳳梨、香蕉、蓮霧、蛇皮果、人心果等也是數不勝數，也有各種棕櫚科植物。

棕櫚科的桄榔不常見，但其棕櫚科「兄弟」檳榔在南方比較常見。桄榔木形似檳榔而光利，所以叫桄榔，別名面木、鐵木。李時珍將桄榔從《開寶本草》木部移入《本草綱目》果部第 31 卷。李時珍記載桄榔麵「甘平，無毒。作餅炙食腴美，令人不飢。補益虛羸損乏，腰腳無力。久服輕身辟穀」。於餐飯，它美味，可飽腹。於藥力，它可補益。

李時珍記載，面言其粉也，鐵言其堅也。桄榔外皮堅硬如鐵，但是芯裏卻像麵粉。「桄榔其木肌堅，斫入數寸」，桄榔木質地堅實，需要用鋒利的工具砍開。

桄榔加工工藝並不複雜。在產地將桄榔樹截成段後，剝去外皮，類似榨甘蔗汁一樣，粉碎研磨成漿，過濾後就可得到桄榔澱粉。把澱粉曬至半乾，搖成細粒，再曬乾，就是西米。如此可知，西米不能像淘米一樣清洗，西米放在水裏，水會越來越渾，西米就不成型了。

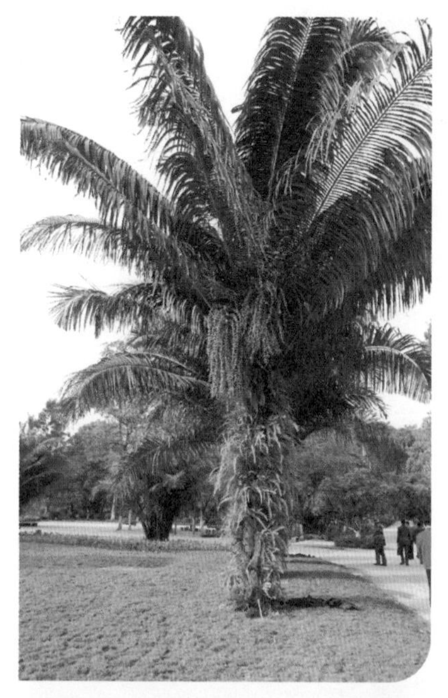

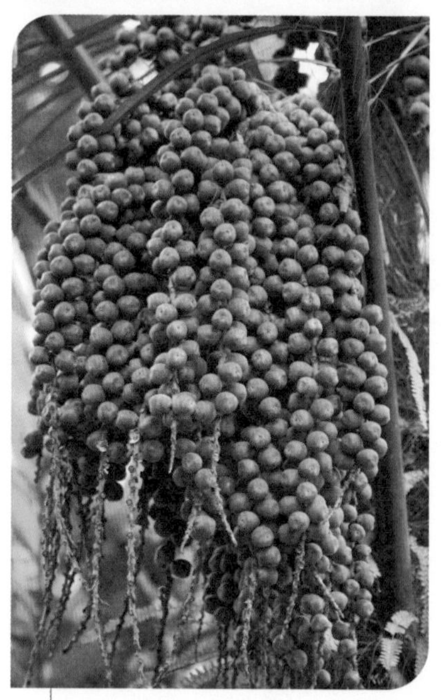

桄榔原植物，西米不是來自桄榔的果實，而是來自樹幹中的澱粉

薏米似米非米亦為米。李時珍編寫《本草綱目》時，將前人習慣列在草部的薏苡移到了穀部。薏米澱粉含量高，營養豐富，可為五穀之補充，兼有祛暑濕之功效，為藥食兩用之佳品。

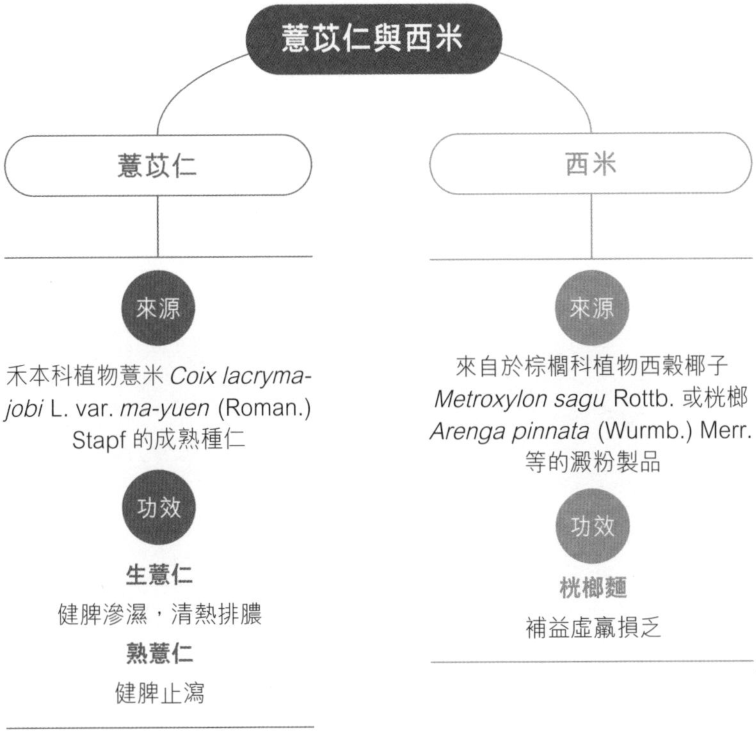

薏苡仁與西米

薏苡仁

來源

禾本科植物薏米 *Coix lacryma-jobi* L. var. *ma-yuen* (Roman.) Stapf 的成熟種仁

功效

生薏仁

健脾滲濕，清熱排膿

熟薏仁

健脾止瀉

西米

來源

來自於棕櫚科植物西穀椰子 *Metroxylon sagu* Rottb. 或桄榔 *Arenga pinnata* (Wurmb.) Merr. 等的澱粉製品

功效

桄榔麵

補益虛羸損乏

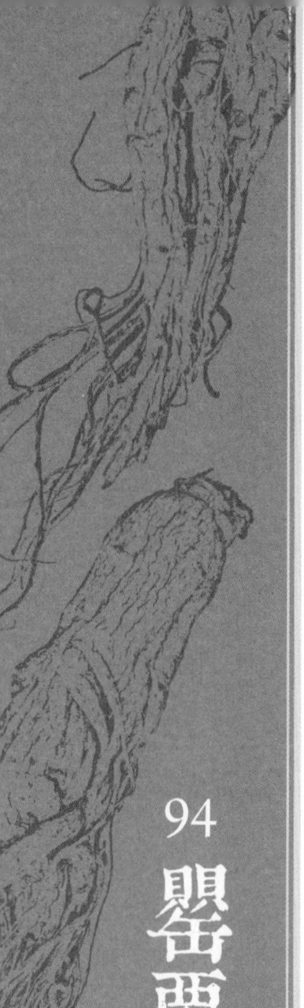

94 罌粟

天生麗質劍刃雙

虞美人與罌粟

一提到罌粟，人們可能會想到鴉片，進而想到 1840 年的鴉片戰爭，想到《南京條約》等不平等條約和香港被割讓的屈辱歷史。人們可能很少有機會見到罌粟的原植物，不過很可能在公園裏見過罌粟花的近緣姐妹 —— 虞美人。虞美人和罌粟花一樣艷麗。

相傳「虞美人」的來歷源於西楚霸王的姬妾虞姬。虞姬與霸王項羽訣別時拔劍自刎身亡，她的頸中鮮血染紅了地上的一種花草，後來人們就把這種花叫作「虞美人」。我在土耳其的古城堡下見到過一大片如晚霞一般的虞美人，遠遠看去像一幅油畫。

罌粟和虞美人原產於地中海東部山區的埃及、伊朗、土耳其等地。罌粟 *Papaver somniferum* L. 長得和虞美人很像，不過罌粟更高大，亭亭玉立，一根長長的花葶，可有 1 米多高，有 4 片花瓣，花冠有紅色、白色、粉紅色、紫色等，花型比較大，盛開時婆娑起舞，嬌艷無比。花朵凋謝以後，結出的果實是蒴果，就像個小米罐子。

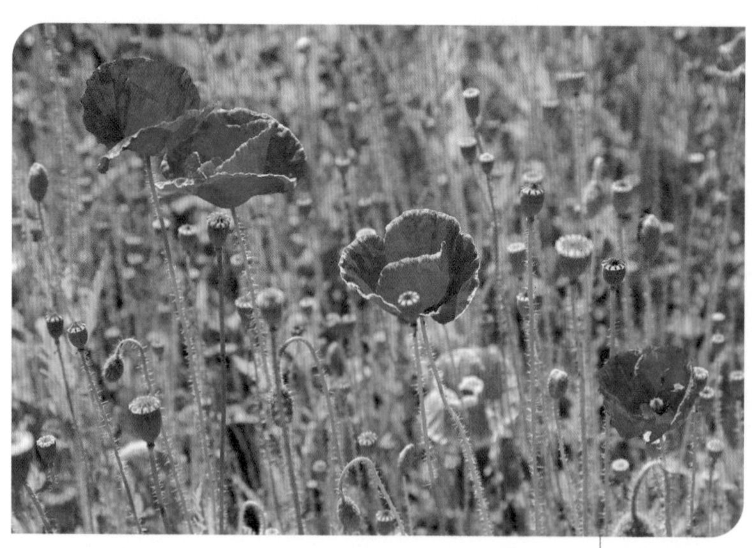

虞美人原植物

土耳其野生的虞美人

罌粟殼

罌粟名字的由來與其外形相關，罌是古代一種儲存糧食的容器，下面的缶字是古代盛酒的器皿。粟就是小米。李時珍形容罌粟果大如馬兜鈴，果實上部有蓋，下部有蒂，打開裏面可見小小的籽像粟米一樣。李時珍記載罌粟籽可治瀉痢，潤燥。現在美國和歐洲的大多數國家規定食用罌粟籽是合法的，可作為調味品放在沙拉中，也有的撒在麵包上等。在中國、新加坡、沙特阿拉伯等國，罌粟籽是禁用的。

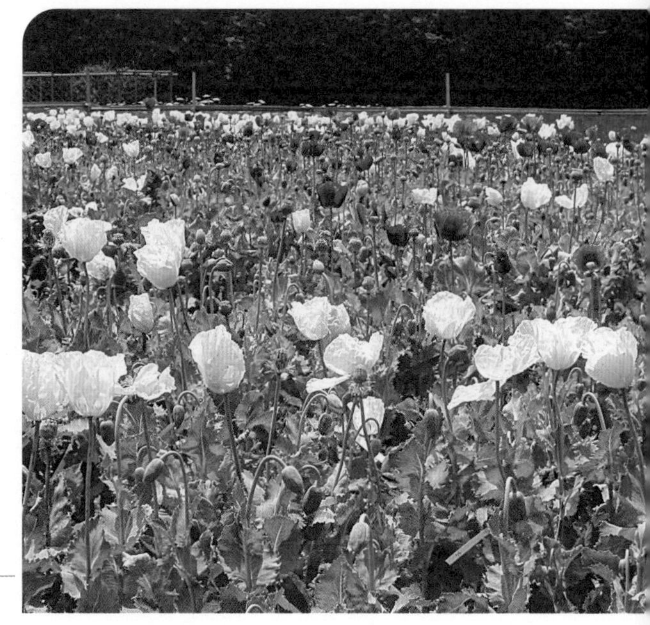

艷麗的罌粟

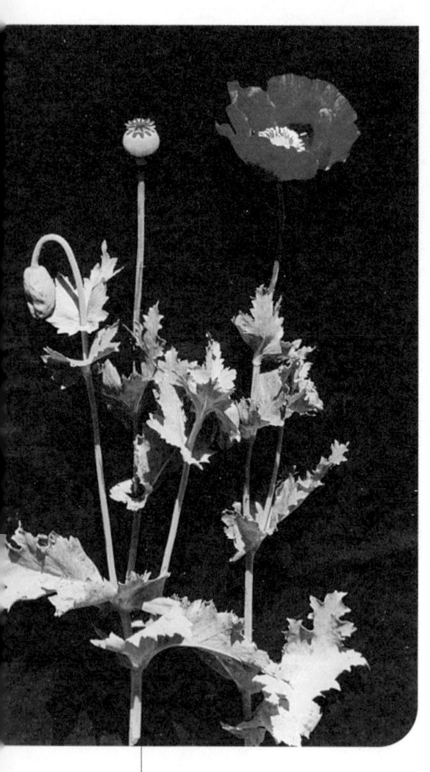

罌粟原植物

割取漿汁後的成熟罌粟果殼，就是藥材罌粟殼。今天能見到的罌粟殼外皮會有縱向或橫向的割痕，就是取過阿片的痕跡。

罌粟最早記錄於宋代的《開寶本草》，唐代時引進中國，原名罌子粟。唐代也曾有一種從西方引入的所謂靈丹妙藥底野迦（Theriaca），這是一種含有鴉片的多組分的丸劑。在明代《本草品彙精要》中有一幅洋人跪地獻禮圖，托盤中盛放的就是底野迦的丸劑。

《本草綱目》第 23 卷中有兩味藥與罌粟相關，並分作兩個條目，一個是罌子粟，即罌粟殼；另一個是李時珍首次收入的阿芙蓉。阿芙蓉指的就是鴉片，也稱阿片，來自外語的音譯，由罌粟果實割取的漿汁乾燥加工而成。

我在英國自然歷史博物館，鑑定了一批 300 多年前收藏的中藥標本。那裏保存的罌粟殼是光滑完整的，説明當時並沒有取用鴉片的操作。

英國自然歷史博物館收藏的一批古代中藥標本

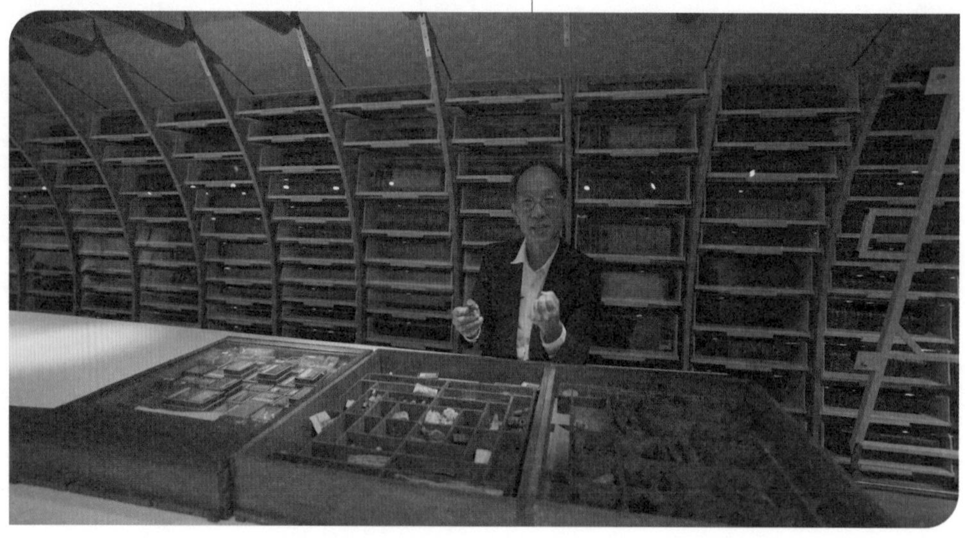

/ 雙刃劍 /

李時珍記載：「阿芙蓉前代罕聞，近方有用者，云是罌粟花之津液也。」李時珍時已經知道阿芙蓉是從罌粟果實中採集的。現在人們知道將黑褐色的鴉片再加工就是嗎啡，進一步加工下去可得到海洛因。

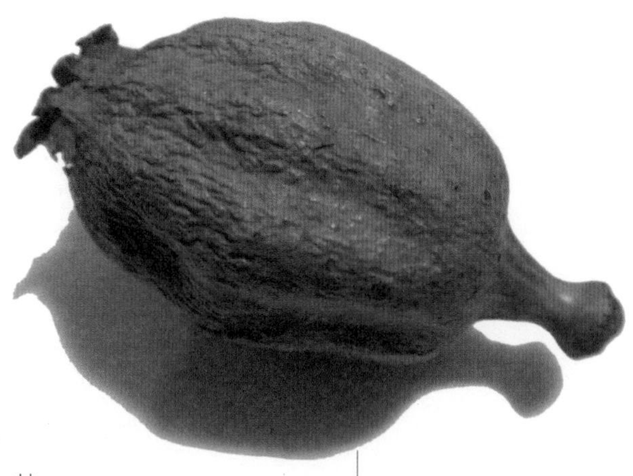

英國自然歷史博物館收藏的中藥罌粟殼標本

在一般明代的中醫方藥書中，關於阿芙蓉（鴉片）的記載並不多。有關鴉片，李時珍在《本草綱目》其主治項下記載：「主治瀉痢、脱肛不止，能澀丈夫精氣。」李時珍又補充了一條：「俗人房中術用之。京師售一粒金丹，云通治百病，皆方伎家之術耳。」和阿芙蓉相比，罌粟殼更為中醫所熟知。

李時珍明確記載，初病不可用罌粟，久病、嚴重時才可用，不到萬不得已不能用。正如金元名醫朱丹溪所説，罌粟殼治病之功雖急，殺人如劍。使用罌粟殼需要炮製，先用水洗潤，去掉果蒂和筋膜，然後取外面薄皮，陰乾細切，以醋炒或蜜炙方可入藥。醋炒可增強其止痛理氣的功效；蜜炙則可增強其斂肺功效。經過炮製的罌粟殼，至今仍可以入藥，但使用劑量限定在一個很小的範圍內。

罌粟殼可以治療久瀉、久痢、久咳、脱肛、遺精，主要針對慢性泄瀉、慢性阻塞性肺病、血管痙攣及各種痛症。含有罌粟殼的經典方劑不少，比如，主治久咳的九仙散和主治久瀉久痢的真人養臟湯等。

現代研究發現，鴉片的主要活性成分為生物鹼類，主要是異喹啉類生物鹼，這也是罌粟屬植物的特徵性成分。嗎啡、可待因等都是異喹啉類生物鹼，具有解痙及舒張血管

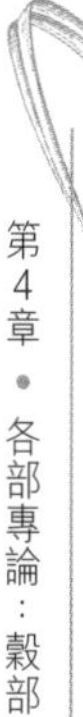

的作用，對心絞痛有很好的療效，還能治療胃腸痙攣，鎮咳，鎮痛，止嘔。目前臨床上用得最多的是它的鎮痛作用，可用於緩解手術後的疼痛、癌症患者的劇烈疼痛。但是因為鴉片類藥物有成癮性，所以必須控制劑量，在醫生指導下使用。

在中國，罌粟只能在政府限定的區域內栽培供藥用或研究用。

罌粟發現與藥用的歷史令人深省。毒品是洪水猛獸，危害社會，歷史上鴉片給中國人民帶來的那段國破家亡的慘痛歷史，要永世銘記。

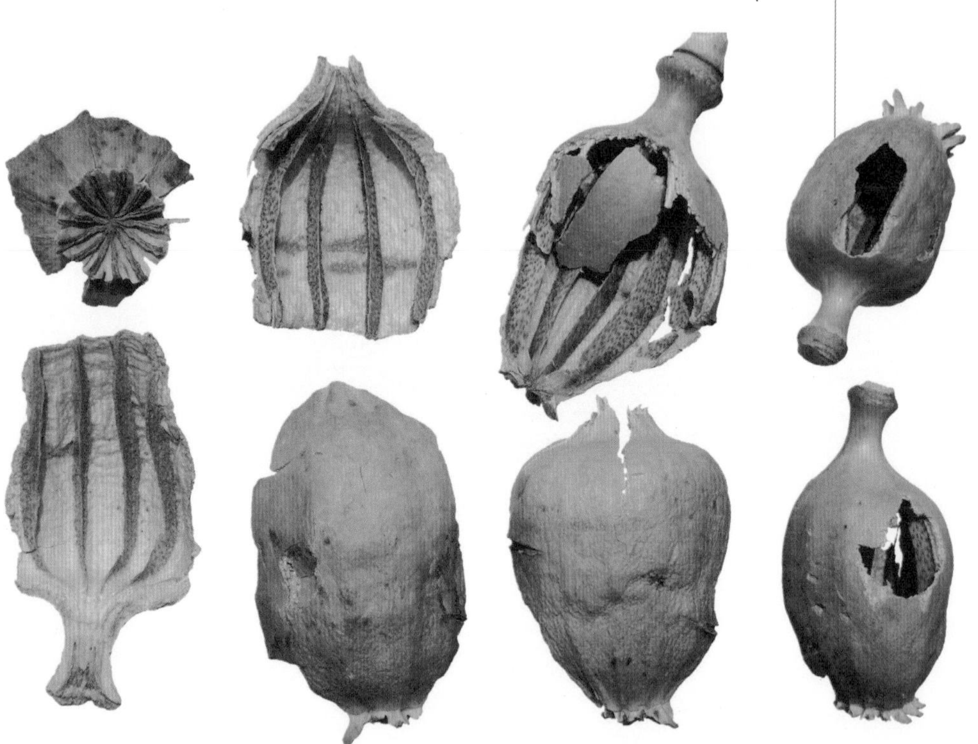

罌粟殼藥材

藥物是一把雙刃劍，在罌粟的身上表現得尤為明顯。在中醫理論的指導下，合理用藥，趨利避害，這是一條鐵定的原則。

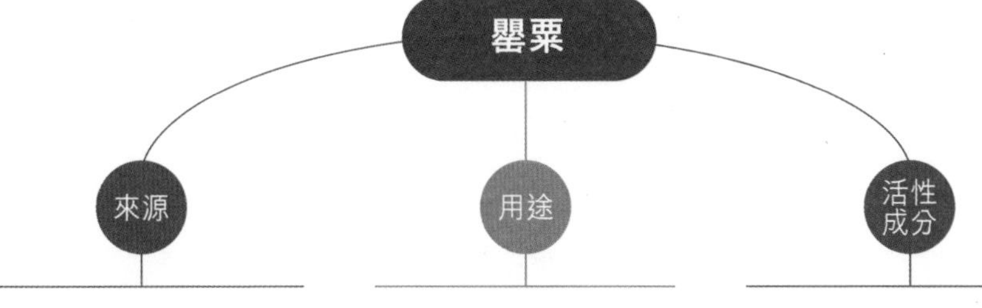

來源	用途	活性成分
罌粟科植物罌粟 *Papaver somniferum* L.	**罌粟籽** 可用於煮粥，治瀉痢，潤燥 **罌粟殼** 治療久瀉、久痢、久咳、脫肛、遺精 **果實內漿汁** 鎮痛、止痢	**嗎啡——異喹啉類生物鹼** 可鎮痛，但具有成癮性

陸游食粥

李時珍在《本草綱目》裏把粥單獨列為一項，可見粥食療滋養作用的重要性。

粥又名糜，李時珍在《本草綱目》中引述了幾位名家對粥在養生、治病方面的敘述。北宋的文學家張耒曾寫過一篇《粥記》:「每晨起，食粥一大碗。空腹胃虛，穀氣便作。所補不細，又極柔膩，與腸胃相得，最為飲食之良。」大多數時候，米粥最適合在空腹胃虛時吃，穀氣柔膩，與腸胃相得，吃起來最順口、舒服。

南宋的大詩人陸游也寫過一首關於粥的詩——《食粥》。「世人個個學長年，不悟長年在目前。我得宛丘平易法，只將食粥致神仙。」「宛丘」指的就是張耒。在陸游看來，吃粥就是一個延年益壽的好方法，是簡易可行的神仙之法。

《本草綱目》中還引用了一位僧人妙齊的話:「山中僧，每將旦一粥，甚系利害。如不食，則終日覺臟腑燥涸，蓋粥能暢胃氣，生津液也。」如果不喝早上這碗粥，一天煩躁，而喝了以後，暢胃氣，生津液。

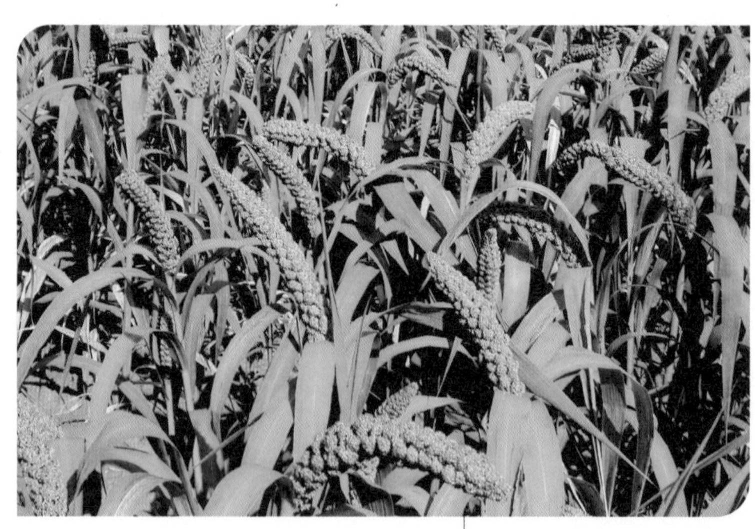

粟原植物，脱殼之後就是小米

儒、釋、道對中醫的發展產生了深遠的影響。北京郊外有一座潭柘寺，歷史悠久，有「先有潭柘，後有幽州」的說法。寺內有一口特大號熬粥的鍋，直徑有三米五。從潭柘寺處，我有兩點感悟，養生可向佛家的智慧借鑑，大道至簡。一個是打坐，可修心、健身。養生先養心，打坐是動靜結合的養生好方法。再一個是喝粥，最簡單的食養，既保障了人的最基本需求，還不會對身體造成額外的負擔。與熬湯不同，熬湯要棄去殘渣，而喝粥不會浪費一粒米。一粥，一飯，當思來之不易。

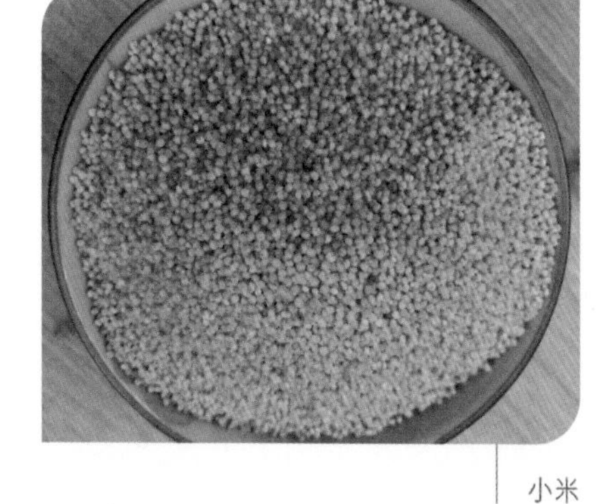

小米

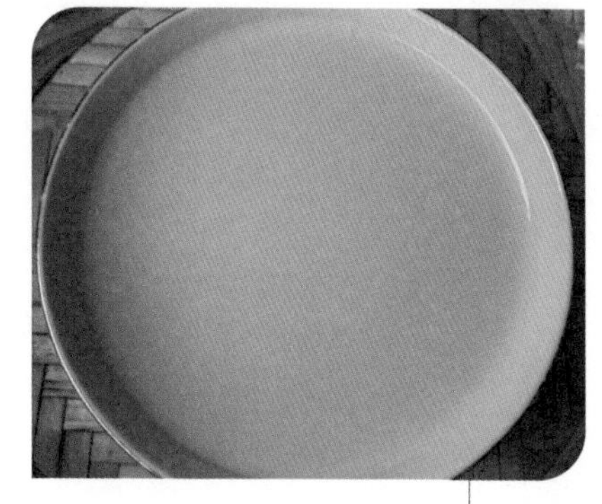

小米粥

小米粥

小米是中國北方主要的農作物之一，是我國傳統的主食。小米是現在的俗稱，去殼之前叫穀子，脫殼之後叫小米。

在本草古籍中，小米被稱為粟，沿用到現代，它的植物名也叫作粟。《史記》裏寫到伯夷、叔齊不食周粟，隱於首陽山。這裏指的是他二人不接受周朝的功名利祿，以表忠誠堅定的品格。

小米粥在我國北方非常流行。我是北方人，也很喜歡吃小米，雖然離開北方很多年了，但我還一直保持着天天早上喝小米粥的習慣。對我來說，用小米來熬粥，做法簡單，又能養胃。

小米的道地產區之一是陝西的米脂縣，那裏出產的小米，熬煮幾分鐘後米油就全熬出來了，米脂由此而得名。民間有傳說米脂是楊貴妃、貂蟬的故鄉，都是想表達那裏的小米養人。

民以食為天，但「食五穀雜糧哪有不得病的」。反之，得病後又哪有不食五穀雜糧保養的呢？

記得我在讀研究生時，中國中醫研究院有個大食堂，那時的大米飯是煮到八分熟，再撈起來蒸的，出鍋時米粒分散，便於分配售賣。每當撈完米飯後，大師傅會把剩下的幾大桶米湯留給大家免費飲用。當時我們幾個研究生飯後都會去喝米湯，我們還會笑話只吃米飯的人，笑說我們喝的是精華，而只吃米飯的人吃的都是藥渣子。大米粥與小米粥一樣，都是容易被腸胃吸收、適合日常保養脾胃的佳品。

小米粥、大米粥就好像火鍋的湯底一樣，可以包羅萬象，遠不止這兩種米粥。

/ 百樣粥 /

《本草綱目》中記載的粥的種類特別豐富。我大致把它們分成 4 組，第一組加雜糧的、第二組加菜的、第三組加藥的、第四組加肉的。

第一組加雜糧的：解熱毒有綠豆粥；利腸胃有薏米粥；止瀉痢有蓮子粥；明耳目有芡實粥；固腸胃有山藥粥；益腰腿有栗子粥；還有冬令迎新的臘八粥。

臘八粥，也叫八寶粥。按照我國的傳統，每年的農曆臘月初八，很多地方都有喝臘八粥的習慣。關於臘八粥的由來，有各種傳說，有的說來自佛祖釋迦牟尼，也有的說來自明太祖朱元璋。一般臘八粥除了有各種各樣的米和豆子外，還可以放花生、大棗、杏仁、核桃、栗子、蓮子、百合、桂圓肉、葡萄乾，不局限於 8 種。

八寶粥原料

八寶粥具有健脾養胃，益氣安神的功效。熬粥需要一定時間。開始用武火把粥燒開，然後用文火慢慢熬，不好熟的豆子可先下。粥的稀稠因人而異，吃時可再加糖，並拌以預先煮熟的大棗等。大棗與米最好分開煮，一起煮米漿會變稀。

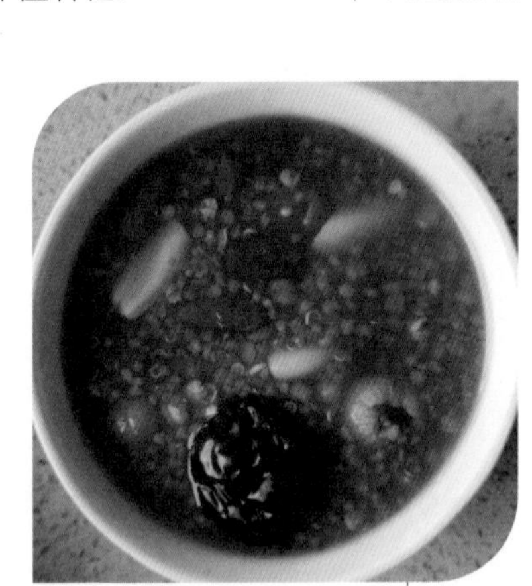

雜糧粥

第二組加菜的：有潤肺調中的百合粥、消食順氣的蘿蔔粥、溫中暖腎的韭菜粥、去伏熱的芹菜粥，還有發汗解肌離不開的葱豉粥。

第三組加藥的：生薑粥能夠溫中散寒；茯苓粥能夠清上實下；松子粥能夠潤心肺，調大腸；棗仁粥能夠治煩熱，益膽氣；枸杞粥能夠補精血，益腎氣；麻子仁粥能夠潤腸通便；竹葉湯粥能夠止渴清心。

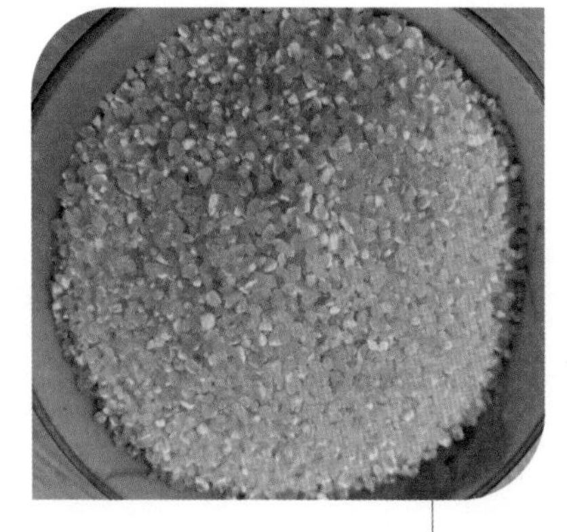

玉米糝

古方中把藥物和米放到一起熬粥來治病的例子有很多。把一些有保健作用的中藥做成藥粥，使得粥本身就成了一個劑型，既保持了原有的藥性，又讓口感大為改善。

第四組加肉的：將血肉有情之品與米一起熬煮。如羊肝、雞肝可補肝明目，羊汁、雞汁兼治勞損，豬腎、羊腎、鹿腎粥能補腎虛，鴨汁粥、鯉魚粥可以消水腫。

我第一次喝肉粥是 1984 年到廣州出差時，當時住在廣州中醫藥大學裏。在大學食堂，我品嘗到了肉粥。剛開始對那個口味真的很不習慣，原本以為喝粥是北方人的專利，誰知道，南方人喝的粥品種更多，有皮蛋瘦肉粥、艇仔粥、魚片粥、牛肉粥……

在茶餐廳點菜總會看到一款粥食——及第粥，名字裏帶着好彩頭。及第是指科舉時代考試中選，特指考取進士，明清兩代只用於殿試前三名。傳説古時候廣州西關有一個窮書生，名叫倫文敘，家境貧寒，以賣菜為生。有一天他飢困交加倒在了粥店旁。粥店主人很可憐他，就把剩下的一碗豬雜粥給了他，使他緩了過來。後來，倫文敘中了狀元，他回到粥店答謝了店主，並給那款豬雜粥題名為「狀元及第粥」。

2003 年，卞兆祥教授和我共同編寫了小書《百病食療》，其中就介紹到很多種藥粥。粥養是否奏效還是因人而異的，有的人群並不適合食粥，如有高血糖、胃潰瘍等症狀的人群。個人體質不同，保養身體仍舊需要諮詢專業醫生。

中醫食養是藥物與食物完美的結合。中醫理論強調「不治已病治未病」。在享受美味佳餚的同時，又能夠達到防病、治病的目的，何樂而不為呢？「不苦口的良藥」才是人們真正期盼的。

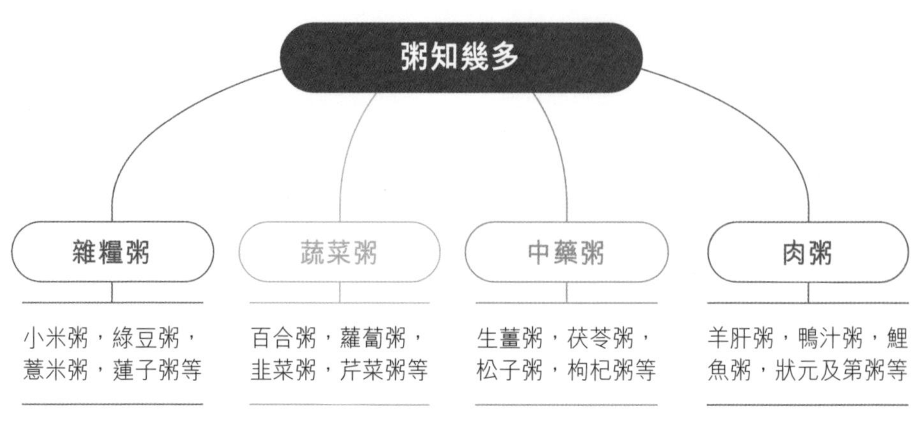

96 豆類

青赤黃白五豆糧

大豆

大豆種類繁多，有綠豆、紅豆、黃豆、白豆、黑豆、扁豆、毛豆、蠶豆、刀豆、四棱豆……青、赤、黃、白、黑，五色俱全，形態各異。這些豆各有各的味道，各有各的功效。

五穀「稻黍稷麥菽」中的菽就是大豆。《詩經》裏多次提到菽，「中原有菽，庶民採之」。《本草綱目》裏有 1,892 種藥物，大豆排在第 918 位。

大豆本名只有一個「豆」字，它是豆科之王。栽培的大豆顏色有很多，因其多數是嫩黃色，北方人喜歡稱之為黃豆。其中以東北的大豆最為出名，品質也是最好的。

黃大豆其實是指大豆種皮是黃色的一類，味甘，性溫，無毒。可以寬中下氣，利大腸。沒乾燥的時候，豆子是橢圓形的，乾燥了以後，由於張力的作用，豆子就變圓了。

大豆營養價值很高，含有豐富的植物蛋白，素有「豆中之王」的美譽，有「植物肉」之稱。大豆是價格非常低廉且易得的蛋白質來源，在缺少動物蛋白攝入的年代，人們主要靠小麥裏的麥麩和各種豆類攝入蛋白質。

《本草綱目》中記載豆角叫豆莢、豆葉叫藿、莖叫豆萁。

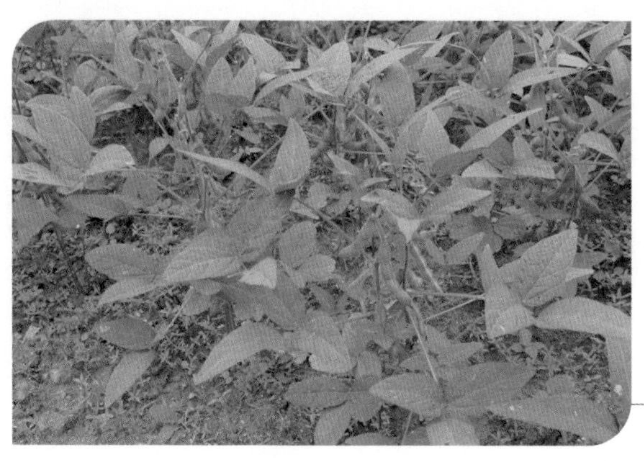

大豆原植物

曹植的《七步詩》云：

煮豆燃豆萁，豆在釜中泣。

本是同根生，相煎何太急？

詩中的豆萁就是大豆的莖部。豆葉可以治療蛇咬傷。李時珍引用了《抱朴子》中一段黃鼠狼救子的故事，描寫得非常生動。

話說，張文蔚是五代十國後樑的一位宰相，在他家莊園內有一個黃鼠狼的洞穴，黃鼠狼有 4 隻幼崽，某一天被入侵的一條蛇全部吞食下肚。黃鼠狼父母在洞口外埋伏，等蛇從洞穴中探出頭的時候，黃鼠狼竄上去把蛇咬死了，接着剖開蛇的肚子，救出了 4 隻幼崽。見到小黃鼠狼還尚存一息，這對黃鼠狼父母就叼來了一些豆葉，嚼碎了敷在它們身上，4 隻小黃鼠狼都活了。李時珍推測古人用豆葉治蛇咬傷，大概原因在此。

/ 黑豆 /

黑豆也是一種常見豆類，因其外皮累積了大量花青素而變成了紫黑色。黑豆又叫料豆，與黃豆、綠豆、紅豆相比似乎不是那麼受寵，常作為牲畜的飼料。驢吃了黑豆，可以增強腳力，驢拉磨之前一般會餵一些黑豆。

黑豆

黑豆生長出的豆芽，被稱為大豆黃卷，是可以入藥的。大豆黃卷味甘，性平，無毒。《本草綱目》記載，它能除胃中積熱，消水病脹滿，還能益氣止痛。

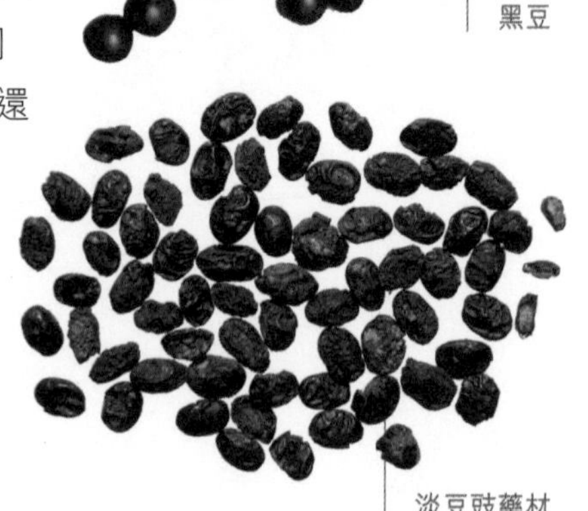

淡豆豉藥材

黃豆與黑豆都可以做淡豆豉，淡豆豉與大豆黃卷的功效與豆子本身的藥性有關，同時和炮製時加入的輔料有關。用麻黃煎水泡豆子，做出來的淡豆豉就是偏溫的。用桑葉水泡豆子，做出來的淡豆豉就是偏寒涼的。

《本草綱目》記載有古方稱大豆解百藥毒。「每試之，大不然；又加甘草，其驗乃奇。如此之事，不可不知。」用黑豆解毒時需要配合甘草才有效。

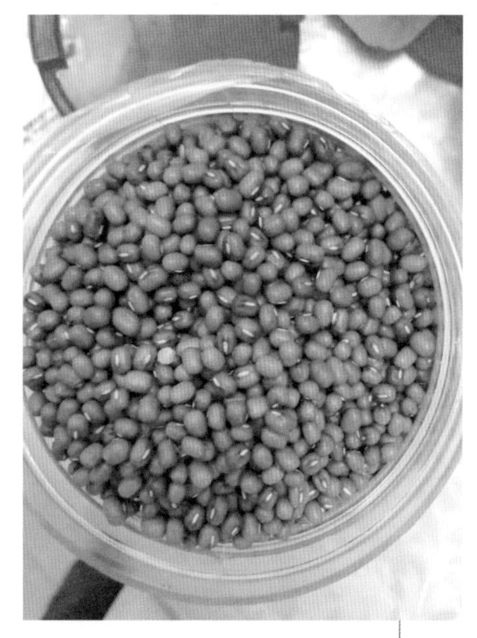

綠豆

綠豆

綠豆味甘，性寒。具有清熱解毒，清暑利水的功效。綠豆入藥的頻率也比較高。

《本草綱目》記載綠豆性平，豆皮性寒，能解金石、砒霜、草木一切諸毒。而且，綠豆還可以解巴豆毒。但是在現代，醫療條件比古代先進得多，遇到上述情況，特別是金石、砒霜中毒，首先要送醫急診。

在炎熱的夏天，喝上一碗綠豆粥或綠豆湯，消暑又解毒。清涼爽口的綠豆涼粉的做法很簡單，平常在家裏就可以完成。將綠豆澱粉跟清水混合成均勻的澱粉水，將澱粉水倒入鍋中，用中小火加熱，並不斷攪拌。等到鍋中的澱粉變成了半透明的凍狀後關火，倒入容器中放涼，或者放到冰箱冷藏 2 小時左右，涼粉就成形了。切成塊狀，放上自己喜歡的調料，如醋、蒜、醬油等，就是一道夏天解暑的美食。

綠豆也可以發豆芽，北京炸醬麵一般用綠豆芽做菜碼。北京還有句話：「豆汁兒豆汁兒，旗人的命根。」說的是老北京旗人對於豆汁兒的偏愛。豆汁兒的原料也是綠豆，綠豆澱粉製作成粉條等食品後，剩餘的殘渣再發酵就可製成豆汁兒。豆汁兒氣味特殊，第一次真要捏着鼻子才能喝下去。但喝習慣了，也真的很享受。豆汁兒具有養胃，解毒，清火的功效。

綠豆雖好，也不應過分地渲染，如果不分體質都來吃綠豆也是不合適的。

/ 紅豆 /

自然界紅顏色的豆子太多了，它們的俗名都叫紅豆。

《中國藥典》中的赤小豆，就涉及兩個植物來源。

赤小豆與赤豆，又叫紅小豆與紅豆，這是一對親兄弟。李時珍沒有分開它們，但現在植物分類學上，它們是兩個種，赤小豆 *Vigna umbellata* Ohwi et Ohashi 與赤豆 *Vigna angularis* Ohwi et Ohashi。赤豆個頭小一點，偏圓，比較容易煮軟蒸爛，多用在食品中。豆包、紅豆餅等食物，裏邊的豆沙餡都是赤豆做的。

民間有句俗話「別拿豆包不當乾糧」。粗糧也可以當飯吃。這句俏皮話現在主要形容不要小看別人。過去媽媽囑咐出門的孩子，餓了的時候盡量吃豆包，那東西從裏到外都是糧食。

赤小豆比赤豆要長一點，呈長橢圓形。它們平均長度比例恰好是 3：2，一個偏長，一個偏圓。

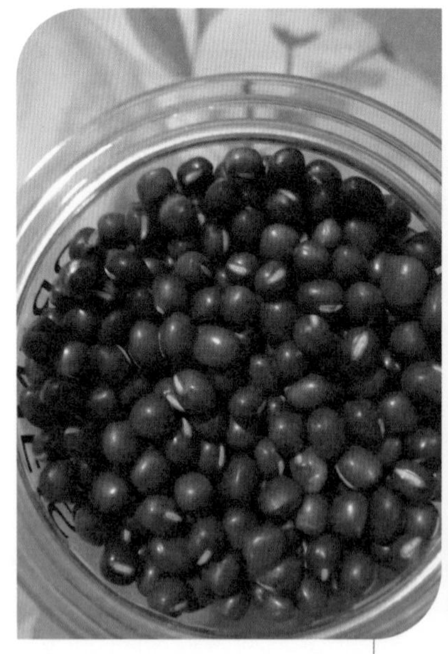

赤豆

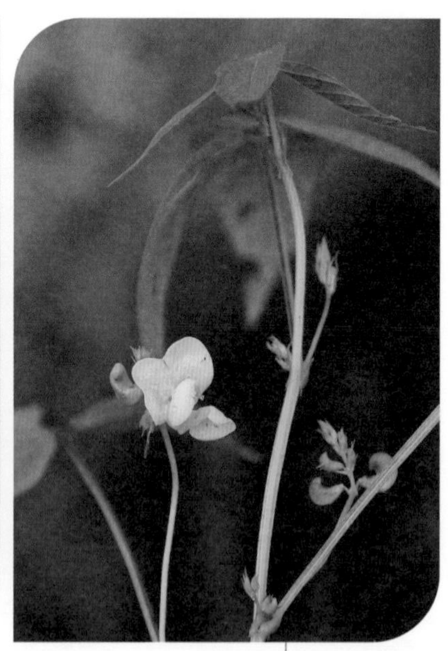

赤小豆原植物

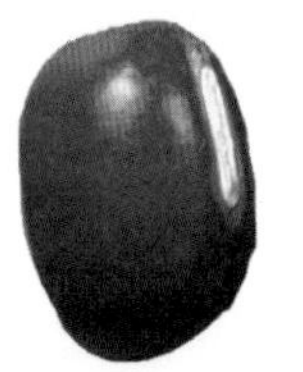
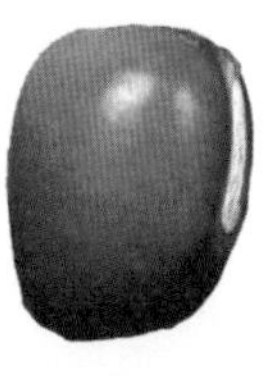
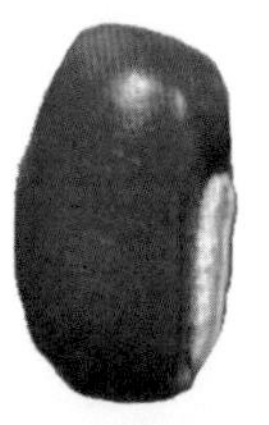
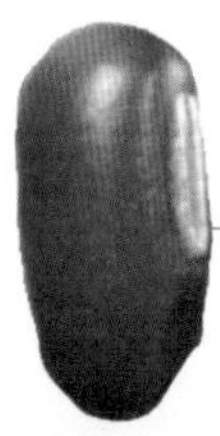

赤豆（左）比赤小豆（右）短一截

赤小豆主要入藥用，可利小便。赤小豆葉，可以止小便。二者的功效完全不同，李時珍在《本草綱目》該條發明項下特別指了出來。它類似麻黃與麻黃根的關係，雖出自同一種植物，藥用部位不同，作用則完全相反。

唐代詩人王維有首詩，名《相思》：

紅豆生南國，春來發幾枝。

願君多採擷，此物最相思。

詩裏的紅豆，指的是豆科植物相思子 *Abrus precatorius* L.。相思子始載於《本草綱目》第 35 卷，李時珍也記載其別名是紅豆。他引用了《古今詩話》中的記載，相思子圓而紅，故名。還記錄了一個非常動人的故事，情節與孟姜女哭萬喜良相似。丈夫在外戍邊，死在了千里之外，妻子十分思念他，在相思子樹下痛哭而亡。

李時珍形容，相思子大如小豆，半截紅色、半截黑色，彼人嵌為首飾。現

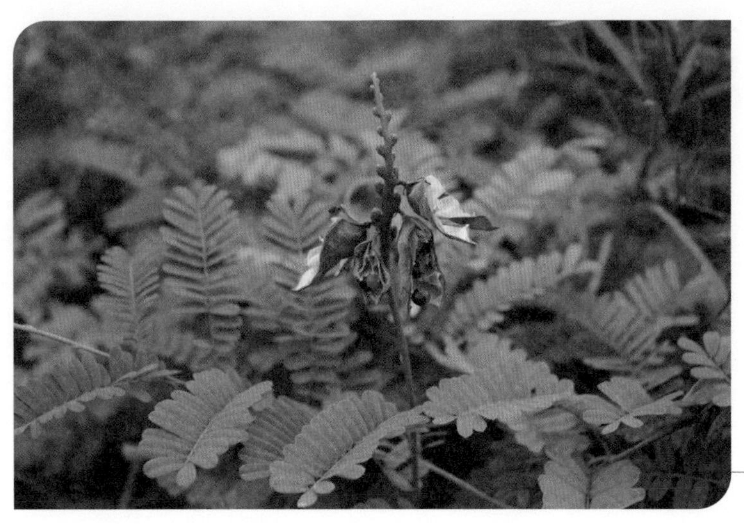

相思子原植物

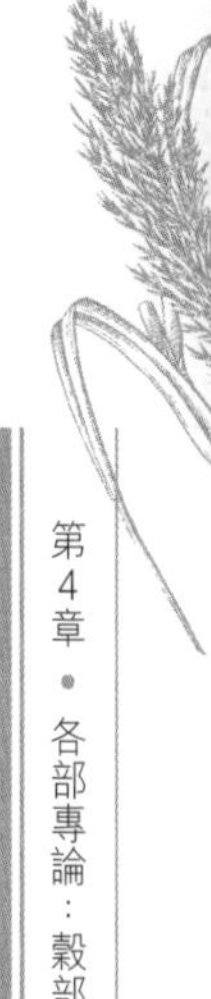

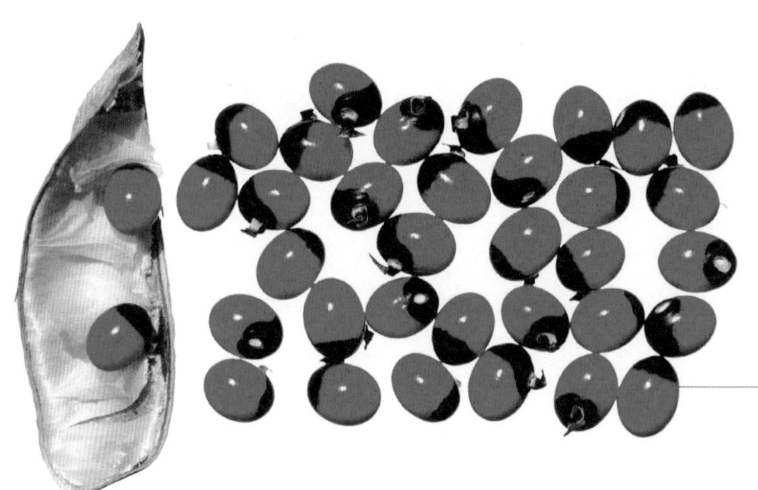

相思子藥材

在一些旅遊景區，也有商販把相思子做成一串串的首飾。相思子呈橢圓形，表面亮紅色，種臍周圍呈烏黑色。相思子雖可祛痰，殺蟲，但有一定的毒性，所以主要作觀賞、裝飾用。

/ 白扁豆 /

白扁豆的鮮豆莢可以做菜，乾燥的豆子可以熬粥。

白扁豆的種子可入藥，味甘，性微溫。白扁豆可以補脾和中，化濕消暑。主要用於暑濕引起的吐瀉、胸悶腹脹、脾胃虛弱、食慾不振、大便溏瀉等。

健脾祛濕止瀉的名方參苓白朮散，方中就用到了白扁豆。方中用藥時，為了增加白扁豆的溫燥之性，要用炒製的炙品。炒白扁豆的健脾祛濕功能更強。

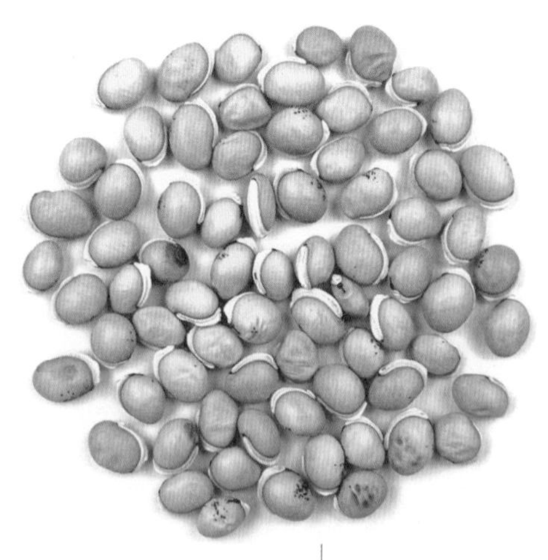

炒白扁豆藥材

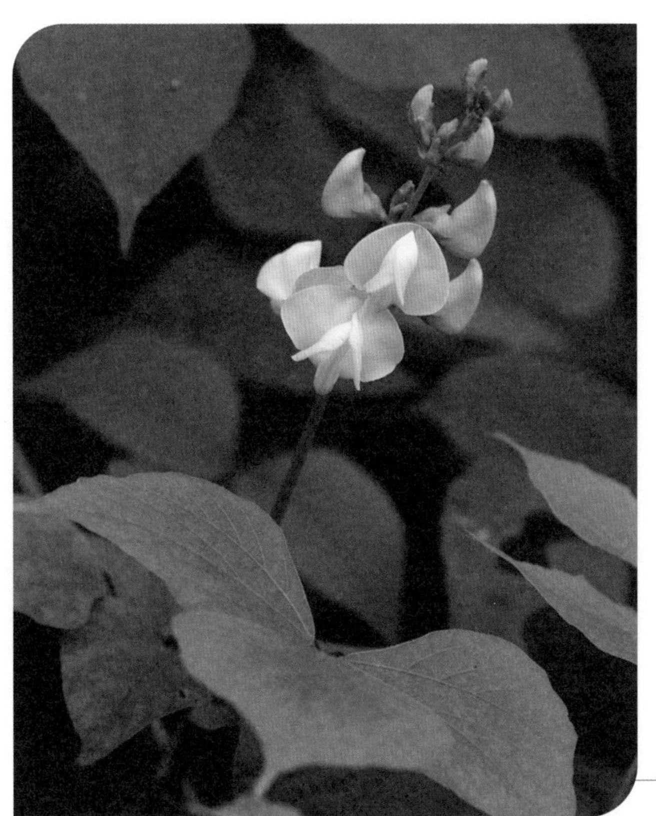

白扁豆原植物

中國是大豆的故鄉。大豆先傳到東南亞，18 世紀傳到歐洲，19 世紀又傳到美國。世界各國栽培的大豆都是直接或間接由中國傳播過去的。

豆子可做糧食，可榨油，可做菜，可入藥，可以磨成豆漿，可以點成豆腐，還可以衍生出各種豆製品，用途十分廣泛。

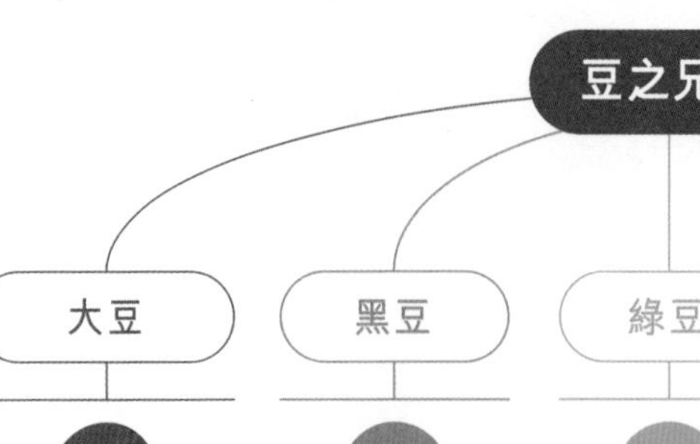

豆之兄弟

大豆

來源

大豆 *Glycine max* (L.) Merr.

大多嫩黃色，有豐富的植物蛋白

黑豆

來源

黑豆 *G. max* (L.) Merr.

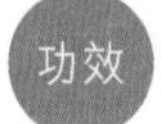

黑豆豆芽——除胃中積熱，消水病脹滿

綠豆

來源

綠豆 *Vigna radiata* (L.) Wilczek

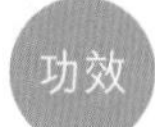

清熱解毒，清暑利水

紅豆

赤小豆

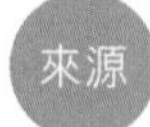

赤小豆 *Vigna umbellata* Ohwi et Ohashi

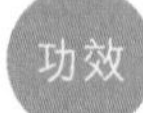

- **赤小豆**利小便
- **赤小豆葉**止小便

赤豆

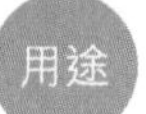

赤豆 *Vigna angularis* Ohwi et Ohashi

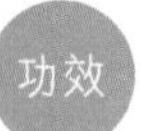

豆沙餡

相思子

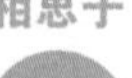

相思子 *Abrus precatorius* L.

詩詞裏面所指的紅豆

白扁豆

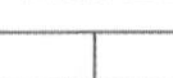

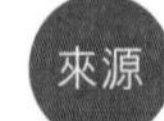

扁豆 *Dolichos Lablab* L.

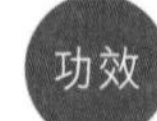

- 補脾和中，化濕消暑
- 炒製後，健脾祛濕功能更強

97

豆製品

名揚天下自中華

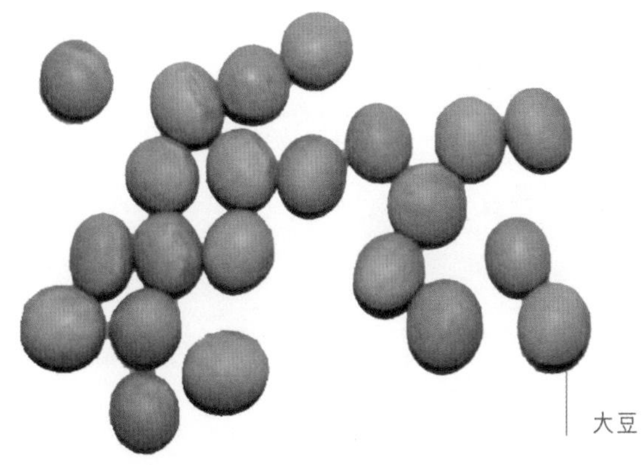

大豆

中國古代科技史上有四大發明：指南針、造紙術、印刷術、火藥。有一種說法是豆腐堪稱「第五大發明」。如果要說哪種植物給人類提供了最豐富、最多彩的食物，估計非大豆莫屬。

大豆製品種類頗多，聰明的中國人發明出了各式各樣的豆製品。比如：豆腐、豆漿、臭豆腐、醬豆腐、麻豆腐、腐竹、豆腐絲、素雞……當然，最經典的還是豆腐。

/ 鹵水點豆腐 /

李時珍在《本草綱目》當中記載好多種豆子都可以用來製作豆腐。在中國北方做豆腐主要用大豆。做豆腐要先將大豆磨成豆漿，再把豆漿加熱，並加入凝固劑。

俗話說得好：「鹵水點豆腐，一物降一物。」

鹵水或者石膏就是凝固劑，可以使大豆蛋白質從溶膠狀態變成凝膠狀態，轉變的過程如同變魔術，「點石成金」。

現在市場上買到稍硬一點的北豆腐是用鹵水點的，質地較軟的南豆腐是用石膏點的。內酯豆腐是用葡萄糖酸內酯做凝固劑，口感更嫩滑。而後來的日本豆腐其實是用雞蛋和水做成的，原料沒有大豆。

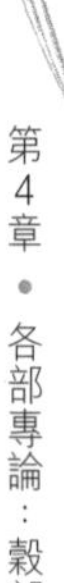

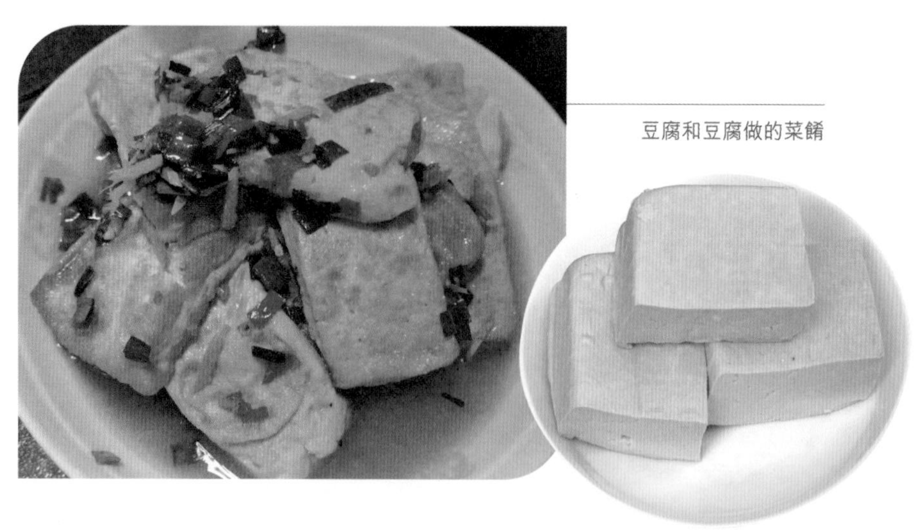

豆腐和豆腐做的菜餚

按照李時珍的考證，豆腐的發明源自西漢淮南王劉安。《本草綱目》中也明確記載了李時珍時代製作豆腐的方法，跟現在的差不多。同樣是泡豆子，磨碎，去渣，用水煮，然後加入鹽鹵汁或山礬葉或酸漿，用醋來沉澱定型。

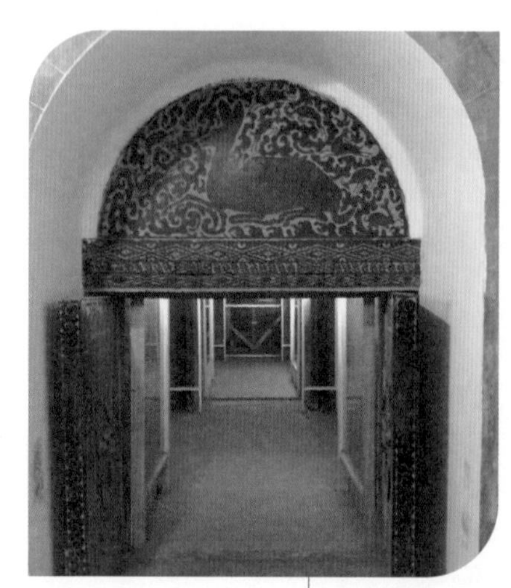

打虎亭漢墓地宮

在河南嵩山腳下，有一座東漢打虎亭漢墓。這座漢墓在發掘時已被盜竊一空，但是裏面幾百平方米的石畫像，保存完好，特別珍貴，被定為全國重點文物保護單位。在這些石畫像中，展示了豆腐製作的全部工藝流程，應該是現存最早的豆腐製作的記載。20 世紀 80 年代，我到嵩山考察時，那裏園區還沒開放。我的一位好朋友陳學毅先生，走南闖北搜尋大量史料，專門和我分享了珍貴的豆腐製作史料照片，記錄的就是豆腐製作的全過程。

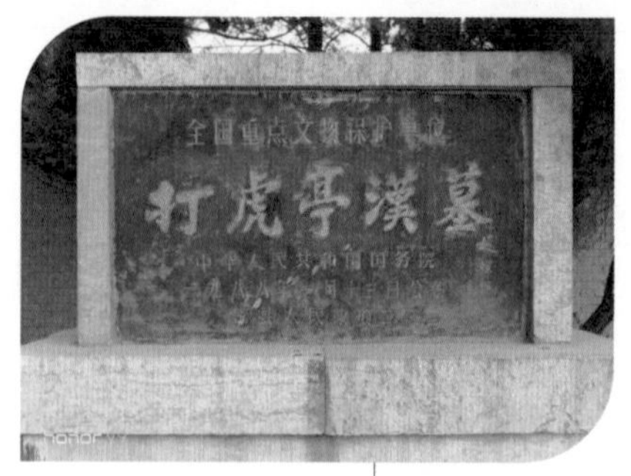

打虎亭漢墓

豆腐味甘、鹹，性寒，無毒。可以益氣寬中，調和脾胃，生津潤燥，清熱散血，非常適合身體虛弱、營養不良、氣血虧損、肥胖、高血脂、高膽固醇、血管硬化的人。

豆腐性偏寒，一些本草書中提到它有「小毒」。特別是用石膏點的豆腐，更偏寒涼。「心急吃不了熱豆腐」，雖是一句俏皮話，但也說明了豆腐應當熱着吃，以去除它的寒氣。

民間還有一句歇後語，「小葱拌豆腐——一清二白」。小葱拌豆腐可能是《大眾菜譜》中最簡單的一道菜了，就是小葱加上涼豆腐。利用小葱的辛溫之氣，來抵消豆腐的寒性，達到調和。

/ 豆腐傳東瀛 /

豆腐在亞洲許多國家都是流行食品。日本人非常信服鑑真大和尚。他們深信是唐代鑑真大和尚東渡到日本的時候，把豆腐的製作方法一起帶到東瀛的。

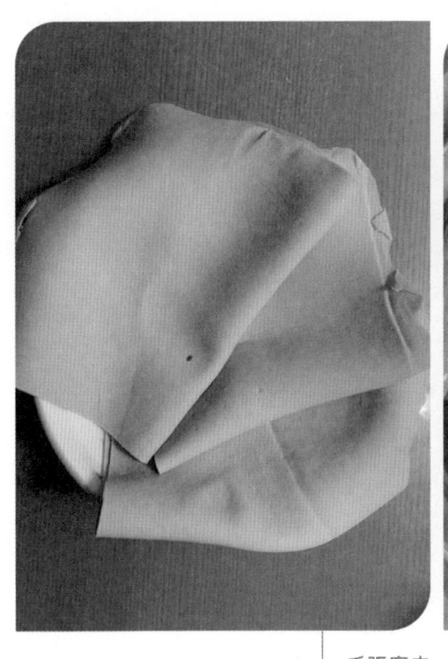

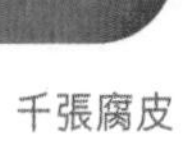

千張腐皮

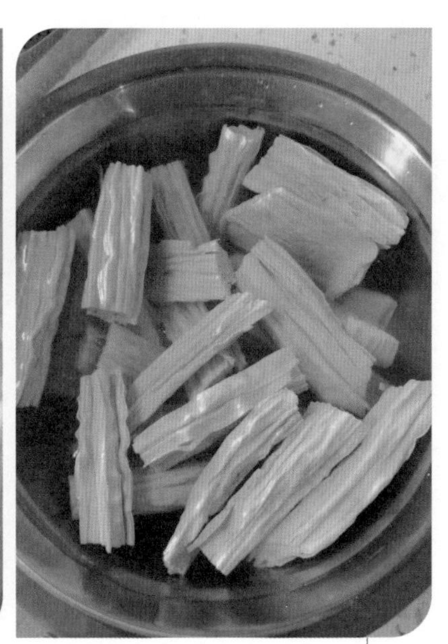

腐竹

鑑真確實把許多中藥帶到了日本，有些珍藏起來留存至今。不過，關於豆腐的製作方法，是不是鑑真大師本人帶過去的，目前還缺少文物和史料方面的確鑿證據。

現在豆腐的英文單詞，Tofu 這個詞源於日語的發音，看來日本在弘揚豆腐方面沒少出力。豆腐傳入其他國家要晚一些，在宋朝時傳入了朝鮮半島，直到 19 世紀初才傳入歐洲、非洲和北美。

/ 豆製品 /

李時珍在《本草綱目》當中增加了腐皮、腐竹的做法。豆漿在慢慢凝結的過程中，表面會凝結一層皮，小心地用筷子慢慢挑起來，揭開晾乾就能得到腐皮了。

豆腐皮味甘，性平，具有清熱潤肺，養胃，解毒，止汗的功效。

豆腐皮主要分成兩種，一種腐竹類的，非常薄，油汪汪的十分透亮，通常都是涮火鍋、做腐皮卷，或煎炸烹飪。另一種是千張、百葉結類的豆皮，稍微厚一點兒，做法類似於豆腐乾，可燉煮、炒菜、做成素肉等。

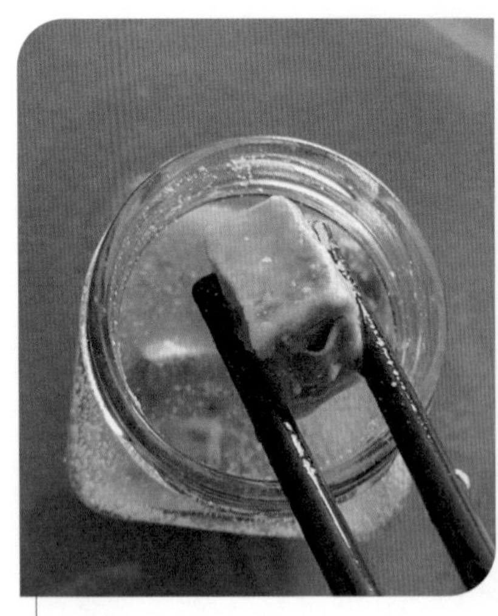

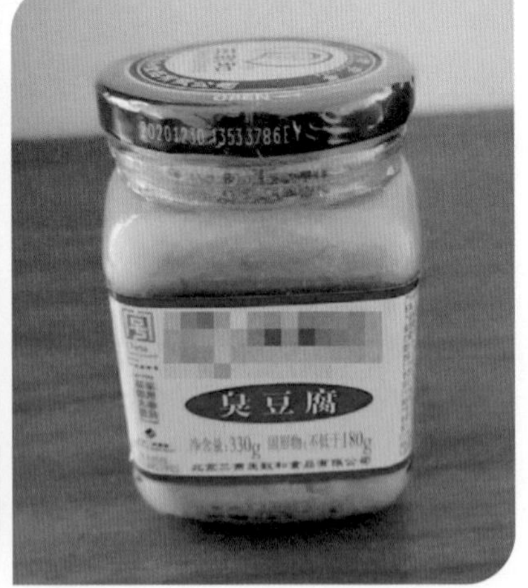

臭豆腐

神奇的腐乳

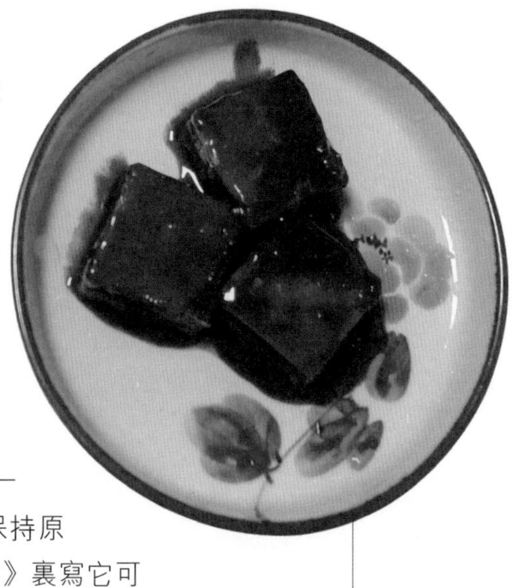

紅腐乳

腐乳是發酵食品中的一個代表，是我國獨創的調味品。嚴格地說，屬於醬與豆腐的結合體，北方人多稱其為醬豆腐。腐乳有紅腐乳、青腐乳、白腐乳、醬腐乳、花色腐乳等種類。

製作腐乳時，先把豆腐發酵處理，然後豆腐表面會結一層漿膜，這其實是豆腐發酵時外表長出來的一層菌絲，即便在炎熱的夏天，都可保持原樣不變質。明代宋應星在《天工開物》裏寫它可稱為神奇之物。如果在製作過程中加上紅麴，就會形成一層亮紅色的膜，成為紅腐乳。紅麴中提取出來的他汀類的成分，現已被開發成降血脂藥物。

臭豆腐也是獨特的發酵食品，北方有北京老字號王致和的臭豆腐，南方有炸臭豆腐乾等。雖然都叫臭豆腐，但大江南北的臭豆腐，無論是製法還是味道都有一定差異。

北京人可能都聽說過發明臭豆腐的這段故事。王致和原來是安徽人，曾中過舉，在清朝康熙年間赴京趕考，卻名落孫山，又由於盤纏不夠，回不了故鄉，只能在北京城謀生。於是王致和就在北京租了兩間房子，做起了豆腐買賣。因為王致和的父親在家鄉就是開豆腐坊的，王致和從小就在作坊裏打下手，所以對豆腐的製作十分在行。他先買了幾斤豆子，小本經營，很快就小有名氣，他做的豆腐得到了街坊鄰居的認可。

有一次，他的豆腐做得太多又沒賣完，時值盛夏，若不及時處理就會變餿。他便用家鄉醃豆腐的方法，把豆腐切成小塊兒，層層碼放在一個罈子內，用鹽醃上，把罈子封好放在了一邊，天長日久，他居然忘了這罈豆腐。有一天他收拾東西，偶然間

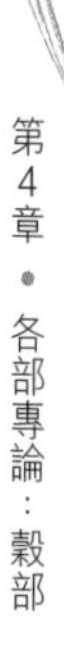

看到這罎子，剛一打開，一股異常的臭味撲鼻而來，豆腐變成了青灰色。臭雖臭，但吃進嘴裏卻鮮美無比。他把臭豆腐送給街坊鄰居，大家嘗過後都豎起大拇指，讚不絕口。

王致和發明臭豆腐的奇遇，有些像弗萊明發現青霉素的過程，都是奇妙的巧合。

後來王致和又去趕考，但還是沒考中。他就一門心思做起了豆腐生意。他在前門外的延壽寺街創辦了「王致和南醬園」，前店後廠，生產臭豆腐，生意十分紅火，逐漸成了京城的一大品牌。

300 多年過去了，王致和臭豆腐已經成了國家級非物質文化遺產。我小時候常吃臭豆腐，那時候 2 分錢一塊，物美價廉，就着大窩頭一塊兒吃，成了一代人的記憶。

當年我留學日本的時候，東京藥科大學的一位教授對臭豆腐產生了興趣。他專門從北京買回了一罐臭豆腐來研究，進行氣相色譜化學分析，發現了幾個特別的色譜峰，還發表了論文。可見，地方小吃小小的配菜也有不容忽視的地方。

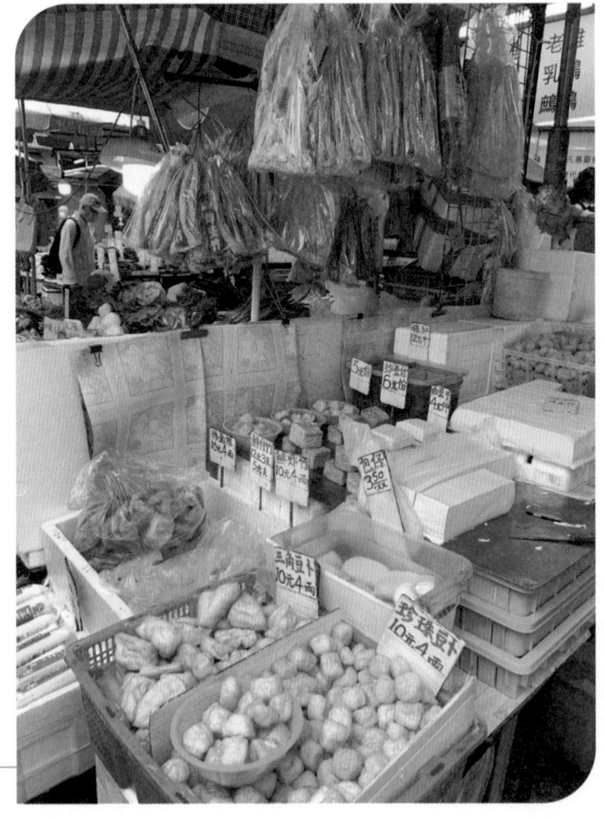

香港早市上的多種豆製品

大豆雖營養豐富，但不好消化，不過可磨成豆漿以利食用，在此基礎上加入鹽鹵做成豆腐，便發展出更多元的食養方法。豆腐發明之後的千百年來，又衍生出了無數的豆製品。豆腐不僅是美食，還可養生，防病，治病。

如今豆腐已經名揚天下，世界各地的中餐館幾乎都有豆腐。豆腐作為專有名詞，早已進入了英文詞典，豆腐是中國人對世界的一大貢獻。

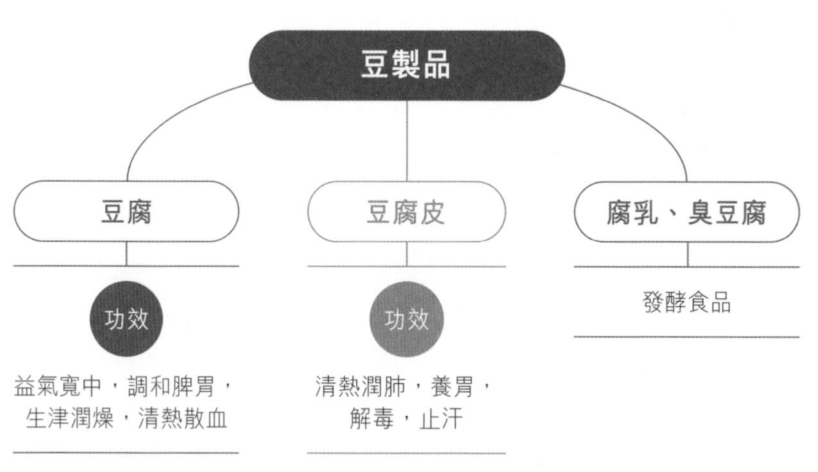

98 蒸餅與饅頭

方寸白案花樣多

《本草綱目》22 卷到 25 卷的穀部中，李時珍除了記載大米、小麥等五穀雜糧以外，還有酒、醋、醬等發酵製品，也有常見的糧食類成品與半成品，如米糕、糭子、饊子，還有蒸餅。既彰顯民族特色，又和日常生活密不可分。

從蒸餅説起

中國的麵食數不勝數，有饅頭、包子、餃子、餛飩、燒餅、鍋貼、春卷、油餅、麻花，等等。它們不僅是飽腹的食品，更是食養的佳餚。

李時珍在《本草綱目》中新收錄了 374 個品種，蒸餅正是其中之一。蒸餅指的就是饅頭類食品。《本草綱目》裏寫道：「小麥麵修治食品甚多，惟蒸餅其來最古，是酵糟發成單麵所造，丸藥所須，且能治疾，而本草不載，亦一缺也。」修治即為炮製。李時珍認為以往本草中沒有收錄這類加工過的品種，實乃一大缺憾，且蒸餅最為古老，所以李時珍把它寫入了《本草綱目》。

「惟臘月及寒食日蒸之，至皮裂，去皮懸之風乾。臨時以水浸脹，擂爛濾過，和脾胃及三焦藥。甚易消化……其以果菜、油膩諸物為餡者，不堪入藥。」這裏指出一些以麵為主的糧食製品是可以有食養功效的，而餃子、包子和包子皮則不能入藥。

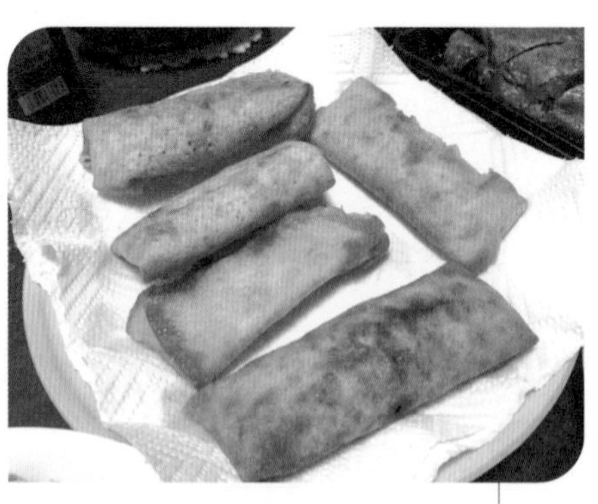

春卷

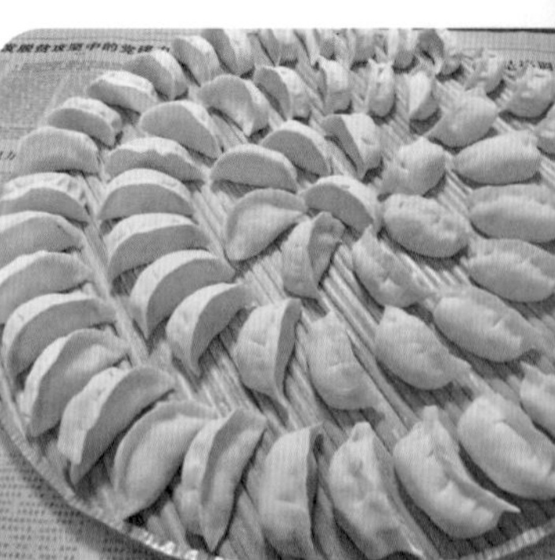

餃子包好了，準備下鍋

中國北方有個習慣，民謠説「二十八，把麵發，打糕蒸饃貼花花」。根據民間風俗，到了農曆臘月二十八，無論是發麵還是做饃，各家各戶都要開始準備過年的主食了。

餡餅

《本草綱目》裏的蒸餅的使用，和北方的饅頭吃法有點不同。為起到和脾胃的效果，要先晾乾，把外邊乾裂的皮撕掉，放在水裏泡發，壓碎，把較硬的餅、饃泡軟、搗碎，以便消化。在山東的一些農村裏，逢年過節時還留着蒸饅頭供奉祖先的習俗。在供桌上擺幾天後，饅頭皮乾裂了，人們會把它拿下來再蒸一次，然後撕掉乾裂的外皮，吃裏面的饅頭芯。

饅頭與麵包

中國人的飲食習慣和西方人有很大區別。

餐具方面，西方人離不開餐刀與叉子，中國人習慣用筷子與調羹。

西方人以肉食為主，主食以焙製食品為主，烙、烤、炸製食品居多。西方人喜歡吃焙烤的麵包，體內多火氣，且習慣喝涼水、冰水。

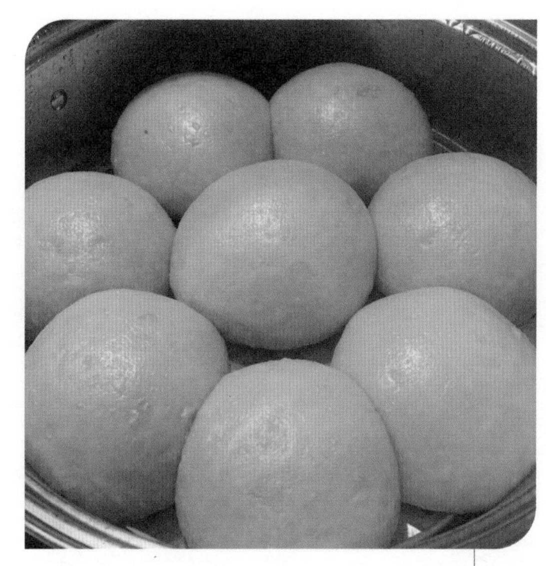

饅頭

中國人蒸製、煮製的食品比較多，蔬菜搭配也比較多。北方人喜歡蒸饅頭、蒸包子、煮餃子，也習慣喝開水、熱水。

傳說饅頭是三國時期諸葛亮發明的。《三國演義》中提到諸葛亮七擒孟獲，平定南蠻後凱旋，途中祭奠河神祈求保佑生靈。諸葛亮不忍用人祭祀，發明了饅頭作為祭品的替代品，投於水中。饅頭的「饅」與南蠻的「蠻」發音相同。傳說「饅頭」一詞也是由此而來的。

與焙烤出來的乾麵包相比，中國人吃的饅頭用水蒸氣蒸熟，吃了以後不會上火。記得 1981 年我上大學時，食堂開始提供麵包，頭幾天大家都圖新鮮搶着買，價錢與饅頭的差不多，那時候也覺得划算。沒過兩週，買麵包的人越來越少，最後大學食堂乾脆就讓麵包機歇業了。起碼在那個年代裏，還是饅頭更適合中國人的口味與腸胃。

/ 我蒸饅頭 /

我曾見到有的商家打出武大郎招牌的燒餅舖。其實武大郎賣的炊餅並不是燒餅。那個炊餅就是饅頭，是使用籠屜蒸製而成的食物。

饅頭演變成炊餅的過程，和中國古代社會的名字避諱有關。饅頭起初是現代人認識的包子，沒有餡料的是蒸餅。到了北宋年間，宋仁

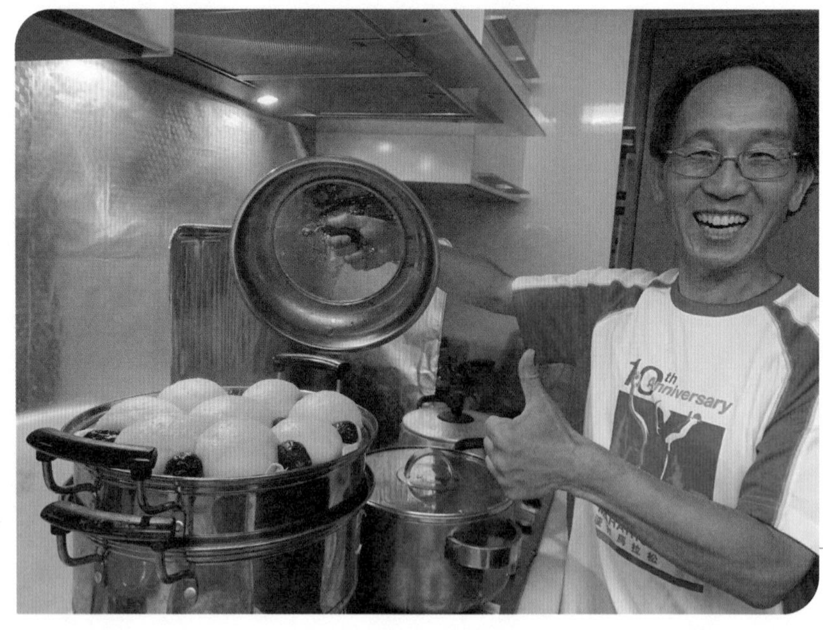

一揭鍋蓋，成功了！

宗名叫趙禎，「禎」與蒸饅頭的「蒸」音相近，為了避諱，便把蒸餅改稱為炊餅。這才有了叫賣「炊餅、炊餅」的吆喝。

我曾在一個外國網站上看到，外國人對中國人用蒸氣蒸饅頭的做法讚歎不已，認為這種方式把水蒸氣利用到了極致，而且還有利健康。中國的蒸製之法與民生密切相關。

饅頭是麵粉經發酵後製成的食品，更容易消化吸收。而且饅頭製作簡單，攜帶方便，便於保存。把饅頭烤焦後，能治療腹瀉和胃酸過多。我小時候，肚子裏很少有油水，過大年偶爾有一次豐盛的大餐，小孩子自控能力差，會因肥肉吃多了消化不良。有兩種助消化的藥：酵母片和饅頭烤焦後的炭烤饅頭片，碾成粉，吃一點也利於消化。

不同地區的饅頭風味不同。北方一般做硬麵饅頭、戧麵饅頭，這是晉、冀、魯、豫、陝等地百姓喜愛吃的饅頭。也有形狀上的不同，刀切的、手揉的饅頭等。純白麵饅頭在北方當作主食很常見。南方人多以大米為日常主食，而以饅頭為輔食。南方做饅頭有時候會加糖、加奶，呈現出不同的風味。

我偏愛吃饅頭，來到香港生活以後覺得南方饅頭不對口味，因此我每次回北京都得揹 20 個大饅頭回香港。有從北京來的朋友，知道我好這口兒，也會幫我帶幾個饅頭。但每次沒幾天就吃完了，還得自己動手豐衣足食。經過反覆修煉，現在我蒸饅頭的技術獲得了突破，得到家人的認可。憑個人經驗而談，做饅頭主要注意幾個關鍵技術點，最重要的是李時珍指出的發酵步驟。

酵母用 37 攝氏度左右的溫水化開，溫度不能太高，不然酵母菌會被殺死。把麵和溫水按適當比例和勻，常溫放置 2 小時左右讓它自然發酵。

接下來揉麵揉到麵團均勻光滑沒有疙瘩，揉好後要再餳一會兒，約半小時，上鍋蒸。冷水上鍋，蓋好鍋蓋，中火燒開，蒸上幾分鐘，最後用大火把饅頭蒸熟。

中藥炮製就是從廚房裏出來的學問，炮製常用的輔料，酒、醋、鹽、薑、蜜、油，廚房裏都找得到。炮製所用的很多方法，蒸、炒、炙、煅，也都可以在廚房中找到答案。

/ 饊子與寒食節 /

《本草綱目》中記載了一種因寒食節而發明的食品——寒具。

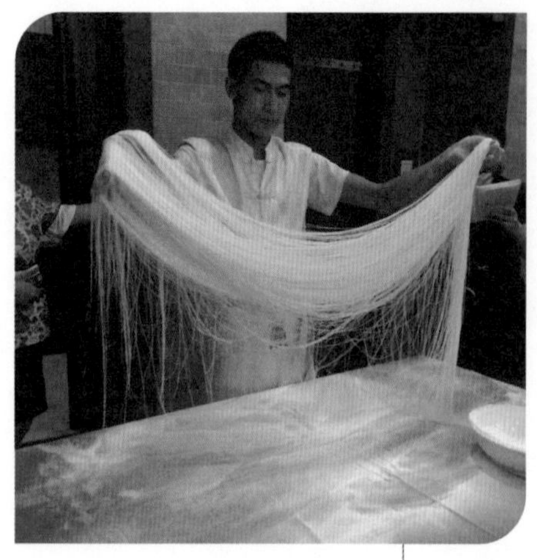

山西抻麵

寒食是清明節的前一天，為紀念春秋時介子推而定立的節日。春秋五霸之一的晉文公重耳落難之時，介子推跟隨他不離左右。晉文公繼位後，介子推遠遁山林，不肯出來做官。重耳為了逼迫介子推下山，竟然下令放火燒山欲逼他出山。介子推寧可被燒死也不出山，就那樣喪命山火之中。在介子推殉難的這一天，老百姓們一天不生火，只吃冷食，以作紀念。現在山西有個地方叫介休，傳説是因介子推死於此而得名。

李時珍是這樣描述寒具的：「寒具即食饊也，以糯粉和麵，入少鹽，牽索紐撚成環釧形……」由此可見寒具與今天的饊子頗有淵源。

《本草綱目》中記載了很多廚房裏的學問。以五穀雜糧為原料，製作出的糉子、米糕、寒具、蒸餅，花樣繁多，讓人吃得舒坦，吃得健康。小小白案如同一個大舞台，盡展中華餐飲文化的智慧與技藝。

醬的種類

孔子曾說過：「不得其醬不食。」李時珍也贊同。從藥到日常的飲食，醬能將食物變得很美味，日常佐餐是離不開醬的。

1987 年，我在日本留學的時候，有位日本教授問了我一個問題，中國的醬有多少種？記得當時我憑印象磕磕巴巴地說了幾種，說完自己也不滿意。「油鹽醬醋」總掛在嘴邊，各種醬也吃過不少，但我一直沒有細數過。

醬在我國有着悠久的歷史。《周禮・天官》篇中早有記載：「食醫，掌和王之六食、六飲、六膳、百羞、百醬、八珍之齊。」自《名醫別錄》開始，醬的功效被正式記載在中醫藥古籍中。

各家記載中傳統的醬是由糧食製作的，以豆類、麵粉為主要原料。不難看出，中國人日常吃的調味醬主要分為兩大類，一類是以豆類為主要原料的豆瓣醬，另一類是以麵粉為主要原料的麵醬。這兩種醬，以及酒和醋，都包含了一個關鍵工藝，那就是發酵。

李時珍在《本草綱目》中詳細記述了醬的種類和製作方法。

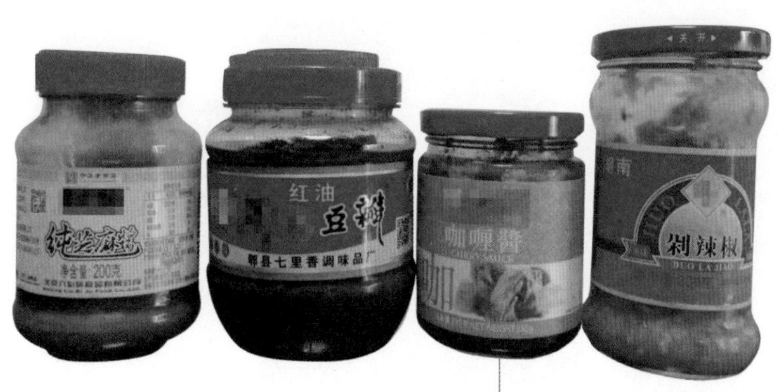

烹飪美食有各式醬料可選

提到醬的原料主要來源於禾本科植物。禾本科是出糧食最多的植物科，也是澱粉、製糖、釀酒、飼料原料的重要來源。

《本草綱目》首先提到的是麵醬，其中有大麥醬、小麥醬、麩醬等。其次是豆醬，包括大豆醬、小豆醬、豌豆醬等。麵醬要用小麥粉和麵，切片蒸熟，蓋上蓋發酵，再曬一段時間。然後，按每 10 斤醬需要 3 斤鹽、20 斤水的比例添加鹽和水，曬成之後就等着收醬了。大豆醬的製法，需要先炒大豆，磨成粉，放起來蓋上鍋蓋發酵，同樣要曬一段時間。每 10 斤醬加 5 斤鹽，在大醬缸中加水沒過豆麵。現在醬的製法仍是源自這些傳統製法。

/ 醬的功效 /

醬不僅是做飯時用的調味料，還有一定的藥效。《本草綱目》中提到，醬有「殺百藥毒、魚毒、肉毒」的作用，似有以醬攻毒的意思。李時珍的見解很有獨到之處。醬本身是發酵製品，發酵的過程離不開酶和微生物的作用。正是經過發酵，利用了微生物的作用，醬也就利於人體消化與吸收了。

醬的相關製品，特別是豆豉、納豆等為人熟知。中藥淡豆豉的炮製也需將大豆發酵。李時珍在《本草綱目》中詳細記載了淡豆豉的製作方法，也記錄了鹹豆豉的製法，中途需要大量加鹽，這些製法大部分步驟都沿用至今。

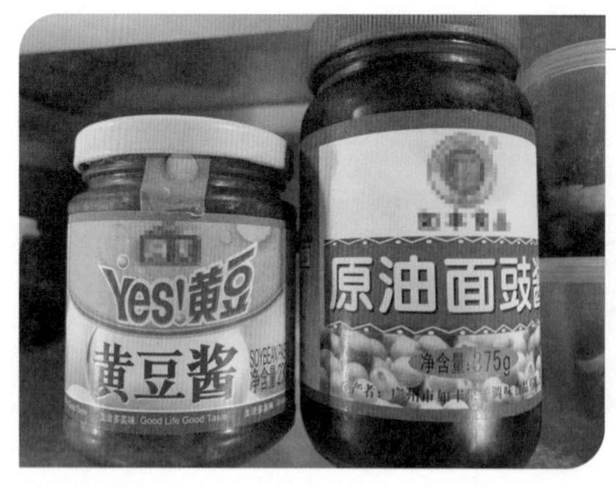

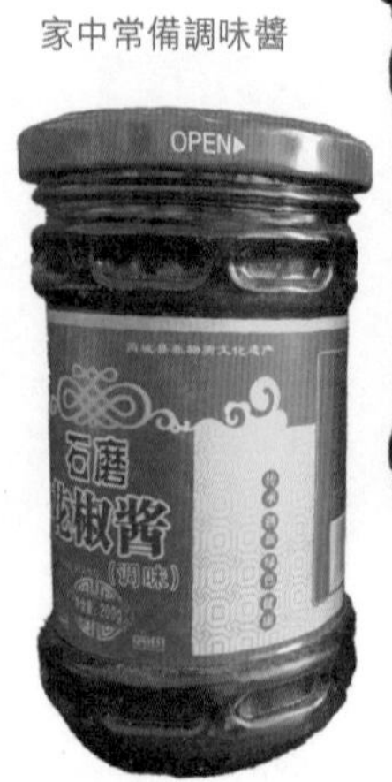

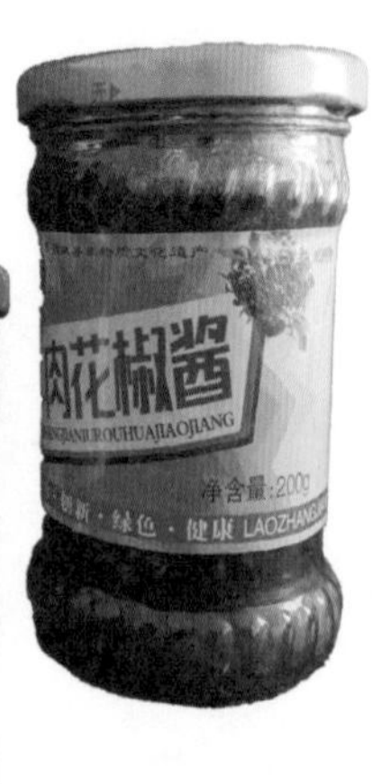

家中常備調味醬

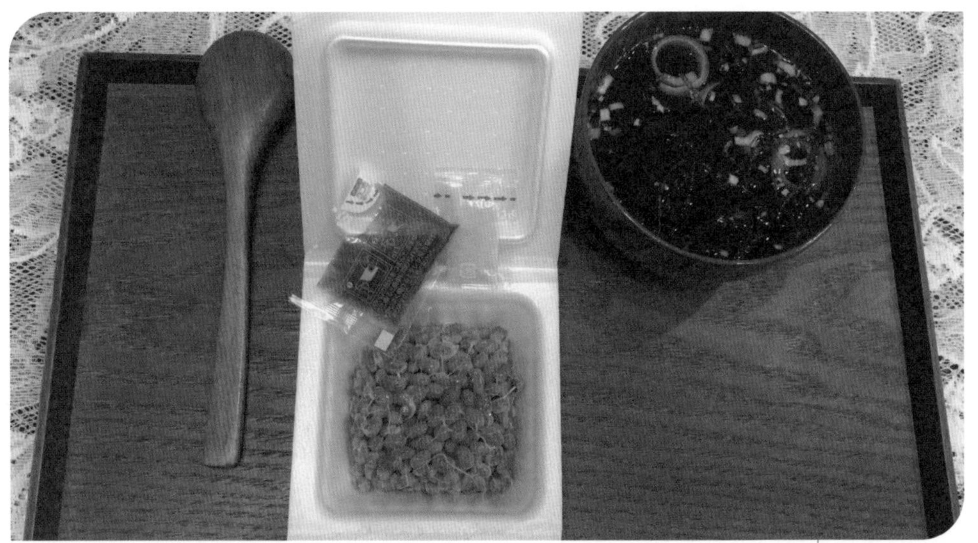

納豆和日本大醬湯

淡豆豉是一味解表藥，具有解表，退熱，除煩，解鬱，解毒的作用。豆豉可以調和五味，可甘可鹹。

日本納豆很出名，其實納豆就是中國人在製作豆豉過程中的半成品，傳到了日本，現在變成了商業產品。納豆黏黏的，氣味有點臭，能拉長長的絲，那些絲就是發酵後的產物。一般情況下納豆是不上席的，宴席上見不到，早餐中則比較多見。不喜歡它的人避之不及，但喜歡它的人愛不釋手。現代研究也表明，大豆做成納豆後，不可溶的大豆蛋白質變成了可溶性的，同時還產生多種氨基酸、酵素，能幫助腸胃消化吸收。

/ 食不離醬 /

紅燒的菜餚需要炒糖色，燉煮時需要加桂皮等香料，要材料、要功夫。如果食材不齊全，有個補償之策，就是加點黃醬，兩勺黃醬下去，照樣可以做出類似的效果。

北京人愛吃炸醬麵，重點在醬。準備好原料醬以後，還要進行加工。因地制宜、因陋就簡也得講究起來。老北京的炸醬講

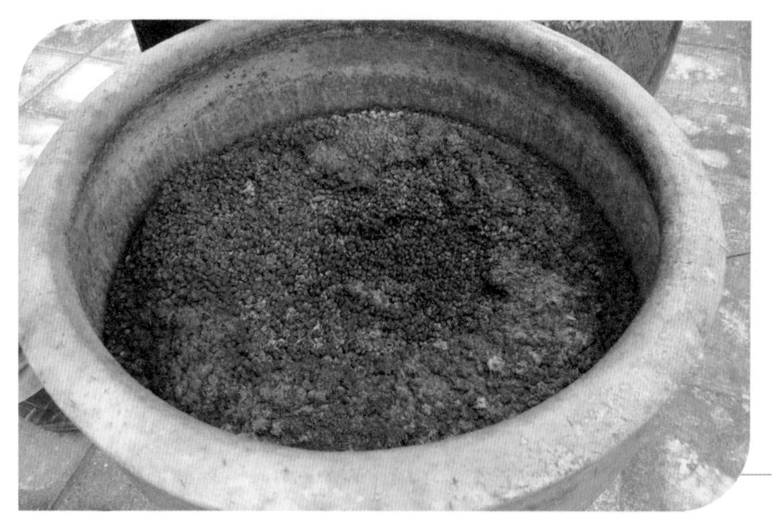

製醬的中間產物

究用一半的乾黃醬，也就是大豆醬，再加一半的甜麵醬，而且要下油鍋文火炸炒，再放入葱花、肉丁、薑等，小心不能炸糊底，表面一層油光，俗稱「小碗乾炸」。炸醬配甜麵醬，甜麵醬的作用是提鮮，如果沒有甜麵醬可以適當加糖。

吃麵條時，配上黃瓜絲、紅蘿蔔絲、嫩豆芽、芹菜等菜碼，色彩鮮艷，調和口感，營養也全面。平時在我家，炸醬是冰箱裏的常備物資。下班回來，煮一碗麵條，加點炸醬，配點菜碼，加點老陳醋，這樣美味的炸醬麵，我每週必吃一次，即便天天吃也吃不膩。

北京特色食品中，北京烤鴨是名揚天下的。吃烤鴨的時候也離不開醬。脆脆的鴨皮蘸着甜麵醬，加上一些大葱絲、黃瓜絲等配料，用小麵餅捲成小包袱。北京烤鴨需要蘸甜麵醬佐餐，北京烤鴨太肥了，甜麵醬一方面增加了香味，另一方面也解了油膩、助消化。

我國地域遼闊，十里不同音，百里不同俗，各地的醬也是五花八門。北方人愛甜麵醬，如保定甜麵醬，南方人則多用豆瓣醬。

北京風味炸醬

四川郫縣豆瓣醬可以算是川菜的靈魂，愛吃麻辣、川菜的人越來越多，郫縣豆瓣醬也越來越暢銷。釀造時需先發酵蠶豆，再放入切碎的辣椒，繼續發酵，慢慢地就可製成辣而不燥、口味鹹香的郫縣豆瓣醬。

湖南的醬很有特點。將新鮮辣椒剁碎，放進罈子裏，再加上酒和鹽，密封一個月，著名的剁椒醬就做好了，在湘菜剁椒魚頭裏它是必不可少的精髓。

大醬湯

我在日本生活了 10 年，喝了 10 年的大醬湯。日本的大醬基本是由黃豆製成的，不但營養豐富，而且味道鮮美，它和納豆都被列入了日本長壽食品名單當中。除了大醬以外，日式大醬湯裏還可以加入一些簡單的配料，如海帶、葱花、豆腐等。

醬油和豆醬是同源的糧食發酵產物，共同點是都以大豆為原料，醬油的英文是 Soy Sauce。它們都要經過發酵成醬，豆醬是黏稠的膏狀，醬油是流動液體。對比歷史，應該先有醬，後有醬油。二者的製作工藝也有不同，發酵的時間、溫度和加水量都不同。醬油多了一道黃豆脱脂的工序。

製作醬油的原料在各地有所不同，風味也不同。現在各種食材似乎都可做成醬，肉醬、香菇醬、芝麻醬、西紅柿醬等，還有用水果製成的果醬。但是，這些醬都是沒有經過發酵的，和本草書籍中記載的有藥效的醬有着本質的區別。

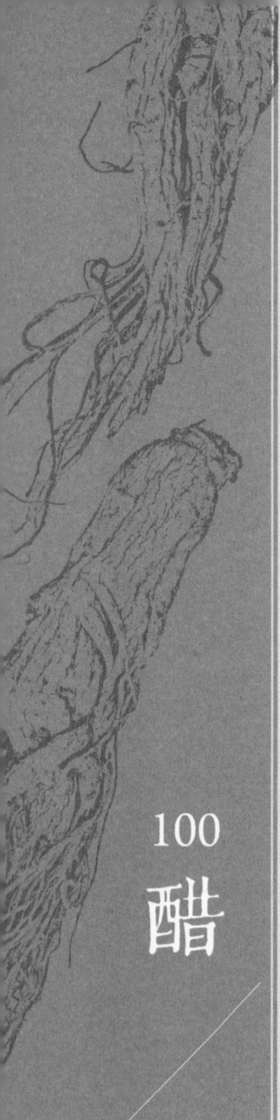

100 醋

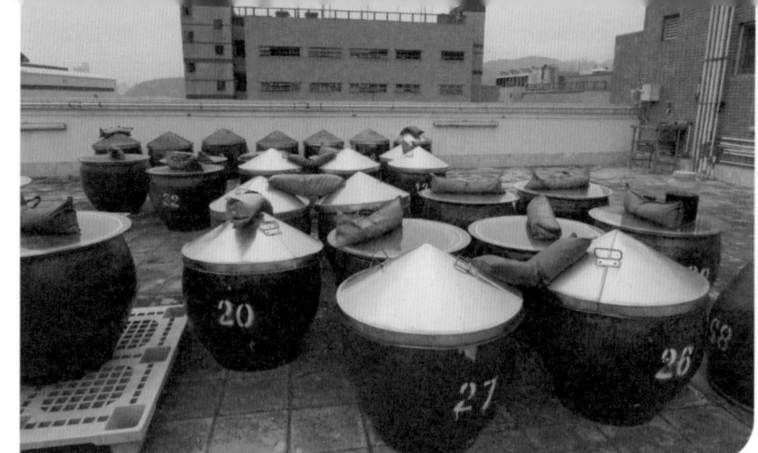

醋有陳年香

醋是人們日常飲食的一部分，和中藥也關係密切。醋列在《本草綱目》的穀部中。

中國的醋在世界上獨樹一幟，優質又好喝的醋基本上都是釀造的。山西老陳醋、鎮江香醋、四川保寧醋和福建永春老醋被稱為中國四大名醋。

上大學時，我們班的生活委員小裴是山西人，人也特別實在。有一年暑假，她不辭辛勞為同學們背回了一箱正宗的山西老陳醋，一開蓋便是噴鼻的陳年幽香。我把那瓶醋拿回了家，全家人都捨不得吃，一直留到春節就餃子吃。

1982 年，我第一次去山西長治出差，看到山西的飯館無論是吃涮肉的，還是吃餃子的，門口都有一大盆醋，就像在對過路的人說：在我們這吃甚麼都能配醋。直到現在有些山西飯店門口還放着一口大醋缸。

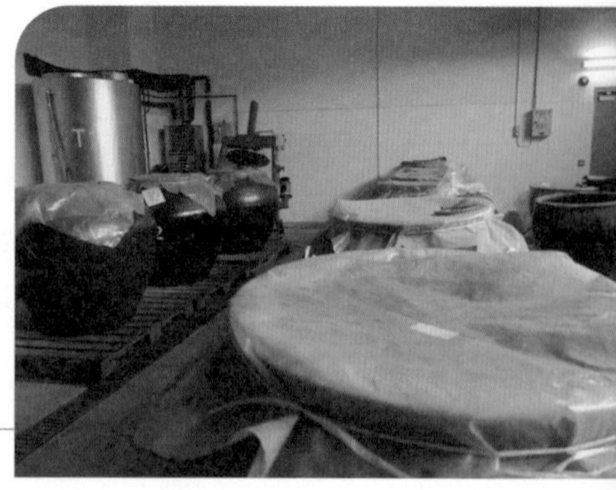

傳統的釀醋工藝與現代技術相結合

山西麵食聞名天下，吃麵食的時候一定要加醋。其他的菜餚也似是甚麼都可以加醋，山西老陳醋確實讓菜餚更加香氣四溢。山西的過油肉很特別，訣竅就在醋上。其實我自己就是山西女婿，這麼多年下來，沒少吃醋。

現在，有些企業還做了一種隨身裝的小瓶醋，像中成藥劑型的口服液一樣，可以隨身帶出門。有的飯館在上菜前還給每個桌位上放一小瓶「開胃醋」，專門供食客在飯前喝。

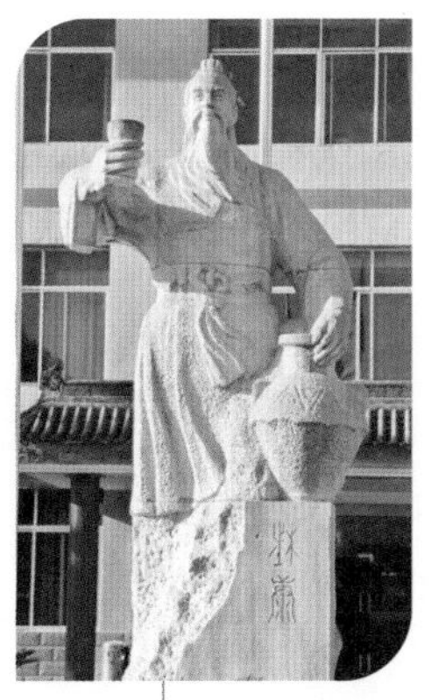

酒聖杜康塑像

「吃醋」趣談

關於醋的歷史小故事中有一則房玄齡的軼事。房玄齡是唐太宗時期的丞相，唐太宗要賞賜一名姬妾給房玄齡。房玄齡夫人不同意，他便不敢接受賞賜。幾天後，唐太宗宴請群臣，還特地請了房玄齡的夫人。宴席間皇帝佯裝要賜毒酒給房夫人，房夫人毅然飲下毒酒，但沒有中毒。原來那杯毒酒是假的，其實是一杯醋。後來民間將這件軼事進一步「添油加醋」，便有了「吃醋」的説法。

相傳，醋的發明者是杜康的兒子。杜康是夏朝的一位國君，傳説中他是釀酒的始祖。杜康的兒子黑塔在杜康的釀酒作坊裏學習釀酒的時候，發現把用過的酒糟再繼續釀，可以得到一種香而酸的好東西，這就是醋。古時候最早的醋有股苦味，所以醋也被稱為苦酒。

「醋」字本身也很有意思，如果拆成左右兩部分，左邊代表酒的「酉」字，右邊就是兩個十、一個一、下面一個日，加起來是二十一日。民間傳説，釀醋就是在釀出酒後，再多釀 21 天。

釀造工藝

中國傳統的醋是用糧食釀造的，而西方的醋主要是用果實釀造的。

《本草綱目》中記載了很多種醋，其中大多數今天人們仍然在用。糧食釀的醋，有米醋、麥醋、曲醋、糠醋、糟醋等。果實釀的醋，包括桃醋、葡萄醋、大棗醋等。

釀造的醋不僅是調味品，還具有保健功能。但是味道太酸太烈的醋不宜入藥。能入藥的一般是放置 2～3 年的米醋。

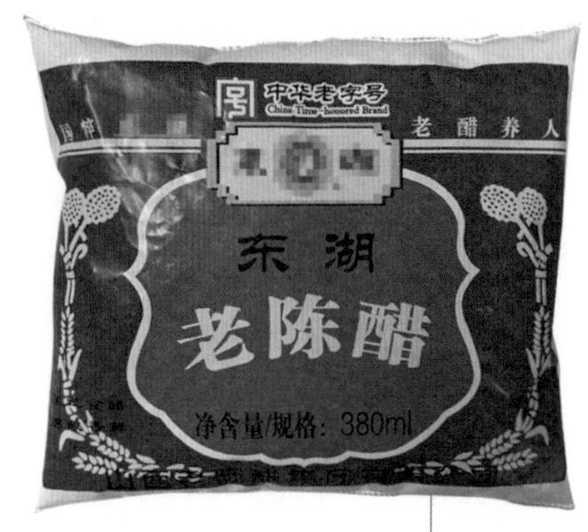

山西老陳醋

醋和醬一樣同屬釀造類，在廚房和藥房中都佔有一定地位，醋最初記錄在《名醫別錄》中，被列為下品。

古代用穀物釀造醋的過程，以現代科學解釋的話，進行了 3 個步驟。第一步由澱粉轉化為糖，第二步糖再轉化為酒精，第三步酒精轉化為醋酸。

與西方釀醋相比，中國醋的釀造工藝是較為複雜的。

山西清徐縣老陳醋有 600 多年歷史，當地醋的傳統釀造技藝是國家級非物質文化遺產。

釀造山西老陳醋的糧食原料主要有 5 種。清徐縣的老陳醋，主料是高粱，糠為重要的輔料，用紅心大麯發酵，準備原料就要花幾個月的時間。

市場上琳琅滿目的醋產品

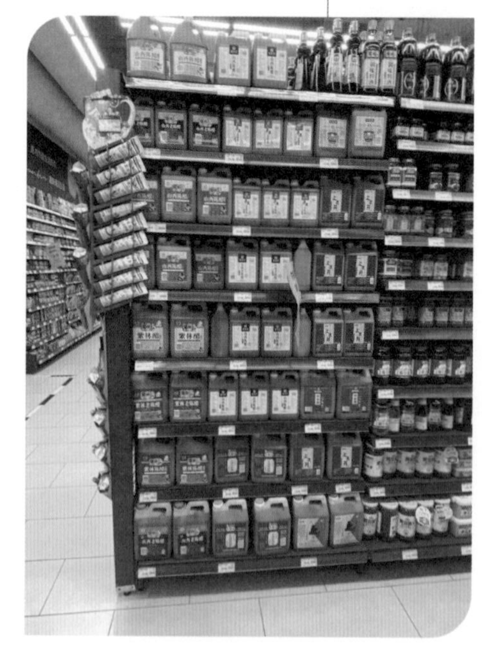

山西不僅有許多大型的醋廠，還有很多人家自己釀醋。在醋廠走上一遭，彌漫在空氣中的酸酸的味道，立刻讓人神清氣爽。

山西當地的人向我介紹，在醋廠工作的人都不得感冒，民間有「家有二兩醋，不用去藥舖」之説。

説來也是有趣的巧合，有現代研究發現，食用醋裏有一種有效成分川芎嗪，為醋的香味成分之一，它也是中藥川芎所含的一種化學成分，有降血脂、降血壓、降血糖等功能。

健康飲醋

宋代藥物學家寇宗奭曾講過，米醋入藥多用之，穀氣全也。《本草綱目》在關於醋的功效方面記載翔實。米醋可以消癰腫，散水氣，殺邪毒等。

醋藥用、食用的方法多種多樣。張仲景《傷寒論》中記載的烏梅丸，就需要用苦酒將烏梅泡一個晚上。

醋還可以外用，其中一個外用的功效就是能治療「香港腳」。所謂香港腳其實是一種皮膚病，又叫腳氣，因白癬菌寄生於皮膚上造成。白癬菌最容易在高溫高濕的環境中繁殖。很多北方人來到濕氣重的地方都會受此困擾。我初到香港時，也沒能倖免。解決這個問題的方法其實也不難。有個土方，把腳洗淨後，將少量醋倒入一盆溫水中，泡腳 10～15 分鐘，特別是在初發的階段泡幾天即見效。

醋窖內一隻隻木桶在酣睡中緩釋出陣陣的醇香

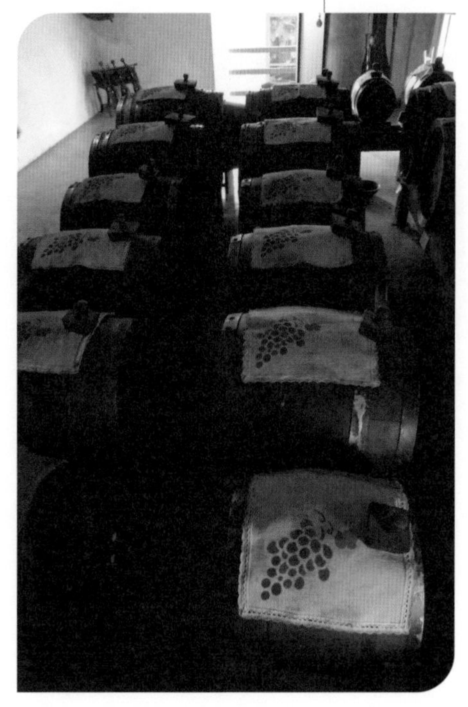

醋與炮製

醋在中藥中的一大用途是作為炮製的重要輔料。酒、醋、鹽、薑、蜜、油是 6 種基本的液體輔料，此外還有麥麩等固體輔料。

炮製用的是米醋。米醋性溫，味酸、苦，無毒。用醋炮製可增強某些藥物的功效。需要用醋炮製的藥材有很多，包括多種動、植物類藥材。比如，甲殼類的醋鱉甲、醋龜板等；植物類的醋莪朮、醋三棱、醋香附、醋延胡索等。

香港有一種八珍甜醋，起初是專門為坐月子的女性製作的。

北京人喜歡吃臘八醋。在臘月初八將大蒜泡在醋裏，等到過年的時候拿出來，蒜會泡得綠油油的，醋裏也多了蒜香。現在不用等到臘八再做臘八醋了，一年四季都可以將泡好的蒜醋放在冰箱裏保存。

中醫理論認為酸入肝，用醋炮製更能引藥入肝經。如果中醫處方上開出醋製的藥材，那麼這個方子大概與肝有關。

醋雖好用，但在臨床上卻不能與鹼性藥物、磺胺類藥物、抗菌類藥物同用，因為碳酸氫鈉、氫化鎂、胃舒平等鹼性藥物易被醋酸中和，降低藥效。磺胺類藥物在酸性環境中易形成結晶，損害腎小管。

/ 葡萄醋 /

好的東西不分國界，一定會世代相傳，醋是一例典型的代表。

歐洲人吃麵包，常蘸着橄欖油和葡萄醋一起吃。在意大利，我參觀過一家經營傳統葡萄醋的家族莊園。莊園主有一個非常大的葡萄香脂醋（Balsamic Vinegar）釀造作坊。靜靜躺在醋窖裏一排 a 一排的大木桶，百年來在酣睡中緩釋出陣陣的醇香。據説在意大利，像那樣的醋莊只有幾家。葡萄香脂醋一般要釀造 10 年以上，所以價格不菲。一瓶窖藏 25 年 300 毫升的香醋要賣 30 歐元，而 50 年的一般要賣到 150 歐元，價錢遠在一般的葡萄酒之上。參觀時，莊園主熱情地以冰淇淋、奶酪等小食招待了客人們，特地説明這些小食要滴上幾滴濃稠的香脂醋，味道更加奇妙有層次，襯托得食材十分甜美可口。

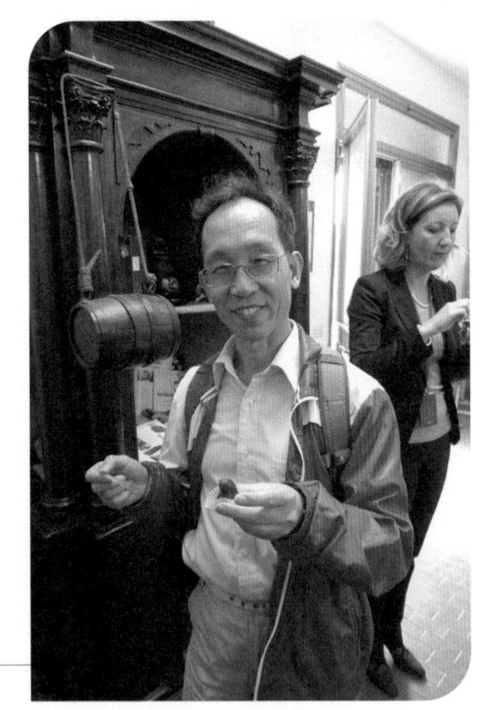

意大利香醋可滴在甜品上吃，別有一番風味

柴米油鹽醬醋茶，都是生活中再平常不過的小事。中國傳統的醋與酒都是糧食釀造的，醋從酒中來，醋在酒之上。醋入藥、食皆可，作為輔料在藥材的炮製方面更是不可或缺的。

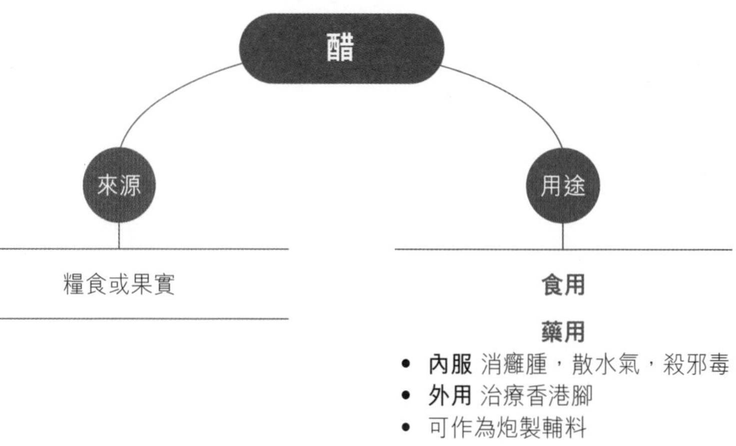

101 酒

瓊漿玉液盛千秋

酒的分類

李時珍在《本草綱目》第 25 卷記錄了酒、燒酒、葡萄酒 3 條項目，後兩項是第一次被記載入本草書籍中的。

現代市場上的酒大致可以分為發酵酒和蒸餾酒兩種。在此基礎上，還有配製酒和各種藥酒。

發酵酒，也稱為釀造酒，是將穀物、水果作為原材料發酵後直接提取，或者壓榨獲取的酒。黃酒、米酒、日本清酒、啤酒、葡萄酒等都屬發酵酒，常做小吃配料的醪糟也屬發酵酒。

蒸餾酒是將穀物、水果等原材料進行發酵後，將發酵液進行多次蒸餾而形成的酒。蒸餾酒較晚才出現，歷史相對較短。人們形容古人吃喝的「大塊吃肉，大碗喝酒」，其實喝的不是現代人印象中的白酒、蒸餾酒。《水滸傳》中的梁山好漢一次就能喝八大碗，其實那些酒的度數都不高。

唐代邊塞詩人王翰留下了《涼州詞》中的千古佳句：「葡萄美酒夜光杯，欲飲琵琶馬上催。」古時候的西域人早已有了釀造果酒的技術，漢武帝時張騫出使西域，葡萄和釀造葡萄果酒的技術被引入中原。

隨着葡萄進入中原，用葡萄釀酒的技術也逐步得到了發展。我國許多少數民族地區都有用水果釀酒的傳統，有些地方更是家家戶戶都會釀造果酒。

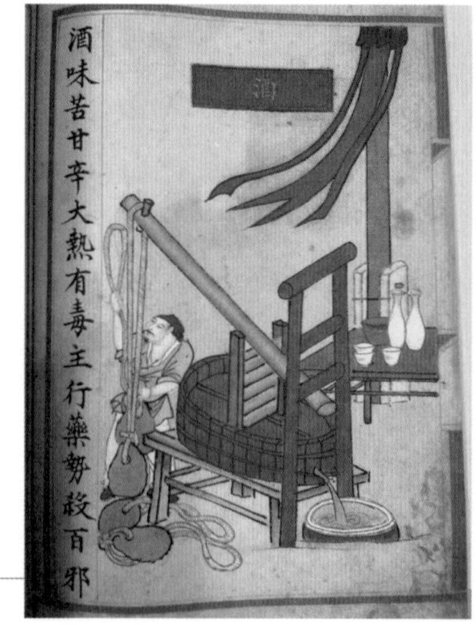

酒（摘自《補遺雷公炮製便覽》）

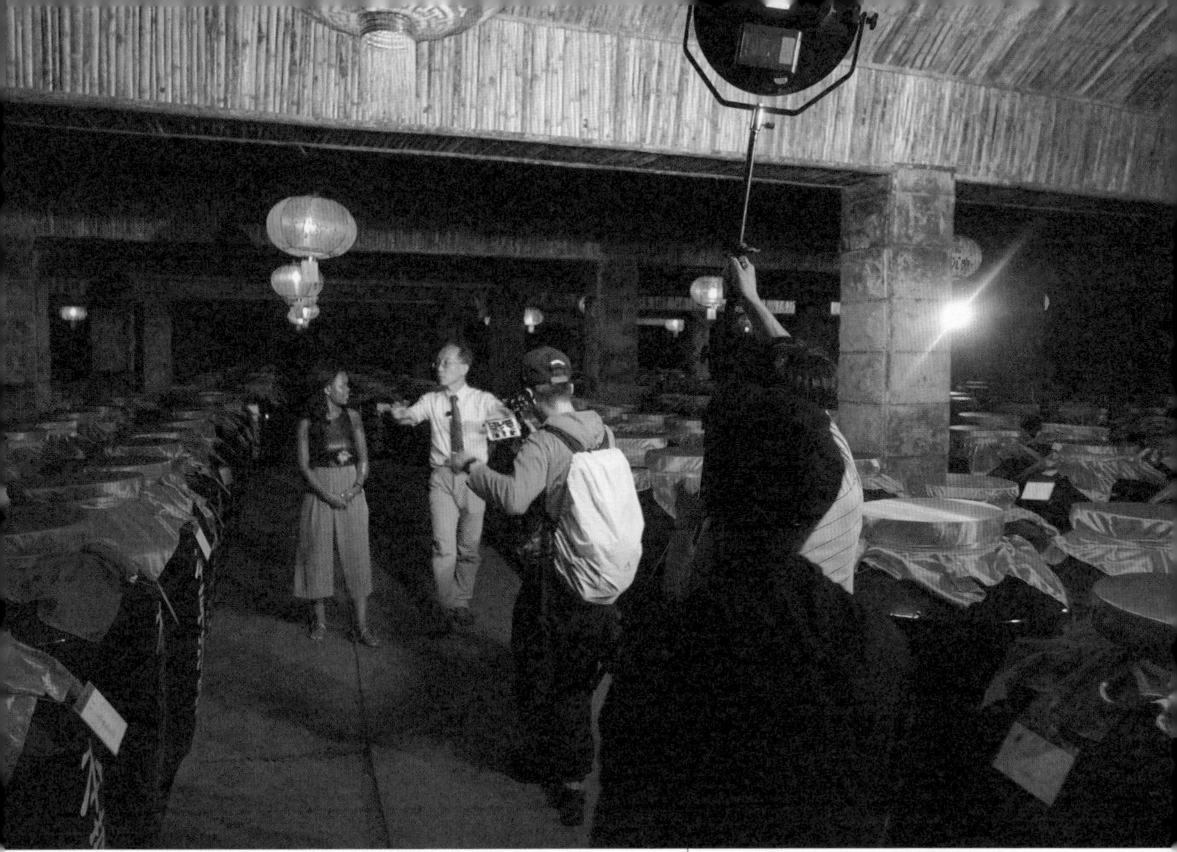

筆者參與中央電視台國際頻道《非常中國》節目，向海外朋友介紹中國酒文化

《本草綱目》正式記載了元代出現的蒸餾酒，稱為「燒酒」，元以後才漸漸多了起來。我國現在流行的白酒，基本上都屬蒸餾酒。有人説中國從東漢時已有原始的蒸餾技術，但目前還缺乏史料的印證。

在蒸酒時用的冷卻器叫作錫鍋，通常需要 3 個鍋，第一鍋和第三鍋冷卻的酒味比較雜，因為裏面有很多種低沸點的成分，所以酒廠掐頭去尾，只要第二鍋，味道醇厚，故起名為「二鍋頭」。北京人愛喝的「小二」，就是指小瓶包裝的二鍋頭酒。

2011 年，我曾去貴州茅台鎮考察，實地感受了濃郁的酒香。茅台酒產自貴州遵義茅台鎮，整個鎮子裏都是酒廠、酒作坊，把

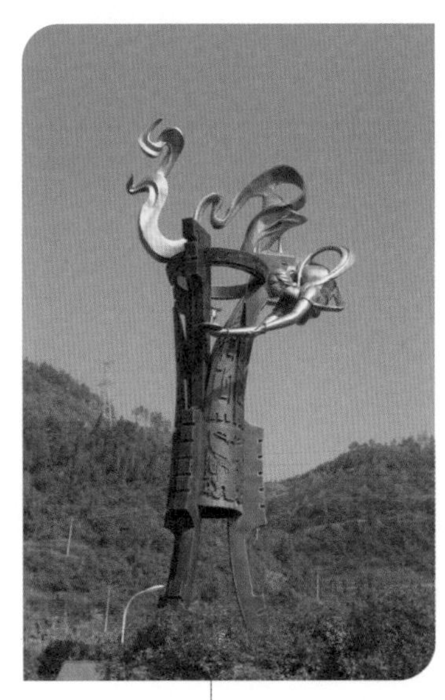

茅台鎮內爵形雕塑

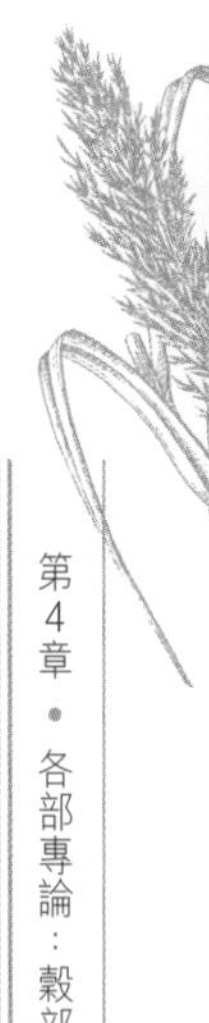

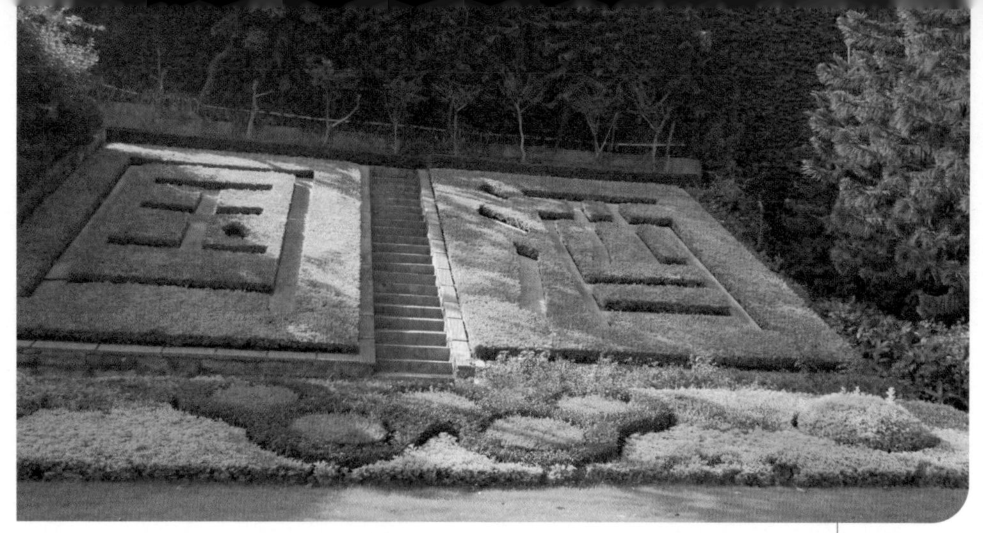

茅台鎮隨處可見「國酒」的樣式

車窗打開，一路上酒香撲鼻。茅台酒被稱為「國酒」，它最與眾不同的地方在於用水。茅台鎮坐落在赤水河邊，就是「四渡赤水出奇兵」的赤水河，當地釀酒就地取用赤水河的河水。赤水河的水質、生態環境賦予了茅台地區酒獨特的味道。

國外一般有六大蒸餾酒，即杜松子酒（Gin，又稱金酒，氈酒，琴酒）、威士忌（Whisky）、白蘭地（Brandy）、伏特加（Vodka）、朗姆酒（Rum）和龍舌蘭酒（Tequila）。若論喝酒給人的感受，中國白酒絕不遜於這六大蒸餾酒。

/ 酒與醫藥 /

酒與醫藥的關係特別密切，藥酒用於治病、保健，在我國由來已久。早在西周時，已經成立專門管理釀酒的部門及官員，並有食醫負責飲食養生，酒已被列入保健的範疇。

在長沙馬王堆漢墓出土的《五十二病方》中，記載了內、外用藥酒方 30 多首。《黃帝內經》中的《湯液醪醴論篇》所載也是藥酒。

唐代孫思邈《千金翼方・諸酒》是我國現存醫學著作當中最早的藥酒專題綜述，孫思邈還對藥酒的服用方法提出了具體、明確的要求。

孫思邈説：「凡服藥酒，欲使酒氣相接，不得斷絕，絕則不達藥力。多少皆以和為度，不可令醉及吐，則大損人也。」服用藥酒要適度，以現代臨床應用角度看待藥王的理念也是相通的，既要維持一定的血藥濃度，達到藥效，又不可貪杯過量，切記不能醉酒。

李時珍在《本草綱目》中記載了200多首藥酒方，比如，五加皮酒、仙靈脾酒（淫羊藿酒）、人參酒、當歸酒、枸杞酒、地黃酒、蝮蛇酒還有鹿茸酒。明代頗為流行養生保健藥酒。李時珍記載的藥酒多以燒酒為基礎，這一點同前人用黃酒作基酒，已經有了明顯區別。

在民間，也逐漸形成了自釀藥酒的風俗。新年的屠蘇酒、端午的雄黃酒、中秋的桂花酒、重陽的菊花酒，都是傳統節令的藥酒。

古代人們在新年伊始、歡慶新春之際，要喝屠蘇酒。

王安石有詩《元日》：

爆竹聲中一歲除，
春風送暖入屠蘇。
千門萬户曈曈日，
總把新桃換舊符。

屠蘇酒是一種含有中藥的藥酒。《本草綱目》裏詳細記錄了屠蘇酒的製法。用桂心、防風、菝葜、蜀椒、桔梗、大黃、烏頭、赤小豆共同製成，並且清楚地標示了各味藥的劑量。過年之前將這些藥材放入囊中，浸入水井裏，等到大年初一拿出來，加入酒中，再煮開幾次，即可飲用。藥渣還能再放回井中，以後飲用井水也能起到保健作用。

端午節的酒有菖蒲酒、雄黃酒，有的是給人喝的，有的是驅蟲的。端午節時，人們用菖蒲蘸上酒，灑在屋內外的牆壁、角落，起到避蚊蟲、驅五毒的作用。

《本草綱目》所載的酒以藥用為主要目的。酒精是良好的溶媒，但浸泡後濃度會下降。配製藥酒時，不能隨意將藥材加入酒品中，最好不要盲目自製藥酒。藥酒因人而異，需要徵詢中醫師的意見選擇配製或服用。

/ 酒與炮製 /

在中藥炮製方面，酒是重要的輔料之一，許多常用藥都需要用酒炮製。比如，酒大黃、酒黃連、酒川芎等。

炮製用酒，一般使用黃酒。《本草綱目》指出，東陽酒，無毒，用製諸藥良。東陽酒即指黃酒。東陽酒是浙江東陽的老字號。黃酒是我國的特產酒類，以大米、黍米為原料，呈褐色或棕色，屬釀造酒，乙醇的含量為 14%～20%，英文為 Rice Wine。

酒的藥性純陽，辛甘大熱，能升能散，可以宣散藥力，通行經絡。一些藥物在用酒炮製後，會改變其苦寒之性，並使其藥性上行，如大黃、黃柏等。當歸、桑枝等用酒炮製後，活血通絡作用會增強。

動物藥一般都有腥膻氣味，通過酒製可把異味除去，如炮製蘄蛇等。主要原因是酒中含有酯類等醇香物質。

酒作為溶媒，可以將藥物中部分水溶性和脂溶性的有效成分提取出來，酒還可以防止藥物腐爛。藥酒容易保存，可以隨時飲用，功效顯著。藥酒葫蘆也成了藥舖與行醫者的符號之一。

酒文化滲透到了人類生活的各個層面。千百年來，從帝王將相到平民百姓，無論是文人墨客，還是販夫走卒，各行各業都能與酒搭上關係。

酒從出現那天起，便是有爭議的一味藥。關於酒的功與過，李時珍也有過精闢的論述：「酒，天之美祿也。麵曲之酒，少飲則和血行氣，壯神禦寒，消愁遣興。痛飲則傷神耗血，損胃亡精，生痰動火。」

有的人滴酒不沾，説酒有百害無一利。有的健康長壽之人，終身與酒為伴。有的人見酒就暈，有的人喝上八兩一斤都不醉，中醫強調因人而異，我想酒就是最好的例證。

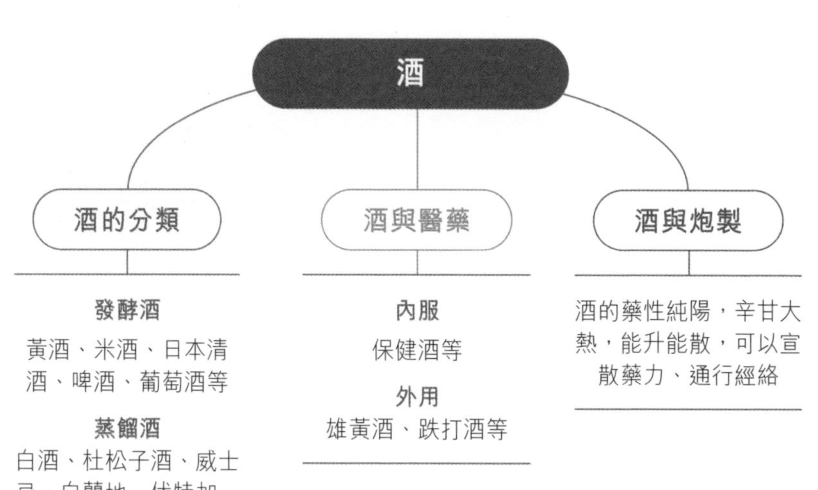

神曲何來

李時珍在「曲」之項下有記載：「曲有麥、麵、米造者不一，皆酒醋所須，俱能消導，功不甚遠。」說明一般藥食用曲之來源有麥、麵、米這些糧食作物，且有消積導滯的作用。曲的其中一個異體字「麯」，字中既有麥又有曲，同「麴」。「曲」對中國人來說並不陌生，造酒需要酒曲，製醋需要醋曲，蒸麵食需要麵曲。《本草綱目》第 25 卷在「神曲」項下寫道：「昔人用曲，多是造酒之曲。後醫乃造神曲，專以供藥，力更勝之。蓋取諸神聚會之日造之，故得神名。」原來的曲就是以酒麴為主，後來才有醫家製造了藥用的神曲，藥力更勝。曲不僅被載入《本草綱目》中，也被載入明代宋應星的《天工開物》中，製曲算得上巧奪天工的技藝。

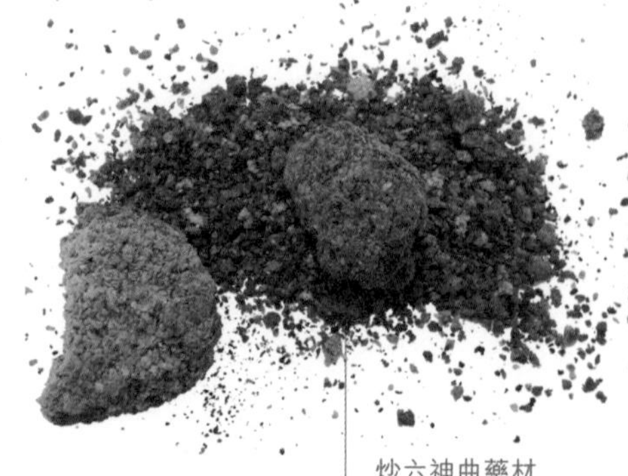
炒六神曲藥材

曲為酒之母，釀酒所用的酒曲品質越好，酒的品質就越高。最好的被稱作「特曲」，接着依次是「頭曲」、「二曲」、「三曲」。歸根結底，曲就是一種發霉的穀物。穀物發霉後會產生許多微生物，分泌活性酶，具有催化作用。

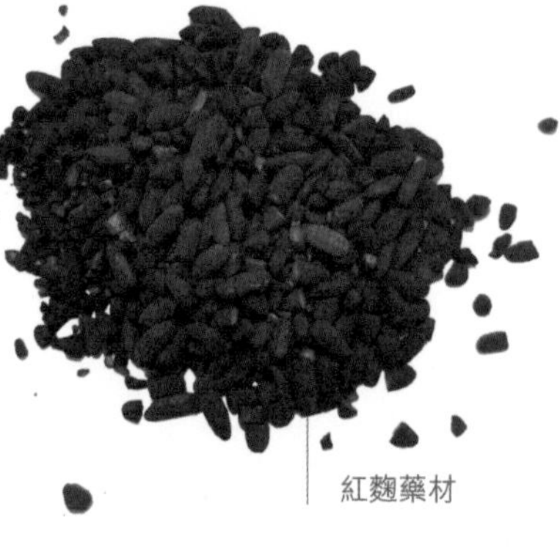
紅麴藥材

中藥之中有藥曲。藥曲是在一定溫度和濕度條件下，由於霉菌和酶的催化分解作用，發酵改變了藥物原有的性質，產生了具有新功效的曲。藥曲是我國古代利用微生物創造藥物的一大智慧，也是藥在臨床應用的一大特色。

中藥中有焦三仙：焦山楂、焦麥芽、焦神曲。神曲就是一種藥曲，在全國各地都有，北方以六神曲為主。六神曲主要由辣蓼、青蒿、杏仁、赤小豆等藥材與麵粉或麩皮共同發酵而成。神曲具有健脾和胃，消食化積的功效。

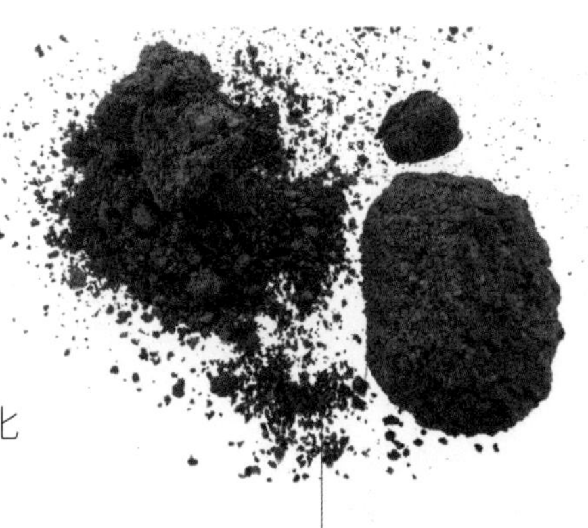

焦六神曲藥材

焦神曲是炒焦以後的神曲炮製品，它的消食化積力更強，可用於治療食積泄瀉。

南方的道地神曲首推福建的建曲，而建曲中名列前茅的當數「老范志」。清代醫家趙學敏在著作《本草綱目拾遺》中專門記載了福建泉州的老范志神曲。

范仲淹與老范志

我一度望文生義，還以為「老范志」像很多中華老字號一樣，命名源於發明者的姓名。直到 2019 年 12 月底，我到泉州考察，走訪了老范志萬應神曲的生產企業，才了解清楚它的歷史沿革。

原來老范志萬應神曲，創始人並不姓范，而姓吳，叫作吳亦飛，福建晉江人氏。他出生於清代康熙年間，從小懷有仁慈之心，好學醫，後來考中過秀才。他苦修醫術，為鄉里鄉親看病，為民眾解除病患。

老范志大厝
经本府于一九九八年三月十九日公布
为第四批市级文物保护单位
泉州市人民政府
一九九八年五月 立

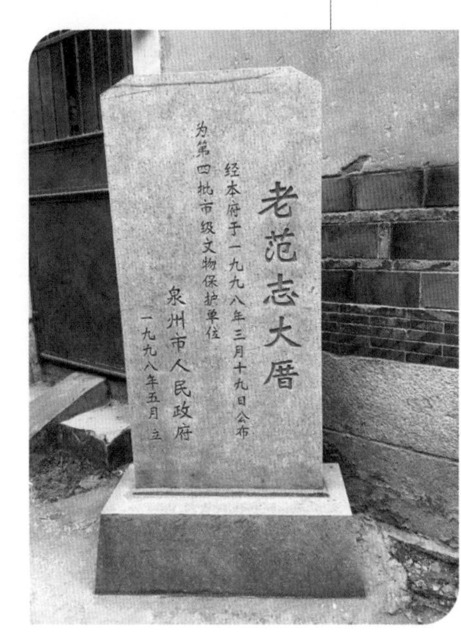

老范志大厝（cuò）

當時泉州的市面上有多種建曲配方，吳亦飛對此特別感興趣，而且進行了深入的研究。他把其中一種建曲的大配方從 108 味藥改到 82 味藥。改進後的神曲雖然藥味減少了，但藥效反而提高了，更令吳亦飛堅定了信念。

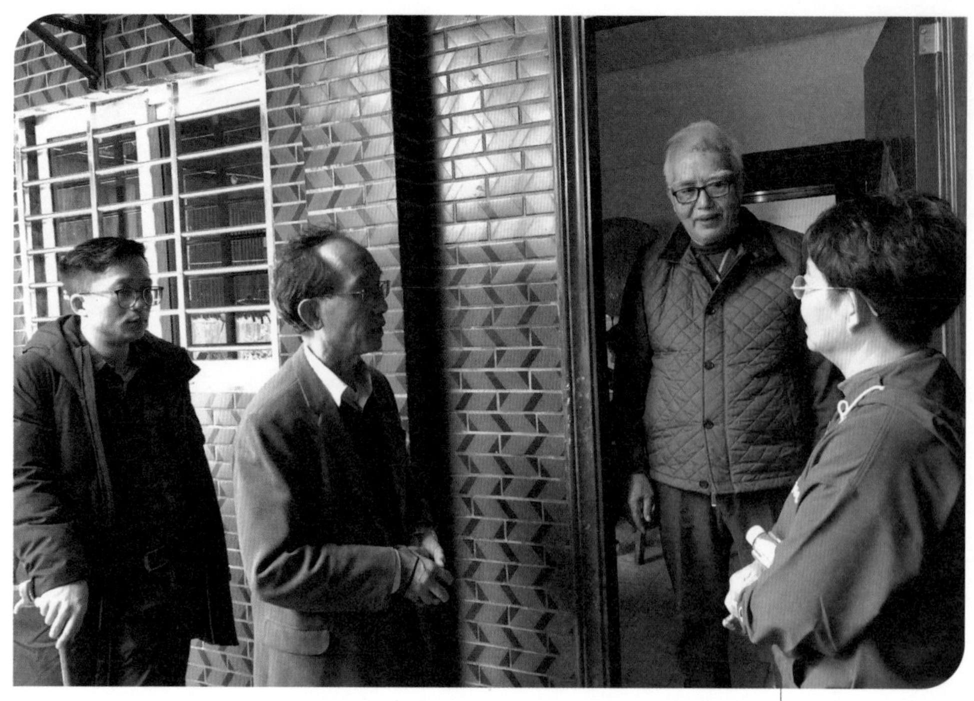

浣一平（左一）、筆者（左二）、正在講述「神仙傳藥」故事的吳氏第八代孫（右二）、華碧春（右一）

吳亦飛將北宋文學家范仲淹作為自己的偶像。「先天下之憂而憂，後天下之樂而樂。」他非常欽佩范仲淹高尚的情操，「不為良相，便為良醫」。他將自家的店鋪起名為「范志」，把自己研製的神曲稱為「范志神曲」，表達了他志隨范公普濟天下的宏大志向。

來自福建中醫藥大學的華碧春教授陪我走訪了吳氏老宅，如今仍有吳氏的後人在那兒居住。在老范志舊宅的大廳內，供奉着光緒皇帝的賞賜。説來非常湊巧，那天我們碰到了吳亦飛的第八代孫。

當時吳氏老人正在吃飯，見客人來了，忙放下手中的碗筷。一陣寒暄過後，老人回憶起他年輕時的故事。有一次他外感風寒，上吐下瀉、頭痛腹痛，他的伯父遂用家裏常備的老范志神曲給他熬湯，服下去後，症狀立即緩解。接着老人家講述了一段范志神曲配方改良背後的奇人異事。

話説當年，吳亦飛一次出診歸來，看見一個蓬頭垢面的乞丐躺在路旁，渾身發抖，痛苦呻吟不止。吳亦飛把乞丐攙扶到家中，為他號脈開藥，並讓妻子為乞丐煎藥。經過幾天的精心調理，這個乞丐的病就全好了。臨別前，乞丐從懷中掏出一本古書送給吳亦飛，乞丐説：「今生今世我無法報答您的大恩大德，這本書是我撿破爛時撿回來的，您是讀書人，送給您或許用得上。」原來乞丐是一位世外高人，他是來考驗吳亦飛的醫德的。

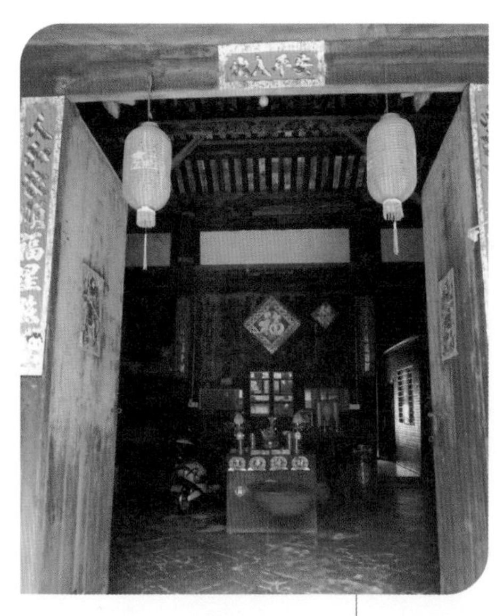

吳氏老范志老宅現狀

吳亦飛收下書，仔細翻看，發現是一本失傳已久的宋代醫書，詳細記載着建曲的原始配方和製法。在此之後，吳亦飛將手上的處方刪繁就簡、去粗存精，僅保留了其中 52 味中藥。第二次配方改良後，「范志神曲」的版本再次升級了。

到了清嘉慶二年（1797），福建名醫陳修園來到吳家拜訪。陳修園是位了不起的名醫，曾是吳亦飛的次子吳淡亭的同窗。吳淡亭也將祖傳秘方交於陳修園討教。陳修園看後，刪去 3 味藥，另增添了 3 味，使其組方更加合理。這便是老范志萬應神曲配方的第三次升級。

老范志萬應神曲方中有辛散疏風解表的薄荷、防風等；有芳香化濕解暑、醒脾開胃、止嘔止瀉的砂仁、

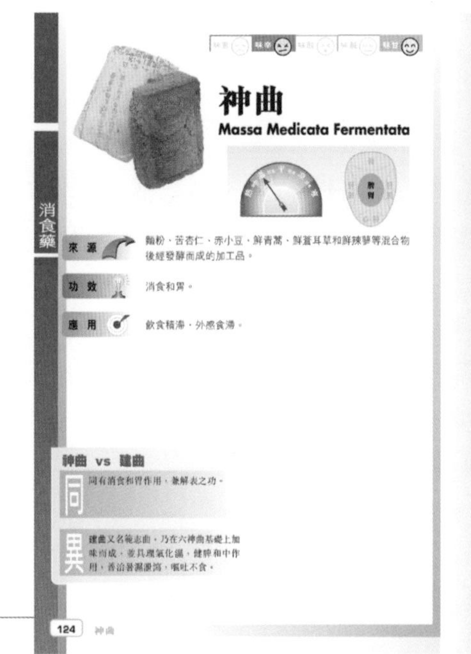

消食藥

味辛 味甘

神曲

Massa Medicata Fermentata

來源　麵粉、苦杏仁、赤小豆、鮮青蒿、鮮蒼耳草和鮮辣蓼等混合物後經發酵而成的加工品。

功效　消食和胃。

應用　飲食積滯，外感食滯。

神曲 vs 建曲

同　同有消食和胃作用，兼解表之功。

異　建曲又名範志曲，乃在六神曲基礎上加味而成，並具理氣化濕，健脾和中作用，善治暑濕泄瀉，嘔吐不食。

124　神曲

神曲（摘自《百藥圖解》）

廣藿香、厚朴、蒼朮等；有行氣導滯的檳榔、青皮；有健脾補氣的黃芪；有通利血脈、止痛的薑黃、延胡索；還有利水滲濕、宣泄裏熱的澤瀉、赤小豆、梔子等。以上藥物配上麩皮、麵粉、白曲、辣蓼、白芥子、花椒等，在多次發酵中又產生了微妙變化，增強了藥效。適用於傷風感冒、夏令中暑、食積腹痛、嘔吐泄瀉等症。

老范志神曲曾兩次受到朝廷的關注和皇帝的青睞。第一位是乾隆帝，第二位是光緒帝。據《泉州府志》記載，公元 1757 年，清乾隆二十二年盛夏，皇太后一度病危。乾隆帝全國張榜求賢。結果吳家進獻的范志神曲救了太后一命，乾隆帝大喜，特予嘉獎，范志神曲便名揚全國。

到了清光緒二年（1876），閩浙總督左宗棠在新疆平叛。閩浙兵到達新疆後，受不了西北大沙漠的酷熱，將士紛紛中暑病倒。左公趕快派人到泉州購來大批范志神曲送予將士們，眾人服用後，藥到病除，不久就剿平了叛軍。光緒帝得知後，龍顏大悅，親自為范志神曲加封「萬應」二字，以示嘉獎。

四個關鍵詞「老」、「范志」、「萬應」、「神曲」，便組成了這個 300 年的老字號品牌。

吳氏的老舖在 1954 年公私合營，成立了老范志萬應神曲廠。2011 年被評為「中華老字號」。

我見到老范志商標上有一口老井，遺憾的是，大宅年久失修，老井已經被填平了。

聽說泉州正在申報世界遺產城市，我希望吳氏的老宅能借此機會盡快恢復原貌，再現當年的風采，為今日的泉州錦上添花。

發霉、腐敗往往會給我們的日常生活帶來一些困擾。「敗」中取勝、化腐朽為神奇的過程中體現了人類的生活智慧。曲的發現與利用為中藥帶來了進步，被載入了中國古代科技史，也載入了人類文明的歷史。

藥曲是有效的中藥，同時也是一個複方。複方並不是越大越好、越雜越好。科學並規範的製造管理方式，才能使神曲更好地服務於臨床。

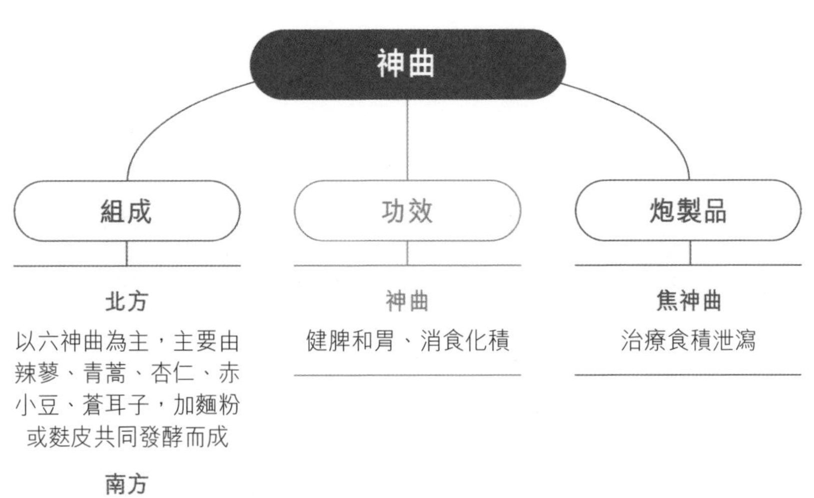

民以食為天

番薯和馬鈴薯的中文名字中都有一個薯字，馬鈴薯英文為 Potato，番薯為 Sweet Potato。它們兩個是老鄉，都來自中南美洲。這兩種農作物在《本草綱目》中並沒有記載，可是對現代中藥與民生非常重要。

中國古代人口的增長大致呈階梯狀，在清朝末期達到 4 億人口，第七次全國人口普查數據顯示人口已達 14.1 億多。人口增長是多重因素決定的，其中一個重要因素是糧食的保障。

古代統稱糧食為五穀，現在食用的糧食及比重和古代相比，已經發生了很大變化。如果把古代的五穀比作「五虎上將」，現在的糧食作物可謂「八大金剛」。按產量高低順序分別是稻米（46%）、小麥（12%）、玉米（12%）、番薯（9.5%）、小米（4.6%）、高粱（4%）、大麥（3%）和馬鈴薯（2%）。其中小麥、玉米、番薯、馬鈴薯都是外來物種。

有文章裏提到《本草綱目》中有對甘薯的記載，而《本草綱目》中記載的甘薯更接近山藥，此物並非今天所稱的甘薯或番薯。

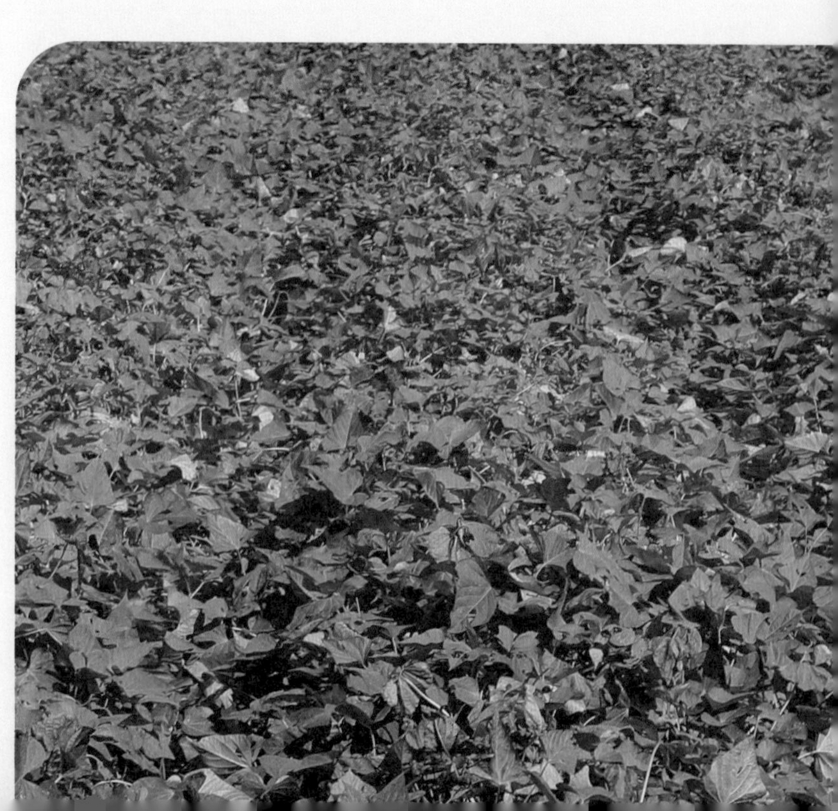

番薯為旋花科一年生蔓生草本植物 *Ipomoea batatas* (L.) Lam.，食用的是它的塊根。番薯在明代中後期才傳入中國，李時珍生活的時代知道的人甚少。番薯是《中國植物誌》記錄的正名，它的習稱頗多，有紅苕、紅薯、白薯、金薯、地瓜、山芋等。

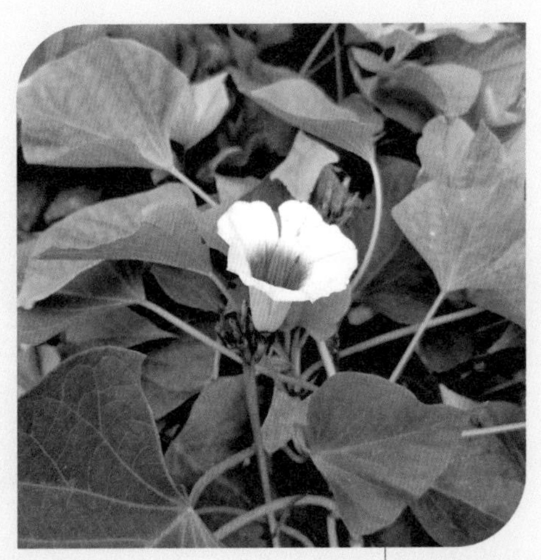

番薯原植物

番薯來華記

番薯能進入中國還經歷了一番波折。

為查清這段歷史，我專程去了一趟福州拜謁先薯亭。先薯亭是為了紀念把番薯引進我國的先驅陳振龍而建的。

番薯的原產地在美洲中部的墨西哥和哥倫比亞一帶。從 16 世紀開始，那裏成了西班牙的殖民地。西班牙人將番薯引入了其在亞洲的殖民地呂宋，也就是今天的菲律賓。

番薯栽培地

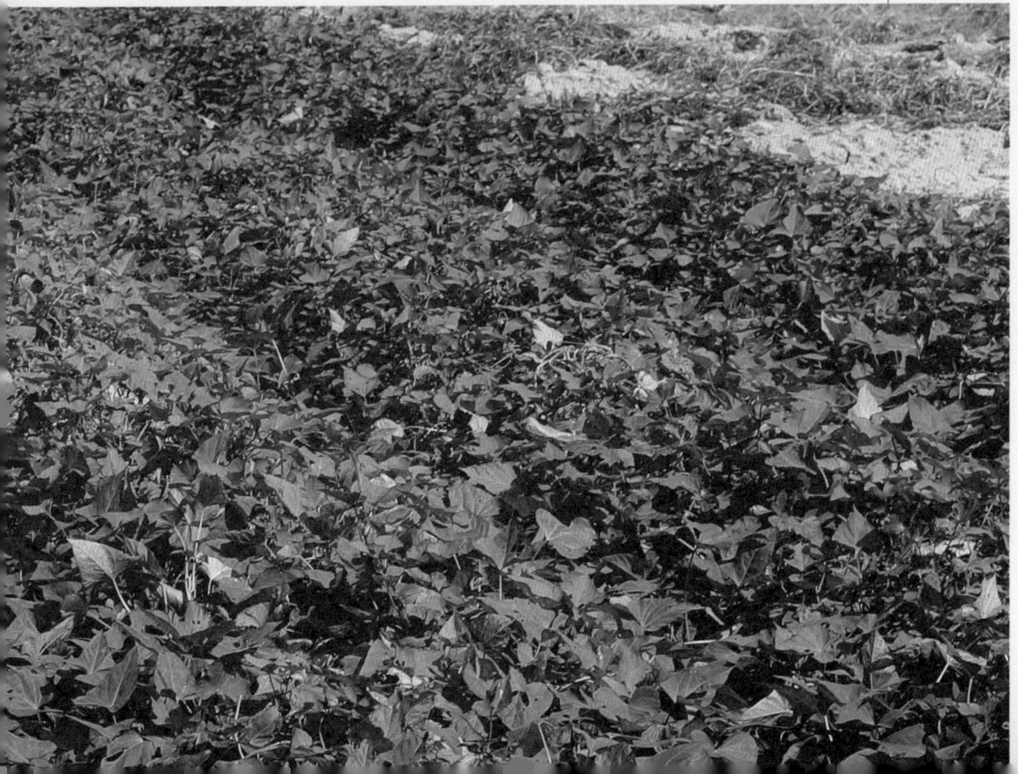

明萬曆二十一年（1593），恰巧是李時珍去世的那一年，福建長樂人陳振龍在呂宋經商，他看中了當地重要的糧食作物番薯，因為番薯適應力特別強，產量也高。陳振龍心想，如果能把高產的番薯帶回祖國，鄉親們也許就不會再餓肚子了。於是他花重金買下了一些番薯秧苗，但如何把番薯秧帶回國面臨巨大的困難。呂宋當地的殖民政府對這個外來農作物十分看重，不允許帶出境。好在陳振龍頭腦靈活，他非常巧妙地把番薯秧隱藏在纜繩當中，並在繩子外面塗了泥，避過了海關的層層檢查，終於遠渡重洋，成功把番薯秧帶回了祖國。陳振龍最先把番薯種在了家鄉福建，很快人們就看到番薯帶來的好處。據當地的文獻記載：「一畝數十石，勝種穀二十倍。」

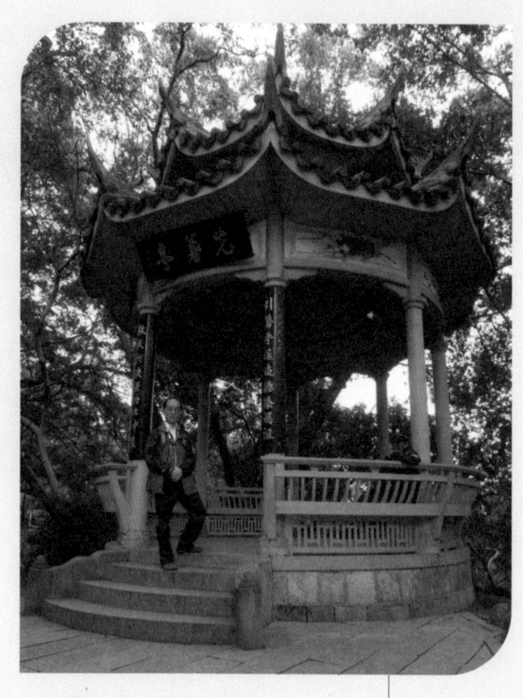

福州先薯亭

明萬曆二十二年，福建遭遇了大飢荒，人們正是靠大規模種植的番薯，才渡過了難關。十幾年後，明代的科學家徐光啟，在江南水患嚴重時，把番薯引種到了江南各地，使更多中國人再次度過飢荒。徐光啟根據這段經歷寫了一篇《甘薯疏》。此後，番薯逐漸被引種到大江南北。到了清代，番薯已經發展成了中國人主要的糧食。這個高產作物也為清代人口的快速增長做出了貢獻。

番薯堪大用

番薯最主要的食用部位是塊根，其中成分除了澱粉，還有含量相當高的可溶性糖，味道非常甘甜可口，這也是為甚麼它被稱作甘薯、甜薯。

由於番薯含有豐富的澱粉，可磨成粉、壓成餅、做成粉條等食品，後來以番薯為原料的美食越來越多。20 世紀 70 年代，那時的生產力水平還比較低，我國北方一畝地種麥子大約可以收穫 150 千克、種玉米可收穫 200 千克、種高粱可收穫 250 千克，種番薯卻能收穫超過 500 千克。而且番薯的種植方法較為簡單，插根枝條就能落地生根，既不需要種子，也不需要塊根，只要把帶莖節的番薯藤插在地裏就能繁殖。

中醫認為番薯味甘、性平，具有補中和血，益氣生津，寬腸胃，通便秘的功效。番薯可熟吃，也可生吃，但需要注意的是，生吃番薯容易導致腸胃不適。番薯可能會刺激胃酸分泌，患胃潰瘍和胃酸過多的人不適合吃番薯。

番薯含氣化酶，吃多了容易引起打嗝或排氣，甚至引起一種燒心的感覺，所以番薯需要和米麵或各類小菜搭配着吃。番薯雖可以長期儲藏，但是怕凍，一旦受凍了很容易腐爛，絕對不能再吃了，否則會引起中毒。在我國北方農村，冬天可挖地窖來儲存番薯。

市售番薯（紅薯）

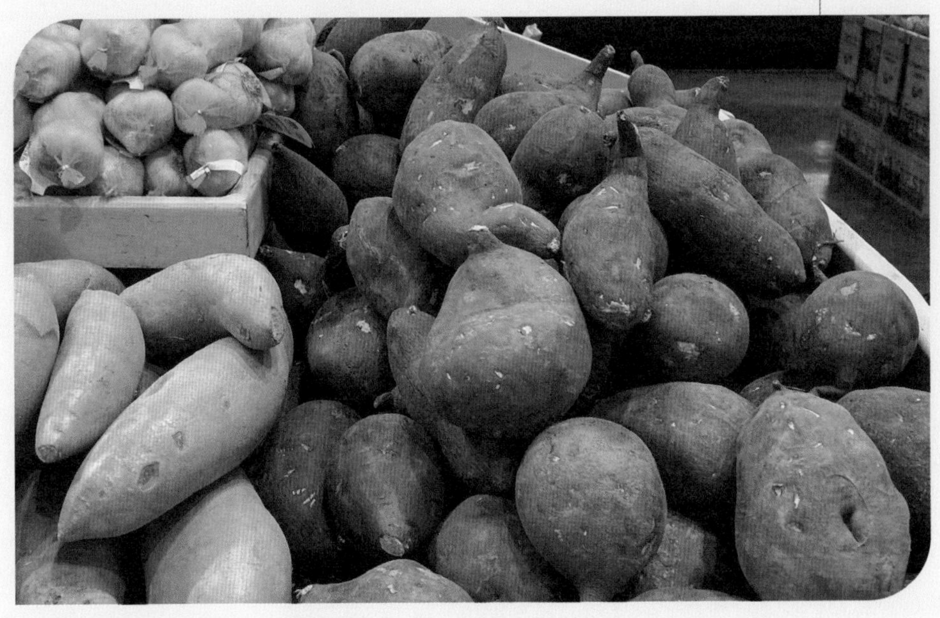

番薯的塊根除了作主糧以外，也是食品加工、製作澱粉和酒精製造工業的重要原料，它的根、莖、葉都是優良的家畜飼料。嫩葉稱為番薯苗、地瓜苗，可做蔬菜，口感細嫩柔滑。烤番薯更是遍佈各地大街小巷的一道美食。

常見的番薯皮有紅色的、白色的、黃色的、紫色的，番薯瓤有白色、橙色、紫色之分，也出現了「五彩薯」的別名。現在市場上還可見到新的栽培變種，如紫薯等。紫薯實際是番薯的栽培變種，塊根內累積了大量花青素，而呈現紫色。

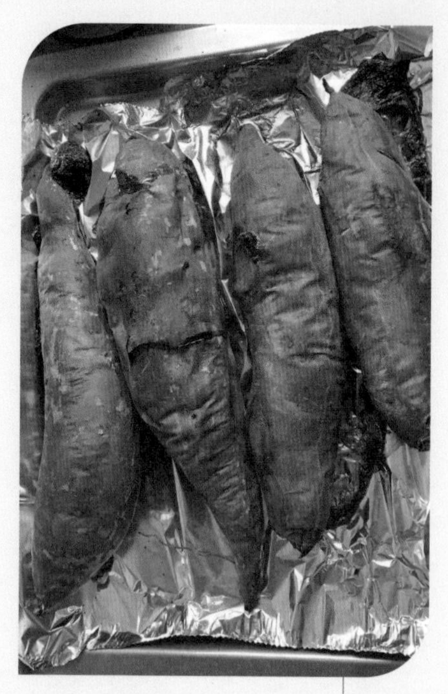

烤番薯

/ 馬鈴薯 /

馬鈴薯是南美洲原住民的主要食物。因為馬鈴薯比較喜歡寒涼的天氣，秘魯人便把馬鈴薯種在高山上。16 世紀，西班牙的殖民者將馬鈴薯帶回了歐洲。馬鈴薯 *Solanum tuberosum* L. 是茄科草本植物，長着羽狀複葉，花白色或紫色，塊莖為食用部位。它的果實是漿果，外形有點像西紅柿，但沒有西紅柿水分多，也沒人生吃。

1565 年，馬鈴薯先傳到了愛爾蘭，受到了當地人的喜愛，並被廣泛種植，因此馬鈴薯得了愛爾蘭豆薯的別名。馬鈴薯在明代中期傳入中國，起初很長一段時間裏屬「高端食材」，只有達官顯貴才能享用到。

明清之際，馬鈴薯的種植方法傳入民間，隨着栽種技術的改進，產量大增。到了清乾隆年間，種植面積進一步擴大，真正在中國的土地上扎了根。19 世紀，吳其濬在《植物名實圖考》第六卷中，專門有一段文字記載：「洋芋，黔、滇有之。」吳其濬所指的「洋芋」就是馬鈴薯。

馬鈴薯在不同的地方也有不同的「暱稱」。北方各省多稱土豆，因其圓溜溜的外形，在山西被習稱山藥蛋，西北、兩湖、西南也稱洋芋，外來之芋。一開始馬鈴薯主要在中國北方種植，以東北、華北的山地為主，河北、山西較多，有民諺：「五穀不收也無患，只要二畝山藥蛋。」

中醫理論認為，馬鈴薯性平，有和胃，調中，健脾，益氣的功效。馬鈴薯的澱粉也是現代製藥工業的重要輔料，被收入了《中國藥典》。

從 20 世紀 40 年代開始，以趙樹理為代表的山西作家，以鄉村生活為題材，用口語化、趣味化、大眾化的風格創作作品，形成了中國當代文學史上的一個流派，稱為山藥蛋派，又叫山西派。代表作有《小二黑結婚》、《呂梁英雄傳》、《我們村裏的年輕人》等。

馬鈴薯原植物

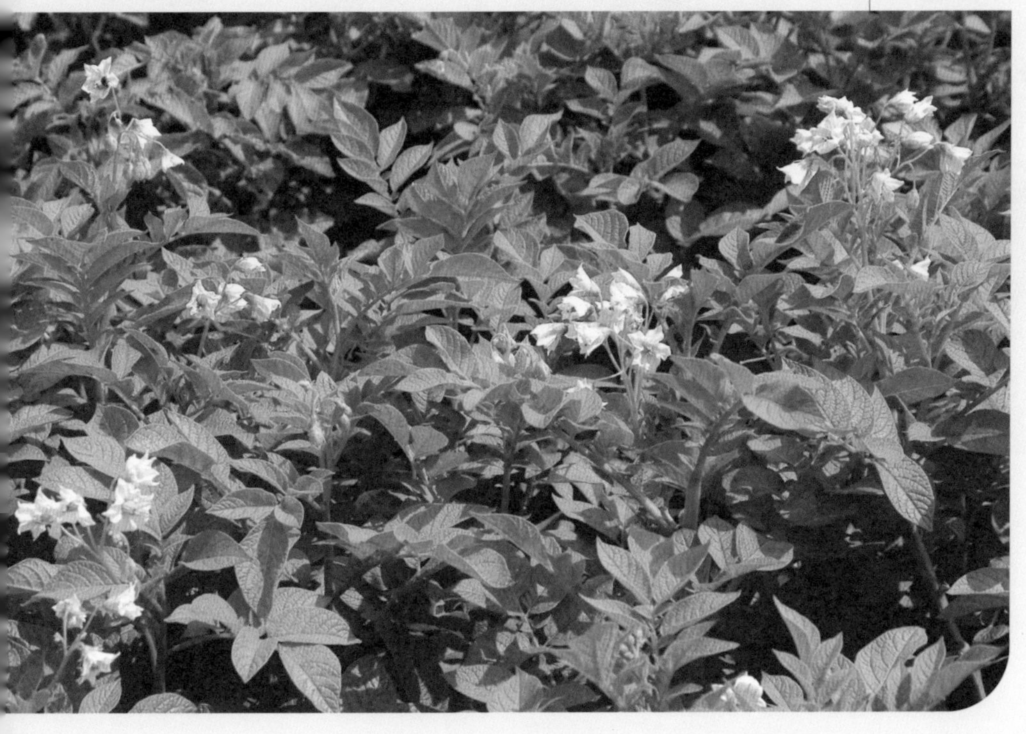

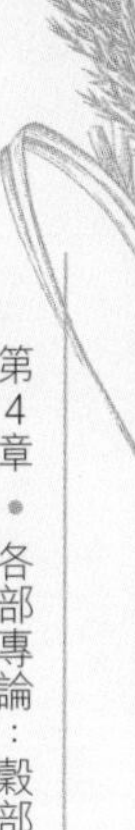

馬鈴薯食用的是塊莖，因此馬鈴薯放置一段時間後，表面的凹陷處會長出嫩芽，芽邊緣可以看到痕跡，這也證明了馬鈴薯是變態的莖。發了芽的馬鈴薯不能食用。芽眼的四周和見光變綠的部位含有毒的茄鹼等生物鹼。這些物質即使加熱也不會被分解，食入即會導致食物中毒。

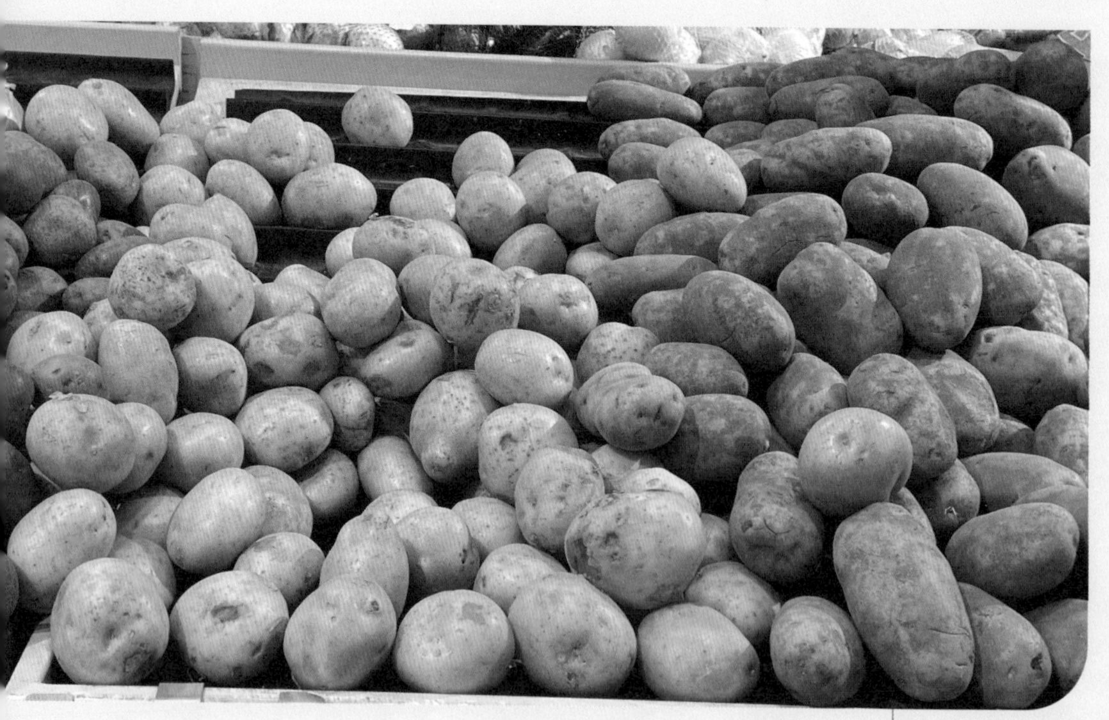

市售馬鈴薯（土豆）

民以食為天。從古至今，解決老百姓吃飯的問題是最大的挑戰，糧食生產是首要的任務。滄海桑田，中國人的食譜也發生了巨大的變化，但主食一直離不開澱粉。番薯、馬鈴薯和玉米都是外來的物種。這些外來的粗糧也都進入了中醫藥的大家庭，為中華民族的繁衍與健康做出了巨大的貢獻。

番薯與馬鈴薯

番薯

來源

旋花科植物番薯 *Ipomoea batatas* (L.) Lam. 的塊根

用途

藥用功效

補中和血，益氣生津，寬腸胃，通便秘

其他用途

主糧、原料、蔬菜、飼料等

馬鈴薯

功效

茄科植物馬鈴薯 *Solanum tuberosum* L. 的塊莖

用途

藥用功效

和胃，調中，健脾，益氣

其他用途

食用、藥用輔料等

中振话纲目

——走出書齋探本草——

II

著者
趙中振

責任編輯
周芝苡

協力
周嘉晴

裝幀設計
鍾啟善

排版
陳章力

出版者
萬里機構出版有限公司
香港北角英皇道 499 號北角工業大廈 20 樓
電話：2564 7511　　傳真：2565 5539
電郵：info@wanlibk.com
網址：http://www.wanlibk.com
http://www.facebook.com/wanlibk

發行者
香港聯合書刊物流有限公司
香港荃灣德士古道 220-248 號荃灣工業中心 16 樓
電話：2150 2100　　傳真：2407 3062
電郵：info@suplogistics.com.hk
網址：http://www.suplogistics.com.hk

承印者
美雅印刷製本有限公司
香港九龍觀塘榮業街 6 號 4 樓 A 室

出版日期
二〇二三年七月第一次印刷

規格
特 16 開（170 mm ×240 mm）

ISBN 978-962-14-7476-6